Handbuch
Homöopathie

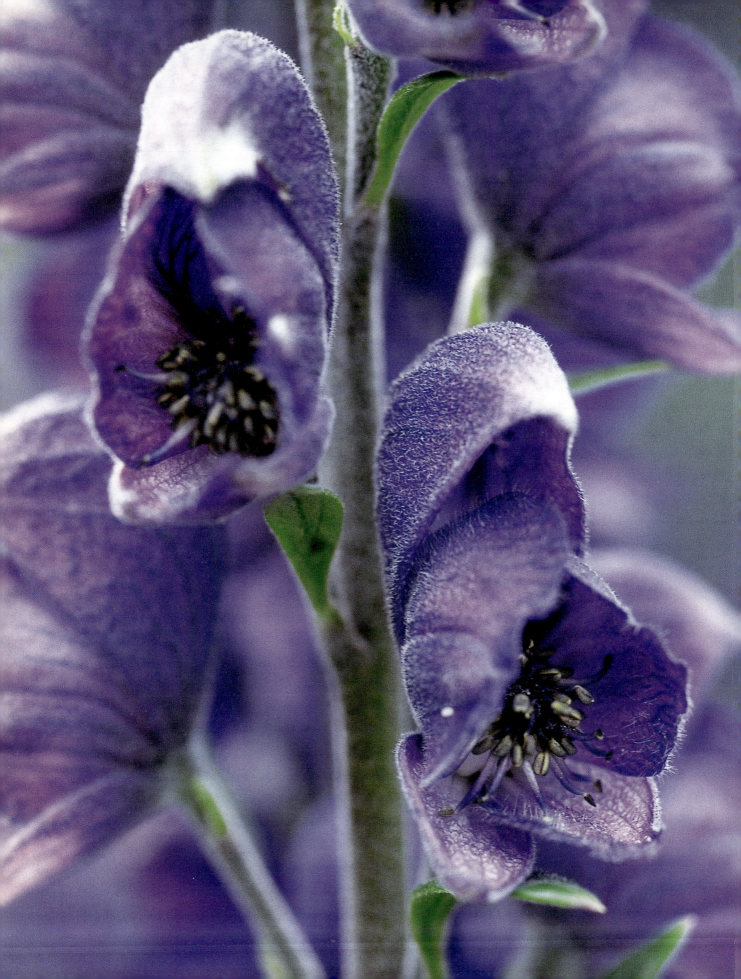

Apotheker
Michael Helfferich

Handbuch
Homöopathie

Weltbild

INHALT

Vorwort 8

Grundlagen der Homöopathie 10

Zum Umgang mit diesem Buch 14

Acidum nitricum *(Salpetersäure)* 18

Acidum phosphoricum *(Phosphorsäure)* 22

Aconitum napellus *(Eisenhut)* 26

Aethusa cynapium *(Hundspetersilie)* 30

Agaricus muscarius *(Fliegenpilz)* 34

Allium cepa *(Küchenzwiebel)* 38

Agaricus muscarius –
Fliegenpilz

Alumina *(Tonerde)* 42

Anacardium orientale L.
   (Ostindische Elefantenlaus) 46

Antimonium crudum *(Grauspießglanz)* . . 50

Apis mellifica *(Honigbiene)* 54

Argentum nitricum *(Silbernitrat)* 60

Arnica montana L. *(Arnika)* 66

Arsenicum album *(Arsen)* 72

Atropa belladonna L. *(Tollkirsche)* 80

Aurum metallicum *(Gold)* 86

Barium carbonicum *(Witherit)* 92

Bryonia alba L. *(Weiße Zaunrübe)* 96

Calcium carbonicum *(Kohlensaurer Kalk)* 102

Cantharis vesicatoria *(Spanische Fliege)* . 108

Capsicum annuum L.
(Spanischer Pfeffer) 112

Carbo vegetabilis *(Holzkohle)* 116

Carcinosinum *(Die Krebs-Nosode)* 120

Causticum Hahnemanni *(Ätzstoff)* . . . 124

Chamomilla *(Kamille)* 130

Chelidonium majus L. *(Schöllkraut)* 134

China officinalis L. *(Chinarinde)* 138

Cuprum metallicum *(Kupfer)* 144

Ferrum phosphoricum *(Eisenphosphat)* 150

Graphites *(Reißblei)* 154

Hepar sulfuris *(Kalkschwefelleber)* 160

Ignatia amara L. *(Ignatiusbohne)* 164

*Carbo vegetabilis –
Holzkohle*

Kalium carbonicum (Pottasche) 170

Lac caninum (Hundemilch) 174

Lachesis muta (Buschmeisterschlange) 180

Lycopodium clavatum L. (Bärlapp) 186

Magnesium carbonicum (Bittererde) 196

Medorrhinum (Die Sykosis-Nosode) 200

Mercurius solubilis (Quecksilber) 206

Natrium muriaticum (Kochsalz) 214

Nux vomica (Brechnuss) 222

Petroleum (Steinöl) 230

Phosphorus (Weißer Phosphor) 236

Platinum metallicum (Platin) 244

Psorinum (Die Psora-Nosode) 250

Pulsatilla vulgaris Mill. (Küchenschelle) . 254

Rhus toxidodendron L. (Giftefeu) 262

Sepia officinalis (Tintenfisch) 262

Silicea (Kieselerde) 276

Staphisagria (Rittersporn) 282

Sulfur (Schwefel) 288

Pulsatilla vulgaris – Küchenschelle

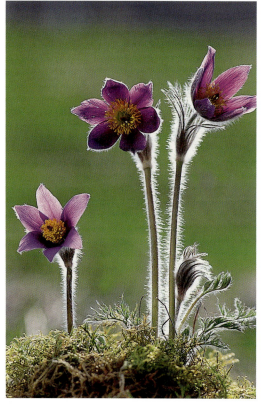

Inhalt 7

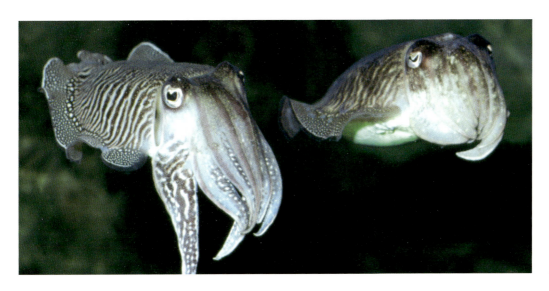

Sepia – Tintenfisch

Syphilinum *(Die Lues-Nosode)* 296

Thuja occidentalis L. *(Lebensbaum)* 300

Tuberculinum bovinum *(Die Tuberkulose-Nosode)* 306

Veratrum album L. *(Weißer Nieswurz)* 312

Zincum metallicum *(Zink)* 316

Glossar 322

Wichtige Adressen 327

Zum Weiterlesen 328

Danksagung des Autors 328

Über dieses Buch 329

Register der Krankheiten und Symptome 330

Personen- und Sachregister 335

VORWORT

Die Homöopathie stellt seit jeher schulmedizinische Heilverfahren in Frage. Erst seit kurzer Zeit kommt es zu einer Verständigung der beiden medizinischen Richtungen.

Deutschland ist das Mutterland der Homöopathie. Seit mehr als 200 Jahren werden kranke Menschen nach dieser medizinischen Lehre, die von Samuel Hahnemann (1755–1843) begründet wurde, behandelt. Dennoch hat sich die Homöopathie auch in Deutschland schwer getan, eine breite Anerkennung zu finden, trotz ihrer weit in die Zukunft weisenden Bedeutung. Zu groß war bis in die achtziger Jahre des 20. Jahrhunderts hinein der Fortschrittsglaube, zu verführerisch der Machbarkeitswahn, den die Schulmedizin mit einer auf die Zelle reduzierten Wahrnehmung des Menschen und auch mit der Transplantationsmedizin in Aussicht stellt.

Die Contergan-Affäre der fünfziger Jahre hat erstmals eine tiefe Verunsicherung hervorgerufen, welche besonders bei der jüngeren Generation und hier vor allem bei Schwangeren und jüngeren Müttern zu tief greifenden Zweifeln und einer Neuorientierung geführt hat. Viele weitere Fälle von Arzneimittelskandalen haben diese Verunsicherung vertieft und immer wieder neu genährt.

EIN HANDBUCH DER ARZNEIMITTELLEHRE

Dieses Buch soll weder ein Lehrbuch noch ein Ratgeber sein, mit dessen Hilfe Sie sich – je nach Symptomen – selbst behandeln können. Sie finden Hinweise auf solche Ratgeber und Nachschlagewerke im Literaturverzeichnis am Ende des Buches.

Dieses Buch ist vielmehr ein Handbuch der homöopathischen Arzneimittellehre. Mit seiner Hilfe können interessierte Laien, Patienten und Behandler von der jeweiligen Grundsubstanz ausgehend ein tiefes und intuitives Verständnis und Wissen gewinnen, das die Symbolik der jeweiligen Arznei in den Mittelpunkt stellt. Wenn Sie die Homöopathie ihrem Wesen nach besser verstehen wollen, kann dieses Buch Ihnen dabei helfen.

BEOBACHTEN UND VERSTEHEN

Viele der mittelspezifischen Wirkungen auf Körper, Seele und Geist jedes Menschen sind bereits durch genaues Betrachten und Kennenlernen der Grundsubstanz erfassbar. Alles, was im Inneren eines Lebewesens vorhanden ist, jedes einzelne Element, jeder Stoff, jeder Zustand, jedes Gefühl, jede seelische Verfassung, ist ebenso im Außen, in seiner Umgebung wiederzufinden und als Symbol zu entdecken.

Nur lernen wir dies erst langsam erkennen; unsere heutigen Denkweisen sind so stark von einer technokratischen Herangehensweise geprägt, dass sie uns den Weg zu intuitivem Verständnis allzu oft verstellen. Über 200 Jahre Forschungsarbeit in der Homöopathie – durch persönliches Interesse angeregt und ohne aufwändige finanzielle Investitionen und Subventionen durchgeführt – befähigen uns aber heute zunehmend, anhand der Symptome einer

Jede homöopathische Behandlung beginnt mit einem ausführlichen Gespräch zwischen Patient(in) und Therapeut(in).

Homöopathie verstehen

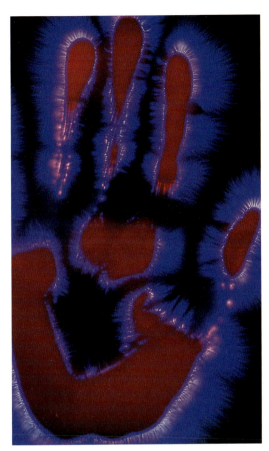

Die Aura-Fotografie nach Kirlian gilt als Nachweismethode für die Wirksamkeit der Homöopathie.

Substanz ein klares und umfassendes Bild von der Bedeutung dieses Stoffes als Arznei zu gewinnen. Grundvoraussetzung hierfür ist jedoch, dass wir die Symptomensprache verstehen und umsetzen können.
Dieses Buch will das Grundvertrauen in unsere innere wie auch in die uns umgebende äußere Natur festigen. Über den Einblick in die verschiedenen Persönlichkeitstypen, welche den Arzneimittelbildern zugrunde liegen, können wir einen Eindruck gewinnen, welche psychischen und geistigen Komponenten und Strukturen dem jeweiligen körperlichen Erscheinungs- und Krankheitsbild entsprechen.

GANZHEITLICHE BETRACHTUNG

Die Homöopathie ist eine ganzheitliche, geistvolle Naturwissenschaft im Gegensatz zu der hochintellektuellen, aber überwiegend »Geist-losen« Schulmedizin. Sie beachtet neben den körperlichen Beschwerden gleichermaßen die geistige wie die seelische Verfassung des jeweiligen Menschen. Veränderungen in diesen Bereichen sind gleichsam ein Teil der jeweiligen Erkrankung und für die Wahl des geeigneten homöopathischen Arzneimittels von mindestens gleichrangiger Bedeutung.

In der Homöopathie ist jede Erkrankung »psychosomatisch«. Das heißt, hinter einem Schnupfen, einer Augen- oder einer Krebserkrankung, hinter einem eingewachsenen Fußnagel oder einem schlecht heilenden Knochenbruch versteckt sich immer auch ein seelischer oder geistiger Konflikt, eine meist ins Unterbewusstsein verdrängte Krisen- oder Notlage.

In der Homöopathie gibt es kein universelles Allheilmittel. Auf der Grundlage einer sorgfältigen Selbstbeobachtung und der Offenheit, uns mit den wirklichen Wurzeln unserer Krankheitsbereitschaft auseinander zu setzen, eröffnet uns diese Therapieform Dimensionen, welche ebenso wie das immer noch unerklärbare Wirkprinzip weit über unsere bisherige Vorstellungswelt hinausgehen.

Zu wirklicher Gesundheit gelangen wir erst dann, wenn wir den jeweiligen Sinn der Krankheit für uns erkennen, daraus die nötigen Rückschlüsse ziehen und diese in unsere alltägliche Wirklichkeit umsetzen. Das individuell passende homöopathische Arzneimittel ist hierfür ein wundervoller Begleiter, der die einzelnen, oft sehr mühsamen oder angstvollen Schritte auf diesem Weg kraftvoll begleitet. Die bislang unbewusste Thematik kann mit Hilfe des homöopathischen Arzneimittels ins Bewusstsein gehoben werden. Damit hat die jeweilige Person die Möglichkeit und damit die freie Entscheidung, ihre Lebenssituation zu ändern. Ich möchte Sie einladen, über die Lektüre dieses Buches Ihren ganz persönlichen Eindruck von der Vielschichtigkeit unserer Existenz, ihrer Ganzheitlichkeit und Sinnhaftigkeit zu gewinnen. Ich wünsche Ihnen die dazu notwendige Neugierde und viel Freude bei der Lektüre.

Die Homöopathie stellt den einzelnen Menschen in den Mittelpunkt ihrer Beobachtung. Er wird als einzigartiges Individuum erkannt, der in seiner Ganzheit medizinisch behandelt werden muss.

Grundlagen der Homöopathie

Selbstversuche, später Versuche an freiwilligen Personen aus dem Familien- und Bekanntenkreis, dienten zur Prüfung der homöopathischen Arzneimittel.

Christian Friedrich Samuel Hahnemann wurde am 10. April 1755 als Sohn eines Meißener Porzellanmalers in ärmlichen Verhältnissen geboren. Dank eines Förderers konnte er die Fürstenschule Sankt Afra besuchen und anschließend das Studium der Medizin aufnehmen. Er begann seine Studien in Leipzig, wechselte aber anschließend nach Wien, weil die dortige Universität zu seiner Zeit die einzige in Mitteleuropa war, in welcher Medizinstudenten eine praktische Ausbildung am kranken Menschen erhalten konnten. 1779 bestand er sein Doktorexamen an der Universität von Erlangen.

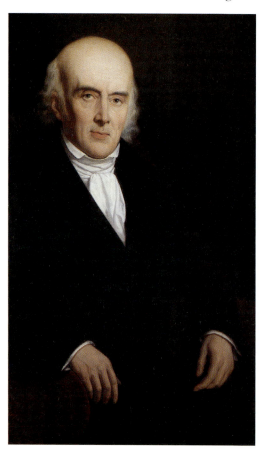

C. F. S. Hahnemann (1755–1843) war der Begründer der Homöopathie.

Die Anfänge

Während des Studiums und auch lange Jahre während seiner Tätigkeit als Arzt verdiente Hahnemann seinen Unterhalt im Wesentlichen durch Sprachunterricht und Übersetzungen für Universitäts- und private Bibliotheken.

Unzufrieden über die medizinische Ausbildung und die üblichen Behandlungsweisen beschäftigte er sich mit Alternativen. In einigen seiner Schriften deckte er die übelsten Missstände in Medizin und Pharmazie auf: in scharfer, oft auch polemischer Form. Dies verschaffte ihm viele Feinde unter seinen ärztlichen Kollegen.

Enttäuscht über die oft sehr schädlichen Behandlungsweisen unterbrach er 1787 seine praktische Tätigkeit als Arzt für einige Jahre. 1782 heiratete er Johanna Leopoldine Henriette Haessler, die Stieftochter des Besitzers der Mohren-Apotheke in Dessau. Das Paar hatte elf gemeinsame Kinder, und Johanna Hahnemann führte – nicht ohne heftige Auseinandersetzungen – ein oft zermürbendes und sehr unruhiges Leben. Johanna Hahnemann starb im Jahre 1830.

Die »Materia medica« und der erste Selbstversuch

1790 übersetzte Hahnemann die »Materia medica« des schottischen Arztes und Naturforschers William Cullen ins Deutsche. Darin beschrieb dieser unter anderem die Erkenntnisse über die Verwendung der Chinarinde. Er begründete deren gute Wirkung bei Malaria-Erkrankungen mit deren adstringierender und magenstärkender Wirkung. Hahnemann misstraute dieser Begründung und entschloss sich zum Selbstversuch. Zu seinem Erstaunen entwickelte er kurz nach der ersten Einnahme typische Malaria-Symptome, die bald darauf wieder abklangen und

Hahnemann und seine Nachfolger 11

nach Einnahme einer neuen Dosis wiederkehrten. Daraufhin verabreichte er Dosen von Chinarinde unter gesunden Freunden und stellte bei diesen anschließend ebenfalls vorübergehend Symptome einer Malaria-Erkrankung fest. Später dehnte er diese »Prüfungen« auf andere Arzneimittel seiner Zeit aus.

DIE ERSTE VERÖFFENTLICHUNG

1796 gilt als die Geburtsstunde der Homöopathie. In diesem Jahr veröffentliche Hahnemann in Hufeland's »Journal der practischen Arzneikunde« seine Erkenntnisse unter dem Titel »Versuch über ein neues Prinzip zur Auffindung der Heilkräfte der Arzneisubstanzen, nebst einigen Blicken auf die bisherigen«. Diese Art der Zubereitung und Anwendung von Arzneisubstanzen nannte er 1807 erstmals »Homoeopathie«, abgeleitet von den griechischen Worten homoios = »ähnlich« und pathos = »Krankheit«. Die Grundthese war: Dasjenige Mittel, welches beim Gesunden, in konzentrierter Form gegeben, bestimmte Vergiftungssymptome hervorruft, kann in homöopathisch potenzierter und verdünnter Form einem Kranken, welcher unter sehr ähnlichen Symptomen leidet, zur Heilung verhelfen.

WEITERE VERÖFFENTLICHUNGEN

Neben dieser bahnbrechenden Entdeckung verdanken wir Samuel Hahnemann drei große Werke. 1810 verfasste er die erste Auflage des »Organon der rationellen Heilkunde«, welches er später »Organon der Heilkunst« nannte. Die sechste Auflage schloss er kurz vor seinem Tod ab. Darin beschreibt er in Paragraphen-Form die genaue Herstellung der Arzneien, den Verlauf einer homöopathischen Anamnese und die Kriterien zur Auffindung des »Simile«, des dem Krankheitsgeschehen möglichst ähnlichen Mittels. In den Jahren von 1811 bis 1821 beschrieb er in den sechs Bänden der »Reinen Arzneimittellehre« die in den Arzneimittelprüfungen beobachteten Symptome. In »Die chronischen Krankheiten« stellt er 1828 in fünf Bänden seine Erkenntnisse aus deren Behandlung dar.

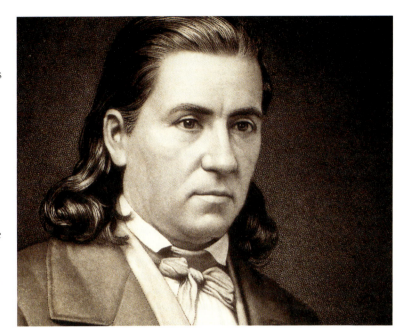

1835 heiratete er die fast 50 Jahre jüngere Französin Melanie D'Hervilly, welche ihn im Jahr zuvor als Patientin aufgesucht hatte. Er siedelte mit dieser nach Paris um, verbrachte dort privat wie beruflich seine besten Jahre und starb am 2. Juli 1843 an den Folgen einer Bronchitis.

DIE HOMÖOPATHIE NACH HAHNEMANN

Zu Lebzeiten Hahnemanns verbreitete sich die Homöopathie bereits 1817 nach Österreich-Ungarn. Der bekanntester Vertreter in der zweiten Hälfte des 20. Jahrhunderts ist der Arzt Mathias Dorcsi, der die Wiener Schule begründete.
Der englische Arzt Frederick Foster Hervey Quin brachte die homöopathische Lehre 1826 nach England und gründete 1849 das erste homöopathische Krankenhaus in London. Um die Jahrhundertwende wirkten dort Wheeler, Dishington, Patterson und J.H. Clarke. Moderne englische Homöopathen sind Barry Rose, Roger Morrison, Sheilagh Creasy und Andrew Lockie.
Der deutsche Arzt Constantin Hering ließ sich 1833 in Philadelphia in den USA nieder und gründete dort das »Hahnemann Medical College and Hospital«, aus dem bedeutende Homöopathen wie Timothy F. Allen, H.C.

Constantin Hering (1800–1880) brachte die Homöopathie ab 1833 in die USA.

Bereits zu Anfang des 19. Jahrhunderts verbreitete sich die homöopathische Lehre in Europa und in die USA.

Geschichte

Allen, H.M. Guernsey und A. zur Lippe hervorgingen.

1882 wurde James Tyler Kent ans »Missouri Homoeopathic Medical College« in St. Louis berufen, hielt dort Vorlesungen, leitete die Poliklinik und stellte sein großes Repertorium zusammen. Kent entwickelte die Lehre von den Konstitutionstypen und den dazugehörigen körperlichen, seelischen und geistigen Beschwerden ab. Nach Kents Tod erlebte die Homöopathie in den USA einen langsamen Niedergang, dem Ende des 20. Jahrhunderts viele neue Homöopathen wie Catherine Coulter, Ananda Zaren, Paul Herscu erfolgreich entgegenwirkten.

Nach Argentinien gelangte die Homöopathie bereits 1812 durch den Befreier des Landes, General San Martin, der aus Europa eine homöopathische Reiseapotheke mitgebracht hatte und diese während seiner Feldzüge benutzte. Im 19. Jahrhundert wirkten dort der Arzt Clansolles, im 20. Jahrhundert die Ärzte Grosso, Fisch, Paschero und Masi-Elizalde. Paschero integrierte in die Homöopathie das psychoanalytische Modell von C.G. Jung.

Bekannte französische Homöopathen waren Gilbert Charette, J.P. Gallavardin und Honigberger. Letzterer brachte die Homöopathie nach Indien.

In Indien ist die Homöopathie sehr weit verbreitet und staatlich anerkannt. Die meisten Krankenhäuser besitzen dort eine homöopathische Abteilung. Moderne indische Homöopathen sind Ravi Roy, Mohinder Singh Jus und Rajan Sankaran.

Ein bedeutender mexikanischer Homöopath des 20. Jahrhunderts ist P.S. Ortega, der das Hahnemann'sche Miasmen-Modell (→ Seite 13) weiterentwickelte.

Bedeutende Schweizer Homöopathen waren Pierre Schmidt sowie seine Schüler Adolf Voegeli und Jost Künzli von Fimmelsberg. Der vielleicht bedeutendste Homöopath des 20. Jahrhunderts ist der griechische Arzt Georgios Vithoulkas, der die Homöopathie in Indien studierte und in Griechenland eine berühmte Ausbildungsstätte gründete, aus der viele Homöopathen hervorgingen, u.a. Roger Morrison, Vassili Ghegas, die Niederländer Alfons Geukens und Jan Scholten. Vithoulkas beschreibt in seinen »Essenzen«, wie sich die für jedes Arzneimittel typischen Beschwerdebilder in den verschiedenen Stadien der Krankheit verändern.

Bedeutende deutsche Homöopathen des 19. Jahrhunderts waren u.a. Clemens von Bönninghausen, der das erste Repertorium verfasste, Arthur Lutze und G.H.G. Jahr, welcher als Erster die homöopathische Behandlung von Geisteskrankheiten beschrieb. Im 20. Jahrhundert folgten u.a. Julius Mezger, H. Imhäuser, Otto Eichelberger, Willibald Gawlik, G. Risch, die Tierärzte Hans Günter Wolff und M. Rakow. Die Boller Homöopathen um die Ärzte Gerhardus Lang und Jürgen Becker und die Heilpraktiker Hans-Jürgen Achtzehn und Andreas Krüger erarbeiteten viele nicht-pathologische Merkmale der einzelnen Arzneimitteltypen sowie charakteristische Traumthemen.

Zahlreiche homöopathische Forscher und Lehrer haben Hahnemanns Lehre im Laufe der Zeit weiter entwickelt. Georgios Vithoulkas (→ Bild rechts) erhielt für seine Arbeit 1997 den alternativen Nobelpreis für Medizin.

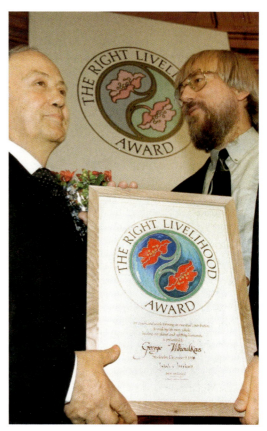

Georgios Vithoulkas (geb. 1932) ist einer der bedeutendsten homöopathischen Lehrer der Gegenwart.

Chronische Schwächungen

MIASMEN UND NOSODEN

Die Lehre von den Miasmen und Nosoden ist ein wichtiger Bestandteil der homöopathischen Arzneimittelkunde. Dem homöopathischen Laien ist diese Lehre bisher noch wenig bekannt, aber für das Verständnis der Homöopathie ist das Wissen darum unerlässlich.

Samuel Hahnemann musste im Verlauf seiner homöopathischen Behandlungen immer wieder feststellen, dass eigentlich gut gewählte Arzneien bei den Patienten nicht wirkten oder es zu Rückfällen kam. Er gelangte zu der Auffassung, dass hinter diesen erfolglos behandelten akuten Beschwerden eine chronische Schwäche den Kranken und seine Reaktionen beherrschte. Er nannte diese chronische Belastung »Miasma«, was griechisch »Verunreinigung« bedeutet. Gemeint sind hier »Verunreinigungen« im Erbgut des jeweiligen Patienten.

DIE ÜBERTRAGUNG DES MIASMAS

Dieses Miasma wurde von dem Patienten selbst oder von früheren Generationen seiner Familie erworben. Die Übertragung des Miasmas kann neben der Möglichkeit einer Infektion auch durch Vererbung oder durch Geschlechtsverkehr erfolgen. Hahnemann differenzierte drei Grund-Miasmen, die durch spätere Homöopathen auf fünf erweitert wurden. Sie werden als »Psora«, »Sykosis«, »Syphilinie«, »Tuberkulinie« und »Krebs-Miasma« bezeichnet.

NOSODEN ALS HEILMITTEL

Zu den verschiedenen Miasmen gibt es jeweils eine Nosode. Nosoden sind homöopathische Arzneimittel, die aus erkrankten Geweben und Krankheitsstoffen von Mensch und Tier gewonnen werden können.
Der Psora mit der Nosode Psorinum (→ Seite 250) liegt die Veranlagung zu Mangelerscheinungen, Unterfunktionen und Entwicklungsverzögerungen zugrunde.
Die Sykosis mit der Nosode Medorrhinum (→ Seite 200) bildet die Grundlage von Erkrankungen, die auf Überfunktionen, Überfluss und Überaktivität zurückzuführen sind.

Bei der Syphilinie mit der Nosode Syphilinum (→ Seite 284) handelt es sich um eine Anlage zu destruktiven Erkrankungen wie Degenerationserscheinungen und zu zerstörerischen, lebensfeindlichen Prozessen.
Die Tuberkulinie mit der Nosode Tuberculinum (→ Seite 294) umschreibt eine Anlageschwäche, die sich vorzugsweise in Erkrankungen des Bronchialsystems auswirkt.
Das Krebs-Miasma mit der Nosode Carcinosinum (→ Seite 120) drückt sich in körperlichen Beschwerden und Lebenseinstellungen aus, die im Laufe der Jahre zu Krebserkrankungen führen können.
Diese Namen deuten nicht auf den Ausbruch der jeweiligen Krankheit hin, sondern auf eine Veranlagung zu bestimmten Anfälligkeiten und gesundheitlichen Beeinträchtigungen.

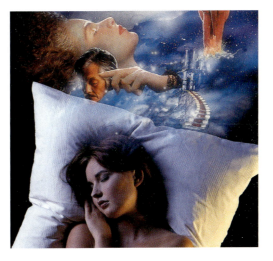

DIE HOMÖOPATHISCHE BEHANDLUNG VON MIASMEN

In einer homöopathischen Konstitutionsbehandlung werden die Miasmen schichtweise freigelegt und aktiviert. Durch den gezielten Einsatz der Nosode oder anderer angezeigter homöopathischer Mittel lassen sich die Miasmen überwinden; die jeweiligen negativen Zustände werden in positive Zustände transformiert. Dies bedeutet eine langfristige, tief greifende Stabilisierung für die Gesundheit des betroffenen Patienten mit positiven Auswirkungen auf dessen Körper, Seele und Geist.

Die Beobachtung und Behandlung von Miasmen gehört in die Hand des erfahrenen Homöopathen. Eine Selbstbehandlung mit Nosoden ist nicht ratsam und kann Gesundheitsschäden nach sich ziehen.

Die Träume des Patienten geben wichtige Hinweise auf das richtige homöopathische Mittel.

Zum Umgang mit diesem Buch

Mit Hilfe der Untergliederung in den folgenden Arzneimittel-Kapiteln lässt sich ein umfassendes Bild des jeweiligen Arzneimittels entwickeln.

Dieses Buch soll ein detailliertes Wissen und ein Grundverständnis für jede darin dargestellte homöopathische Arznei vermitteln. Deshalb wurde bei jedem Mittel die gleiche Untergliederung gewählt, die im Folgenden erläutert werden soll.
Die Auflistung der Merkmale bei »Grundthemen des Mittels«, »Ätiologie«, »Reaktionen auf Nahrungsmittel«, »Modalitäten«, »Verlangen und Abneigungen«, »Missempfindungen«, »Sexualität«, »Schlaf«, »Träume«, »Farbwahl«, »Bevorzugte Berufe«, »Typische Redewendungen«, »Sportarten« und »Übungen« ist nach ihrer Bedeutung gewichtet:
Die besonders typischen Merkmale stehen am Anfang, häufig auftretende im mittleren Bereich und gelegentlich zu beobachtende Merkmale im hinteren Teil der Auflistung. Bei mehreren ähnlichen Merkmalen in einer Zeile steht das wichtigste ganz links, das weniger bedeutsame weiter rechts.

In der Kinderheilkunde spielt die Homöopathie eine zunehmend wichtige Rolle.

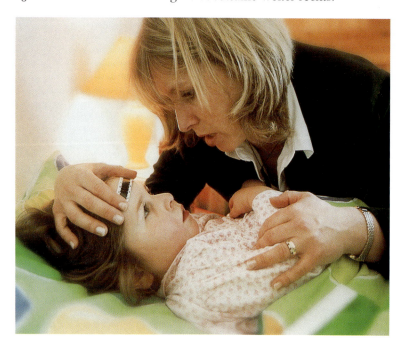

Die Substanz
Hier wird das jeweilige Ausgangsprodukt vorgestellt mit seinen Namen, seiner botanischen, biologischen oder mineralischen Einordnung, dem Vorkommen, seinem Erscheinungsbild, den Hauptinhaltsstoffen und seiner Geschichte.

Bezüge zwischen der Substanz und ihrer Wirkung
Eine alte Erkenntnistheorie, die Signaturenlehre, welche in verschiedenen Kulturen existiert, weist auf Zusammenhänge zwischen dem Erscheinungsbild einer Pflanze und deren Wirkung auf Mensch und Tier hin. Diese Erkenntnislehre lässt sich aber auch auf Tiere und Mineralien anwenden. Der große Arzt, Naturforscher und Philosoph Paracelsus (1493–1541), der mit seiner Lehre von den Krankheitsursachen eine grundlegende Reform der Medizin anstrebte, bemächtigte sich auch dieses Wissens. Inwieweit sich auch Samuel Hahnemann mit der Signaturenlehre befasst hat, ist nicht bekannt; es kann aber vorausgesetzt werden, dass sie ihm bekannt war.
In der Homöopathie erleichtert die Signaturenlehre das intuitive Erfassen der Substanzen und hilft unserem Gedächtnis, weil wir uns damit einen Teil der umfangreichen Symptomatik ableiten können.
Die in diesem Buch aufgeführten Bezüge erheben keinen Anspruch auf Vollständigkeit. Die fortgesetzte Beschäftigung mit den Mitteln wird sicherlich noch eine Fülle weiterer Zusammenhänge aufzeigen.

Grundthemen des Mittels
Diese Begriffe charakterisieren Merkmale, Lebensthemen, Symbole und Wertvorstellungen des Menschen, der dieses Mittel zu seiner Heilung benötigt. Sie sind Ausdruck sei-

Wichtige Beobachtungen 15

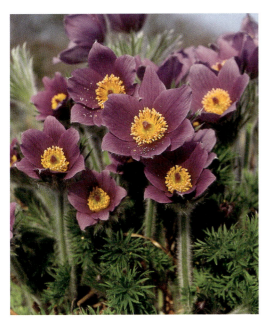

Aus Pflanzen, Tieren und mineralischen Substanzen werden homöopathische Arzneimittel hergestellt.

nes individuellen Anteils an der Fülle unserer menschlichen Existenz.

ÄUSSERES ERSCHEINUNGSBILD
Bei den kleineren, das heißt selteneren Mitteln oder jenen mit einem eng umgrenzten Wirkungsspektrum finden Sie hier einige dem Betrachter zugängliche Merkmale.
Bei den größeren, den Konstitutionsmitteln finden Sie ein umfassendes äußeres Erscheinungsbild. Dieses ist in 50 bis 80 Prozent der Fälle typisch, es gibt aber immer wieder auch Ausnahmen. Zum Beispiel neigen Menschen vom Calcium-carbonicum-Typ zu Körperfülle und einem phlegmatischen Temperament. Dennoch finden sich auch sehr schlanke und energiegeladene Menschen mit diesem Konstitutionsmittel.

ÄTIOLOGIE
Hier werden die auslösenden Einflüsse und Ereignisse beschrieben, welche die für die jeweilige Arznei typische Krankheitsgeschichte auslösen.

INDIKATIONEN
Hauptindikationen sind Erkrankungen, die für das Arzneimittel besonders typisch sind. Allgemeine Indikationen sind Beschwerdebilder, die für das Mittel typisch sind. Da diese bei Kindern und Erwachsenen sehr unterschiedlich ausfallen können, werden die Indikationen für Kinder und Erwachsene getrennt beschrieben.

LEITSYMPTOME
Ein Leitsymptom ist ein Symptom, das einen sehr spezifischen Hinweis auf ein bestimmtes Mittel darstellt.

REAKTIONEN AUF NAHRUNGSMITTEL
Hierzu gehören geschmackliche Missempfindungen, besonders aber Verlangen nach oder Abneigungen gegen bestimmte Nahrungsmittel. Außerdem werden hier Nahrungsmittel aufgeführt, die eine auffallende Besserung oder Verschlimmerung der Krankheitssymptome oder des allgemeinen Befindens bewirken.
Bei Verlangen oder Abneigungen geht es meist um bestimmte Lebensmittel oder Inhaltsstoffe von Nahrungsmitteln. Doch auch hier gibt es immer wieder Ausnahmen. So besteht z.B. bei den weitaus meisten Patienten, die gut auf das Mittel Sulfur ansprechen, ein starkes Verlangen nach Süßigkeiten. Es gibt jedoch auch eine kleine Gruppe von Sulfur-Patienten, die Süßigkeiten vollkommen ablehnen.
Darüber hinaus besitzen Verträglichkeiten von Nahrungsmitteln einen starken symbolischen Charakter. Die Zusammenhänge in diesem Bereich sind aber leider erst ansatzweise bekannt. So kann eine Milchunverträglichkeit oder -abneigung auf einen tief greifenden Mutterkonflikt, eine Unverträglichkeit von oder Abneigung gegen Weizen oder Getreide allgemein auf einen entsprechenden Vaterkonflikt hinweisen.

MODALITÄTEN
Nach Modalitäten wird in der Homöopathie gefragt, um festzustellen, welche äußeren Einflüsse, Tageszeiten, Aktivitäten und Gefühle das Allgemeinbefinden oder den Krankheitszustand bessern oder verschlimmern.

Gerade die Reaktionen auf Nahrungsmittel sind sehr individuell und werden deshalb vom Homöopathen genau betrachtet. Hier findet sich häufig der Schlüssel zum richtigen homöopathischen Mittel für den jeweiligen Patienten. Es lohnt sich deshalb, selbst auf die Vorlieben und Abneigungen, die Verträglichkeiten und Unverträglichkeiten zu achten.

Zur Gliederung des Buches

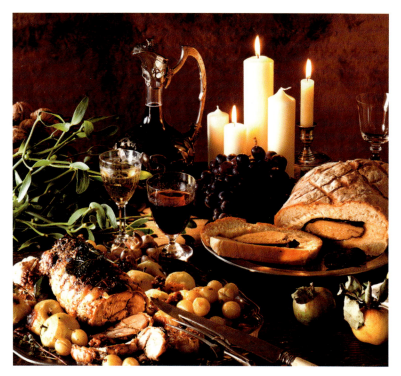

Verlangen nach und Abneigungen gegen bestimmte Nahrungsmittel sind wichtige Hinweise für den Homöopathen.

Die psychischen Merkmale des Patienten geben ebenso Aufschluss über seine Krankheitsneigungen wie seine körperlichen Krankheitssymptome. Homöopathische Mittel wirken sowohl auf der körperlichen, als auch auf der geistigseelischen Ebene.

Die Modalitäten spiegeln die individuelle Reaktion des Kranken wider. Sie zeigen, wie er auf Belastungen reagiert, und besitzen bei der Zuordnung der Arznei eine hohe Wertigkeit.

Verlangen und Abneigungen
Hier finden Sie die für den jeweiligen Arzneimitteltyp charakteristischen Bedürfnisse und Abneigungen.

Psychische Merkmale
Unter dieser Rubrik finden Sie die wichtigsten seelischen Merkmale, welche für den betreffenden Menschen oft auch im gesunden Zustand typisch sind.
Eindrücke und Erfahrungen, die dieser Mensch meist bereits in seiner frühesten Kindheit machte, haben zu Prägungen geführt, die ihn während seines weiteren Lebens leiten. Diese Prägungen bestimmen nicht nur Teile seines Lebens, sondern auch seines Wertesystems und damit seine zukünftigen Erfahrungen und Kontakte sowie seine Leiden.
Polare Begriffe sind hier kein unsinniger Gegensatz oder Fehler, sondern beschreiben, dass der Betreffende zwischen diesen beiden Extremen hin- und herpendelt oder dass für ihn eines dieser Extremmerkmale typisch ist.
Krankheit auf der seelischen Ebene beginnt mit Unzufriedenheit und Reizbarkeit. Über verschiedene Zwischenstadien wie z. B. quälende Ängste kann die Erkrankung weiter fortschreiten und zu schweren Depressionen mit Selbstmordbereitschaft führen.

Geistige Merkmale
Hier finden Sie Merkmale einer beginnenden oder bereits fortgeschrittenen Krankheitsentwicklung im Bereich unseres Geistes.
So stellen Zerstreutheit und Vergesslichkeit den Beginn, Geistesabwesenheit und Sinnestäuschungen fortgeschrittene Merkmale und die vollständige Geistesverwirrung mit Wahnvorstellungen das Endstadium einer Krankheitsentwicklung auf der geistigen Ebene dar.
Interessant ist, wie sich die jeweiligen arzneimittelspezifischen Lebens- und Krankheitsthemen auch auf dieser Ebene widerspiegeln.

Missempfindungen
Missempfindungen sind durch eine Fehlwahrnehmung oder eine fehlerhafte Verarbeitung von Sinneseindrücken durch das Nervensystem bedingt. Sie geben Aufschlüsse über das Krankheitsbild und stellen wichtige zusätzliche Kriterien für die Wahl des richtigen Mittels dar.

Sexualität
Fehlen genauere Zuordnungen, so gilt das angegebene Symptom für beide Geschlechter. In vielen Fällen sind gerade in diesem Bereich aber geschlechtsspezifische Reaktionen zu beobachten.

Schlaf
Hier werden typische Merkmale des individuellen Schlafes und verschiedene charakteristische Formen von Schlafstörungen aufgeführt.

Der Mensch im Blickpunkt 17

Träume
Bestimmte Trauminhalte sind neben ihrem symbolischen Gehalt und deren individueller Bedeutung auch für die Wahl und Anwendung homöopathischer Mittel bedeutsam.

Farbwahl
Hier handelt es sich meist um eine Vorliebe für eine oder mehrere bestimmte Farben, wesentlich seltener um eine spezielle Abneigung.

Bevorzugte Berufe
In den angegebenen Berufen fühlen sich die Angehörigen des jeweiligen Arzneimitteltyps besonders wohl, weil diese ihrer Thematik auf unbewusster Ebene entsprechen. Umgekehrt finden wir in diesen Berufen gehäuft den jeweiligen Arzneimitteltypus. Da aber die Berufswahl durch viele andere Faktoren (z. B. Schulbildung, Familiensituation, Erziehung) bedingt ist, lassen sich hier nur grobe Richtlinien aufzeigen.

Typische Redensarten
Die Wahl bestimmter Ausdrücke und Redewendungen ist ebenfalls typusspezifisch. Die hier genannten Wörter und Sätze werden von Menschen dieses Arzneimittel-Typs gerne benutzt. Es sind hier aber auch Begriffe angegeben, mit denen Menschen dieses Arzneimittel-Typs häufig bezeichnet werden.

Sportarten
Die hier angeführten Sportarten entsprechen dem Wesen des jeweiligen Typus und werden meist auch intuitiv bevorzugt. Es kann auch heilsam sein, die eine oder andere davon einmal auszuprobieren.

Übungen
Die hier aufgeführten Übungen können Menschen des betreffenden Arzneimitteltyps stärken und das individuelle Gleichgewicht zwischen Geist, Seele und Körper harmonisieren.

Vergleichsmittel
Die hier angegebenen homöopathischen Arzneimittel sind in ihrem Wesen oder in einer Vielzahl ihrer Symptome dem besprochenen Mittel ähnlich. Es lohnt sich in vielen Fällen, die entsprechende Arzneimittelbeschreibung oder die Beschreibungen genauer zu betrachten, um klare Abgrenzungen vornehmen zu können. Die Betrachtung und Abgrenzung von Vergleichsmitteln ist Teil der täglichen Arbeit in der homöopathischen Praxis. Homöopathen sind geschulte Beobachter und haben das Vergleichsmittel immer mit im Blick. Aber auch der Laie kann seine Beobachtungsgabe bei der Selbstbehandlung schulen und über die Beschäftigung mit dem Vergleichsmittel zu guten Ergebnissen bei der Wahl des richtigen Mittels kommen.

Die hier erwähnten Traumthemen, Vorlieben für bestimmte Farben, Berufswahl, Redensarten und andere individuelle Vorlieben können nur Anhaltspunkte geben. Wer sich intensiv mit einem Arzneimittelbild beschäftigt, wird intuitiv weitere Themenbereiche finden, die das Bild vervollständigen.

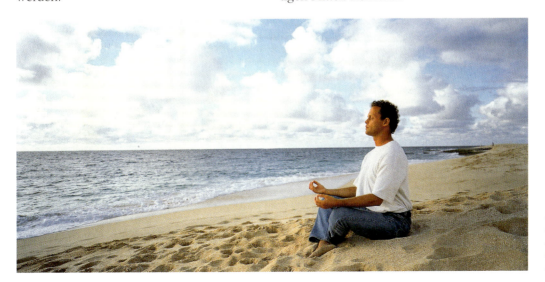

Meditation und Körperübungen können eine homöopathische Behandlung wirksam unterstützen.

Salpetersäure

ACIDUM NITRICUM

Salpetersäure ist Bestandteil des Sprengstoffes Nitroglyzerin. In der Homöopathie steht der ätzende und explosive Aspekt der Substanz im

Vordergrund: Themen sind unter anderem Selbsthass, Wut, starke Ängste und Selbstbezogenheit.

Die Substanz

NAMEN
* Salpetersäure
* Salpetergeist
* Salpeter leitet sich vom lateinischen »Sal petrae« ab, was »Salz des Steins« bedeutet. Der Name hat seinen Ursprung in der Kristallisation von Kali-Salpeter an kaliumhaltigen Gesteinen.

CHEMISCHE FORMEL
HNO_3

DICHTE
1,522 g/cm^3

AUSSEHEN
Farblose, stechend riechende Flüssigkeit

EIGENSCHAFTEN
Der Siedepunkt liegt zwischen 83 °C und 87 °C, er geht mit Zersetzung einher.
Bei −42 °C erstarrt die Substanz zu schneeweißen Kristallen.
Die konzentrierte Salpetersäure enthält 69 Prozent Salpetersäure und 31 Prozent Wasser. Unter Lichteinfluss zersetzt sie sich zu Sauerstoff und Stickstoffdioxid, welches sich in der Salpetersäure mit gelbroter Farbe löst.
Die rote, rauchende Salpetersäure enthält größere Mengen an Stickoxiden.

Bezüge zwischen der Substanz und ihrer Wirkung

Ätzt bis auf den Grund > Der Hass des Betreffenden ätzt das Gegenüber bis ins Mark

Säure, ätzen > Geschwüre im Mund, wie von einem Spritzer Säure verätzt

Äußerliches Wegätzen von Feigwarzen in der Scheide durch verdünnte Lösung > Wichtiges homöopathisches Mittel zur Einnahme bei Gonorrhoe, Feigwarzen und anderen einzeln stehenden Warzen

Aggressiv > Aggressives Verhalten

Stechender Geruch > Der Urin riecht wie Pferdeharn

Nitrose Gase sind gelbbraun und stark ätzend beim Einatmen > Schnupfen mit gelbem ätzend-brennendem Schleim

Eingebrannt > Wut und Hass sind derart tief eingebrannt, dass der Betreffende nicht verzeihen kann

Leicht entflammbar > Der Zorn des Acidum-nitricum-Menschen flammt sehr schnell auf

Schwarzpulver > Vorläufer des Sprengstoffes, ähnlich explosiv ist der geschwächte Mensch

Diese nitrosen Gase, welche sich auch beim Umgang mit der Salpetersäure häufig bilden, bilden stark reizende Dämpfe und sind für den Menschen hochgiftig.
Die Salpetersäure löst die meisten unedlen Metalle auf, außerdem das Edelmetall Silber. Daher kann mit ihrer Hilfe Silber von Gold getrennt werden, was ihr die Bezeichnung Scheidewasser eingebracht hat.
Bei der Einwirkung auf organische

Stoffe erfolgt entweder eine meist zerstörende Oxidierung oder eine Nitrierung.
Die Einwirkung auf Proteine hat eine Zerstörung mit Gelbfärbung zur Folge.

VORKOMMEN
In der Natur kommt Salpetersäure nur in Form ihrer Salze, den Nitraten, vor. Diese nannte man früher Salpeter.

Ätzend und explosiv 19

GEWINNUNG
Im 11. Jahrhundert wurde Salpetersäure von arabischen Apothekern hergestellt. Im 12. Jahrhundert wurde sie in Italien aus Salpeter, Alaun und Kupfervitriol gewonnen, im späten Mittelalter aus Salpeter und Schwefelsäure. Heute wird sie vorwiegend durch die Ammoniakverbrennung und Oxidation mit Platin-Katalysatoren nach dem Ostwald-Verfahren hergestellt.

GESCHICHTE
Kali-Salpeter wurde seit dem Mittelalter in großen Mengen für die Herstellung von Schwarzpulver benötigt. Die Nitrierung von Glycerin und Toluol mit Salpetersäure ergibt die Sprengstoffe Nitroglycerin und TNT.

VERWENDUNG
Salpetersäure wurde zur großtechnischen Herstellung von (Nitrat-) Düngemitteln, in der chemischen Industrie als Nitriermittel (Nylon, Lacke, Polituren, Nitro-Verdünnung, Chemikalien) und Oxidiermittel sowie als Oxidatorkomponente für Raketentreibstoffe verwendet. Medizinisch wurde die verdünnte Salpetersäure im 18. Jahrhundert bei Brust- und Blasenbeschwerden, Blasen- und Nierensteinen und Fieber eingesetzt. Bis heute dient sie zum Verätzen von Warzen.

HOMÖOPATHISCHE ZUBEREITUNG
Ein Teil konzentrierte Salpetersäure wird mit neun Teilen reinem Alkohol verdünnt und dann potenziert.

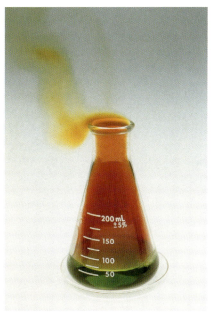

Aus konzentrierter Salpetersäure wird das Mittel Acidum nitricum hergestellt.

Das Mittel

GRUNDTHEMEN DES MITTELS
* Fluch, Bann
* Vergebung, verzeihen
* Verzweiflung, Ausweglosigkeit
* Groll, Rache, Bösartigkeit, Hass, Hassliebe, Selbsthass
* Nihilismus: Verneinung aller Werte
* Alles oder Nichts
* Alte, schmerzende Narbe
* Explosion, explodierende Bombe
* Splitter, Scherben, im Körper zersplitterte Glaskugel
* Ausgestoßensein
* Fanatismus, Terrorismus
* Glaube gegen Nicht-Glauben
* Resignation, gebrochenes Herz
* »Heruntergekommensein«

ÄTIOLOGIE
* Frühe Trennung von der Mutter
* Verlust des besten Freundes
* Quecksilberanwendung, Amalgam-Belastung
* Splitterverletzung

Vergleichsmittel
Arsenicum album, Mercurius solubilis, Nux vomica; Agaricus, Anacardium, Aurum, Lycopodium, Medorrhinum, Sulfur

* Hospitalismus: Entwicklungsstörungen bei Kindern als Folge von Heimaufenthalt im Säuglingsalter
* Schlafmangel
* Gebrochenes Herz
* Eile
* Kummer mit Wut

LEITSYMPTOME
* Ungeheure Angst um die Gesundheit mit der festen Überzeugung, dass der eigene Zustand ernst ist; daher Beschuldigungen gegen den Arzt, Fehldiagnosen zu stellen und einem zu schaden
* Stechende oder splitterartige Schmerzen

* Urin, der sehr stark, faulig oder wie Pferdeharn riecht
* Nasenbluten beim Weinen

REAKTIONEN AUF NAHRUNGSMITTEL
Verlangen
* Fett, Salz
* Hering
* Kalk, Unverdauliches
* Gewürze, Chili
* Käse
* Limonade
* Laugengebäck

Abneigungen
* Käse, vor allem mit kräftigem Geschmack
* Eier
* Brot
* Getränke

Verschlimmerung
* Milch
* Gehaltvolle Speisen
* Brot, Butterbrot

Acidum nitricum

ALLGEMEINE MODALITÄTEN

Besserung
* Fahren im Auto oder Zug, passive Bewegung
* Gefühlsausbrüche
* Schaukeln; auf der Waschmaschine liegen, wenn diese schleudert
* Heiße Umschläge
* Kleidung lockern
* Nach Liegen, auf dem Bauch liegen
* Mildes Wetter

Verschlimmerung
* Periodisch
* Kälte, frische Luft, trockenes Wetter
* Dampf
* Feuchtkalte Anwendungen
* Hastiges Trinken, beim Essen
* Gehen
* Haare schneiden
* Leichteste Berührung
* Erschütterung
* Kritik, Trost
* Sprechen anderer Personen
* Sich anlehnen
* Nach Fahren im Auto oder Zug
* Nach Bewegung
* Beim Beugen nach hinten

INDIKATIONEN

Bei Kindern

Hauptindikationen
* Vorhautverengung
* Erkältungsneigung
* Sich selbst beißen
* Milchunverträglichkeit
* Hassliebe gegenüber den Eltern

Allgemeine Indikationen
* Nie zufrieden

Bei Erwachsenen

Hauptindikationen
* Feigwarzen und Warzen im Genitalbereich, die sehr empfindlich sind und leicht bluten
* Rissige Warzen, Warzen am Darmausgang mit splitterartigen Schmerzen
* Große, gezackte Warzen an den Händen, manchmal nässend, blutend und schmerzhaft
* Hämorrhoiden mit Schmerzen nach dem Stuhlgang, welche einige Stunden anhalten können
* Risse am Darmausgang mit Splitterschmerz, die Risse reißen nach dem Stuhlgang auf und bluten ständig, aber wenig; die Schmerzen führen zu Verstopfung; Besserung durch heiße Kompressen
* Geschwüre im Mund, auf der Zunge oder im Rachen mit splitterartigen Schmerzen
* Übler Mundgeruch und weiches, leicht blutendes Zahnfleisch
* Schnupfen mit gelbem ätzend-brennendem Schleim und wunden Nasenlöchern, die beim Aufwachen grün verkrustet sind; Verschlimmerung nachts, in nasskalter Luft, nach Milch und fettem Essen
* Syphilitische Geschwüre am Penis
* Rektumkarzinom
* Blutungsneigung durch Thrombozytenmangel
* Langsame Wundheilung
* Extreme körperliche Reizbarkeit
* Rissige Lippen, besonders Risse in den Mundwinkeln
* Risse in den Gelenkbeugen und an den Fingern
* Rissige, wunde Brustwarzen
* Anämie
* Abmagerung
* Extreme nervöse Schwäche
* Schwächezustände während oder nach Stuhlgang

Allgemeine Indikationen
* Übel riechende, ätzende, wund machende Absonderungen (Schweiß, Urin, Stuhl, Analausfluss)
* Entzündungen an Haut-Schleimhaut-Übergängen (Mund, Nase, After, Scheide)
* Chronische Eiterungen
* Haarausfall im Genitalbereich
* Schusswunden, Schnittwunden
* Aufbrechen alter Wunden
* Hautausschläge (Akne, Furunkel, Mitesser, Pickel, Herpes) mit stechenden, splitterartigen oder schneidenden Schmerzen, die schnell kommen und gehen
* Entzündungen von Eichel, Prostata und Scheide
* Gutartige Knochenauswüchse, Knochenerweichung, Rachitis
* Ohnmacht bei Bewegung
* Furcht, das homöopathische Mittel antidotiert, also seine Wirkung blockiert zu haben

Der Mensch

PSYCHISCHE MERKMALE

Die frühe Trennung von der Mutter oder ein anderer tiefer emotionaler Verlust hat die Seele der Acidum-nitricum-Patienten derart verätzt, dass sich Groll, Wut und Hass tief eingebrannt haben. Sie fühlen sich daher nicht liebenswert, jede folgende Verletzung erleben sie als Bestätigung dieses Gefühls. Dadurch werden Groll, Wut und Hass noch vertieft.

Es fällt ihnen schwer, Kontakte zu knüpfen. Eine Art Barriere steht zwischen ihnen und den anderen. Anfangs zeigen sich die Patienten recht liebenswürdig und mitfühlend gegenüber ihren Angehörigen. Ihre Verletzung wird nur gelegentlich und abgeschwächt sichtbar: in Form von Ärgerlichkeit, Nachgrübeln über alte schlechte Erfahrungen und typischem mürrischem Verhalten am Morgen.

Kommt es zu weiteren menschlichen Enttäuschungen, schlägt die Wut um in Hass und das charakteristische Nicht-mehr-verzeihen-Können. Lang anhaltende Streitigkeiten mit Nachbarn und Arbeitskollegen sind ebenso typisch. Damit wird unbewusst immer neue Säure auf die Verletzungen gegossen.

Acidum-nitricum-Patienten können sich nicht von ihrer Vergangenheit lösen. Die Erinnerung an negative Erlebnisse schürt immer wieder den alten Hass, die Erinnerung an angenehme Ereignisse hingegen eine melancholische Sehnsucht, diese wieder erleben zu wollen.

Das Verhalten der anderen empfinden sie als bösartig, und sie glauben, dass die ganze Welt gegen sie sei; sie merken nicht, dass diese Wahrnehmung eine Projektion ihres Verhaltens auf die Umwelt darstellt.

Äußeres Erscheinungsbild

> Dunkles Aussehen
> Dünn und sehnig
> Düsterer, verhärmter, ängstlicher Gesichtsausdruck
> Punk
> Erotisch
> Blässe gewöhnlich roter Körperpartien
> Mangel an Lebenswärme

Der Acidum-nitricum-Mann sucht sexuelle Kontakte, um seine Gelüste zu befriedigen, möglichst ohne emotionale und geistige Berührung. Deshalb bevorzugt er Prostituierte. Acidum-nitricum-Menschen werden immer selbstbezogener, je mehr sie sich in die Isolation treiben. Sie fühlen sich schlimmer krank als jeder andere und erwarten, bevorzugt behandelt zu werden.

Nichts bedeutet ihnen mehr etwas, sie kennen keine Vergnügungen mehr. Niedergeschlagenheit, Traurigkeit und Verzweiflung steigern sich im Verlauf des Tages. Es tauchen immer wieder Selbstmordgedanken auf, doch ihre Angst vor dem Tod hält sie am Leben.

GEISTIGE MERKMALE

Im Verlauf der Krankheitsentwicklung werden Acidum-nitricum-Patienten überempfindlich gegen alle Sinneseindrücke und äußeren Einflüsse.

Um ihre Situation zu rechtfertigen, werden sie zu Nihilisten und glauben an nichts mehr.

Sie entwickeln Wahnideen: sich abgeschoben, allein gelassen oder verraten zu fühlen, keine Liebe zu verdienen sowie nichts und niemanden zu brauchen.

VERLANGEN
* Schmerz als Strafe
* Prostituierte

ABNEIGUNGEN
* Sprechen
* Widerspruch
* Geistige Arbeit

MISSEMPFINDUNGEN
* Innerliches Kribbeln
* Innerlich von einem Band zusammengeschnürt zu werden
* Gefühl, dass die Zähne locker sind
* Gefühl wie vor Durchfall
* Schlaffes Gefühl in festen Körperteilen

SEXUALITÄT
* Leichte, anhaltende Erregbarkeit
* Prickeln in den weiblichen Genitalien
* Bisweilen tagelang anhaltende, schmerzhafte Erektionen

SCHLAF
* Gefühl von Stromschlägen beim Einschlafen

TRÄUME
* Wucherungen
* Verbrechen begehen

FARBWAHL
* Helle Farben

BEVORZUGTE BERUFE
* Punk
* Jetsetter

TYPISCHE REDENSARTEN
* »Gnadenlos«
* »Das verzeih' ich dir nie«
* »Mir ist alles egal«
* »Echt ätzend«
* »Jeder gegen jeden«
* »Scheiße, verflucht«

Phosphorsäure

ACIDUM PHOSPHORICUM

Phosphorsäure ist als Zusatzstoff vielen Nahrungsmitteln beigefügt, unter anderem Coca-Cola. Wichtige Themen des homöopathischen Mittels sind geistige und körperliche Schwäche bis hin zur Gleichgültigkeit und Teilnahmslosigkeit. Schwaches Selbstbewusstsein und Unselbstständigkeit des Patienten führen zu Abhängigkeit von Menschen und Orten.

Die Substanz

NAMEN
Phosphorsäure

CHEMISCHE FORMEL
H_3PO_4

AUSSEHEN
Farblose, kristalline Substanz

EIGENSCHAFTEN
Phosphorsäure ist in Wasser leicht löslich. Ihr Schmelzpunkt liegt bei 42,4 °C. Die konzentrierte Phosphorsäure enthält 85 Prozent Phosphorsäure und 15 Prozent Wasser. Als dreibasige Säure kann sie primäre, sekundäre oder tertiäre Salze bilden. Beim Erhitzen auf über 200 °C geht sie durch Wasserabspaltung in Diphosphorsäure ($H_4P_2O_7$) über, bei Erhitzen auf über 300 °C in kurzkettige Oligophosphorsäuren, langkettige Polyphosphorsäuren, ringförmige Metaphosphorsäuren oder verzweigtkettige Ultraphosphorsäuren.

VORKOMMEN
In der Natur kommt Phosphorsäure nur in Form ihrer Salze vor, wie den Mineralien Apatit oder Phosphorit.

GEWINNUNG
Phosphorsäure wird durch Umsetzen von Kalziumphosphaten wie Apatit oder Phosphorit mit Schwefelsäure oder von Phosphorpentoxid mit Wasser gewonnen.

GESCHICHTE
Die verdünnte Phosphorsäure wurde früher in der Schulmedizin zeitweise zur Anregung der Verdauung verordnet. Heute wird sie bei Tumorbildung in der Nebenschilddrüse zur Senkung des Kalziumspiegels im Blut eingesetzt.

VERWENDUNG
Zur Herstellung von Phosphat-Düngern, von Natriumphosphat für die Wasserenthärtung, von Emaillen und Kitten für Porzellan und Zahnersatz, von Flammschutzmitteln, Weichmachern und Waschmitteln, zum Oberflächenschutz von Eisen, in der Zuckerraffinierung.
Zur Herstellung von Arzneimitteln. Da Phosphorsäure ungiftig ist, wurde sie als Zusatzstoff (E 338) in der Getränkeindustrie zugelassen, um den fruchtig-sauren Geschmack zu betonen; am häufigsten wird sie in coffeinhaltigen Getränken wie Coca-Cola verwendet.

HOMÖOPATHISCHE ZUBEREITUNG
Phosphorsäure wird im Verhältnis eins zu neun in Alkohol gelöst und dann potenziert.

Bezüge zwischen der Substanz und ihrer Wirkung

Dünger > Beschleunigt als Düngerzusatz das Wachstum, daraus resultiert ein zu schnelles (Längen-)Wachstum des Menschen

Coca-Cola enthält Phosphorsäure > Coke ist Lieblingsgetränk

Erloschenes Phosphor, aus Phosphorpentoxid und Wasser hergestellt > Wie eine Phosphor-Person, deren Feuer nahezu ausgelöscht ist

Zusatzstoff in Nahrungsmitteln > Diese Nahrungsmittel werden von Menschen, welche Acidum phosphoricum als Mittel benötigen, besonders gemocht, schwächen aber ihren Zustand nach dem Verzehr

Eingeschweißte Nahrungsmittel > Verlangen nach minderwertiger, haltbar gemachter Nahrung, die leicht beschafft, unkompliziert zubereitet und schnell verwertbar ist

Das Mittel

GRUNDTHEMEN DES MITTELS
* Unglückliche Verliebtheit, Liebeskummer
* Nervliche Erschöpfung, Teilnahmslosigkeit, emotionale Lähmung, Gleichgültigkeit
* Rasches Wachstum, Verfrühtheit, frühe Sexualität
* Haltlosigkeit
* Überforderung
* Liebe als Nahrungsmittel
* Geilheit

ÄTIOLOGIE
* Überdüngung: Übersättigung mit Reizen, frühe Überforderung
* Ständige Enttäuschung, schwerer Kummer, anhaltender Kummer, Kränkung
* Emotionale Erregung, Schreck, moralische Erregung
* Enttäuschte Liebe, bedrohte Liebe
* Tod eines geliebten Menschen, Verlust des Partners
* Intensive geistige Arbeit
* Heimweh
* Sexuelle Exzesse, Masturbation
* Unterdrückte Sexualität
* Nicht geachtete Scham
* Säfteverlust
* Blutverlust; verborgene, unsichtbare Blutungen
* Anhaltende Sorgen
* Stillen (bei der Mutter)
* Chinin-Einnahme
* Coca-Cola

LEITSYMPTOME
* Körperliche und geistige Erschöpfung mit Teilnahmslosigkeit oder Kollapszustände nach Kummer, enttäuschter Liebe, chronischem Durchfall, Pfeiffer'schem Drüsenfieber, Drogen- und Alkoholkonsum
* Gleichgültigkeit gegenüber allen äußeren Ereignissen, mag nur noch liegen und fernsehen

Vergleichsmittel
Calcium phosphoricum, China; Aurum, Carbo vegetabilis, Ignatia, Phosphorus, Sepia

* Reichlicher, schmerz- und geruchsloser Durchfall ohne die zu erwartende Schwäche
* Tiefes Seufzen

REAKTIONEN AUF NAHRUNGSMITTEL
Unverträglichkeit
* Saures Obst
* Coca-Cola

Verlangen
* Coca-Cola
* Brausepulver
* Erfrischendes, Saftiges
* Obst, Fruchtsäfte
* Dosenmandarinen, Dosenobst
* Zucker
* Ketchup
* Litschis
* Stärkungsmittel
* Warme Speisen

Abneigungen
* Obst
* Brot

Besserung
* Kalte Getränke

Verschlimmerung
* Saures Obst
* Heiße Getränke

ALLGEMEINE MODALITÄTEN
Besserung
* Nach Schlaf
* Warmes Einhüllen, Wärme
* Lagewechsel, bewegen erkrankter Teile
* Absonderungen, nach urinieren

Verschlimmerung
* Morgens, abends
* Halbseitig
* Verlust von Körpersäften, Schweiß
* Nach Geschlechtsverkehr
* Sonnenlicht, künstliches Licht
* Laute Geräusche
* Hitze und Kälte, Zugluft
* Ärger
* Schneeluft
* Sprechen anderer Personen
* Pubertät

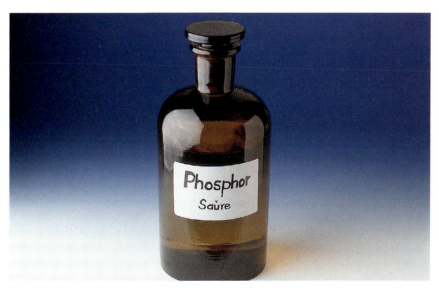

Phosphorsäure wird heute auch vielen Nahrungsmitteln – z. B. Colagetränken – zugesetzt.

INDIKATIONEN

Bei Kindern

Hauptindikationen

* Zu schnelles Längenwachstum
* Wachstumsschmerzen
* Drückende Schläfen- oder Scheitelkopfschmerzen, auch mit Schwindel und Überanstrengungsgefühl der Augen; bei Kindern durch konzentriertes Lernen, bei Erwachsenen durch Stress am Arbeitsplatz; Mädchen und Frauen sind häufiger betroffen; Besserung durch Druck gegen die betreffende Stelle, Ablenkung, kurzen Schlaf, Wärme; Verschlimmerung durch geistige Anstrengung, seelische Belastungen, Lärm, Musik, Kälte
* Häufiges Onanieren mit sexuellen Träumen und anschließenden Schuldgefühlen

Allgemeine Indikationen

* Schnelle Erschöpfbarkeit, Einschlafen im Unterricht
* Spätes Gehenlernen
* Vergesslichkeit für soeben Gelerntes
* Abmagerung bei schwächlichen Kindern
* Weigerung zu essen
* Karies
* Rachitis

Bei Erwachsenen

Hauptindikationen

* Lähmungsartige Schwäche bis hin zur Ohnmacht: morgens, durch Säfteverlust, durch Stillen, nach Samenabgang, mit Ruhelosigkeit, nach Sex, durch Gespräche, durch Kummer

* Große geistige Schwäche
* Sehr vergesslich
* Kann nur langsam antworten
* Allgemeiner Reaktionsmangel
* Schnelle Erschöpfbarkeit
* Erschöpfung durch Liebeskummer
* Haarausfall am ganzen Körper nach Kummer, graues Kopfhaar nach Kummer
* Wiederholungen einer unglücklichen Liebesbeziehung mit demselben Partner
* Ausbleiben der Periode nach unglücklicher Liebe
* Abmagerung nach Liebeskummer
* Nachlassendes Sehvermögen
* Schmerzlosigkeit
* Schmerzunempfindlichkeit
* Blutungsneigung, Wunden bluten reichlich
* Kopfschmerzen nach Sex
* Kopfschmerzen nach geistiger Anstrengung
* Kopfschmerzen durch Musik

Allgemeine Indikationen

* Blutarmut nach einer Blutung
* Langsame Heilung von Knochenbrüchen
* Nasenbluten
* Haarausfall im Genitalbereich bei Männern
* Ohrenschmerzen durch Musik
* Benommenheit mit Schwindel am Abend
* Benommenheit mit Schwindel nach längerem Stehen und beim Gehen
* Mangel an Lebenswärme
* Hustenreiz durch das Gefühl, eine Flaumfeder befinde sich in der Halsgrube

Der Mensch

PSYCHISCHE MERKMALE

Acidum-phosphoricum-Patienten sind ruhig, sanft und sensibel. Auf Grund ihres geringen Selbstvertrauens und schwachen Ichs sind sie gefühlsmäßig von anderen Menschen sehr abhängig. Unglückliche Liebesbeziehungen, Schicksalsschläge, anhaltender Kummer und Demütigungen beantwortet ihr introvertierter Charakter nicht mit Aggressionen nach außen. Stattdessen werden sie von diesen Gefühlen im Inneren auf allen Ebenen zerfressen, als ob Säure in ihren Adern kreise.

Erste Merkmale dieses Prozesses sind Teilnahmslosigkeit und Nachlassen der seelischen Empfindsamkeit. Die Patienten können ihre Gefühle nicht mehr äußern und reagieren nicht nur gleichgültig gegenüber den Gefühlsäußerungen anderer, sondern möchten sich zurückziehen und in Ruhe gelassen werden. Sie erscheinen gefühlsmäßig und kräftemäßig wie gelähmt. Ihre Gefühle sind derart neutral, dass sie selbst das Gefühl bekommen, gar nicht mehr zu leben. Das Heimweh bezieht sich weniger auf Menschen als auf das räumliche Zuhause.

Oft haben Acidum-phosphoricum-Patienten viele Sorgen, zweifeln sehr an sich und ihrem Zustand und werden aus Angst um die Zukunft geizig. Selbstbefriedigung und Sex können sie zwar aktivieren, machen sie aber oft überempfindlich und verursachen schlechtes Gewissen. Kalte, erfrischende Getränke, Obst und feuchte, pikante Nahrung wirken anregend und bringen ihnen vorübergehend etwas von der fehlenden Frische.

Sensorisch sind sie meist überempfindlich, Licht, Gerüche, Berührungen, Zugluft oder Temperaturschwankungen beeinträchtigen sie und verstärken ihre Entkräftung und Schwäche. Schwitzen, anhaltender Durchfall, Stillen und Samenergüsse schwächen den Körper oft zusätzlich.

GEISTIGE MERKMALE

Wenn diese Schwäche auch die geistige Ebene erreicht, fühlen sich die Patienten nach kurzer geistiger Arbeit bereits erschöpft, in extremen Fällen schlafen sie währenddessen oder auch beim Reden ein.

Es fehlt ihnen zunehmend an Ideen. Lesen und geistige Anstrengungen können Verwirrtheitszustände, wie nach einem Rausch, hervorrufen. Sie können sich immer schlechter konzentrieren, das Chaos in ihrem beruflichen wie privaten Bereich steigert sich bis zur Verwahrlosung. Sie werden von einer großen Vergesslichkeit für Namen, Orte, Worte während des Sprechens, Tagesereig-

nisse und Gelesenes erfasst. Auch das Antworten ist sehr anstrengend, sie müssen lange nachdenken, sprechen langsam, einsilbig, undeutlich und mürrisch, oft geben sie auch unpassende oder unzusammenhängende Antworten.

Wenn die Schwäche derart die geistige Ebene betrifft, kommt der Körper oft wieder zu Kräften.

Als Wahnideen hören die Patienten gelegentlich Glockenläuten oder Geräusche hallen wider; sie sehen die Regenbogen-Farben, Ziffern oder Zeichen oder sie meinen in der Luft zu schweben.

VERLANGEN
* Halt
* Alleinsein, Ruhe

ABNEIGUNGEN
* Denken
* Sprechen, antworten
* Geschäfte

MISSEMPFINDUNGEN
* Äußerliche Gefühllosigkeit
* Gefühl, auf dem Kopf zu stehen
* Leichtigkeit in den Gliedmaßen
* Die Gliedmaßen schweben in der Luft
* Als ob sich Staub in den inneren Organen befinde
* Als ob die inneren Organe mit Pelz bedeckt seien
* Die Augen seien zu groß
* Herzschwäche

SEXUALITÄT
* Geilheit, Sex als Dünger
* Häufige, reichliche Samenergüsse, Erektion nach Samenerguss, Samenerguss nach Sex
* Frühe Sexualität
* Überempfindlichkeit der männlichen Genitalien
* Exzessives Onanieren
* Vermehrtes Verlangen nach exzessivem Sex bei Männern

Äußeres Erscheinungsbild

> Dunkler Teint
> Blutarmut
> Magerkeit nach unglücklicher Liebe
> Kränklich, blass, welk
> Frühes Ergrauen durch Kummer
> Eingesunkene Augen, trüber Blick, Ringe um die Augen oder vorstehende Augen
> Zu frühe Sexualität, Schlafzimmerblick

* Geistesschwäche nach Masturbation
* Vorzeitiger Samenerguss, bereits nach kurzer Erektion
* Unvollständige oder fehlende Erektion, Erektion endet beim Beischlaf, exzessive Erektion

SCHLAF
* Schläfrigkeit nach dem Essen
* Erwachen durch Erektion

TRÄUME
* Erotisch
* Voller Sorgen
* Geistige Anstrengung
* Unwichtiges

TYPISCHE REDENSARTEN
* »Eifersucht ist eine Leidenschaft, die mit Eifer sucht, was Leiden schafft«
* »Ich kann nicht ohne den anderen leben«
* »Ich brauche dich, du bist wie Brot und Wasser für mich«
* »Null Bock«
* »Frust statt Lust«
* »Trübe Tasse«

ÜBUNGEN
* Kopfstand

Eisenhut

ACONITUM NAPELLUS

Der Eisenhut ist eine hochgiftige Pflanze, früher wurde Pfeilgift daraus gewonnen. Das homöopathische Mittel wird eingesetzt bei Menschen, die normalerweise kräftig und lebhaft sind, in Krisen, Schock- oder Umbruchsituationen jedoch starke Ängste entwickeln und extrem empfindlich werden und dann plötzlich heftige Infektionen mit hohem Fieber entwickeln.

Die Substanz

NAMEN

* Eisenhut, Blauer Sturmhut
* Fuchswurz, Giftkraut, Tübeli, Venuswagen, Eliaswagen, Wolfskraut, Eisenkappe, Helm, Nonnenhaube, Paterskappe, Franzosenkapp, Kapuzinerchäppli, Blaukappen, Pantöffelchen, Kutscherblume, Ziegentod, Apollonia-Braut, Herrgottslatsche, Arche Noah, Hummelkraut, Totenblume
* Die Gattungsbezeichnung »Aconitum« erhielt die Pflanze von Theophrastos von Eresos wegen ihres Standortes nahe der griechischen Stadt Aconae; Aconae bedeutet »nackte Felsenklippe«. Auch die Ableitung von lateinisch acon = »Pfeil« wird diskutiert, weil der Extrakt früher als Pfeilgift verwendet wurde.
* Der Beiname »napellus« leitet sich von dem lateinischen napus = »Steckrübe« ab und weist auf die rübenförmige Wurzel hin.

FAMILIE

Ranunculaceae, Hahnenfußgewächse

VORKOMMEN

Der Eisenhut wächst in den mitteleuropäischen Gebirgen bis auf 3000 Metern Höhe, auf feuchten, nährstoffreichen Hochgebirgswiesen.

BLÜTEZEIT

Juni bis August

AUSSEHEN

Eisenhut ist eine ausdauernde Pflanze mit rübenartigen Wurzeln. Jedes Jahr wird eine neue Knolle entwickelt, während die vorjährige abstirbt. Dieser Wurzel entspringt ein bis zu eineinhalb Meter langer Stängel mit tief geschlitzten fünf- bis siebenlappigen Blättern. An der Spitze des Stängels entwickelt sich ein langer, ährenartiger Blütenstand mit den gestielt sitzenden, tiefblauen, helmartigen Blüten.

HAUPTINHALTSSTOFFE

Alkaloide wie Aconitin, Ephedrin, Spartein, Neopellin; Gerbstoffe

GESCHICHTE

Im Altertum wurden Pfeilspitzen, Speere und Schwerter mit einem Extrakt aus dem Eisenhut vergiftet. Plinius der Ältere berichtet von der Anwendung bei Augenleiden.

VOLKSHEILKUNDE

Das ganze Kraut wird alkoholisch extrahiert oder mit Wein angesetzt und bei Erkältungen, Entzündungen, Kopfschmerzen, Rheuma, Gicht und Schlaflosigkeit sehr vorsichtig dosiert eingesetzt. Daneben wurden

Bezüge zwischen der Substanz und ihrer Wirkung

Ritterhelm > Pfeil- und Schwertgift im Mittelalter

Hochgiftig > Die Erkrankung bringt den Betroffenen in Todesnähe

Blaulicht > Die Erkrankung erfordert oft Krankenwagen und Intensivmedizin

Sturm > Beschwerden nach kaltem Wind und Sturm wie auch stürmische Krankheitsentwicklung

Intensive Farbe > Besonders heftige Krankheitsentwicklung

Blüte in der Sonne, Wurzel in feuchtkalter Erde > Trockene Hitze des Kopfes mit kalten Füßen

Kräftiger Wuchs > Robuste, vollblütige Konstitution

auch Tinkturen aus den stark alkaloidhaltigen Wurzelknollen (Tubera aconiti) bei schmerzhaften Trigeminusneuralgien, Ischialgien, Herzbeutelentzündungen, Zahnschmerzen und Lähmungserscheinungen angewandt.

Homöopathische Zubereitung
Für die Urtinktur wird die frische blühende Pflanze samt Wurzelknolle verwendet.

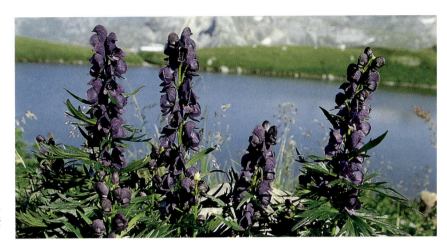

So gefährlich wie die Wirkung des giftigen Eisenhuts ist oft auch die Erkrankung, die mit Aconitum napellus geheilt wird.

Das Mittel

Grundthemen des Mittels
* Heftige Gesundheitskrisen mit Schreck- und Panikgefühlen
* Todesgefahr, Todesschreck, Auseinandersetzung mit dem Tod
* Schocksituationen nach Erleben von Gewalt, Unfällen, Überfällen, Katastrophen
* Erkrankungen nach Einwirkung von kaltem Wind
* Ruhelosigkeit

Ätiologie
* Schock oder Schreck durch Anblick eines Unfalls, eines Verbrechens, einer Katastrophe
* Lebensgefahr
* Schreck durch schlimme Diagnose oder durch bevorstehende gefährliche Operation
* Trockener, kalter Wind
* Heftiger Zorn

Leitsymptome
* Akute, plötzlich auftretende Infektionen mit hohem Fieber, trockener heißer Haut und Schleimhäuten, kaum stillbarem Durst auf kalte Getränke, rotem Gesicht mit plötzlicher Blässe beim Aufsetzen im Bett und starker ängstlicher Unruhe

Vergleichsmittel
Belladonna, Phosphorus; Apis, Arsenicum album, Bryonia, Ferrum phosphoricum, Ignatia, Rhus toxicodendron, Sulfur

* Angstzustände und Beklemmung mit starrem Blick und erweiterten Pupillen infolge eines großen Schreckens; später wiederkehrende Panikattacken mit starkem Herzklopfen, tauben Gliedmaßen und Kribbeln im Körper; Besserung in der Ruhe und in der frischen Luft; Verschlimmerung nachts, in Menschenmengen und stickigen Räumen
* Ungeheure Furcht vor dem Tod. Kranke haben das Gefühl, dass der Tod unmittelbar bevorsteht, und sagen die Todesstunde voraus

Reaktionen auf Nahrungsmittel
Empfindungen
* Alles außer Wasser schmeckt bitter

Verlangen
* Kalte Getränke, Bier, Saures
* Wein

Abneigungen
* Wein
* Kaffee, Essen

Besserung
* Wein

Verschlimmerung
* Saure Speisen; Essig

Allgemeine Modalitäten
Besserung
* Ausatmen, frische Luft
* Entblößen
* Liegen auf der rechten Seite
* Reichliches Schwitzen
* Aufrechtes Sitzen
* Nasses Wetter

Verschlimmerung
* Einatmen, tiefes Atmen
* Stickige Räume
* Leichte Berührung
* Liegen auf der Seite, auf der schmerzhaften Seite
* Nachts, vor Mitternacht
* Musik, Lärm, Gerüche
* Während der Schwangerschaft, der Entbindung
* Trocken-kaltes Wetter, im Winter, kalter Wind; Zugluft
* Sonnenhitze
* Erregung, Schreck
* Lachen
* Zu Beginn der Periode
* In der Pubertät
* Nass werden

INDIKATIONEN

Bei Kindern

Hauptindikationen

* Akute Infektionen vor allem nach plötzlichem Temperatur- und Klimawechsel
* Neugeborenen-Gelbsucht
* Schwierige Zahnung mit Durchfall
* Erster Pseudokrupp-Anfall

Allgemeine Indikationen

* Angst bei Kleinkindern
* Schlafstörungen durch ängstliche Unruhe
* Panische Angst vor dem Zahnarzt oder vor Untersuchungen
* Überempfindlichkeit in der Pubertät
* Nägelkauen
* Sich schnell entwickelnde, meist linksseitige, schmerzhafte Mittelohrentzündungen mit rotem Ohr und hoher Lärmempfindlichkeit
* Herzstillstand von Säuglingen bei der Geburt
* Akute Blasenentzündung mit vergeblichem Harndrang; die Kinder fassen sich dann oft an die Genitalien
* Harnverhaltung bei Neugeborenen oder bei deren Müttern unmittelbar nach der Entbindung
* Pseudokrupp, Masern, Mumps, Röteln, Windpocken
* Asthma

Bei Erwachsenen

Hauptindikationen

* Schlaganfall
* Unfallschock und in der Folge plötzlich auftretende, heftige Beschwerden
* Flugangst, Höhenangst, Platzangst
* Trigeminusneuralgie

Allgemeine Indikationen

* Drohende Fehlgeburt durch Schreck oder Folgen einer solchen Fehlgeburt
* Schmerzunempfindlichkeit oder auch intensive Schmerzen
* Akuter Asthmaanfall
* Angina-pectoris-Anfall oder Herzinfarkt mit Taubheitsgefühl im linken Arm
* Herzklopfen mit Furcht
* Höhenkrankheit
* Morbus Hodgkin
* Sonnenstich
* Augeninfektionen nach Verletzung
* Ohnmachten durch Schreck, Erregung oder Schmerzen
* Ausgeprägte Beunruhigung, Besorgnis oder Befürchtungen bei geringfügigen Beschwerden
* Brennende Schmerzen, Taubheits- und Kribbelgefühle

Der Mensch

PSYCHISCHE MERKMALE

Menschen, die Aconitum als homöopathische Arznei benötigen, haben ein kraftvolles, offenherziges, einfühlsames und naturverbundenes Wesen. Meist sind sie sehr oberflächlich und spüren wenig Sorgen und Probleme, weil sie diese nicht sehen wollen. Wenn dann plötzlich etwas Schlimmes passiert, was sie sich vorher nicht vorstellen konnten, stehen sie unter Schock und empfinden Todesangst.
Sie haben irgendwann im Laufe

Äußeres Erscheinungsbild

> Vitale, gesunde, vollblütige Menschen, die gerne in Gesellschaft sind
> Ängstlicher Gesichtsausdruck mit angstgeweiteten Augen
> Hochrote Gesichtsfarbe bei Angst
> Rote und weiße Hautfarbe abwechselnd

ihres Lebens einen oder mehrere schockierende Ausnahmezustände erlebt, welche sie tatsächlich oder gefühlsmäßig in Todesnähe gebracht hatten. Diese Erfahrungen und Gefühle haben sie weitgehend oder vollständig verdrängt, was unbewusst eine ständige Kontrolle erfordert, denn im Unterbewusstsein ist alles gespeichert. Als Folge sind die natürlichen Kontrollmechanismen der Betroffenen phasenweise geschwächt, können aber auch plötzlich zusammenbrechen.

Aconitum-Patienten sind extrovertiert und zeigen ihre Lebensfreude oft überschwänglich. Sie sind verträumt, spüren, was andere denken und können die Zukunft vorausahnen.

Sie neigen aber auch zu plötzlichen Stimmungsveränderungen: Argwohn, Todesahnungen, nervöse Unruhe mit innerem Beben, Traurigkeit, Ächzen und Stöhnen, leichtes Aufbrausen und heftiger Zorn über Kleinigkeiten. Lachen wechselt mit Weinen.

Ist ihre Empfindlichkeit erhöht, sind sie bei Schreck wie gelähmt. Sie reagieren dann extrem empfindlich auf Schmerzen und schreien manchmal bereits bei Berührung. Schmerzen können auch plötzliche gewalttätige Reaktionen auslösen, die sich dann mit sehr klarem Bewusstsein, Lachen und Weinen abwechseln.

Die Überempfindlichkeit besteht auch gegenüber von Geräuschen, Licht und Musik – oft weinen sie beim Musikhören. Sie sind schreckhaft und reagieren sehr heftig auf homöopathische Arzneimittel.

Bei verminderter Sensibilität sind Schüchternheit, Schmerzunempfindlichkeit und Gleichgültigkeit gegenüber nahe stehenden Menschen auffällig.

Im Vordergrund des psychischen Beschwerdebildes stehen meist verschiedene Ängste:
> Angst vor Berührung, in Gesellschaft, vor Schmerzen, Dunkelheit, Enge, Gespenstern, in Fahrstühlen und Tunnels, beim Autofahren, vor dem Fliegen
> Qualvolle Ängste bei Herzbeschwerden und vor dem Tod
> Furcht zu ersticken
> Angst, während der Schwangerschaft oder bei der Entbindung zu sterben
> Panikgefühle in Menschenmengen oder in engen Räumen

> Panik beim Einschlafen
> Übersteigerte Ängste um andere Menschen
> Depressionen mit akuten Angstzuständen und einem Zustand von Lähmung, Starre und Leblosigkeit

GEISTIGE MERKMALE

Die Kontrollmechanismen von Aconitum-Patienten sind ständig aktiviert, was die geistige Ebene der Betroffenen jedoch nur bedingt schwächt. Es hat hingegen Auswirkungen auf Gemütsregungen und auf das Kurzzeitgedächtnis, das vor allem bei gerade Getanem versagt. Seltener treten die folgenden Sinnestäuschungen auf:
> Gefühl, man hätte das, was man tut, bereits im Traum erlebt
> Man glaubt, die Gedanken würden aus dem Magen kommen
> Gefühl, der eigene Körper sei unnatürlich verformt
> Gegenstände werden beim Betrachten immer größer
Die Betroffenen können sich orientierungslos fühlen wie in einem Traum. Bei heftigen Schmerzen können sie verwirrt sein wie in einem Rausch, oder sie sind von Wahnideen befallen, beispielsweise in der Luft zu schweben, geisteskrank zu werden oder gleich zu sterben. Ausgelöst durch unerträgliche Schmerzen kann es auch zu Wahnsinn kommen.

VERLANGEN
* Sich hinlegen
* Sich entblößen
* Lagewechsel
* Licht

ABNEIGUNGEN
* Geistige Anstrengung
* Bewegung
* Musik
* Berührung
* Lesen

* Spaß haben
* Sprechen

MISSEMPFINDUNGEN
* Gefühl von Kälte in den Blutgefäßen
* Heißes Wasser in der Brust
* Als sei das Gesicht vergrößert
* Wallungen im Kopf
* Innerliche Schwere oder Völle

SEXUALITÄT
* Spielen mit den Genitalien
* Erhöhte Reizbarkeit des Scheideneinganges mit Krämpfen

SCHLAF
* Schlaflos nach Schreck oder Zorn mit größter Unruhe, Hin- und Herwerfen im Bett
* Beim Gehen oder Stehen einschlafen
* Schlafwandeln

TRÄUME
* Ängstlich, hartnäckig
* Albträume
* Hellsichtig, prophetisch
* Träume vom Vortag oder von kurz zurückliegenden Ereignissen
* Dinge klären, Ordnung schaffen
* Traumphantasien nach Schließen der Augen, ohne zu schlafen

FARBWAHL
* Gelb

BEVORZUGTE BERUFE
* Rettungssanitäter
* Notarzt

TYPISCHE REDENSARTEN
* »Allzeit bereit«
* »Gerade noch einmal davongekommen«
* »Oh Gott, was ist passiert?«
* »Ach du liebe Güte, was soll ich jetzt tun?«
* »Die Furcht steht ihm ins Gesicht geschrieben«

Hundspetersilie
AETHUSA CYNAPIUM

Im Gegensatz zu der Gartenpetersilie ist die Hundspetersilie giftig und riecht widerlich. Sie ist als Würzkraut also nicht zu gebrauchen. Die Themen des Mittels sind Verschlossenheit, Kontaktscheue und das Gefühl des Andersseins. Die Betroffenen leben in ihrer eigenen Welt, die sie sich möglichst ohne Menschen, stattdessen mit vielen Tieren einrichten.

Die Substanz

NAMEN
* Hundspetersilie
* Gartenschierling, Narren-Peterli, Wilder Peterli, Vergeltspeterli, Glanzpeterli, Katzenpeterli, Faule Grete
* »Aethusa« kommt von dem griechischen aitho = »ich brenne, glänze, gleiße«. Dies bezieht sich auf die glänzende Blattunterseite der sehr giftigen Pflanze, was auch ein wichtiges Unterscheidungsmerkmal zur matten Unterseite der im Haushalt verwendeten Gartenpetersilie ist.
* »Cynapium« wurde aus dem griechischen kynos = »Hund« und dem lateinischen apium = »Eppich, Petersilie« gebildet.

FAMILIE
Apiaceae, Doldengewächse

VORKOMMEN
Hundspetersilie wächst in ganz Europa auf Äckern und Wiesen, an Bahndämmen, in Weinbergen und als Unkraut im Garten.

AUSSEHEN
Die ein- bis zweijährige, krautige Pflanze ist zwischen zehn Zentimeter und einem Meter hoch mit einer spindelförmigen, weißen Wurzel. An dem hohlen, feingestreiften Stängel, der sich gabelig verästelt, wachsen zwei bis dreifach gefiederte Blätter, deren Unterseite glänzt und die beim Zerreiben widerlich riechen. Die Stängel enden in Dolden aus vielen kleinen, weißen Blüten mit einem knoblauchartigen Geruch. Die eiförmigen, drei bis fünf Millimeter langen Früchte sind hellbraun gefärbt mit dunklen Striemen.

BLÜTEZEIT
Juni bis Oktober

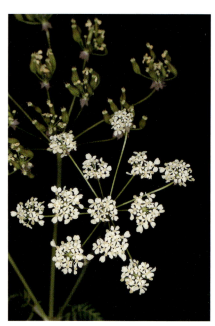

Die Hundspetersilie ist sehr giftig. Die Verwechslungsgefahr mit der essbaren Gartenpetersilie ist aber gering.

Bezüge zwischen der Substanz und ihrer Wirkung

Widerlicher Geruch der zerriebenen Blätter > Übelkeit mit Erbrechen

HAUPTINHALTSSTOFFE
Alkaloide wie Cynapin; Ameisensäure; Ätherisches Öl; Vitamin C

VOLKSHEILKUNDE
Die Hundspetersilie wurde wegen ihrer Giftigkeit in der Volksheilkunde nur selten verwendet: lediglich bei nervösen Magenleiden und bei Nierengrieß wegen ihrer harntreibenden Wirkung.
Vergiftungen sollen zu Gefühllosigkeit und Stumpfsinn führen.

HOMÖOPATHISCHE ZUBEREITUNG
Für die Urtinktur wird die frische, blühende Pflanze verwendet. Aethusa cynapium wurde bereits von Hahnemann geprüft. Es ist eines der Mittel, die erst durch die homöopathische Aufbereitung für die breite medizinische Anwendung nutzbar wurden, da die Grundsubstanz giftig ist und bei ihrer unverdünnten Anwendung schädliche Nebenwirkungen zeigt.

Verschlossen und kontaktscheu 31

Das Mittel

Grundthemen des Mittels
* Verschlossenheit
* Aethusa-Menschen leben gefühlsmäßig in einer eigenen Welt und halten sich möglichst weit von anderen Menschen entfernt.

Leitsymptome
* Milchunverträglichkeit: Kurz nach dem Erbrechen besteht erneutes Verlangen nach Milchnahrung, die wieder erbrochen wird, bis es schließlich zu Schwäche und Schläfrigkeit kommt
* Hautausschläge auf der Nasenspitze
* Erbrechen und Durchfall von extremer Intensität, vulkanartig
* Selbstgespräche

Reaktionen auf Nahrungsmittel
Verlangen
* Wein
* Leckerbissen
* Käse
* Salz
* Stärkehaltige Speisen

Vergleichsmittel
Arsenicum album, Natrium muriaticum, Magnesium carbonicum

Abneigungen
* Obst

Verschlimmerung
* Milch

Allgemeine Modalitäten
Besserung
* Zudecken
* Frische Luft

Verschlimmerung
* Nach Essen, erbrechen
* In der Dunkelheit
* In der Wärme
* Im Sommer

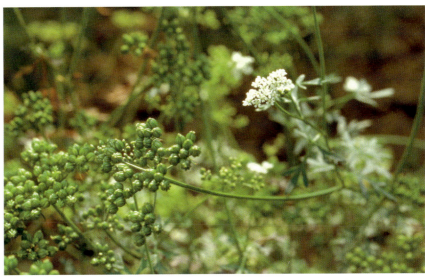

Die Hundspetersilie, auch Gartenschierling genannt, wächst auch im heimischen Garten.

INDIKATIONEN

Hauptindikationen
* Schwere akute Verdauungsstörungen mit reichlichem Erbrechen und grünlich-schleimigem Durchfall nach Milchgenuss bei Säuglingen und zahnenden Kindern, dadurch Austrocknung und starke Entkräftung
* Übertriebene Tierliebe

Allgemeine Indikationen
* Schwierige Zahnung mit Durchfall
* Unverträglichkeit von Mutter- oder Flaschenmilch, welche bald nach dem Trinken geronnen wieder erbrochen wird

* Erbrechen und/oder Durchfall nach Überhitzung im Sommer
* Konzentrationsmangel
* Bei Kindern epileptische Anfälle mit eingeschlagenen Daumen, rotem Gesicht, nach unten gedrehten Augen, starr erweiterten Pupillen und milchigem Schaum vor dem zusammengebissenen Mund. Anschließend fällt das Kind in einen tiefen Schlaf.
* Schlafwandeln
* Speichelfluss im Schlaf
* Reizbarkeit bei Frauen zwei Tage vor und die ersten beiden Tage während der Regel

Der Mensch

PSYCHISCHE MERKMALE

Aethusa-Menschen sind oft abseits stehende Menschen oder Einzelgänger. Sie haben nach emotionalen Verletzungen beschlossen, sich aus der Kommunikation mit anderen Menschen zurückzuziehen. Diese Verletzungen können durch erstaunlich geringfügige Erfahrungen ausgelöst werden, z.B. dadurch, dass während der Stillzeit oder im späteren Leben intensive Gefühle nicht verstanden wurden oder dass auf diese nicht angemessen reagiert wurde. Aethusa-Patienten sind zurückhaltende Menschen, die mit sich selbst glücklich und zufrieden sind. Sie haben sehr starke Gefühle, zeigen diese aber nach außen nicht. Sie leben in ihrer eigenen Gefühlswelt, führen laute Selbstgespräche. Als Gegenüber ziehen sie Tiere den Menschen vor. Sie widmen den Tieren ihr ganzes Leben und bauen eine intensive (menschenähnliche) Liebesbeziehung zu ihnen auf. Die meisten Aethusa-Patienten halten sich eine größere Zahl von Haustieren.

Von ihrem Wesen her sind sie naiv und verstehen die Menschen nicht. Ihre Beziehungen scheitern immer wieder, sie werden menschenscheu, verschlossen und misstrauisch gegenüber Erwachsenen.

Sie fühlen sich unwohl in der Dunkelheit, im Freien werden sie launisch und mürrisch, in ihren vier Wänden fühlen sie sich wohl. Obwohl sie sich selbst genügen, fühlen sie sich gelegentlich sehr alleine und weinen dann. Wenn sie ihre Kontaktscheu überwinden, können sie ihre Fröhlichkeit zum Ausdruck bringen und sehr gesprächig sein.

Äußeres Erscheinungsbild

> Altes, runzeliges Gesicht bei Kindern und Erwachsenen, als ob das Gesicht bereits vom Tod gezeichnet sei
> Ängstlicher Blick
> Kleinkinder, welche beim Getragenwerden oft die Knie anziehen
> Kranke Jugendliche mit weißer Nasolabialfalte, bläulicher Blässe um den Mund herum und ausgesprochen ängstlichem Gesichtsausdruck

Aethusa kann auch ein Mittel bei Prüfungsangst sein, hervorgerufen durch die Erfahrung, infolge geistiger Überarbeitung weder denken noch etwas aufnehmen zu können. Qualvolle Ängste mit Erbrechen sind ein typisches Merkmal. Die Dunkelheit macht Aethusa-Patienten Angst, sie fürchten, im Dunkeln zu ersticken, und nach Albträumen trauen sie sich nicht mehr einzuschlafen, weil sie glauben, dann sterben zu müssen. Sie fürchten sich vor Operationen aus Angst, aus der Narkose nicht mehr aufzuwachen. Sie können grauenvolle Gefühle bei dem Gedanken empfinden, dass ein Familienmitglied sterben könnte, obwohl sie diesem gegenüber ihre starke Zuneigung nicht zum Ausdruck bringen.

Bei schweren Depressionen versuchen sie sich aus dem Fenster zu stürzen.

GEISTIGE MERKMALE

Bei Kindern, die Aethusa brauchen, ist eine verspätete geistige Entwicklung typisch in Verbindung mit

Der widerliche Geruch der Hundspetersilie steht in enger Verbindung mit der homöopathischen Anwendung des Mittels gegen Übelkeit und Erbrechen.

Verspätete Entwicklung

plötzlichen Wutausbrüchen. Bei geistiger Arbeit lässt die Konzentration bald nach. Sie fühlen sich anders als die anderen Kinder. Auch für erwachsene Aethusa-Patienten sind Konzentrationsstörungen durch die leichte Ablenkbarkeit typisch. Dies kann sich zu Sprunghaftigkeit der Gedanken, der Tendenz zu Selbstgesprächen, geistiger Verwirrung und törichtem Benehmen steigern.

Die Gedanken, verrückt zu werden, wenn ein geliebter Mensch oder ein geliebtes Tier sterben würde, können die Betroffenen sehr belasten. Typische Wahnideen sind: Tiere zu sehen, beispielsweise Hunde, Katzen, Mäuse oder Ratten; Menschen als Tiere zu sehen.

Missempfindungen
* Gefühl, an den Haaren gezogen zu werden
* Als ob Luft aus den Ohren ströme
* Als ob die Zunge zu lang sei

Sexualität
* Das sexuelle Verlangen ist sofort nach der Regel am größten und nimmt bis zur nächsten Periode völlig ab
* Allmähliches Nachlassen der Sexualität in dem Maß, wie die Kommunikation mit anderen Menschen abnimmt
* Zurückhaltung der sexuellen Gefühle bei allgemein kräftigem sexuellem Verlangen nach einer ernsthaften Enttäuschung der Liebe

Schlaf
* Furcht vor dem Schlaf oder Furcht, die Augen zu schließen, weil man vielleicht nicht wieder aufwachen könnte
* Aufschrecken genau im Moment des Einschlafens, weil sich dann die Furcht vor dem Tod einstellt

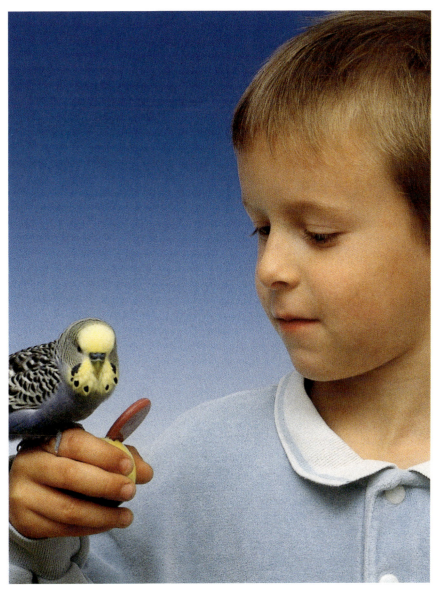

Aethusa-Menschen ziehen die Gesellschaft von Tieren oft der von Menschen vor.

Träume
* Mit verdrießlicher Stimmung

Farbwahl
* Orange

Bevorzugte Berufe
* Tierschützer
* Extremes, stilles Engagement in der Sozialarbeit: Sie bringen darin ihre Liebe zum Ausdruck, ohne dabei Gefühle mitzuteilen

Typische Redensarten
* »Anders als die anderen«
* »Mich interessiert die Liebe von Menschen nicht, nur die von Tieren«
* »Mit Menschen zu reden ist nicht der Mühe wert«
* »Ich bin fertig mit den Menschen«
* »Ich möchte die ganze Welt umarmen«
* »Ich bin in keiner glücklichen Familie aufgewachsen«

Fliegenpilz

AGARICUS MUSCARIUS

Ein weiterer Name für den Fliegenpilz ist Amanita muscaria. Es ist allgemein bekannt, dass der lustig aussehende Fliegenpilz hochgiftig ist. Vorsichtig dosiert wurde er früher verwendet, um Rauschzustände hervorzurufen oder die

Ausdauer zu erhöhen. Die Themen des Mittels sind Impulsivität und Ekstase, aber auch Angst vor Blamage, Unsicherheit, Minderwertigkeitsgefühle und Unselbstständigkeit. Menschen, die dieses Mittel brauchen, sind oft ungeschickt.

Die Substanz

NAMEN
* Fliegenpilz
* Fliegenschwamm, Mückenpilz
* Die Bezeichnung »agaricus« erfolgte nach der dalmatinischen Landschaft Agaria. »Amanita« ist griechisch und heißt »Pilz«.
* »Muscarius« leitet sich von lateinisch musca = »Fliege« ab.

FAMILIE
Agaricaceae, Blätterpilze

VORKOMMEN
Der Fliegenpilz ist außer in Australien auf der ganzen Erde verbreitet. Er wächst in Kiefernwäldern und unter Eichen und Birken.

AUSSEHEN
Aus einer kugeligen bis eiförmigen Knolle bricht der anfangs ebenfalls kugelförmige Schirm durch. Bei weiterem Wachsen entsteht ein 10 bis 15 Zentimeter langer Stiel mit einer Manschette im oberen Teil. Der orangefarbene bis tiefrote Schirm öffnet sich zu einem Durchmesser von 10 bis 20 Zentimeter und ist mit vielen kleinen weißen Warzen übersät. Auf der Unterseite befinden sich helle Lamellen (Blätter). Erntezeit ist im Spätsommer und Frühherbst.

HAUPTINHALTSSTOFFE
Alkaloide wie Muscarin und Muscaridin und andere Toxine

GESCHICHTE
Seinen Namen erhielt der Fliegenpilz von seiner Verwendung: Wenn man den Pilz zerschneidet, in Milch aufkocht, und dann in einer Schale aufstellt, zieht dies Fliegen und anderes Ungeziefer an und tötet diese.
Bei den Germanen wurde der Fliegenpilz bei Kriegen eingesetzt, um die Kampfeslust zu erhöhen. Die so genannten Berseker und ihnen verwandte Gestalten erinnern an Agaricus-Menschen.
In vielen Kulturen wurden Zubereitungen als Rauschmittel benutzt um visionäre Zustände zu erreichen, aber auch zur Steigerung der Leistungsfähigkeit und Ausdauer.

VOLKSHEILKUNDE
In der Volksheilkunde wird sein Einsatz bei Verbrennungen, schweren Vergiftungen, Lähmungen und Nervenschmerzen beschrieben.

HOMÖOPATHISCHE ZUBEREITUNG
Die Urtinktur wird aus dem oberirdischen Fruchtkörper hergestellt.

Bezüge zwischen der Substanz und ihrer Wirkung

Kleines rotes Männchen, Zwerg, Troll, Gnom > Mittel bei Zwergwüchsigkeit

Troll, Gnom > Gepunktetes Faschingskostüm, also Tendenz zum Lachen, Tanzen, Herumalbern: Klassenclowns, lustige Einfälle ohne Boshaftigkeit

Glückspilz > Naive, fröhliche, etwas weltfremde Persönlichkeit

Fliegen > Fliegen vor den Augen sehen (»Mouches volantes«)

Gepunkteter Mantel > Menschen, die Kleidung mit Punkten mögen

Pilzkappe mit weißen Warzen, die wie Schneekristalle aussehen > Brennende Hautempfindung bei Kälteeinfluss

Pilzkappe > Menschen mit Pilzkopf-Frisur

Impulsivität

Das Mittel

Grundthemen des Mittels
* Erdverbundenheit
* Impulsivität
* Kontrolle von Impulsen
* Intuition
* Innere Unsicherheit
* Mangel an Rückhalt
* Minderwertigkeitsgefühle
* Mangel an Selbstständigkeit
* Zwergwüchsigkeit
* Rausch, Trance, Ekstase

Ätiologie
* Blamage, Schmach
* Bloßgestellt, ausgelacht werden
* Vereinnahmung durch die Eltern
* Erfrierung
* Abkühlung
* Drogenerfahrungen
* Horrortrip, Flashback
* Schikanen
* Mangel an Anerkennung
* Außerkörperliche Erfahrungen
* Sitzenbleiben in der Schule

Leitsymptome
* Ruckartiges Zucken in den Gliedern, im Gesicht, der Augenlider
* Unwillkürliche Bewegungen im Wachzustand, welche im Schlaf abklingen
* Kreuzschmerzen und Ischiasbeschwerden, die sich im Sitzen deutlich verschlimmern und im Liegen bessern
* Empfindung wie von Eisnadeln gestochen
* Rötung, Jucken und Brennen von Gesicht, Ohren, Nase, Haut oder Zehen, als wären sie erfroren
* Neigung zu Erfrierungen und Frostbeulen, welche extrem schmerzen, brennen und jucken, sich bei Kälte und kalten Kompressen verschlimmern und durch Hitze gebessert werden
* Ohnmacht nach Sex

Vergleichsmittel
Acidum nitricum, Argentum nitricum, Barium carbonicum; Arsenicum album, Cuprum metallicum, Rhus toxicodendron, Zincum metallicum

* Mangel an Lebenswärme, schlimmer durch Wärme
* Lachen, Singen, Tanzen, ekstatische Erregung oder rauschartiger Zustand ohne Drogen mit nachfolgender starker Benommenheit

Reaktionen auf Nahrungsmittel
Verlangen
* Eier
* Salz
* Alkohol
* Butterbrot

Abneigungen
* Essen trotz Hunger

Besserung
* Kaffee

Verschlimmerung
* Geruch von Essig
* Kalte Getränke
* Tee

* Alkohol
* Tabak

Allgemeine Modalitäten
Besserung
* Abends, nachts, tagsüber
* Durch Schlaf
* Nach Entleerung des Darms und der Blase
* Durch langsame Bewegung erkrankter Teile
* Erfolg
* Lachen
* Trommeln

Verschlimmerung
* Berührung, Druck
* Nach Bewegung
* Sexuelle Exzesse, nach Sex
* Links oben und kreuzweise rechts unten
* Kalte Luft, kaltes Wasser, Kälte
* Sonne
* Morgens, tagsüber
* Sitzen
* Geistige Anstrengung, Tadel
* Beim Herannahen eines Gewitters
* Neumond
* Lilienduft

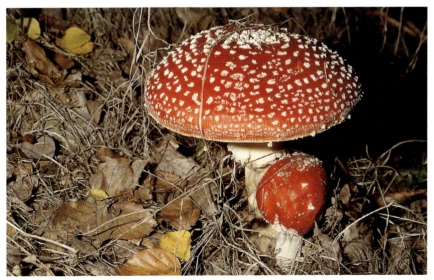

In vielen Kulturen wurde der Fliegenpilz auch als Rauschmittel benutzt.

INDIKATIONEN

Bei Kindern

Hauptindikationen

* Sieht Zwerge
* Starke Konzentrationsstörungen durch Träumen, dadurch in der Grundschule überfordert

Allgemeine Indikationen

* Bettnässen
* Spätes Sprechen- und Gehenlernen
* Verzögerte geistige Entwicklung
* Hyperaktivität
* Krämpfe, Zittern und Zuckungen, besonders nach Tadel

Bei Erwachsenen

Hauptindikationen

* Krämpfe und Zuckungen fast jeder nur denkbaren Muskelgruppe, Tics, oft diagonal von einer Körperseite zur anderen auftretend mit auffallend starken Schmerzen, ungeschickten Bewegungen, zittrigem Gang
* Schwerer Alkoholismus mit Delirium tremens, mit Schwindel und der Neigung, nach hinten zu fallen, einem roten, aufgedunsenen Gesicht, welches dabei nicht heiß wird, und gesteigertem Appetit. Dieser Zustand bessert sich bei langsamer Bewegung und verschlimmert sich in kalter Luft, vor Gewitter, nach Geschlechtsverkehr und sofort nach dem Essen

* Morbus Parkinson mit Schwäche, Zittern und Zuckungen der Gliedmaßen, extrem berührungsempfindlicher Wirbelsäule und Beklemmung
* Karpaltunnel-Syndrom

Allgemeine Indikationen

* Geistesschwäche
* Geisteskrankheiten, z.B. nach Drogengebrauch
* Augenzwinkern
* Krampfanfälle vor Gewitter, nach Sex
* Organische Nervenerkrankungen wie Multiple Sklerose oder Rüchenmarksschwindsucht mit Blasen- und Mastdarmlähmung
* Blähungen mit lauten Geräuschen und stinkenden Winden, welche den Zustand lindern
* Heuschnupfen in Verbindung mit Juckreiz in den Ohren und im Gaumen
* Taubheitsgefühle der Wirbelsäule, nach Kaffee schlimmer
* Man lässt Gegenstände fallen
* Unsicherheit im Gehen mit Stolpern
* Gähnanfälle
* Raucherbein
* Zwergwuchs

Der Mensch

PSYCHISCHE MERKMALE

Menschen, die bereits als Kinder Agaricus brauchen, sind meist etwas träge und ungeschickt, in schlimmen Fällen tollpatschig und dumm. In jedem Fall ist die körperliche und geistige Entwicklung verlangsamt, dadurch fühlen sich die Kinder sehr gehemmt. Zur Entfaltung ihrer Persönlichkeit benötigen sie viel Sicherheit und Geborgenheit.

Von Natur aus sind diese Kinder heimat- und naturverbunden. Sie sind gutmütig und heiter und möchten alle umarmen. Sie hüpfen gerne

Äußeres Erscheinungsbild

> Gepunktete Kleidung
> Ärmlich
> Augenzwinkern
> Grimassen
> Schmutzige Fingernägel
> Pilzkopf-Frisur
> Zwergwüchsig, zurückgeblieben
> Wilder Augenausdruck
> Enten-, Watschelgang
> Leidend
> Rote Nase

beschwingt herum oder tanzen wild und spielen gerne mit Feuer. Abends werden sie lebendig, singen fortwährend, zitieren spontan kleine Gedichte oder sprechen in Reimen. Sie haben eine starke Intuition, interessieren sich für magische Dinge.

Wird ihnen von den Eltern statt Geduld und Verständnis Strenge und Härte entgegengebracht, werden sie noch mehr gehemmt. Sie fühlen sich unfähig, unzulänglich und minderwertig. Aus Angst vor Strafe unterdrücken sie ihre Gefüh-

Clowns und Spaßmacher

le, ihren eigenen Willen, ihre Aggressionen. Da es ihnen dann an Willenskraft und Rückgrat fehlt, beugen sie sich allen denen, welche sie als mächtig empfinden. Sie versuchen sich auf jeden einzustellen, alle Erwartungen zu erfüllen, sind sehr vorsichtig.

Je nach Art und Stärke der Unterdrückung entwickeln sie neben ungewollten, fahrigen und zuckenden Bewegungen sowie Grimassen und Muskelkrämpfen nachfolgende psychische und geistige Auffälligkeiten und Krankheitssymptome:

> Zeitweise zappelig, sprunghaft und wild, nervig für ihre Umgebung.

> Starke Stimmungsschwankungen, trödeln, Tagträume.

> Sie werden verdrießlich und verzweifelt, sprechen über den Tod oder Tote.

> Sie reagieren überempfindlich auf Zigarettenrauch und wenn andere sprechen.

Wenn sie weiter gedemütigt werden oder sich ausgenutzt fühlen, werden sie fuchsteufelswild und verfügen dann in ihrer Wut über übermenschliche Kräfte. Im Anschluss daran sind sie völlig erschöpft.

Beim Agaricus-Erwachsenen finden sich die meisten dieser Merkmale wieder. Um ihre Gefühle besser in den Griff zu bekommen und die innere Unsicherheit zu überspielen, greifen viele zu Alkohol oder Drogen. Wenn sie betrunken sind, werden sie leicht gewalttätig. Fröhlichkeit steigert sich zu Ekstase, Aggressionen zu Tobsucht mit nachfolgender großer Schwäche und Willenlosigkeit oder gar Ohnmacht. Sie haben Angst gefoppt zu werden und vor Prüfungen und anderen Leistungsvergleichen. Am stärksten ist die Angst zu ersticken und vor Krankheiten, besonders vor Krebs, seltener vor Aids. Bereits wenn sie von diesen Krankheiten hören oder

daran denken, beginnen sie ihren Körper nach Veränderungen abzusuchen und lassen sich davon extrem beunruhigen. Diese Ängste können sich mit euphorischen Zuständen abwechseln.

GEISTIGE MERKMALE

Wenn sich das Unterdrücken der Emotionen auf die geistige Ebene auswirkt, äußert sich dies in zunehmender Unfähigkeit zu geistiger Arbeit. In Prüfungen ist das Denken blockiert. Zeitweise können die Betroffenen auch ihren Alltagspflichten nicht mehr nachkommen.

Häufig stellen sich Sinnestäuschungen ein: Die Betroffenen meinen, sie seien behindert, zu klein, ihr Körper sei asymmetrisch oder in Einzelteile zerteilt. Manchmal haben sie auch das Gefühl, dass Arme oder Beine nicht zu ihnen gehören oder dass ihre Beine gelähmt seien. Agaricus-Patienten können sich schuldig oder unverstanden fühlen. Sie meinen nicht in diese Welt zu passen. Sie glauben zu ersticken, den Körper verlassen oder fliegen zu können. Kleine Gegenstände erscheinen größer, eine kleine Öffnung erscheint wie ein großer Abgrund. Kleinste Probleme wirken riesengroß und sind darum nicht zu bewältigen, z.B. Arztbesuche. Manchmal haben sie ein Gefühl von Eis oder von vielen kalten Nadeln auf der Haut. Auf Fragen können sie nicht antworten, stattdessen singen sie oder plappern undeutlich, ständig von einem Thema zum nächsten hüpfend und ohne sich unterbrechen zu lassen.

VERLANGEN

* Schutz
* Grenzen
* Feuer
* Fliehen: springt plötzlich aus dem Bett

ABNEIGUNGEN

* Berührung
* Sprechen

MISSEMPFINDUNGEN

* Kribbeln in den Extremitäten, Gefühl von Nadeln in den Füßen
* Wollüstiges Jucken der weiblichen Genitalien
* Fremdkörper im Kehlkopf
* Gefühl von Eis auf dem Kopf, eines Klumpens im Magen

SEXUALITÄT

* Exzessives sexuelles Verlangen
* Späte, unvollständige Ejakulation
* Fehlende Erektion bei vermehrtem sexuellem Verlangen
* Sex ohne Genuss

TRÄUME

* Kugel, Spielball
* Kanonenkugel
* Zwerg
* Erfolglose Anstrengungen, den Mund zu öffnen
* Blasen
* Fliegen können
* Knollen

FARBWAHL

* Rot-weiß
* Gelb, ockergelb

BEVORZUGTE BERUFE

* Clown, Spaßmacher
* Schamane, Druide

TYPISCHE REDENSARTEN

* »Bauerntrottel«
* »Es ist nie zu spät für eine glückliche Kindheit«
* »Das Glück ist mit den Dummen«
* »Auf keinen grünen Zweig kommen«
* »Himmelhoch jauchzend, zu Tode betrübt«

ÜBUNGEN

* Trommeln

Küchenzwiebel
ALLIUM CEPA

Die Küchenzwiebel ist seit alters her ein beliebtes Heilmittel. Sie kommt vor allem bei Erkrankungen der Atemwege zum Einsatz, aber auch bei verschiedenen entzündlichen Prozessen und bei Nervenschmerzen. Ihre Themen in der Homöopathie sind Oberflächlichkeit und Trägheit. Menschen, die Allium cepa brauchen, haben eine auffallend große Angst vor Schmerzen.

Die Substanz

NAMEN
* Küchenzwiebel, Sommerzwiebel
* Gartenzwiebel, Hauszwiebel, Bölle, Fölle, Zibele, Zwiefel, Zipolle, Zippe, Sipel, Zibbel, Oje, Oellig, Röhren-, Jakobs-, Johannis-, Fleisch- oder Hohllauch, Klöwen, Schotten

FAMILIE
Liliaceae, Liliengewächse

HERKUNFT UND VORKOMMEN
Die Zwiebel stammt aus dem Südwesten Asiens und wird heute auf der ganzen Welt angebaut.

AUSSEHEN
Die Sommerzwiebel ist die wichtigste Küchenzwiebel und kommt in verschiedenen Farben (rot, gelb und weiß) und Formen (rund, plattrund und birnenförmig) vor.

BLÜTEZEIT
Juli und August; Ernte im Herbst

HAUPTINHALTSSTOFFE
Ätherisches Öl mit Alliin, Cycloalliin, Methylalliin und Propylalliin; Senföl-Verbindungen; Fermente; Glukokinin, ein dem Insulin ähnliches Hormon, welches den Blutzucker leicht absenken kann; Vitamine; Mineralien; Spurenelemente

GESCHICHTE
Die Küchenzwiebel ist eine der ältesten Kulturpflanzen der Erde. Bereits 4000 v. Chr. wurde sie von den Chaldäern angebaut. Auf Grund ihrer heilenden Wirkungen wird sie schon seit Jahrtausenden in China, Indien und im Mittleren Osten geschätzt. Die Ägypter verehrten sie wegen ihrer einzelnen Schichten als Symbol des Universums. Ein Schwur vor einer Zwiebel galt als die höchste Eidesform.

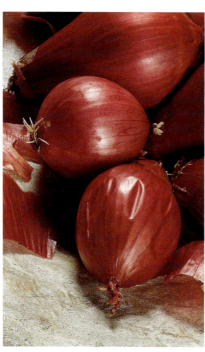

Als Küchenzutat unentbehrlich und auch als Heilmittel bekannt: die Zwiebel.

Bezüge zwischen der Substanz und ihrer Wirkung

Rotz und Wasser heulen beim Zwiebelschälen > Schnupfen und Heuschnupfen mit denselben Symptomen

Schale ohne Kern > Viel Oberfläche, wenig Wesenskern

VOLKSHEILKUNDE
In der Volksheilkunde wird die Küchenzwiebel seit Jahrhunderten auf vielfältige Weise und mit gutem Erfolg eingesetzt: Ein Einlauf aus Zwiebelsaft und warmem Wasser hilft gegen Maden- und Spulwürmer; bei Schnupfen und Ohrenschmerzen werden Zwiebelstücke direkt in Nase oder Ohren gesteckt oder als Säckchen aufgelegt; äußerliche Einreibungen mit aufgeschnittenen Zwiebelhälften helfen gegen Warzen und Hühneraugen, Insektenstiche, Tierbisse, Frostbeulen und Brandwunden; eine in Milch gekochte Zwiebel wird bei Bauchweh und Unterleibsschmerzen verabreicht, der mit Honig vermischte

Verwurzelung und Ausweichen

Zwiebelsaft als Nervenmittel, gegen Halsentzündung, Heiserkeit und Husten.

Der Verzehr von rohen Zwiebeln zeigt ein großes Spektrum von nützlichen Heilwirkungen: Die Zwiebel gilt als auswurffördernd, schmerzstillend, harn- und schweißtreibend, gärungswidrig, entzündungswidrig, wurmtreibend, leicht blutzuckersenkend, desinfizierend, verdauungsfördernd, appetitanregend, nervenstärkend, leicht blutdrucksenkend, blutverdünnend, darmreinigend, kreislaufanregend und gallleflussfördernd.

So gilt das Essen von zwei Zwiebeln täglich als sehr gutes Stärkungsmittel und als Vorbeugung gegen viele alltägliche Erkrankungen.

Homöopathische Zubereitung

Die Urtinktur wird aus den frischen Blattscheiden und der Zwiebel hergestellt. Allium cepa wurde 1847 von Constantin Hering geprüft.

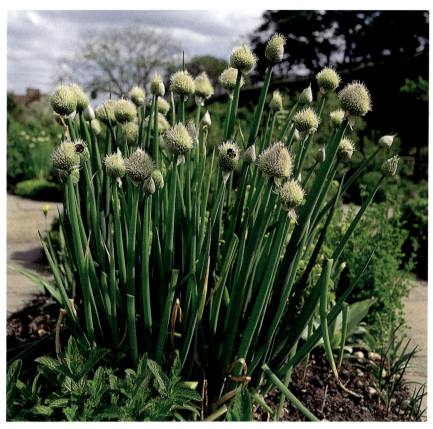

Mit ihrer zarten Blütenpracht ist die Zwiebel nicht nur im Bauerngarten eine Augenweide.

Das Mittel

Grundthemen des Mittels
* Oberflächlichkeit
* Ausweichen
* Verwurzelung

Ätiologie
* Nasse Füße
* Feuchtkalter Wind
* Gurken
* Salat
* Verdorbener Fisch

Leitsymptome
* Schnupfen, infektiös wie allergisch, mit scharfem Nasensekret, das dünn und wässrig wie aus einem Wasserhahn läuft und wunde Nasenlöcher und Lippen verursacht; dabei zuweilen Wechsel der befallenen Nasenseiten, wobei immer nur eine Seite läuft
* Schwellung der Augen und der Augenlider mit reichlichem mildem Tränenfluss

Reaktionen auf Nahrungsmittel
Verlangen
* Rohe Zwiebeln

Abneigungen
* Gurken

Vergleichsmittel

Pulsatilla

Besserung
* Zwiebeln

Verschlimmerung
* Gurken

Allgemeine Modalitäten
Besserung
* Im Freien, frische Luft
* Bewegung

Verschlimmerung
* Abends
* Kalte Luft, windiges Wetter, kalter Wind
* Warme, stickige Räume
* Feuchtigkeit
* Nebel
* Nasswerden der Füße
* Vermehrte Schleimabsonderung

Allium cepa

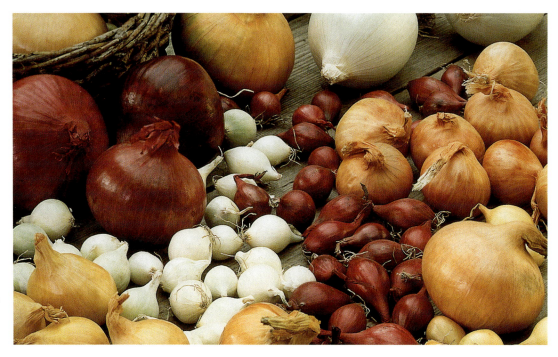

In der langen Zeit der Kultivierung durch den Menschen hat die Zwiebel eine große Sortenvielfalt entwickelt.

INDIKATIONEN

Hauptindikationen
* Tränenfluss bei Schnupfen
* Heuschnupfen im Frühling oder im August; Verschlimmerung am Spätnachmittag und Abend sowie auf der linken Seite. Heftige Niesanfälle auf Blumen- und Pfirsichduft
* Stirnkopfschmerzen während Schnupfen, schlimmer beim Schließen der Augen und in warmen Räumen, besser im Freien

Allgemeine Indikationen
* Beschwerden aller Art mit brennenden oder neuralgischen Schmerzen, die von einer Seite zur anderen wandern, meist von links nach rechts; Besserung in frischer Luft und Verschlimmerung in warmen Räumen
* Augenentzündungen mit roten, geschwollenen, brennenden oder juckenden Augen, Lichtempfindlichkeit und dem Drang, sich die Augen zu reiben; Besserung in der frischen Luft und Verschlimmerung abends, in warmen Räumen, durch Augenreiben und beim Husten
* Kehlkopfentzündung mit starken, reißenden Schmerzen, Heiserkeit und Kitzelhusten nach zu langem Aufenthalt in kalter Luft oder nach einer Erkältung; die berstenden Schmerzen im Kehlkopf verschlimmern sich abends, in warmen Räumen und während des Hustens, der Kranke muss sich beim Husten oft den Kehlkopf mit der Hand halten; Besserung in der frischen Luft
* Schießende, neuralgische Ohrenschmerzen bei Kindern
* Linksseitige Gesichtslähmung
* Neuralgische Schmerzen in den Backenzähnen, mal links, mal rechts mit Besserung bei Kälte und Verschlimmerung durch Wärme
* Süßlicher oder Übelkeit erregender Geschmack im Mund
* Bauchkoliken bei Kindern im Anfangsstadium von Erkältungen als Folge von nassen Füßen, Überessen, von Gurken- oder Salatverzehr
* Amputationsneuralgie mit fadenförmigem Schmerz
* Stichwunden
* Schmerzhafte Wunden mit langsamer Heilung
* Nagelbetteiterung nach der Entbindung
* Beschwerden durch verdorbenes Trinkwasser
* Wundgelaufene Füße

Furcht vor Schmerzen

Der Mensch

Psychische Merkmale

Allium-cepa-Kranke sind melancholisch veranlagt und daher leicht niedergeschlagen. Es fällt ihnen schwer, sich mit anderen Menschen auszutauschen.
Besonders auffällig ist ihre große Furcht vor Schmerzen. Sie fürchten vor allem, dass die Schmerzen derart unerträglich werden, dass sie verrückt würden. Auf Grund ihrer Tendenz zur Oberflächlichkeit spüren sie nicht, dass die körperlichen Schmerzen nur ein Spiegelbild ihrer seelischen Verfassung darstellen. Für sie sind die Schmerzen zufälliger Natur, der Preis für diese oberflächliche Ansicht ist die Angst.

Geistige Merkmale

Menschen, welche Allium cepa als Heilmittel benötigen, neigen zu körperlicher und geistiger Trägheit. Sie sind denkfaul und ihre geistigen Fähigkeiten können abgestumpft sein, was sich bei Schnupfen besonders bemerkbar macht.
Nach dem Genuss von Kaffee und Wein können sie sehr verwirrt und zerstreut sein, mit großer Schläfrigkeit und häufigem Gähnen. Sie kümmern sich um nichts und scheinen auch an ihrer Umgebung völlig desinteressiert zu sein. Ihnen unterlaufen Schreibfehler, sie stellen Wörter an die falsche Stelle.
Selten kann es auch plötzlich zu dem Zustand einer passiven Geisteskrankheit kommen. Nach einer Enttäuschung oder einer Beleidigung kann sich das Verhalten eines ausgeglichenen, gewissenhaften, offenen und herzlichen Menschen von einem Tag zum anderen ändern. Er ist gleichgültig gegenüber den Menschen, mit denen er zusammenlebt, erkennt Bekannte nicht mehr oder auch die Bedeutung von Dingen, wie z. B. den Zweck des Geldes. Wiederholte Erklärungen erreichen ihn nicht.
Sein Verhalten kann auch närrisch werden, mit entsprechenden Gesten und Grimassen. Dann geht er auch häufig auf den Zehenspitzen oder auch nur auf den Seitenkanten seiner Füße.

Äußeres Erscheinungsbild

> Gelbe Zähne

Abneigungen
* Licht

Missempfindungen
* Gefühl eines elektrischen Schlages im Kopf
* Gegenstände erscheinen zu weit entfernt oder kleiner

Sexualität
* Schmerzhafte Erektion ohne sexuelles Verlangen

Schlaf
* Starkes, überwältigendes Schlafbedürfnis
* Schwerer und tiefer Schlaf
* Kaum zu wecken

Träume
* Abgrund
* Hoch gelegene Orte
* Berge
* Brunnen
* Kämpfen
* Schlacht
* Wasser, Meer
* Stürme auf See

Typische Redensarten
* »Schale um Schale«
* »Die Nase voll haben«
* »Rotz und Wasser heulen«

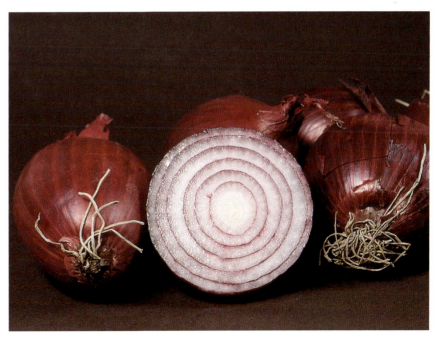

Zwiebelsaft beißt in Nase und Augen – Allium cepa als homöopathisches Arzneimittel hat sich bei Schnupfen besonders bewährt.

Tonerde

ALUMINA

Die deutsche Bezeichnung für das Mittel Alumina ist Tonerde. Sie ist in verschiedenen Varianten als Heilerde erhältlich, die entzündungshemmend wirkt und Giftstoffe bindet.

Themen des Mittels sind Trägheit, Überempfindlichkeit und Verwirrtheit, daraus resultiert ein starkes Bedürfnis nach Rückzug, Schutz und Geborgenheit.

Die Substanz

NAMEN
* Tonerde (ausgeglühte), reines geglühtes Aluminiumoxid.
* Der Name Alumina oder Aluminium wurde von lateinisch alumen = »Alaun« abgeleitet.

CHEMISCHE FORMEL
Al_2O_3 (Aluminiumoxid)

DICHTE
2,698 g/cm³

AUSSEHEN
Bauxit ist ein erdiges oder aus harten Knollen bestehendes Sedimentgestein, meist von roter, seltener gelber oder weißer Farbe. Aus diesem Erz wird Aluminium gewonnen.

EIGENSCHAFTEN
Aluminium ist ein Leichtmetall aus der dritten Hauptgruppe des Periodensystems.
Sein Schmelzpunkt liegt bei 660 °C, sein Siedepunkt bei 2467 °C.
Die geringe mechanische Festigkeit des Aluminiums lässt sich durch Legierungen mit anderen Metallen annähernd bis zu den Werten von Stahl steigern, dabei nimmt jedoch die elektrische Leitfähigkeit ab.
Es besitzt eine hohe Widerstandsfähigkeit gegen Sauerstoff, Luftfeuchtigkeit und Inhaltsstoffen von Nahrungsmitteln wie Essig, Obst- und Fettsäuren durch Ausbildung einer harten, wasserunlöslichen und säureresistenten Schicht von Aluminiumoxid (Al_2O_3).
Bei Berührung mit elektrochemisch edleren Metallen wie Kupfer und Nickel wird Aluminium leicht zerstört. Salz-, Schwefelsäure und Alkalilaugen greifen es heftig an. Fein verteiltes Aluminium lässt sich entzünden und verbrennt unter starker Hitze- und Lichtentwicklung zu Aluminiumoxid (Blitzlicht).
Aluminium und Aluminiumoxid sind für den menschlichen Organismus ungiftig.
Wasserpflanzen enthalten höhere Aluminiumkonzentrationen als Pflanzen auf trockenen Standorten. Auf sauren Böden kann Aluminium für Pflanzen giftig sein. Farne und Bärlappe reichern es in ihren Zellen an.

HERKUNFT UND VORKOMMEN
Reines, elementares Aluminium kommt in der Natur nicht vor. Aluminium ist nach Sauerstoff und Silizium das dritthäufigste Element in der Erdkruste mit etwa 8,1 Gewichtsprozent und ist in etwa 70 Prozent der gesteinsbildenden Minerale vertreten.

Bezüge zwischen der Substanz und ihrer Wirkung

Lehm, Ton, Geschirr sind wasserundurchlässig > Bei Alumina-Kranken scheint eine Barriere zu bestehen, welche die Flüssigkeit nicht in die Gewebe eindringen lässt; in der Folge werden diese welk, rissig, trocknen aus und schrumpfen

Heilerde ist trocken und absorbiert Flüssigkeiten und die darin gelösten (Gift-)Stoffe > Ähnlich trocken werden die Gewebe der Kranken; als Folge verlieren sie ihre geistige und körperliche Beweglichkeit, ihre Spontaneität und Lebendigkeit

Dreck > In ihrer Langsamkeit fühlen sich die Kranken extrem wertlos

Bauer > Bodenständig, konservativ, kommen kaum einmal aus ihrem Wohnort heraus; sind durch neue Eindrücke schnell überfordert und verwirrt

Bedürfnis nach Schutz

Das wichtigste Alumiumerz ist der Bauxit, bestehend aus Aluminiumhydroxiden mit eisenhaltigen Verunreinigungen. Die wichtigsten Abbaustätten liegen in Ghana, Jamaika, den USA, Russland, Indonesien, Frankreich, Italien und Ungarn. Der Kryolit ist ein Aluminium-Natrium-Fluorid.

Gewinnung
Großtechnisch wird reines Aluminiumoxid durch Vermengen und Erhitzen von fein gemahlenem Bauxit mit Natronlauge und anschließende Abkühlung der Aluminatlauge gewonnen.

Geschichte
Bauxite bilden sich im wechselfeuchten, tropischen Klima durch Verwitterung von Magma und Sedimentgestein seit dem Kambrium des Erdaltertums bis zum Quartär.

Verwendung
Aluminiumlegierungen finden vor allem wegen ihrer Leichtigkeit eine breite Verwendung im Flug- und Fahrzeugbau, in der Architektur, in Haushaltwaren und Metallmöbeln. In der Medizin wird Aluminiumoxid wegen seiner neutralisierenden Wirkung bei Übersäuerung des Magens eingesetzt und findet sich in vielen Magentabletten sowie in Gelen und anderen Medikamenten für Rollkuren. In den letzten Jahren ist der Verdacht aufgekommen, dass ein Zusammenhang zwischen solchen Magenbehandlungen und dem Auftreten von Morbus Alzheimer besteht.

Volksheilkunde
Basisches Aluminiumacetat (= essigsaure Tonerde) und Aluminiumdoppelsulfate (= Alaun) wirken in niedriger Dosierung adstringierend (zusammenziehend), in höherer Konzentration ätzend. Essigsaure Tonerde wird auch heute noch gerne in Wasser verdünnt zu Umschlägen bei Schwellungen, Verstauchungen, Sonnenbrand und Insektenstichen verwendet. Verdünnte Aluminiumchlorat-Lösungen finden Anwendung als Gurgelmittel bei Entzündungen im Mund- und Rachenraum.

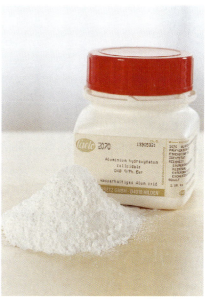

Bauxit, der Grundstoff für die Herstellung von Aluminium, ist auch die Ausgangssubstanz für das homöopathische Arzneimittel Alumina.

Homöopathische Zubereitung
Aus Bauxit oder Kryolith gewonnenes Aluminiumoxid wird mit Milchzucker verrieben.
Alumina wurde von Hahnemann geprüft.

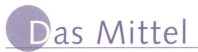

Das Mittel

Grundthemen des Mittels
* Schwere; mangelnde Leichtigkeit
* Heimat
* Willensschwäche
* Gehen/wandern ohne voranzukommen

Ätiologie
* Chronische Bleivergiftung
* Eile

Leitsymptome
* Mangel an Lebenswärme
* Müdigkeit oder Schwäche durch Sprechen

Vergleichsmittel

Graphites; Barium carbonicum, Bryonia

* Furcht vor Messern, Impulse beim Anblick eines Messers, sich selbst oder andere damit zu töten
* Orientierungs- und Identitätsverlust mit Besserung abends, bei feuchtem Wetter und mäßiger Bewegung, Verschlimmerung beim Aufwachen und in warmen Räumen: Beim Sprechen ist man sich nicht sicher, ob man selbst die Worte von sich gibt
* Ohnmacht beim Anblick von Blut, im Stehen
* Kann nicht zur Eile angetrieben werden, denn Eile verursacht starke Beschwerden

Reaktionen auf Nahrungsmittel
Unverträglichkeiten
* Alkohol

Verlangen
* Gemüse
* Gewürznelken

Alumina

- Kaffee und Kaffeesatz, Teesatz
- Mehlspeisen
- Obst
- Trockener Reis
- Trockene Speisen
- Unverdauliches: Erde, Kalk, Kohle, Holz des Bleistiftes
- Wässrige Speisen

Abneigungen
- Kartoffeln
- Fleisch
- Bier
- Mit Hunger essen

Besserung
- Stärkehaltige Speisen
- Kalte wie warme Getränke

Verschlimmerung
- Alkohol
- Kartoffeln
- Gemüse
- Milch
- Salz

ALLGEMEINE MODALITÄTEN
Besserung
- Gehen im Freien, frische Luft
- Vormittags, abends
- Baden, kalte Umschläge
- Sich strecken

Verschlimmerung
- Morgens
- Kalte Luft, Hitze und Kälte
- Körperliche Anstrengung
- Halbseitig
- Nass werden
- Periodisch, jeden zweiten Tag
- Während der Schwangerschaft
- Nach Stuhlgang
- Wärme
- Herunterhängenlassen der Glieder
- Hunger
- Liegen auf der rechten Seite
- Neumond, zunehmender Mond, Vollmond
- Samenabgang

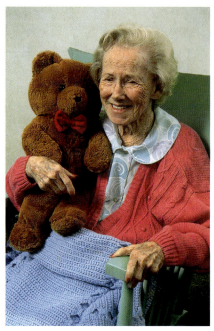

Alumina wird vor allem bei Verfallskrankheiten alter Menschen eingesetzt.

INDIKATIONEN

Bei Kindern
Hauptindikationen
- Häufiges Erwachen
- Verstopfung bei Neugeborenen

Bei Erwachsenen
Hauptindikationen
- Trockenheit aller Schleimhäute
- Trockenheit von Mund und Hals mit Verlangen nach trockenen Lebensmitteln oder ungenießbaren, oft Aluminium enthaltenden Substanzen wie Erde, Ton, Bleistifte, Kreide, Teeblätter und Kaffeesatz
- Hochgradige Verstopfung mit schafskotartigen Stühlen bei Alten und Menschen, die viel sitzen, meist ohne Stuhldrang: Der Betroffene muss zur Stuhlentleerung mit den Fingern nachhelfen. Besser nach warmen Speisen und Getränken, schlimmer nach salzigen und stärkehaltigen Speisen
- Morbus Alzheimer
- Morbus Parkinson
- Multiple Sklerose
- Muskelerkrankungen
- Geistige Abstumpfung, Geistesschwäche; schlimmer morgens beim Erwachen

Allgemeine Indikationen
- Erkältungsneigung
- Frühzeitiges Altern
- Verstopfung während der Schwangerschaft mit großer Trockenheit des Enddarms und kleinen, weichen Stühlen
- Langsamkeit beim Beantworten von Fragen und unklare Antworten
- Schwindel mit Verschlimmerung beim Schließen der Augen, im Stehen und am Morgen; besser nach dem Frühstücken
- Schwere der Gliedmaßen mit fortschreitender Lähmung, Trägheit und Mattigkeit; Besserung in frischer Luft, bei feuchtem Wetter und bei mäßiger Bewegung; Verschlimmerung in kalter Luft, warmen Räumen, beim Aufwachen, Hinsetzen und Hinlegen

Der Mensch

PSYCHISCHE MERKMALE

Menschen, die Alumina als Heilmittel benötigen, sind extrem empfindsam, was zu einem übermäßigen Bedürfnis nach Schutz und Geborgenheit führt. Einflüsse von außen und Belastungen verletzen sie schnell: Rückzug, Zurückhaltung und Verhärtung sind die Selbstschutzmechanismen. Dadurch geht das Leben an ihnen vorüber, die Energie der nicht gelebten Aktivität und Aggression richtet sich gegen die eigene Gesundheit. Dies hat Auswirkungen auf das Nervensystem. Es können die Nerven der Schleimhäute, das Rückenmark oder das Gehirn betroffen sein. Bewusstseinsprozesse finden zwar statt, dauern aber erheblich länger. Alumina-Patienten sind immer sehr in Eile, denn sie benötigen viel mehr Zeit als andere, um alltägliche Dinge zu erledigen. Dieser Stress beschleunigt die Krankheitsentwicklung. Da ihre Reaktionsfähigkeit und Flexibilität eingeschränkt ist, stehen sie dem (hektischen) Leben nahezu hilflos gegenüber. Ihre Unsicherheit schützen sie mit Eigensinn. Äußerlich still, schwerfällig und leidenschaftslos, sind sie innerlich hektisch und unbeständig. Auf Grund dieses Zwiespaltes unterliegen sie großen Stimmungsschwankungen.

Infolge dieser schleichenden Abstumpfung können die Kranken immer weniger ihren Aufgaben nachkommen. Sie entwickeln eine Reihe von Ängsten: um ihre Gesundheit; dass etwas Schlimmes passieren könnte; dass sie den Verstand verlieren werden; vor Terminen, Nadeln, dem Anblick von Blut, der Farbe Rot; vor ihren eigenen gewalttätigen Impulsen und Selbst-

Äußeres Erscheinungsbild

> Dünne Menschen mit knochigen Gesichtszügen und gerunzelten Augenbrauen
> Blasse Haut, lange Haare
> Früh gealtert
> »Zwetschgenweibchen«

mordgedanken; wenn sie ein Messer oder Blut sehen. Alles erscheint ihnen zunehmend unwirklich. Meist behalten sie all dies für sich, was zu Resignation, Traurigkeit und Depressionen führt.

GEISTIGE MERKMALE

Durch ihren trägen Geist verlieren die Betroffenen die Unterscheidungsfähigkeit und können Informationen nur langsam, schließlich gar nicht mehr verwerten. Dies verwirrt sie zunehmend, ihre Gedanken sind vage und verschwommen, was sich in der für sie typischen Schwierigkeit äußert, sich auszudrücken. Sie müssen sehr lange nachdenken und finden dennoch oft nicht die richtigen Worte. Schließlich erreicht die Verwirrung auch ihre eigene Identität. Dies sind die Anzeichen einer beginnenden Schizophrenie. Durch alkoholische Getränke, besonders nach Wein verschlimmert sich die Verwirrung. Sie glauben verrückt zu werden und resignieren, weil sie der Überzeugung sind, dass niemand ihnen helfen kann.

Da diese Prozesse sehr langsam ablaufen, finden sich die fortgeschrittenen Zustände der Alumina-Krankheit meist bei alten Menschen.

VERLANGEN
* Heimat
* Sich hinlegen
* Angenommen werden
* Töten beim Anblick eines Messers oder eines Gewehrs

ABNEIGUNGEN
* Gesellschaft

MISSEMPFINDUNGEN
* Gefühl von auf dem Gesicht getrockneten Eiweiß
* Gefühl von Spinnweben im Gesicht
* Lehmknoten im Kopf
* Trockenheitsgefühle in den Organen
* Als ob die Därme herausfallen
* Elektrischen Schläge, wenn man etwas berührt
* Prickeln in den Genitalien
* Wie am Haar gezogen werden
* Der Mund sei vergrößert
* Die Zähne seien locker

SEXUALITÄT
* Exzessive Onanie
* Vermehrtes sexuelles Verlangen ohne Erektion
* Fehlendes sexuelles Verlangen mit Erektion
* Häufige Samenergüsse

SCHLAF
* Häufiges Erwachen durch Träume

TRÄUME
* Räuber
* Steckenbleiben im Schlamm
* Wandern, ohne voranzukommen

BEVORZUGTE BERUFE
* Töpfer
* Bauer

TYPISCHE REDENSARTEN
* »Der letzte Dreck«
* »Auf der Stelle treten, nicht von der Stelle kommen«

Ostindische Elefantenlaus

ANACARDIUM ORIENTALE L.

Semecarpus anacardium L. ist ein weiterer Name für die ostindische Elefantenlaus. Für die Zubereitung des homöopathischen Mittels werden die getrockneten Früchte des Baums,

die Nüsse verwendet. Wichtigstes Thema ist ein krasser Konflikt zwischen Verstand und Gefühl, was große Schwierigkeiten mit allen Arten von Entscheidungen mit sich bringt.

Die Substanz

NAMEN
* Ostindische Elefantenlaus
* Herznuss, Anakardien-Herznuss, Malakkanuss, Malagabohne, ostindischer Tintenbaum, Herzfrucht
* »Anacardium« wurde von den griechischen Worten ana = »nach oben« und kardia = »Herz« abgeleitet: Die getrockneten Früchte, also die Nüsse sind herzförmig.
* Der lateinische Zusatz »orientalis« heißt übersetzt »östlich, morgenländisch« und soll auf das Vorkommen in Ostindien hinweisen.
* »Semecarpus« kommt von den beiden griechischen Worten sema = »Kennzeichen« und karpos = »Frucht«: Der schwarze Farbstoff der Früchte wurde zum Färben und Kennzeichnen der Wäsche verwendet.

FAMILIE
Anacardiaceae, Anakardiengewächse, Sumachgewächse, Terebinthengewächse

HERKUNFT UND VORKOMMEN
Die ostindische Elefantenlaus war ursprünglich in Malaysia, Indonesien und Vorderindien bis zum Himalaya heimisch. Heute ist der Baum in Südasien und im tropischen Australien verbreitet. Er wächst in Bergregionen.

AUSSEHEN
Der Baum ist zwischen ein und sechs Meter hoch, hat eine glatte Rinde, viele Verzweigungen, dichtes Laubwerk und wechselständige Blätter. Diese sind immergrün, lederartig, bis zwölf Zentimeter lang und sechs Zentimeter breit und tragen auf ihrer Unterseite deutlich hervortretende Mittel- und Seitennerven. Als Trugdolden stehen die kleinen, kurzstieligen Blüten in endständigen Rispen. Die Kelchblätter sind dicht behaart, die Kronblätter hingegen sind nur auf der Außenseite stark grau behaart, ihre Innenseite ist kahl und gelbrot gestreift. An einem gelben, fleischigen, birnenförmigen Stiel reifen später die braunen, herzförmigen Steinfrüchte. Die recht harte, äußere Fruchtschale umschließt einen mandelartigen Kern, der von einer roten Schale umhüllt ist. Der Raum zwischen diesen beiden Schalen wird von einem milchigen, öligen, ätzenden Saft ausgefüllt, der an der Luft schwarz wird. Nach der Reife trocknet der Saft zu einer harzigen Masse ein.

HAUPTINHALTSSTOFFE
Chuaren als Alkaloid, Cardol, Anacardsäure; Fette, Öle.
Cardol als wichtigster Bestandteil der Fruchtschale ist giftig und ver-

Bezüge zwischen der Substanz und ihrer Wirkung

Weiß und schwarz > Milchige Flüssigkeit, die an der Luft schwarz wird: Wechsel zwischen Gut und Böse, zwischen Engelhaftem und Teuflischem

ursacht bei Hautkontakt heftige Hautentzündungen mit Eiterpusteln, die sich ausdehnen und Verbrennungen zweiten Grades ähneln.
Die Anacardsäure besitzt eine gute Wirkung gegen Würmer.
Bei Einnahme der Früchte kommt es zu Magen- und Darmentzündungen, Lähmungen der Muskulatur und Atmungsstörungen.

VERWENDUNG
Der schwarze Saft diente in Ostindien früher zur Tintenherstellung. Er wurde auch gegen Hühneraugen und Warzen und zur Säuberung von Beingeschwüren verwendet. Vermischt mit Kreide diente der Saft als Stofffarbe.
Die Nüsse wurden als Amulett zur Ableitung von Zahn- und Ohrenschmerzen getragen.

VOLKSHEILKUNDE
Die ostindische Volksheilkunde ver-

Der Baum aus dem Orient

wendete die Früchte auch bei Lähmungen nach Schlaganfällen, bei Haut- und Unterleibserkrankungen, gegen Wurmbefall und Asthma. Die Araber setzten den Saft bei Gedächtnisverlust, Lähmungen und Krämpfen ein.

Homöopathische Zubereitung

Die getrockneten, zerstoßenen Elefantenlausnüsse werden mindestens fünf Tage in Alkohol angesetzt. Die Flüssigkeit wird gefiltert, verdünnt und verschüttelt.
Anacardium orientale wurde 1835 von Hahnemann geprüft.

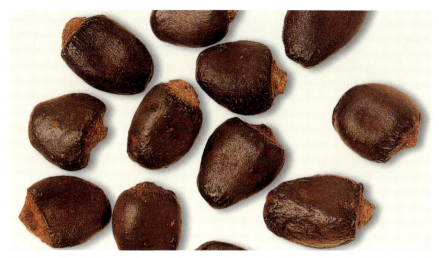

Die Anacardium-Nüsse werden zur Zubereitung des homöopathischen Arzneimittels getrocknet und mit Alkohol angesetzt.

Indikationen

Bei Kindern

Hauptindikationen
* Aggression gegen seine liebsten Spielzeuge
* Gewalttätig und sanft im Wechsel
* Prüfungsängste und plötzliche Gedächtnisschwäche bei Schülern und Studenten mit Heißhunger auf Süßes und dem Drang zu fluchen
* Selbstmord wegen schlechter Zensuren
* (Grausame) Streiche spielen, um Druck abzulassen

Allgemeine Indikationen
* Viele flache Warzen auf den Handrücken
* Juckend nässende Hautausschläge vor, unter oder hinter den Ohren

Bei Erwachsenen

Hauptindikationen
* Magenschleimhautentzündung oder -geschwüre, Zwölffingerdarmgeschwüre mit Nüchternschmerz, nervöse Magenbeschwerden, die durch Essen leichter werden
* Verstopfung oder Rheuma, was sich beim Essen vorübergehend bessert, nach ein bis zwei Stunden aber wieder verschlimmert
* Härte und Grausamkeit gegenüber Tieren oder Menschen

* Gedächtnisstörungen mit Kopfschmerzen beim Versuch sich zu konzentrieren
* Gedächtnisschwäche nach Sonnenstich, Schlaganfall, bei Morbus Alzheimer
* Schwächezustände durch Überanstrengung des Gehirns
* Juckende, brennende Hautausschläge mit Schwellung und Wundheit, später entwickeln sich Blasen, die sich entzünden, aufplatzen und eine eitrige Flüssigkeit absondern
* Bläschen, Pusteln, Quaddeln, Herpes oder Hautverdickungen, die sich von einer Stelle aus über den ganzen Körper ausbreiten können und durch große geistige Anstrengung ausgelöst werden
* Demenz, mangelnde Intelligenz
* Schizophrenie

Allgemeine Indikationen
* Schwangerschaftserbrechen mit Besserung durch Essen
* Sehnenverletzungen
* Jucken und Brennen von Gesicht und Ohren
* Kopfschmerzen bei Entscheidungsdruck
* Elephantiasis
* Geschwollene Zunge
* Ohnmacht beim Treppensteigen

Anacardium orientale L.

Das Mittel

GRUNDTHEMEN DES MITTELS
* Existenzberechtigung durch Leistung
* In Frage gestellte Existenz
* Leistungsdruck, Minderwertigkeitsgefühl, Angst vor Versagen
* Verlangen nach Aufmerksamkeit
* Spaltung, Zweiteilung, Teufel im Widerstreit mit Engel, Gegensätze
* Fehler, Willensschwäche

ÄTIOLOGIE
* Übermäßiger Druck durch die Eltern
* Unfähig, die Erwartungen der Eltern zu erfüllen
* Frühe Missachtung
* Kind wird als Rivale empfunden
* Übersehen werden
* Unerwünscht sein

LEITSYMPTOME
* Verlangen zu fluchen
* Besserung vieler Beschwerden durch Essen: Das gilt für körperliche Beschwerden wie Übelkeit, Erbrechen oder juckende Hautausschläge wie auch für psychische und geistige Beschwerden

Vergleichsmittel
Staphisagria; Medorrhinum, Nux vomica

* Gefühl eines stumpfen Plocks in Kopf, Augen, Ohren, Hals, Speiseröhre, Brust, Magen, Därmen, im Rektum bei Hämorrhoiden, in der Blase, in Gelenken und im Rückenmark
* Gefühl, eingeschnürt oder bandagiert zu sein, am Kopf, an den Gliedmaßen oder rund um den Rumpf

REAKTIONEN AUF NAHRUNGSMITTEL
Besserung
* Kleine Portionen essen

ALLGEMEINE MODALITÄTEN
Besserung
* Beim Essen
* Durch Weinen
* Nachmittags, abends
* Warme Umschläge

Verschlimmerung
* Ein bis zwei Stunden nach Essen

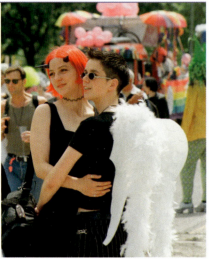

Engel und Teufel symbolisieren die widerstreitenden Kräfte in der Seele des Anacardium-Patienten.

* Morgens
* Halbseitig
* Beim Liegen auf der Seite
* Kälte, Zugluft
* Körperliche und geistige Anstrengung
* Durch Reiben
* Beim nach hinten Beugen
* Nach Bewegung
* Durch Hunger, Fasten

Der Mensch

PSYCHISCHE MERKMALE
Ein Anacardium-Zustand entwickelt sich bei Menschen, welche in einem unerträglichen Widerstreit zwischen Gefühl und Verstand leben. Sie wurden in ihrer Kindheit seelisch unterdrückt, auf Grund der Autorität ihrer Eltern konnten sie kaum eigene Interessen und Wünsche verwirklichen oder eigene Entscheidungen treffen. Sie machten immer das, was die Eltern von ihnen verlangten. Daraus entwickelt sich ein ausge-

Äußeres Erscheinungsbild
> Dunkler Teint bei straffem Gewebe
> Früh gealtertes und verbrauchtes Aussehen

prägter Mangel an Selbstvertrauen mit krankhaften Minderwertigkeitsgefühlen.
Bei Entscheidungen sind sie meist überfordert, wissen sie doch nicht, ob sie sich auf die Eingebungen ihres Verstandes oder auf ihr Gefühl verlassen können. Zwei verschiedene Möglichkeiten bedeuten für sie oft eine vollkommen ausweglose Situation. Sie sind hin und her gerissen, fühlen sich innerlich gespalten. Die eine Stimme sagt ja, die andere nein.
Wenn sie ständig ihre Ansichten wechseln, ekeln sie sich vor sich selbst. Dies kann so weit gehen, dass sie etwas anderes sagen, als sie

meinen, oder etwas anderes tun, als sie beabsichtigen.

Je mehr der Verstand die Anacardium-Patienten beherrscht, umso mehr verdrängen sie ihre ureigenen Bedürfnisse. Durch diese Frustration entsteht ein ständig zunehmender Druck in ihnen. Wird dieser Druck nun nach innen gelenkt, sind Stumpfsinn und Depression die Folge, richtet sich der Druck jedoch nach außen, führt dies zu ärgerlichen und gereizten Reaktionen auf die Umwelt.

Durch Kleinigkeiten fühlen sie sich beleidigt und verletzt, sie sehen alles negativ, sind eigensinnig und können keinerlei Widerspruch ertragen.

Bei stärkerem Druck kommt es zu unberechenbaren Ausbrüchen. Hasserfüllt schleudern sie dann Boshaftigkeiten oder sogar Gotteslästerung um sich, und auch grausame Gewalttätigkeiten gegenüber Schwächeren – zuerst Tiere, später Menschen – sind durchaus möglich. Eben noch lieb und nett, lustig und froh, werden sie gereizt, jähzornig, herzlos und unmenschlich. Sanftmütigkeit und Gewalttätigkeit wechseln sich ab. Sie liebkosen Partner oder Kinder und stoßen diese dann kurz darauf von sich.

Halten diese wechselhaften Zustände lange an, führt dies zu Lust- und Teilnahmslosigkeit und eigenartigen Reaktionen, beispielsweise fröhliches Lachen oder lautes Reden in ernsten Situationen.

Anacardium-Patienten fürchten sich vor der Zukunft, vor eingebildeten Gefahren, um ihre Gesundheit oder vor der Einnahme der verordneten Arzneimittel.

Auf Schicksalsschläge reagieren sie manisch. Treten in den Depressionen Selbstmordgedanken auf, wählen sie meist das Erschießen als Methode.

GEISTIGE MERKMALE

Auf der geistigen Ebene zeigt sich der Anacardium-Zustand in seiner Anfangsphase als Konzentrationsschwäche. Das Gedächtnis lässt nach, besonders für Eigennamen, Geschehenes, für Worte. Das Antworten fällt schwer, es gelingt nur nach langem Nachdenken, teilweise dann unvollständig.

Schließlich sind Anacardium-Patienten vollkommen unfähig zu geistiger Arbeit, obwohl sie sich fleißig darum bemühen. Sie beherrschen nur noch auswendig Gelerntes. Es kann so weit kommen, dass sie ihre eigenen Verwandten nicht mehr erkennen.

Die Seelenspaltung zeigt sich in folgenden Wahnideen: Sie meinen, ihr Geist und ihr Körper seien getrennt; sie fühlen sich existentiell bedroht, von Feinden umgeben, von der Welt abgeschnitten; sie glauben, es sei ständig jemand hinter ihnen her und trachte ihnen nach dem Leben.

Sie können sich auch davon besessen fühlen, keine Fehler machen zu dürfen, oder sie glauben, von zwei Willen beherrscht zu sein. Dann hören sie Zwiegespräche zwischen einem Engel und dem Teufel oder sie glauben, dass auf einer Schulter ein Engel sitzt, auf der anderen der Teufel, der zum Töten auffordert. Der Engel ist die Disziplin, der Teufel steht für die unterdrückten Bedürfnisse.

Im Spiegel sehen sie bisweilen nicht das eigene Gesicht, sondern das von Bekannten.

VERLANGEN

* Anerkennung
* Aufmerksamkeit
* Sich beweisen
* Akzeptanz
* Klare Anweisungen
* Lob
* Ruhe

ABNEIGUNGEN

* Gesellschaft
* Denken

MISSEMPFINDUNGEN

* Innerlich von einem Band zusammengeschnürt werden
* Äußerliche Gefühllosigkeit
* Pflockgefühle
* Das Knie fühlt sich bandagiert an
* Gefühl eines Holzbrettes an der Stirn
* Gefühl von Wasser übergossen zu sein
* Gefühl eines Fremdkörpers unter den Augenlidern
* Gegenstände erscheinen gekrümmt
* Lichter scheinen einen Hof zu haben
* Eingebildete Gerüche nach Schwefel, Tauben- oder Hühnermist, Rettich oder Sellerie

SEXUALITÄT

* Sexualität ohne Genuss
* Neigung zur Masturbation
* Samenergüsse im Schlaf
* Sexuelle Phantasien und Wünsche, die mit Schmerz oder Demütigung zu tun haben

SCHLAF

* Schlafwandeln

TRÄUME

* Lebhafte Träume von Feuer, Leichen und Toten
* Krankheit
* Anstrengende geistige Leistungen
* Weinen im Schlaf

TYPISCHE REDENSARTEN

* »Du bist ein Versager«
* »Du bist eine Null«
* »Gehorsam ist die erste Bürgerpflicht«

ÜBUNGEN

* Tanzen

Grauspießglanz

ANTIMONIUM CRUDUM

Das Antimonium ist ein starrer, spitz und stachelig wirkender Kristall. Seine Themen sind Unberührbarkeit und eine abweisende Haltung, was seinen Ursprung darin hat, dass

man selbst zurückgewiesen wurde. Auf der anderen Seite besteht auch eine romantische, sentimentale Einstellung, die geradezu in Schwärmerei ausarten kann.

Die Substanz

NAMEN

* Antimonit, Stibnit, Antimon(III)-sulfid
* Grauspießglanz, Schwefelglanz
* Der Name »Antimonium« setzt sich zusammen aus dem lateinischen anti = »gegen, entgegen« und dem griechischen monos = »einer, allein«. Es bedeutet also »gegen das Allein- oder Einförmigsein«, was auf die Hunderten von Verbindungen hin-weisen soll, welche die chemische Substanz Antimon eingehen kann, in erster Linie mit Schwefel. Ferner unterscheidet es sich in einigen sei-ner Eigenschaften grundlegend von anderen Metallen.
* Der Beiname »crudum« kommt vom lateinischen crudus = »roh« und bezeichnet den Zustand bei der Gewinnung.

CHEMISCHE FORMEL
Sb_2S_3

DICHTE
4,5 bis 4,7 g/cm³

AUSSEHEN
Antimon ist ein bleigraues, metal-lisch glänzendes, oft farbig ange-laufenes Mineral. Es bildet nadelig-strahlige oder langsäulige rhom-bische Kristalle, die auf den ersten Blick einem Lichtbündel ähneln.

Bezüge zwischen der Substanz und ihrer Wirkung

Lange Nadeln wie Stacheln > Neigen dazu sich einzuigeln

Langer Stachel, Dorn, Nadeln, stachelig > Ähnlichkeit zu Punks, Skinheads, Menschen mit Borstenhaarschnitt

Kristalle wie Spieße > Mögen Piercing

Grauschwarze Farbe > Bevor-zugen schwarze Kleidung

Das Pulver fühlt sich samtig und rau zugleich an > Rauheit und Weichheit des Wesens der betroffenen Menschen

Quer zum Magnetfeld ausge-richtet > Querdenker und Menschen, die sich quer zur Gesellschaft orientieren

Explosion bei Berührung, Donner und Blitz > Hitziges Temperament

Brennen beim Erwärmen, Ver-brennungen > Für gebrannte Kinder oder unberührbare Menschen – als Folge echter schwerer Verbrennungen oder im übertragenen Sinn

In den Zündern von Patronen, Granaten und Bomben > Oft auch bei militaristischen Men-schen, die gerne mit Waffen umgehen

Masthilfsmittel in der Schwei-ne- und Rinderzucht > Anlage zur Fettsucht

In der Schweinemast verwen-det, den Schweinen schadet es nicht > Bei Menschen, denen es gut tut, die »Sau rauszu-lassen«

EIGENSCHAFTEN
Antimon ist ein Element der fünften Hauptgruppe des Periodensystems neben Phosphor, Arsen und Wismut und tritt in mehreren Formen auf. Die wichtigste ist das graue oder metallische Antimon, ein sehr sprö-

des, zinnweißes, hell glänzendes Metall, das mit einem Hammer-schlag zu Pulver zerfallen kann, sich bei Erstarrung aus dem flüssigen Zustand ausdehnt und leichter wird statt schwerer. Beim Erhitzen über den Schmelzpunkt von 630 °C ver-

brennt Antimon mit bläulich-weißer Flamme zu Antimontrioxid (Sb$_2$O$_3$). In einem magnetischen Feld richtet es sich im rechten Winkel zu Nord- und Südpol aus. In einer Chlor-Lösung schlägt es sich mittels elektrischen Stroms als schwarzes Pulver nieder, welches beim Zusammenkratzen oder Erwärmen unter Knistern und Blitzen wieder in seine ursprüngliche Form zurückkehrt (der so genannte »Donner und Blitz« des Antimon).
Lässt man geschmolzenes Antimon auf ein Stück Papier tropfen, springen die Tropfen wie Quecksilber und zerfallen in viele kleine Kügelchen, welche brennend auf dem Papier zerstieben.
Durch Einatmen der Dämpfe bei der Verarbeitung der Antimon-Verbindungen können Vergiftungen entstehen.

VORKOMMEN
Gelegentlich gediegen als graues Antimon; in Verbindung mit Arsen als Allemontit; als Antimonit in großen Mengen in oft goldhaltigen Erzen Chinas, Südafrikas, Boliviens, Mexikos, Jugoslawiens, Russlands und Österreichs gewonnen, Vorkommen auch in Brandholz im Fichtelgebirge und in Wolfsberg im Harz; in Blei-, Silber-, Kupfer- und Nickelerzen.

GEWINNUNG
Die Antimon-Erze werden auf Grund ihres recht geringen Antimon-Gehaltes durch technische Prozesse angereichert, bis schließlich nach Erhitzen das leicht schmelzbare Sulfid entsteht, das als Antimonium crudum in den Handel gelangt.

GESCHICHTE
Antimonit wird im Orient seit 5000 Jahren zum Schwärzen der Augenbrauen verwendet. Die ägyptischen Priester schminkten ihre Augenlider und -brauen damit, um ihre innere Sehkraft zu entwickeln.
Die Sumerer gossen Gefäße aus dem metallischen Antimon.
In der Bronzezeit fügte man Antimon anstelle von Zinn den Kupferlegierungen hinzu.

VERWENDUNG
Schwarzes Antimontrisulfid wird zum Herstellen von Zündhölzern benötigt; es ist Bestandteil der entzündlichen grauen Masse des Streichholzkopfes. Ferner wird es industriell bei der Reinigung von Gold und als Innenbelag von Blechinstrumenten eingesetzt. Landwirtschaftlich wurde es zur Schweine-, Gänse- und Rindermast verwendet und führt vor allem zur Ausbildung von Fettleber; der Verzehr ist für den Menschen schädlich.

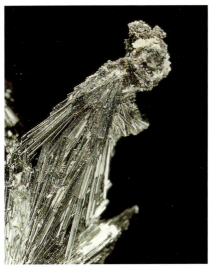

Stachelig und abweisend wie die Kristalle des Antimonits wirken auch die Menschen, die Antimonium als Heilmittel benötigen.

Antimon wird in der Kautschuk- und Textilindustrie verwendet. Medizinisch werden Antimon-Präparate wie Stibogluconat-Natrium zur chemotherapeutischen Behandlung tropischer Infektionskrankheiten wie Kala-Azar, Bilharziose und der Orientbeule verwendet.

HOMÖOPATHISCHE ZUBEREITUNG
Antimonit wird mit Milchzucker verrieben.
Antimonium crudum wurde 1828 von Hahnemann und seinem Kollegen Caspari geprüft.

Das Mittel

GRUNDTHEMEN DES MITTELS
* Gemetzel
* Unberührbarkeit
* Abschiebung; Andersartigkeit
* Erwartungen anderer
* Idealismus
* Mutter
* Rauheit
* Suche nach der Richtung

Vergleichsmittel
Graphites, Pulsatilla, Sulfur; Calcium carbonicum, Capsicum, Carbo vegetabilis

ÄTIOLOGIE
* Sticheleien
* Überessen im Sommer
* Verbrennung

* Ablehnung; Kinder, die nicht ins Konzept passen; unerwünscht sein
* Abschiebung, ausgestoßen werden
* Ohne Zuneigung anderer Menschen auskommen müssen
* Betrug
* Unglückliche Liebe
* Enttäuschung
* Mondschein

* Übermutter
* Plötzliche Abkühlung: ins kalte Wasser fallen oder hineinspringen

LEITSYMPTOME
* Allgemeine Verschlimmerung durch Strahlungswärme, von Kaminfeuer, Heizkörpern
* Dicker, weißer Zungenbelag, pelzig oder wie Schnee
* Borderline-Erkrankungen

REAKTIONEN AUF NAHRUNGSMITTEL
Unverträglichkeit
* Gurken
* Milch

* Schweinefleisch
* Saurer Wein
Verlangen
* Fress- und Sauforgien, vor allem im Sommer
* Saure Gurken, Mixed Pickles
Abneigungen
* Milch
Besserung
* Kalte Getränke
Verschlimmerung
* Essig, saurer Wein
* Saure Speisen, saures Obst
* Gebäck, Süßigkeiten
* Brot
* Gurken
* Milch

ALLGEMEINE MODALITÄTEN
Besserung
* Musik
* Vollmond
Verschlimmerung
* Abends
* Feuchtkalte Anwendungen
* Kalte Bäder
* Bücken
* Einatmen
* Erhitzen, Erwärmung; Feuerschein, Ofenwärme
* Sommer, Aufenthalt in der Sonne
* Während der Schwangerschaft
* Pubertät
* Überessen
* Mondlicht

INDIKATIONEN

Bei Kindern
Hauptindikationen
* Speikinder: explosives Milcherbrechen
* Abneigung gegen Liebkosungen, angefasst oder getragen zu werden
* Schwere Neurodermitis
* Blasenbildung an Kopf, Gesicht und Handrücken mit Juckreiz; nach Kratzen werden diese eitrig, breiten sich aus und trocknen zu großen, krustigen Platten ein
* Windpocken mit Bläschen auch im Mund und hinter den Ohren

Allgemeine Indikationen
* Abneigung oder Unverträglichkeit von Milch
* Fettleibigkeit durch Fresssucht oder Abmagerung durch starke Abneigung gegen Essen
* Stöhnen, grunzen
* Schnippische Antworten
* Durch Karies verursachte Zahnschmerzen, welche über den ganzen Kopf ausstrahlen

Bei Erwachsenen
Hauptindikationen
* Dornwarzen, Schrunden
* Hühneraugen mit einem schwarzen Punkt und üblen Schmerzen

* Schmerzen in den Füßen oder an den Fußsohlen durch Warzen und Schwielen
* Verdickte oder eingerissene Nägel
* Schwache Verdauung mit Aufstoßen und Übelkeit bei Anfälligkeit gegen Ernährungsfehler
* Magenschmerzen oder -geschwüre nach seelischen Erschütterungen jeder Art
* Eiterflechte
* Husten beim Betreten eines warmen Zimmers

Allgemeine Indikationen
* Hautausschläge mit honigartigen Absonderungen; schlimmer durch strahlende Hitze und durch Baden
* Gicht mit Entzündung der betroffenen (Großzehen-)Gelenke mit leichtem Fieber, Schmerzen beim Gehen, Ruhelosigkeit, angespannten, zuckenden Muskeln im Bein; besser in der Ruhe und schlimmer bei Berührung, in der Kälte und bei starker Hitze
* Sonnenstich
* Durchfall nach sauren Speisen, Essig oder Brot
* Schwäche bei warmem Wetter
* Chronisches Erschöpfungssyndrom
* Kopfschmerzen nach Unterdrückung eines Schnupfens oder von Hautausschlägen, dann völlige Appetitlosigkeit

Der Mensch

PSYCHISCHE MERKMALE

Menschen, die Antimonium crudum als Heilmittel brauchen, scheinen sich auf der Erde nicht heimisch zu fühlen.

Bei Kindern ist das widersprüchliche Wesen sehr augenfällig. Auf der einen Seite sind sie reizbar, widerborstig und stachelig. Sie werden böse oder fangen an zu weinen, wenn sie nur angesehen werden. Beim Anfassen oder wenn man sie auf den Arm nehmen will, führen sie sich wie wild auf.

Auf der anderen Seite sind sie sehr sensibel und sentimental. Äußere Eindrücke bewegen sie stark, lassen sie weinen, erbleichen und können sogar Ohnmachten auslösen. Gegenüber Geräuschen sind sie sehr schreckhaft. Sie mögen oder verfassen selbst sentimentale Gedichte.

Auch bei erwachsenen Antimonium-crudum-Patienten zeigt sich die Widersprüchlichkeit ihrer inneren Natur. Einerseits sind viele Punks oder Skinheads Antimonium-crudum-Typen, andererseits auch romantische, sinnliche Menschen, die sich verträumt nach dem Schönen der Vergangenheit sehnen. Diese verlieben sich häufig, sind schwärmerisch, feiern gerne mit feinem Essen und Trinken. Wenn sie in ihren Liebesbeziehungen enttäuscht werden oder die romantische Stimmung abreißt, sind sie traurig und verzweifelt, grübeln viel, werden verschlossen und pessimistisch. Mondschein und Kerzenlicht entfachen wieder ihre sentimentalen Gefühle, beim Läuten von Glocken werden sie melancholisch und weinen. Im Alter leben sie ihre Sinnlichkeit meist beim Essen aus. In guter Stimmung neigen sie dazu, sich zu überessen und zu viel zu

trinken, was ihnen bei ihrer geschwächten Verdauung heftige Magenprobleme beschert. Angeschaut, angesprochen oder berührt zu werden mögen sie meist nicht. Deshalb werden sie häufig steif bei Umarmungen. Werden Kontakte schwierig, neigen sie dazu, diese abzubrechen. Bei starken Depressionen suchen sie den Freitod durch Erschießen.

GEISTIGE MERKMALE

Auf der geistigen Ebene kommt es zu keinen nennenswerten Veränderungen. In manchen Situationen wirkt der Betreffende wie geistig zurückgeblieben.

Äußeres Erscheinungsbild

Bei Kindern
> Meist dicklich und blass
> Rot umrandete Augen
> Feuchter Ausschlag hinter den Ohren
> Risse und Krusten an den Nasenflügeln und Mundwinkeln
> Langsam wachsende, gespaltene, verdickte oder missgebildete Nägel
> Unbeholfene und verkrampfte Bewegungen, auch wegen der schwieligen und verhornten Haut der Fußsohlen

Bei Erwachsenen
> Schwarze Kleidung, schwarzes Leder
> Bürstenschnitt-Frisur
> Stacheldekor
> Erotisch
> Nette Erscheinung, aber stachelig dahinter

MISSEMPFINDUNGEN
* Fremdkörper im Hals
* Gefühl eines Klumpens im Magen

SEXUALITÄT
* Anfälle von vermehrtem sexuellem Verlangen bei Männern, besonders bei Mondschein

SCHLAF
* Schläfrigkeit

TRÄUME
* Gewalt, Waffen
* Herausgeschleudert werden
* Fressorgien
* Gestapo, SS
* Schwarze Lederstiefel
* Rad, Speichen
* Sabotage

VERLANGEN
* Alleinsein

ABNEIGUNGEN
* Baden, sich waschen
* Berührung
* Kontakt zu Spießern
* Angesehen werden; Gruppen
* Massage
* Sprechen
* Streicheln, besonders gegen den Strich

FARBWAHL
* Bordeauxrot, rot

BEVORZUGTE BERUFE
* Spieß (Hauptfeldwebel beim Militär); Unteroffizier
* Mönch, der gerne viel isst

TYPISCHE REDENSARTEN
* »Schweinerei«
* »Spießer, Scheiß-Spießer«
* »Die Sau rauslassen«
* »Gegen den Strich«

Honigbiene

APIS MELLIFICA

Apis mellifica (auch Apis mellifera) wird aus Honigbienen hergestellt. Bienen leben in klar strukturierten Gemeinschaften, und dem entsprechen die zentralen Themen des Mittels:

Betroffene haben wenig Selbstwertgefühl und opfern sich für die Familie oder eine Gemeinschaft auf. Die eigenen Bedürfnisse werden zum Wohle der anderen zurückgestellt.

Die Substanz

NAME
Honigbiene

FAMILIE
Apidae (Bienen)

HERKUNFT UND VORKOMMEN
Die Staaten bildenden Honigbienen mit zahlreichen Unterarten lebten vor 25 bis 30 Millionen Jahren in hohlen Ästen und Baumstümpfen Eurasiens und Afrikas.
Sie legten parallel nebeneinander hängende Waben mit sechseckigen Zellen an. Die eine Seite diente der Aufzucht der Brut, die andere der Speicherung von Vorräten.
Sie wurden durch den Menschen domestiziert und sind mittlerweile auf der ganzen Erde verbreitet.
In der zweiten Hälfte des 20. Jahrhunderts wurde die europäische Honigbiene mit einer afrikanischen Unterart gekreuzt. Die daraus entstandenen »afrikanisierten Honigbienen« vermehren sich schneller und liefern höhere Honigerträge. Darum sind sie inzwischen auf der ganzen Welt verbreitet.
Unter tropischen Bedingungen können sie allerdings äußerst aggressiv werden und werden dann als »Killerbienen« oder »Mörderbienen« bezeichnet.

Bezüge zwischen der Substanz und ihrer Wirkung

Verkümmerte Eierstöcke der Arbeiterinnen > Hilft Frauen mit Unfruchtbarkeit wegen Eierstockzysten

Stich > Plötzlicher stechender Schmerz

Stechen als Verteidigung, nur in äußerster Not oder wenn der Stock bedroht erscheint > Nur aggressiv, wenn man selbst oder Familienangehörige hintergangen oder bedroht werden

Stechen > Sticheln gerne

Bienengift > Bisswunden giftiger Tiere

Summen > Vor sich hin summen

Imkerpfeife > Abneigung gegen Tabakrauch

Bienenwabe ist facettenreich, besteht aus Sechsecken > Extreme Ordnungsliebe

Emsig, fleißig > Geschäftigkeit bis hin zur Arbeitswut

Vorräte sammeln > Brauchen materielle Sicherheit, sammeln Vorräte oder wertvolle Gegenstände als Kapitalanlage

Honig > Verlangen nach Honig

Schwärmen > Einen sexuellen Partner benötigen

Flotte Biene > Sich entsprechend aufmachen, um einen Partner zu finden

Bienenkönigin > Möchten über die Familie herrschen und alles organisieren

Nur eine Bienenkönigin > Rivalität und Eifersucht gegenüber allen Geschlechtsgenoss(inn)en

Bienenvolk > Menschen mit Gemeinschaftssinn

Gute Orientierung > Menschen mit gutem Orientierungssinn

Eigenschaften

Die Honigbienen bilden Staaten, gehören also zu den sozialen Bienenarten. Da ihre Hinterbeine als Pollensammelapparat ausgebildet sind, werden sie den Beinsammlern zugeordnet.

Königin und Arbeiterinnen besitzen einen Giftstachel mit einem Widerhaken. Der Stachel kann dadurch nach einem Stich nicht mehr aus der Haut des Opfers herausgezogen werden.

Honigbienen haben hoch entwickelte Sinnesorgane. Beispielsweise sehen sie Farben, allerdings anders als die Menschen: Rot sehen sie nur als schwarz, dafür aber das ultraviolette Licht. Außerdem besitzen sie einen feinen Geruchssinn und ein ausgeprägtes Ortsgedächtnis mit Orientierungssinn. Sie können ihre Artgenossinnen im Bienenstock über Lage, Entfernung und Art einer guten Futterquelle informieren. Bei näheren Futterquellen tanzen sie dazu einen Rundtanz, bei größeren Entfernungen Schwänzeltänze.

Aussehen

In einem Bienenvolk gibt es drei Kasten: Königin, Drohnen und Arbeiterinnen.

Die Königin oder Weisel ist das einzige geschlechtsreife Weibchen. Sie ist 20 bis 25 Millimeter lang, mit einem langen Hinterleib. Ihre Aufgabe ist das Eierlegen mit bis zu 1500 Eiern pro Tag. Sie wird von den Arbeiterinnen gefüttert, ihre Lebensdauer beträgt drei bis fünf Jahre. Die Königin wird nur ein einziges Mal – während des Hochzeitsfluges – von einem oder mehreren Männchen, den Drohnen, begattet. Die Spermien werden in einer Samentasche gespeichert. Aus befruchteten Eiern entstehen Königinnen oder Arbeiterinnen, aus den unbefruchteten die Drohnen.

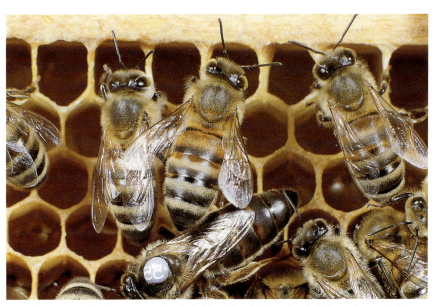

Bienenkönigin und Arbeiterinnen: Für Apis-Menschen ist Gemeinschaft besonders wichtig.

In jedem Frühjahr werden mehrere neue Königinnen herangezogen. Wenn die erste von ihnen schlüpfreif ist, verlässt die alte Königin mit einem Teil ihres Volkes den Stock (das Schwärmen) und bildet in dessen Nähe vorübergehend eine Traube. Von der Traube fliegen Spurbienen aus, um eine neue Unterkunft zu suchen, welche anschließend bezogen wird. Die zuerst geschlüpfte Jungkönigin ist die neue Königin des im Stock verbliebenen Restvolkes. Die noch ungeschlüpften Königinnen werden getötet.

Die Drohnen sind 15 bis 17 Millimeter lange Männchen. Sie besitzen einen plumperen Körper als die Arbeiterinnen, große, auf dem Scheitel zusammenstoßende Augen und keinen Stechapparat. Sie werden von den Arbeiterinnen gefüttert. Im Mai treten sie zu Hunderten auf, Ende Juli werden sie dann von den Arbeiterinnen aus dem Stock vertrieben oder getötet.

Die Arbeiterinnen sind 13 bis 15 Millimeter lange Weibchen mit verkümmerten Eierstöcken. Sie leben vier bis fünf Wochen lang und müssen alle Arbeiten im Stock verrichten: In den ersten Lebenstagen putzen sie die Zellen, dann füttern sie die Larven, anschließend bauen sie Waben. Nach ihrer Lebensmitte verrichten sie einige Tage Wachdienste vor dem Flugloch, in der restlichen Zeit sammeln sie Honig, Pollen und Wasser für den Stock. Ein Bienenvolk besteht aus 40000 bis 70000 Individuen: überwiegend Arbeiterinnen, einige Hundert Drohnen und nur eine Königin.

Gewinnung und Hauptinhaltsstoffe

Die weiblichen Honigbienen besitzen zwei Arten von Giftdrüsen. Die eine bildet ein saures Sekret, welches der Abwehr von Feinden dient und als Bienengift bezeichnet wird. Das Sekret besteht zu etwa 50 Prozent aus Melittin, das vor allem den starken Schmerz auslöst, zu 12 Prozent aus Phospholipasen, zu 3 Prozent aus Hyaluronidase, zu 3 Prozent aus Apamin, zu 1 Prozent aus Histamin, das Schwellung und Entzündung hervorruft, zu jeweils 0,5 Prozent aus Dopamin und Norepinephrin sowie aus flüchtigen Acetalen.

Die andere Giftdrüse produziert eine alkalische, ölige Flüssigkeit, die dazu dient, die Funktion des Stachelapparats zu erhalten.

14 Tage alte Bienen haben die intensivste Giftwirkung.

Das Bienenwachs zum Nestbau wird von Arbeiterinnen aus speziellen Drüsen abgesondert und ist ein Gemisch aus langkettigen Fettsäureestern.

Propolis ist das Kittharz zum Verschließen von Ritzen im Bienenstock.

Unter Gelée royale versteht man das Futter für die Larven und die neue Königin.

GESCHICHTE

In der Antike glaubte man, dass Honigbienen ihre Brut von den Blüten sammeln. Im Christentum wurde dies übernommen und die Honigbiene als Symbol der Jungfräulichkeit und der jungfräulichen Geburt betrachtet; deshalb erscheint auf Marienbildern gelegentlich ein Bienenkorb. Daneben gilt die Honigbiene als Symbol für Fleiß und Ordnungssinn.

Im alten Ägypten wurden die Honigbienen in Tonröhren gehalten, im antiken Griechenland und bei den Römern in Bienenstöcken. Mit der Einführung des Rohrzuckers im 16. Jahrhundert ging die Bienenzucht zurück.

VOLKSHEILKUNDE

Bienengift wird seit dem Altertum im Rahmen der Reizkörper- oder Umstimmungstherapie bei Muskelrheuma, Gelenkbeschwerden und Nervenschmerzen in Form von Einreibungen, Salben und Injektionen eingesetzt. Es regt vermutlich die ACTH-Ausschüttung in der Hypophyse und die Kortison-Freisetzung in der Nebenniere an.

HOMÖOPATHISCHE ZUBEREITUNG

Die Urtinktur wird aus der getöteten, ganzen Arbeiterin mit Bienengift, Pollen und allen Sekreten hergestellt. Apis mellifica wurde 1852 von Frederick Humphries geprüft.

Das Mittel

GRUNDTHEMEN DES MITTELS

* Fleiß, Arbeit
* Geschäftig, Arbeitsteilung
* Undank
* Familie, Kollektiv
* Sozial, nützlich
* Verzicht auf Eigenentwicklung
* Kommunikation
* Konkurrenz
* Reisen, gute Orientierung
* Ordentlich, putzen

ÄTIOLOGIE

* Sexuelle Exzesse
* Unterdrückte Sexualität, unbefriedigendes sexuelles Verlangen, sexuelle Enthaltsamkeit
* Zu wenig Schutz durch die Mutter
* Im Stich gelassen werden
* Insektenstiche
* Unterdrückte Hautausschläge
* Chinin-Einnahme
* Eifersucht
* Schreck, Wut, Ärger
* Entfernung der Gebärmutter
* Impfung

Vergleichsmittel

Belladonna, Cantharis, Nux vomica; Arsenicum album, Lycopodium, Pulsatilla, Rhus toxicodendron

* Schlechte Nachricht
* Verlust des Partners oder von Besitz
* Splitterverletzung

LEITSYMPTOME

* Plötzlich eintretende, sich rasch ausbreitende Schmerzen, brennend oder stechend, mit extremer Berührungsempfindlichkeit; Besserung durch Kälte oder Bewegung; Verschlimmerung durch Wärme
* Allgemeine Verschlimmerung durch Hitze
* Besserung des Allgemeinbefindens und auch örtlicher Beschwerden durch kalte Umschläge und Anwendungen
* Asthma, welches sich durch Wärme verschlimmert

REAKTIONEN AUF NAHRUNGSMITTEL

Empfindungen
* Durstlos

Verlangen
* Honig
* Milch, insbesondere kalte

Abneigungen
* Getränke, Wasser

Besserung
* Milch

ALLGEMEINE MODALITÄTEN

Besserung
* Feuchtkalte Anwendungen
* Kalt baden
* Körperliche Betätigung

Verschlimmerung
* Wärme, Bettwärme, Zimmerwärme
* Warm einhüllen, warm oder heiß baden, feuchtwarme Anwendungen, heißes Wetter, Ofenwärme
* Zugluft
* Leichte Berührung
* Bettdecke
* Druck

Allergien und Fieber

* Haare berühren
* Liegen, Beengung
* Während der Schwangerschaft
* Nachmittags (15/16 Uhr)
* Alleinsein
* Feuchtigkeit, Nässe
* Frühling
* Künstliches Licht
* Abnehmender Mond, Neumond, Vollmond

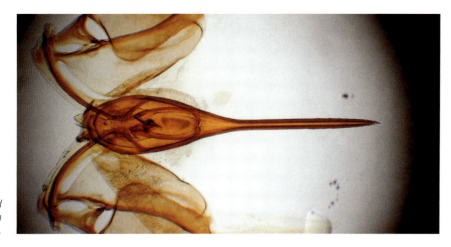

Das Arzneimittel Apis mellifica wird auch bei Insektenstichen und Bisswunden giftiger Tiere empfohlen.

INDIKATIONEN

Bei Kindern

Hauptindikationen
* Bienenallergie, Wespenallergie
* Periodisch auftretende, nächtliche Schreianfälle nach Impfungen
* Mandelentzündung mit Schmerzen, die sich bis zu den Ohren erstrecken
* Harnverhaltung bei Säuglingen

Allgemeine Indikationen
* Fiebrige Erkrankungen mit trockener, empfindlicher Haut ohne Durst
* Scharlach, Masern, Pseudokrupp
* Hodenentzündung, Nesselsucht, Wasserkopf

Bei Erwachsenen

Hauptindikationen
* Nesselsucht, akute Allergien, anaphylaktischer Schock mit glasig geschwollener und stark berührungsempfindlicher Haut, Jucken oder Brennen
* Ohnmacht im Dampfbad oder in der Sauna
* Entzündungen des Rachens mit sackartiger Schwellung des Zäpfchens
* Wiederkehrende Harnwegsinfekte mit brennenden oder stechenden Schmerzen in Harnröhre und Blase beim Wasserlassen und ständigem Harndrang bei wenig Harnbildung; besser in kühler Umgebung, schlimmer in der Hitze und durch Druck auf die Blase
* Durstarmut bis Durstlosigkeit
* Zysten, insbesondere rechtsseitige Eierstockszysten

Allgemeine Indikationen
* Ödeme
* Entzündungen und Schwellungen der Augenlider oder der Bindehaut
* Drückende, bohrende oder klopfende Kopfschmerzen mit dem Gefühl, als sei der Kopf zu groß; bohrt schreiend den Kopf ins Kissen; besser durch Druck beider Hände
* Bauchwassersucht
* Entzündungen der serösen Häute des Gehirns, der Knochen, Gelenke, des Rippen- oder Bauchfells mit Ergüssen; Besserung durch kalte Anwendungen; Verschlimmerung durch Berührung, Wärme, in stickigen Räumen und durch Schlaf
* Bisswunden giftiger Tiere, Schlangenbisse
* Stichwunden, Sektionswunden
* Nierenentzündung, akutes Nierenversagen mit starken Schwellungen am ganzen Körper
* Starke Regelbeschwerden
* Hitzewallungen
* Rheumatisches Fieber nach Scharlach
* Thrombose
* Bewusstlosigkeit, unterbrochen durch Schreien
* Lähmung nach geistiger Erregung
* Ungeschicklichkeit, lässt Dinge fallen

Der Mensch

PSYCHISCHE MERKMALE

Apis-Patienten sind leicht erregbare Menschen mit intensiven Gefühlen, welche sie aber aufgrund ihrer Unbeholfenheit und Verlegenheit kaum zum Ausdruck bringen können. Diese Verschlossenheit setzt sie unter erheblichen Druck, was häufig ein starkes Ansteigen ihres sexuellen Verlangens bewirkt. Es ist ihnen bisweilen unmöglich, Leidenschaft und erotische Bedürfnisse auf eine natürliche und ungezwungene Art auszuleben. Dies ist ihnen dann nur in problematischen »Affären« möglich, denen sie verfallen können, weil sie nur dort ihre starken Begierden geradezu maßlos ausleben können.

Sie neigen zu starker Eifersucht, weil sie aufgrund ihrer Kommunikationsschwäche immer unter einem Gefühl der Unsicherheit hinsichtlich ihres Partners leiden. Auch darüber können sie nicht sprechen. Menschen, die das homöopathische Mittel Apis benötigen, haben ihre Individualität noch nicht ausreichend entwickelt. Dadurch besitzen sie wenig Selbstwertgefühl, und es ist ihnen sehr wichtig, Mitglied einer Gemeinschaft zu sein. Diese bietet ihnen eine gewisse Sicherheit, die sie unbedingt behalten wollen. Daher neigen sie dazu, sich für die Gemeinschaft oder für die Familie aufzuopfern. Sie fallen auf durch ihre fleißige Art, eine anhaltende Geschäftigkeit, ein starkes Pflicht- und Verantwortungsgefühl sowie eine übermäßige Tendenz, sich den Interessen der Gemeinschaft unterzuordnen. Hierdurch möchten sie sich unbewusst entweder unabkömmlich machen oder die anderen fester an sich binden.

Sie können sich aufopfern, indem

Äußeres Erscheinungsbild

> Ausgelassen, erotisch, flotte Biene, fröhlich
> Intensive Ausstrahlung
> Helles Aussehen, rote Hautfarbe
> Geschwollene Augenlider
> Ängstlicher Gesichtsausdruck

sie Teile ihres Wesens, ihrer Eigenentwicklung, ihrer kreativen Fähigkeiten, Spiel, Spaß, Erotik und Sexualität verdrängen. Doch dadurch kommen allmählich Unzufriedenheit, Reizbarkeit und Aggressivität auf.

Apis-Patienten haben wenig Gefühl für sich selbst. Sie leugnen ihre Bedürftigkeit ebenso wie ihr Missbefinden. Auch wenn sie sehr krank sind, meinen sie gesund zu sein und schicken den Arzt nach Hause. Sie lachen in unangemessenen Situationen oder geben sich fröhlich, wenn ihnen elend zumute ist. Umgekehrt weinen sie auch ohne erkennbaren Anlass.

Nach Wutanfällen leiden sie sehr und entwickeln Hautausschläge, Kopfschmerzen oder Herzbeschwerden.

Die Angst vor Verlust der äußeren Sicherheiten verleitet sie zum Festhalten. Sie betrachten Menschen als ihren Besitz. Auf Grund ihrer Verlustängste reagieren sie beim geringsten Anlass eifersüchtig und werden auch kämpferisch, wenn ihr »menschlicher Besitz« bedroht erscheint. Durch dieses Festhalten verkrampfen sie sich und blockieren ihren Energie- und Säftefluss. Die typischste Folge hiervon sind rheumatische Erkrankungen. Das ausge-

wogene Verhältnis zwischen Geben und Nehmen geht verloren, die Nieren halten die falschen Substanzen zurück und geben lebensnotwendige ab. Entzündungen, Ödembildung, Ausscheidung von Eiweiß und Blut können sich daraus entwickeln, im schlimmsten Fall ein akutes Nierenversagen.

Auf Grund ihres geringen Selbstwertgefühls suchen Apis-Menschen auch eine Bestätigung durch materielle Werte und Besitztümer, die sie gerne sammeln. Undank, der Verlust von Angehörigen oder Wertgegenständen ist für sie ein besonders schwerer Schlag, weil ihnen dadurch ihre Lebensgrundlage und ihr Halt weggenommen werden.

Schreck, schlechte Nachrichten oder Eifersucht bringen sie in einen Erregungszustand mit starker innerer Unruhe, Reizbarkeit und Zorn. Um sich abzureagieren werfen sie mit Gegenständen oder zerbrechen diese. Hält dieser Erregungszustand längere Zeit an, fühlen sie sich geschwächt, entmutigt und depressiv. Sie können sich nicht mehr freuen, fühlen sich traurig und weinen oft stundenlang, scheinbar grundlos.

Wenn sie bei äußerem Gleichmut innerlich wütend und frustriert sind, tragen sie diese Aggressionen als Allergie aus. Auf geringe äußere Reize oder Insektenstiche antwortet ihr Körper mit Hautausschlägen, Entzündungen und Schwellungen. Je mehr die Betroffenen vor Wut platzen könnten, desto eher kommt es zu Entzündungen mit starken Flüssigkeitsansammlungen, sodass die entsprechenden Gewebe bisweilen stark anschwellen. Wenn diese Prozesse im Lungenfell, im Herzbeutel oder gar in den Hirn-

Workaholics 59

häuten ablaufen, befinden sich die Betroffenen in akuter Lebensgefahr.

Geistige Merkmale

Auf der geistigen Ebene zeigen die Betroffenen wenig Symptome. Sie sind Workaholics, typisch ist ihre Geschäftigkeit. Diese kann sich als echtes Organisationstalent äußern, häufiger aber gegenteilig. Sie ergehen sich in stundenlangen Planungen, sind aber zerstreut und geistesabwesend, und daran scheitert oft die Ausführung.

Verlangen
* Kalt baden
* Sich entblößen
* Frische Luft
* Bewegung
* Körperliche Betätigung
* Sport, Tanzen
* Familie
* Flirten
* Heirat
* Lob
* Eine herausragende Stellung einnehmen
* Ein junges Mädchen bleiben
* Gegenstände zerbrechen

Abneigungen
* Berührung
* Zuwendung
* Rauchen
* Tabak
* Unnützes Tun

Missempfindungen
* Der Anus fühlt sich wie offen an
* Gefühl eines Fremdkörpers im Hals

Sexualität
* Nymphomanie
* Vermehrtes sexuelles Verhalten bei Partnerverlust
* Starkes Bedürfnis zur Selbstbefriedigung

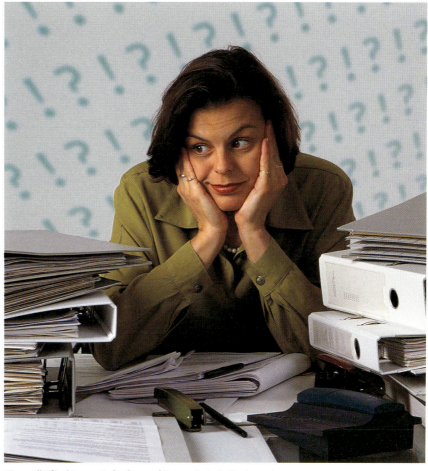

Bienenfleißig bis zur Aufopferung können Apis-Patienten sein.

Schlaf
* Schreien im Schlaf
* Schlaflos durch Lebhaftigkeit

Träume
* Geschäftig
* Träume von Arbeit
* Schläfrigkeit
* Unzusammenhängend
* Essen
* Fliegen
* Reisen

Farbwahl
* Gelb-schwarz

Bevorzugte Berufe
* Paketzusteller
* Lieferant
* Lieferservice
* Briefträger
* Emsige Hausfrau
* Kindermädchen
* Geschäftsfrau
* Imker

Typische Redensarten
* »Im Stich gelassen«
* »Erst die Arbeit, dann das Vergnügen«
* »Fleißig wie eine Biene«
* »Jemand hat mich angestochen«
* »Sich den Arsch aufreißen«
* »Honig um den Mund schmieren«
* »Süß«
* »Ich würde lieber eine Schlange in meiner Nähe haben als einen Vogel«

Silbernitrat

ARGENTUM NITRICUM

Silbernitrat wirkt ätzend und wird stark verdünnt bei der Behandlung von Infektionen, Wunden und Verbrennungen verwendet. Zentrales Thema des homöopathischen Mittels sind

geistige Schwächen: So haben die Betroffenen sehr häufig Blackouts und leiden unter starken Ängsten, die sich aus ihrer überbordenden Vorstellungsgabe ergeben.

Die Substanz

NAMEN
* Lapis infernalis
* Silbernitrat
* Höllenstein
* Silber-Salpeter
* Die Bezeichnung kommt vom lateinischen argentum = »weiß«, dies ist die Farbe des Pulvers.
* Die deutsche Bezeichnung »Silber« entstand in Anlehnung an das gotische Wort »silbur«.

CHEMISCHE FORMEL
$AgNO_3$

DICHTE
$4,35 \text{ g/cm}^3$

AUSSEHEN
Silbernitrat ist in Spuren im Mineral Akanthit (dem gediegenen Schwefelsilber) enthalten. Dies ist eine derbe, plattige, dornförmige oder pulverig-rußartige Modifikation des Silberglanzes (Ag_2S).
Silbernitrat bildet farblose, durchscheinende Kristalle, weiße zylindrische Stangen oder weißes kristallines Pulver.

EIGENSCHAFTEN
Der Schmelzpunkt von Silbernitrat liegt bei 209 °C. Bei über 444 °C zersetzt es sich zu metallischem Silber und Stickoxiden.

Bezüge zwischen der Substanz und ihrer Wirkung

Instabile Substanz > Wenig stabile Persönlichkeit

Unverträglich oder überempfindlich bei Kontakt zu anderen Stoffen > Überempfindlich im Kontakt mit anderen Menschen

Künstlich hergestellte Substanz > Mittel für Menschen, die eine künstlich eingeleitete, medizinisch manipulierte Geburt erlebt haben

Höllenstein > Höllische Ängste und Phantasien

Ätzend > Geschwüre wie nach einer Verätzung

Wegätzen > Den Patienten scheint eine Schutzschicht weggeätzt worden zu sein

Ätzt ein Loch > Angst in ein schwarzes Loch zu fallen

Lichtempfindliche Substanz > Lichtempfindlichkeit der Augen

Wird am Licht dunkel > Licht gibt normalerweise Sicherheit; man hält Licht schwer aus, bevorzugt das Dunkle

Fotografie > Große Probleme in der Öffentlichkeit

Spiegel > Im Wesen spiegeln sich die Eindrücke aus der Umgebung wider

Durchfall als ein Symptom einer Silbernitrat-Vergiftung > Durchfälle nach Zucker, zuckerhaltigen Süßigkeiten oder bei Erwartungsspannung

Nach der Geburt Behandlung mit Silbernitrat-Lösung, Erlebnisse von Enge, durch ein Nadelöhr hindurchmüssen, Einschnürung, Geburtskanal, schwarzes Loch, Röhre, Tunnel, Durchgang, Höhle, Steckenbleiben > Mittel für seelisch-geistige Folgen von Komplikationen während der Geburt und für Ängste vor Wiederholungen dieser Situationen und Gefühle

Geburtserlebnis als Blackout > Blackouts in Prüfungen

Silber ist das zweite Element in der ersten Nebengruppe des Periodensystems, zwischen Kupfer und Gold. Silbernitrat ist geruchlos. Es ist bedingt löslich in Wasser, gut löslich in Alkohol.
Reines Silbernitrat ist lichtunempfindlich, durch Anwesenheit von Spuren organischer Stoffe wie Staub oder durch Feuchtigkeit wird es am Licht grau bis grauschwarz.
Silbernitrat ist unverträglich mit vielen metallischen und organischen Verbindungen, Halogeniden, Sulfiden, Phosphaten, Morphium, Ölen und Pflanzenextrakten. Es wirkt oxidierend auf organische Materialien und fördert deren Entzündlichkeit und Verbrennung bis hin zur Bildung explosionsfähiger Gemische. Silbernitrat kann Nieren-, Hornhaut-, Bakterienzellen, Pilze und rote Blutkörperchen abtöten.
Silbernitrat-Lösungen unter einem Prozent wirken zusammenziehend und antibakteriell auf der Haut, Lösungen über einem Prozent wirken ätzend.

Vorkommen
Die Akanthit-Kristalle werden in Warmwasseradern in Norwegen, den USA und Südamerika gefunden.

Gewinnung
Silbernitrat wird überwiegend durch Auflösen von Feinsilber in heißer Salpetersäure gewonnen.

Verwendung
Silbernitrat ist eine für den menschlichen Organismus giftige Substanz. Menschen, die mit dieser Substanz arbeiteten, litten an Verätzungen der Schleimhäute und der Augen und zeigten eine beschleunigte Alterung. Die Einnahme von Silbernitrat führt zu schwerem Erbrechen, Durchfällen, Sensibilitäts- und Bewusstseinsstörungen.

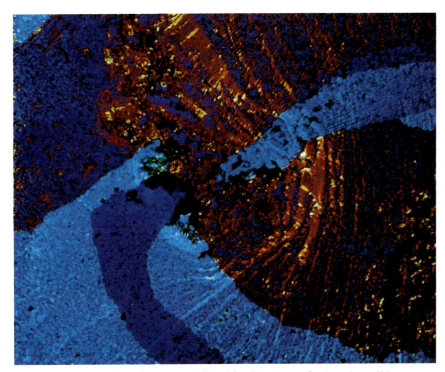

Die ätzende Wirkung des Silbernitrats wird in vielen Symptomen des Argentum-nitricum-Menschen wieder sichtbar.

In der Kosmetik dienen Silbernitrat-Zubereitungen zum Färben von Augenbrauen und Wimpern. Silbernitrat wurde früher bei der Spiegel-Herstellung verwendet, heute in der Fotoindustrie zur Herstellung weiterer Silberverbindungen und für die stromlose Versilberung.
In früheren Zeiten wurde Silbernitrat auch zur Behandlung der Epilepsie eingesetzt. Bei Überdosierungen kam es wegen seiner Giftigkeit zu schweren Atembeschwerden sowie Schädigungen von Haut (Blaufärbung), Nieren, Leber, Milz und Aorta.
Die 0,5-prozentige Lösung dient der lokalen, antibakteriellen Behandlung von Verbrennungen und Wunden. Eine 1-prozentige Silbernitrat-Lösung wird unter der Bezeichnung Crédé'sche Lösung den Neugeborenen als Standardbehandlung direkt nach der Geburt in die Augen geträufelt. Dies soll einer Augeninfektion mit Gonokokken vorbeugen, die eventuell während des Geburtvorganges stattgefunden haben könnte. Diese Vorgehensweise ist in der Medizin heute allerdings sehr umstritten, da es sich dabei um eine leichte Verätzung der Augen des Neugeborenen handelt, die mit heftigem Schmerz verbunden ist.

Volksheilkunde
Silbernitrat wird als Höllenstein zur Blutstillung und zur gezielten Verätzung von wucherndem Gewebe, schlecht heilenden Wunden und Warzen verwendet.

Homöopathische Zubereitung
Reines, kristallines Silbernitrat wird in Alkohol gelöst und verschüttelt. Argentum nitricum wurde von Hahnemann geprüft.

INDIKATIONEN

Bei Kindern

Hauptindikationen

* Prüfungsangst, Lampenfieber
* Koliken mit Durchfall bei gestillten Babys, wenn die Mutter Süßes isst
* Durchfall in der Zeit des Abstillens

Allgemeine Indikationen

* Abmagerung
* Schwierige Zahnung mit Durchfall

Bei Erwachsenen

Hauptindikationen

* Heiserkeit und Stimmverlust bei Rednern, Sängern und Predigern
* Periodisch auftretende, zittrige Schwäche, auch während der Periode
* Aberglaube oder fixe Ideen mit Zwangshandlungen: Z.B. muss man beim Gehen in einer Fußgängerzone entweder in die Mitte der Platten treten, ohne die Ränder zu berühren, oder genau auf die kreuzartige Linie zwischen den Platten; man bildet sich ein, zu einem bestimmten Zeitpunkt sterben zu müssen
* Man empfindet ohne wirkliche Selbstmordabsichten den Impuls hinabzuspringen, wenn man sich auf einer Brücke oder am Fenster eines höheren Gebäudes befindet und nach unten sieht
* Schleimhautentzündungen mit reichlicher, eitriger Absonderung
* Geschwürbildung mit möglicher krebsiger Entartung an Horn- und Bindehaut, an den Schleimhäuten von Rachen, Kehlkopf, Magen, Zwölffinger- und Dickdarm, Harnröhre, Gebärmutter und Gebärmutterhals
* Bindehautentzündung; besser durch kalte Umschläge
* Rötung und anschließende Geschwürbildung auf Hornhaut und Bindehaut der Augen, wie bei Verätzungen
* Heftiges Herzklopfen mit der Empfindung, als würde das Herz herausspringen
* Blähungen mit stark aufgetriebenem Bauch, meist nach zuckerhaltigen Speisen oder nach hastigem Essen mit Luftschlucken

Allgemeine Indikationen

* Alterung
* Altersverfall
* Explosives, lautes Aufstoßen wie Gewehrschüsse
* Angstbedingte Schweißausbrüche mit Herzklopfen
* Kehlkopfentzündung mit splitterartigen Schmerzen und Heiserkeit, oft nach ungewohnt langem Reden
* Epilepsie
* Multiple Sklerose
* Herzrhythmusstörungen mit erhöhter Pulsfrequenz
* Schlaganfall mit Halbseitenlähmung
* Schwankender Gang
* Schwindel mit Neigung zu Ohnmacht nach Schreck
* Kolikartige Schmerzen beim Abstillen; besser durch Druck und frische Luft; schlimmer bei Bewegung
* Verstopfung im Wechsel mit Durchfall und Blähungen
* Dickdarmentzündung mit linksseitigen Schmerzen unter den Rippen und Schleimfetzen im Stuhl, ausgelöst durch lang anhaltende Nervosität oder Erwartungsängste
* Gebärmutterhalskrebs
* Schrumpfung des Penis
* Pulsierende oder bohrende, halbseitige Kopfschmerzen mit dem Gefühl von Ausdehnung, welche allmählich schlimmer werden und plötzlich verschwinden; besser durch festes Einbinden des Kopfes oder Tragen eines engen Hutes
* Beschwerden steigen bis zum Mittag an und nehmen dann ab
* Warzen
* Rückenschmerzen mit starker Abgespanntheit; besser im Stehen und Gehen; schlimmer beim Aufstehen vom Sitzen
* Schwäche und Schweregefühl der Gliedmaßen bis zum Gefühl der Lähmung; besser durch Ruhe und kurzzeitiges Liegen
* Depressionen mit dem Gefühl, sich in einem schwarzen Loch zu befinden

Spannung und Angst 63

Das Mittel

GRUNDTHEMEN DES MITTELS
* Angst
* Enge
* Durchfallen
* Durchkommen
* Falle, Eingeschlossensein
* Einengung, Einschnürung, Zuspitzung
* Geborgenheit, Schutz
* Panik
* Abnabelung
* Geburt
* Eile
* Prüfungsangst

ÄTIOLOGIE
* Erwartungsspannung
* Geburtstrauma
* Versuchte Abtreibung
* Kein Gefühl von Geborgenheit für das Kind während der Schwangerschaft
* Künstlich eingeleitete Geburt
* Familiensituation ohne Geborgenheit
* Furcht
* Kränkung

LEITSYMPTOME
* Durchfall nach Aufregung, infolge von Erwartungsspannung, vor einer Panikattacke
* Ungestüme bis zwanghafte Impulse: aus großer Höhe herabzuspringen, einen Gegenstand auf einen Vorgesetzten zu werfen, einen Schraubenzieher in die Steckdose zu stecken, sein Kind zu verletzen
* Irrationale Ängste: Platzangst; Höhenangst; Angst beim Schwimmen im tiefen Wasser; Angst um die Gesundheit; Angst vor einer Verabredung, einem Termin; Prüfungsangst; Angst vor dem Alleinsein mit Besserung in Gesellschaft; Angst morgens beim Erwachen, den Anforderungen des Tages nicht gewachsen zu scheinen. Furcht auf Brücken; Furcht beim Spazierengehen, dass hohe Gebäude auf einen herabstürzen könnten; Furcht, zu spät zu kommen; Furcht vor dem Autofahren; Furcht in Tunnels; Furcht in Flugzeugen, Zügen, Aufzügen, Skiliften; Furcht, in einem Stau stecken zu bleiben; Furcht, ohnmächtig zu werden; Furcht vor unheilbaren Krankheiten wie Krebs, Aids oder Herzerkrankungen, vor Krankenhäusern; Furcht vor Fehlern im Beruf; Furcht vor Verlust der Selbstkontrolle, Furcht, verrückt zu werden

REAKTIONEN AUF NAHRUNGSMITTEL
Empfindungen
* Ausgeprägtes Verlangen oder Abneigung gegen Käse

Verlangen
* Salz
* Süßigkeiten
* Zucker
* Käse
* Äpfel
* Saure Speisen

Abneigungen
* Fett
* Käse
* Süßigkeiten

Besserung
* Süßigkeiten, Eiscreme

Verschlimmerung
* Süßigkeiten, Zucker
* Saure Speisen

Vergleichsmittel

Phosphorus, Pulsatilla, Sulfur; Agaricus, Apis, Carbo vegetabilis, China, Lac caninum, Lycopodium, Zincum metallicum

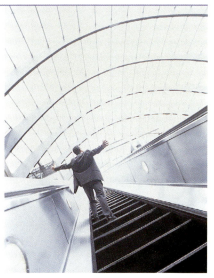

Höhenangst plagt den Argentum-nitricum-Menschen besonders stark. Die Fahrt auf einer Rolltreppe kann ihm unerträglich sein.

ALLGEMEINE MODALITÄTEN
Unverträglichkeiten
* Kleidung
* Rolltreppe, Fahrstuhl

Besserung
* Gehen im Freien
* Frische Luft
* Angefächelt werden
* Kälte, kalt baden, kalte Anwendungen
* Bandagieren
* Bewegung, schnelles Gehen
* Fahren im kalten Wind

Verschlimmerung
* Nachts, vor Mitternacht
* Links
* Liegen auf der linken Seite
* Während der Periode
* Vor Stuhlgang
* Wärme, Ofenwärme, heiß Baden, Erhitzung, Hitze
* Dunkelheit
* Hoch gelegene Orte
* Gefühlsmäßige Belastungen
* Überarbeitung
* Kleiderdruck
* Überfüllte Zimmer

Der Mensch

PSYCHISCHE MERKMALE

Argentum-nitricum-Typen sind extrovertiert, heiter und herzlich. Sie lassen sich leicht beeindrucken, besitzen ein kindliches, naives Temperament, sind etwas hilflos und unbeständig in ihren Stimmungen. Zuweilen geraten sie heftig in Wut, können aber auch großzügig vergeben. Von ihren Ängsten beherrscht, wirken sie oft eigensinnig, widerspenstig oder ungehorsam und begegnen den Vorschlägen anderer mit den unsinnigsten Einwänden. Bei Argentum-nitricum-Patienten scheint eine Schutzschicht weggeätzt zu sein, vielleicht als Folge von Angst- und Panikgefühlen während der eigenen Geburt. Ihr Geist kann nur bedingt ihre Gefühle und Gedanken in Schach halten. Die eigenen Gedanken und Ideen faszinieren sie, oft mit hypnotischer Kraft. Sie lachen oder weinen plötzlich, geraten schnell aus der Fassung, sind nervös und ungeduldig, ängstlich und schreckhaft. Sie diskutieren mit jedem ihre Probleme und können stundenlang nur von einem Thema reden.

Es kann ihnen nicht schnell genug gehen, eine Aufgabe möchten sie schon hinter sich haben, bevor sie überhaupt angefangen hat. Sie haben oft negative, ängstliche Vorstellungen, was alles passieren könnte, beispielsweise den Zug zu verpassen oder wichtige Dinge zu vergessen. Um diesen Gefahren auszuweichen oder vorzubeugen, beeilen sie sich sehr, und durch diese ständige Besorgnis und Anspannung leiden sie oft schon vor Unternehmungen unter nervösen Magen-Darm-Beschwerden.

Menschen, die Argentum nitricum brauchen, sind anarchistische

Äußeres Erscheinungsbild

> Oft dunkelhaarig
> Schlank und drahtig
> Ängstliche Haltung
> Ausgezehrt, ausgetrocknet, runzelig
> Eindringlicher, stechender Blick
> Rote Hautfarbe, auch blasser, grauer Teint
> Lachfältchen in den äußeren Augenwinkeln
> Schnelle, aufgeregte Sprache
> Überstürztes Verhalten
> Schwarze Lederjacke
> Unkonventionelle Kleidung

Typen, denn räumliche oder zeitliche Grenzen behindern sie stark in ihrem Freiheitsgefühl. Dies empfinden sie auch bei enger Kleidung. Sie halten sich gerne ein Hintertürchen offen und benutzen Ausreden, um aus beengenden Situationen fliehen zu können. Ist dies bei Terminen oder gesellschaftlichen Verpflichtungen nicht möglich, leiden sie unter Magenbeschwerden und am typischsten unter Durchfall. Sie sind unfähig, mit Verpflichtung und Verantwortung umzugehen.

Auf Grund ihres geringen Selbstwertgefühles bekommen sie Beklemmungen, wenn sie sich in der Öffentlichkeit zeigen müssen. In Gesellschaft fühlen sie sich bedrängt, belästigt, gestört und in die Enge getrieben. Nicht nur ihre Augen, ihr ganzes Wesen kann lichtscheu sein, dann führen sie lieber ein Schattendasein und ziehen sich gerne in die Geborgenheit und Abgeschiedenheit ihres Bettes zurück.

Gleichzeitig sind sie abhängig von Bezugspersonen, denn mit ihrem geringen Selbstbewusstsein brauchen sie andere, um den harten Anforderungen des Alltags, den Verpflichtungen und Verbindlichkeiten zu entgehen. Es fehlt ihnen das Gefühl von Verbundenheit, Sicherheit, Halt, sie spüren keinen festen Boden unter den Füßen, und so haben sie auch kein Vertrauen in Beziehungen und in den Lauf der Dinge.

Entsprechend den Belastungen durch ihre Lebenssituation nehmen die Ängste und die dadurch bedingten unangemessenen Reaktionen zu. Sie verlieren zunehmend die Kontrolle über sich selbst. Unbedeutende Ereignisse versetzen sie in Alarmbereitschaft, die Ängste lassen sie um ihr Leben bangen. Dieser anhaltende Stress steigert den Grundumsatz, die Patienten brauchen ständig Süßigkeiten, die ihnen aber schlecht bekommen.

Schließlich sind sie verzweifelt, fürchten um das eigene Seelenheil oder um das anderer und entwickeln Selbstmordgedanken. Argentum-nitricum-Menschen finden in der Wirklichkeit kein Urvertrauen, sondern leben in der Angst, im entscheidenden Moment in den Abgrund ihrer irrationalen Urängste zu fallen. Auf der einen Seite meiden sie die Auseinandersetzung mit diesen Ängsten und verweigern therapeutische Hilfe. Auf der anderen Seite fühlen sie sich von Therapien magisch angezogen.

GEISTIGE MERKMALE

Das zentrale Thema im Beschwerdebild von Argentum nitricum ist die Schwäche auf der geistigen Ebene. Bei steigender Belastung zeigt sich der Mangel des Geistes, die nervlichen, geistigen oder gefühlsmäßigen Impulse unter Kontrolle zu bringen, immer stärker. Dies kann schon frühzeitig als die typische Gedächtnisschwäche in Prüfungen auftreten.

Als Anzeichen dafür, dass die geistige Kontrollfunktion nachlässt, treten die plötzlichen Einfälle oder fixen Ideen immer häufiger auf und werden immer merkwürdiger. Argentum-nitricum-Menschen leben dann mehr und mehr in einer anderen Realität und bedienen sich einer Logik, die für die anderen fremd, unverständlich und widersinnig erscheint. Mit Vernunft ist ihren Einwänden nicht mehr beizukommen. Ihre ausgeprägte Vorstellungsgabe präsentiert ihnen manchmal haarsträubende Bilder. Wenn sie z. B. jemanden auf einer Leiter stehen sehen, startet der innere Film. Sie sehen dann vielleicht, wie derjenige von der Leiter abrutscht und in die Tiefe stürzt oder dass die Leiter wegrutscht oder dass durch ein Windstoß Mann und Leiter heftig zu schwanken beginnen.

Diese Wahnideen können sehr vielfältig sein. Sie treten oft nach dem Augenschließen auf und lassen durch Kälte, z. B. kaltes Baden nach. Argentum-nitricum-Menschen glauben, eingeengt zu sein, sich in einer Falle zu befinden, bedroht, vernachlässigt oder ausgesetzt zu sein, den Boden unter den Füßen zu verlieren. Sie sind überzeugt, dass ihre Arbeit ihnen schadet. Sie spüren elektrische Schläge zu Beginn ihrer Bewegungen, sie glauben, Gebäude stürzen auf sie ein, Häuser kippen um, sie werden von Wänden erdrückt. Sie sind überzeugt, an Gehirnerweichung oder einer anderen unheilbaren Krankheit zu leiden. Sie meinen, die Zeit vergehe zu langsam, Entfernungen und

Gegenstände erscheinen ihnen größer, vertraute Gegenstände fremd. Sie sehen sich in einen Abgrund oder aus dem Bett fallen. Sie glauben, eine Flasche Mineralwasser zu sein und ein ruhiges, ungefährliches Plätzchen zu brauchen. Da sie sich sofort in Situationen hineinversetzen können und diese in ihrer Vorstellung selbst durchleben, wirken sie sehr einfühlsam.

VERLANGEN
* Aufenthalt im Freien, offene Fenster
* Gesellschaft, Geborgenheit
* Ausweg
* Im Bett bleiben
* Einen Draht in die Steckdose stecken

ABNEIGUNGEN
* Sprechen bei Traurigkeit

MISSEMPFINDUNGEN
* Gefühl von einer Kugel, die vom Bauch zum Hals hochsteigt
* Als ob die Beine aus Holz seien
* Als ob man am Haar gezogen werde
* Gefühl einer Schwellung im Hals
* Gefühl einer zu engen Harnröhre, einer Schwellung der Harnröhre
* Das Herz sei stehen geblieben
* Als ob sich der Kopf ausgedehnt habe
* Als ob eine Kappe über den Kopf gezogen sei
* Als ob die Knochen des Kopfes auseinander stünden

SEXUALITÄT
* Anhaltende, schmerzhafte Erektion
* Impotenz: Nach einem phantasie- und lustvollen Vorspiel überfallen den Mann zu Beginn des Geschlechtsverkehrs Ängste, und die Erektion klingt ab
* Schmerzhafter Verkehr bei Frauen
* Unwillkürlicher Orgasmus bei Frauen

SCHLAF
* Schlaflos durch Visionen

TRÄUME
* Absturz, fallen, in einen Abgrund fallen, von der Höhe herabfallen
* Schwarzes Loch
* Prüfung
* Enge Räume
* Gegenstände fallen auf einen
* Gespenster
* Hochhaus
* Hunger
* Schiffsuntergang
* Aufgewühltes Meer
* Zweifacher Kindstod
* Schlangen
* Wackeliges Gerüst
* Man steht auf dem falschen Bahnsteig
* Kampf ums Überleben

BEVORZUGTE BERUFE
* Exzentriker, Schauspieler, Entertainer, Sänger
* Opernsänger, insbesondere, wenn sie die hohen Töne nicht mehr treffen
* Musiker
* Journalist
* Prediger, Priester
* Referendar im Schuldienst
* Examenskandidat
* Okkultist
* Esoteriker, Parapsychologe
* Psychologe
* Fahrschullehrer

TYPISCHE REDENSARTEN
* »Achtung, Hochspannung!«
* »Spontan«
* »Lebensgefahr!«
* »Auf der Leiter wird mir sofort schwindlig!«
* »Wenn ich schon sehe, dass jemand auf der Leiter steht, wird mir schwindlig!«

ÜBUNGEN
* Kopfsprung ins warme Wasser

Arnika

ARNICA MONTANA L.

Arnika ist eine der wichtigsten Heilpflanzen in der Volksmedizin und in der Homöopathie. Sie wird sowohl äußerlich als auch innerlich bei allen Arten von Verletzungen und Entzün-

dungen angewandt. Dabei kann es sich um körperliche wie auch um seelische Verletzungen, Schläge, Prellungen usw. handeln, die möglicherweise schon lange zurückliegen.

Die Substanz

NAMEN
* Arnika, Bergwohlverleih
* Fallkraut, Johannisblume, Mutterkraut, Marienkraut, Wohlverleih, Wundkraut, Kraftwurz, Kraftrose, Engelkraut, Wolfsblume, Wolfsauge, Wolfsgelb, Wolfsbanner, Wolferei, Stichkraut, Donnerwurz, Donnerblume, Mitterwurz, Ochsenwurz, Gämswurzel, Gämsblume, Leopardwürger, Mönchskappe, Konnesblume, Bluttrieb, Bilmeskraut, Scheuerblume, Verfangkraut, Blutblume, Feuerblume, Engelkraut, Engeltrank, Sternblume, Färberblume, Bergbetonienblüte, Kathreinwurzel, St. Luzianskraut, Magdalenakraut, Schneebärgerblume, Altvatermark, Vogesentabak
* Der Ursprung des Namens Arnika ist nicht eindeutig rekonstruierbar. Diskutiert wird eine Ableitung vom griechischen arnion = »Pelz des Lammes« – dies könnte ein Hinweis auf die wolligen Haare der Pflanze sein.
* Möglicherweise stammt Arnika aber auch von dem griechischen Wort »ptarmikos = zum Niesen anregend«, denn das Pulver der getrockneten Pflanze wurde früher als Schnupftabak verwendet. »Montana« stammt von dem lateinischen mons = »Berg« ab und weist auf den Standort hin.

Bezüge zwischen der Substanz und ihrer Wirkung

Kraftvolle Naturstandorte > Kraftmenschen

Trotzt allein stehend dem rauen Klima und der Einsamkeit der Berge > Selbstständige Menschen, ihrer Umwelt gegenüber eigensinnig und unzugänglich

Waldschlag, zerstörter/zerrissener Boden > Zerstörung, zerrissene Fasern und Blutgefäße bei Verletzungen

Standorte, an denen die Humusschicht durch Steinmassen, Geröll und umgefallene Bäume zerschlagen ist > Stumpfe Verletzungen von Haut und Muskeln mit Zerschlagenheitsgefühl

FAMILIE
Compositae, Korbblütler

VORKOMMEN
Arnika wächst an Berghängen Mitteleuropas und Sibiriens in Höhenlagen von 800 bis vereinzelt über 2500 Meter, auf ungedüngten

In der Umgebung umgestürzter Bäume > Für »gefallene Menschen«, welche nach Schicksalsschlägen mit ihren Gefühlen und dem Leben kaum mehr fertig werden

Bergwanderung in Hochgebirge, Bergwelt > Sich zerschlagen fühlen wie nach großer körperlicher Anstrengung

Zerzaust, weicht von dem streng geordneten Sonnenstrahlenbild der übrigen Korbblütler ab > Gefühl der Zerrissenheit

Gelborange Blütenfarbe, auffallend > Alarm, Notmaßnahmen

Kaputte, zerstörte Umgebung > Raubbau an sich selbst betreiben

Bergweiden und sauren, kalkarmen Moorböden. Gelegentlich ist die Pflanze auch im Flachland auf sandigen torfig-humushaltigen Wiesen zu finden.
In Deutschland, Österreich und der Schweiz steht Arnika unter Naturschutz!

Der für die Arnika typische Boden ist der Waldschlag, entstanden durch menschlichen Einschlag oder Sturmbruch. Diesen Boden überzieht eine Verwesungsschicht, in der sich zertrümmertes Pflanzenmaterial und Erde mischen. Arnika gedeiht und blüht inmitten dieser Verwesungsschicht. Sie ist von einer Atmosphäre der Zersetzung und des Verfalls umgeben und kann zahlreiche Verletzungen und Zerstörungen des Körpers zur Ausheilung bringen.

Aussehen

Die mehrjährige, nicht kultivierbare Pflanze entwickelt sich aus einem horizontal wachsenden Wurzelstock, aus dem eine Blattrosette entspringt, die dicht auf dem Erdboden liegt. Der 30 bis 60 Zentimeter hohe, derbe Stängel trägt ein bis zwei Paar kleinere, fein behaarte Blätter mit einer endständigen Blüte. In den Blattachseln des oberen Blattpaares entspringen meist zwei weitere Blütenstände. Die gelben Blütenköpfchen werden von einem zweireihigen, kurz zottig-behaarten Hüllkelch umrahmt.

Hauptinhaltsstoffe

Die Blüten enthalten 0,2 bis 0,3 Prozent ätherisches Öl mit Thymol und seinen Derivaten, Sesquiterpenlactonen wie Helenalin; Carbonsäuren wie Angelicasäure; Phenolcarbonsäuren wie Chlorogensäure; Cumarine wie Umbelliferon; Cholin; Bitterstoffe wie Arnicin; Flavonglykoside wie Astragalin; Kohlenhydrate. Die Wurzeln enthalten Milchsäure, Mangan, Kalium-, Kalzium-, Eisen- und Magnesiumverbindungen.

Geschichte

Beschreibungen der Heilwirkungen erscheinen erstmals im 14. Jahrhundert bei Matthaeus Sylvaticus und bei Hildegard von Bingen.

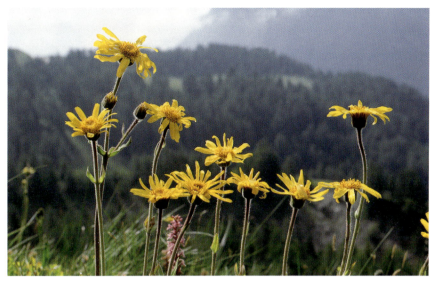

Arnika ist eine Wildpflanze, die auf Bergweiden, Waldlichtungen und Moorböden wächst.

Neben der Heilwirkung besaß Arnika im Mittelalter auch mystische Bedeutung. Bei Gewitter wurde sie unter das Dach gelegt, oder es wurden getrocknete Arnikablüten verbrannt, damit das Gewitter weiter zog und das Haus unbehelligt blieb. Goethe verwendete sie regelmäßig als Tee bei Durchblutungsstörungen seiner Herzgefäße. Arnika stärkt das Altersherz, erhöht die Herzleistung, verbessert die Durchblutung des Herzmuskels und beruhigt.

Verwendung

Die Inhaltsstoffe der Arnikablüten wirken antibakteriell, entzündungswidrig, desinfizierend, schmerzlindernd, wundheilend, gefäßabdichtend, krampflösend, gefäßerweiternd, herzstärkend, kreislaufanregend und durchblutungsfördernd. Bei Erschöpfungszuständen oder Angina pectoris bringen einige Tropfen Arnikatinktur in Wasser oft schnelle Erleichterung.
In Form von Einreibungen, Umschlägen, Kompressen oder Salben heilt die Arnika die Folgen von Stoß, Stich, Fall, Schnitt oder Überanstrengung. Ferner sind diese Darreichungsformen hilfreich bei Rheuma, Gicht, Gelenkentzündungen, Überanstrengungen der Gelenke, Hexenschuss, Muskelschmerzen, Muskelkater, Verstauchungen, Verrenkungen, Quetschungen, Prellungen, Blutergüssen, schlecht heilenden Wunden, Schleimbeutel- und Sehnenentzündungen, Lähmungen, Venenentzündungen.
Die bisher erforschten Wirkmechanismen der Arnika ähneln der von Acetylsalicylsäure und Kortikoiden, ohne deren Nebenwirkungen aufzuweisen.
Es ist aber zu beachten, dass die Einnahme von Zubereitungen der Arnikablüten zu erheblichen Beschwerden führen kann. Bei Überdosierung kommt es zu Schweißausbrüchen, Entzündungen in Magen und Darm mit Erbrechen und Durchfall, Krämpfen, Blutstauungen, Blutungen, Herzjagen, Atemnot und Kreislaufkollaps. Sind die Blüten von den Larven und Eiern der Bohrfliege befallen, führt auch die bestimmungsgemäße Einnahme zu Reizungen der Schleimhäute.
Bei Menschen mit empfindlicher Haut oder Allergien kann das Auf-

Arnica montana L.

bringen der unverdünnten Tinktur auf die Haut zu Hautentzündungen oder allergischen Reaktionen mit Blasenbildung führen. Auch Kreuzallergien mit anderen Korbblütlern wie Schafgarbe, Chrysanthemen, Mutterkraut und Sonnenblumen sind dann möglich.
Arnikatinktur und Arnikasalbe nie in offene Wunden geben! Homöopathische Potenzen unter D6 oder C4 wirken blutungsfördernd.

VOLKSHEILKUNDE
Sebastian Kneipp setzte Arnika häufig bei Verletzungen und Verwundungen, bei Entzündungen im Mund- und Rachenraum sowie bei Heiserkeit und Stimmverlust von Sängern ein. In der von Kneipp inspirierten Naturheilkunde hat Arnika auch heute noch Bedeutung.

BLÜTEZEIT
Juni bis August

HOMÖOPATHISCHE ZUBEREITUNG
Es kann aus verschiedenen Pflanzenteilen eine Urtinktur hergestellt werden:
> Aus dem getrockneten und pulverisierten Wurzelstock der blühenden Pflanze
> Aus der ganzen Pflanze
> Aus den getrockneten Blüten
Arnica montana wurde von Hahnemann geprüft.

Das Mittel

GRUNDTHEMEN DES MITTELS
* Härte
* Trauma, Verletzung
* Geprellt, geschunden
* Viel wegstecken
* Zerrissenheit
* Erschütterung
* Gewalt, Körperverletzung
* Raubbau an sich betreiben, Schinderei, Missbrauch des Körpers
* Schlag, Beule
* Herzschlag
* Schicksalsschlag
* Überforderung, Zusammenbruch
* Zerschlagenheit
* Arbeit

Vergleichsmittel
Aconitum, Bryonia, Rhus toxicodendron, Staphisagria, Sulfur

* Ausbeutung, Diktat des Nutzens
* Daseinsberechtigung durch Nützlichkeit
* Mangel an Entspannung
* Pflicht

ÄTIOLOGIE
* Harter Schlag
* Verletzung durch Erschütterung, Gehirnerschütterung

* Schlaganfall
* Sportverletzung, Prellung, Verstauchung, Verrenkung, Quetschung
* Verletzungsschock, Unfallschock, seelischer Schock
* Sturz
* Blutung
* Überanstrengung, Überforderung
* Folgen von Chinin-Anwendung
* Zähneziehen, nach Bohren, Zahnbehandlung
* Abkühlung
* Drüsenverletzung, Splitterverletzung, Verletzung durch Überlastung
* Eile
* Entbindung, schwere Geburt
* Geldverlust
* Körperliche Gewalt
* Schlechte Nachrichten
* Knochenbruch
* Operation
* Schicksalsschlag
* Überfall
* Unachtsamkeit
* Wut

LEITSYMPTOME
* Akute Verletzungen
* Folgen von stumpfen Verletzungen mit Blutungen in das umliegende Gewebe
* Quetschungs- oder Zerschlagenheitsgefühl wie verprügelt

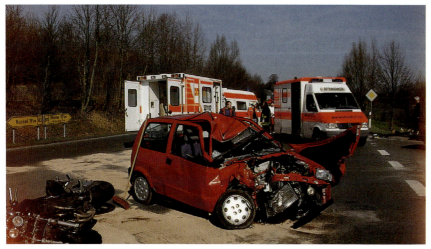

Verletzungen körperlicher und seelischer Art werden mit Arnica montana behandelt.

INDIKATIONEN

Bei Kindern

Allgemeine Indikationen

* Keuchhusten mit Wundheitsgefühl in der Brust und Nasenbluten
* Albträume mit Bettnässen
* Fiebrige Erkrankungen mit heißem Kopf und kaltem Körper, Erschöpfung; Stuhl, Winde und Schweiß können nach faulen Eiern riechen; besser beim Liegen mit flach oder tiefer gebettetem Kopf, schlimmer in kalter Umgebung und durch Berührung
* Atemstillstand bei Neugeborenen mit bläulich roter Hautverfärbung nach schwerer Geburt
* Husten nach Weinen und Wimmern, wenn den Kindern ein Wunsch verweigert wurde

Bei Erwachsenen

Hauptindikationen

* Beulen
* Blaue Flecke
* Schlaganfall mit rotem, gestautem Gesicht und nachfolgender Gleichgültigkeit allem gegenüber
* Herzinfarkt
* Blutungen
* Offene Verletzung mit heftiger Blutung
* Nach Operationen zur Linderung der Schmerzen, zur Beschleunigung der Heilung und zur Senkung der Emboliegefahr
* Schwere chronische Erkrankungen wie Gelenkentzündungen, neurologische Schäden oder Depressionen, die ihren Ursprung Jahre oder Jahrzehnte zuvor in einer körperlichen Verletzung haben
* Äußerliche Empfindlichkeit
* Komplizierter Knochenbruch
* Verrenkung
* Schmerzen, Schwellung oder Blutung nach Zähneziehen und anderen Zahnbehandlungen
* Tetanus-Prophylaxe
* Verstauchung
* Quetschwunde
* Abgangsgefahr nach Sturz
* Geburtsschmerzen und Weichteilverletzungen während der Geburt; erleichtert auch die Erweiterung des Muttermundes
* Ständiges Harntröpfeln nach der Entbindung

* Muskelkater
* Seelische Schocks, wie etwa durch den Tod eines nahe stehenden Menschen

Allgemeine Indikationen

* Krampfadern
* Bluthochdruckkrisen
* Eiterung
* Schusswunde, Bisswunde, Schnittwunde
* Angina pectoris
* Arteriosklerose
* Heiserkeit durch Überanstrengung der Stimme
* Eitrig-fauliger Geruch
* Stumpfe Verletzungen des Auges
* Nachdem Fremdkörper aus dem Auge oder der Augenhöhle entfernt wurden
* Vorhautverengung
* Gelenkentzündungen mit empfindlichen, steifen Gelenken, schlimmer durch Kälte und Feuchtigkeit
* Rheuma und Gicht mit großer Furcht, berührt zu werden
* Wundliegen: Wundschmerz und Zerschlagenheitsgefühl in den Körperregionen, auf denen man gelegen hat
* Sonnenstich
* Insektenstiche
* Gebärmutterblutung nach körperlicher Anstrengung, Erschütterung, Geschlechtsverkehr
* Körperliche Schwäche durch Schwitzen
* Bewusstlosigkeit oder Zusammenbruch durch Verletzungsschock
* Seh- oder Gehörverlust nach einer Kopfverletzung
* Gedächtnisverlust nach Kopfverletzung
* Doppeltsehen nach Augenverletzung
* Gleichgültigkeit nach Gehirnerschütterung
* Morgendlicher Geschmack im Mund oder Aufstoßen am frühen Morgen wie nach faulen Eiern
* Kopfschmerzen im Wechsel mit Analprolaps
* Großes Verlangen, sich überall zu kratzen, besonders am Kopf
* Kälte der Nasenspitze
* Wundheitsgefühl in der Herzgegend
* Zahnschmerzen durch Erschütterung, Schlag oder Stoß

Arnica montana L.

- Bewusstlosigkeit durch Gehirnerschütterung
- Folgen von Gehirnerschütterung
- Nasenbluten beim Waschen des Gesichtes, beim Husten oder nach Verletzung
- Muskelschmerzen nach Überanstrengung
- Husten infolge von Weinen
- Symmetrische Hautausschläge

REAKTIONEN AUF NAHRUNGSMITTEL

Verlangen
- Whisky

Abneigungen
- Fleischbrühe, Suppe
- Anblick von Speisen

Besserung
- Kleine Schlucke kalten Wassers

ALLGEMEINE MODALITÄTEN

Besserung
- Kalt baden
- Flach liegen, Füße höher als Kopf
- Ruhe, rasten, erholen, in Frieden lassen
- Zu Beginn der Bewegung

Verschlimmerung
- Im Schlaf

- Morgens beim Erwachen, abends, nachts
- Körperliche Anstrengung
- Bewegung erkrankter Teile
- Erschütterung
- Während der Schwangerschaft, der Entbindung
- Erhitzung, Sonne, Hitze, Bestrahlung
- Vor Fieber
- Liegen auf einem harten Bett
- Nass werden
- Druck, Berührung
- Überessen
- Weinen

Der Mensch

PSYCHISCHE MERKMALE

Mensch, die Arnika als homöopathisches Heilmittel benötigen, fürchten sich als Folge vergangener Verletzungen im seelischen und/oder körperlichen Bereich, seelisch oder körperlich berührt zu werden. Dies könnte ihre verborgene Verwundbarkeit reizen und neue Verletzungen oder Erinnerungen an die zurückliegenden hervorrufen. Daher verhalten sie sich oft eigensinnig und unzugänglich. Sie neigen dazu, in eingefahrenen Gleisen zu leben, und versuchen so Richtungsänderungen und die damit verbundenen Unsicherheiten zu vermeiden, oder diese frühzeitig zu bemerken. Sie gehen mit Scheuklappen durch die Welt und befinden sich mit ihren Gedanken immer irgendwo anders. Sie sehen keine Gefahren, weil sie gar nicht auf die Idee kommen, dass ihnen etwas passieren könnte. Leichtsinnig, tollkühn oder verwegen fordern sie ihr Schicksal heraus, ohne es zu merken – zahlreiche Verletzungen und Unfälle sind die Folge (Hans-Guckin-die-Luft). Die Schmerzen holen

Äußeres Erscheinungsbild

> Dunkelrotes Gesicht, roter Kopf
> Blaue Flecke
> Kräftig, kraftstrotzend, energetisch, durchtrainiert, muskulös, stämmig
> Urig

sie dann kurzzeitig ins Hier und Jetzt zurück.

Je mehr sie sich dagegen sträuben, überholte Anschauungen abzulegen und neue Wege auszuprobieren, sich von ihren Lebenserfahrungen berühren zu lassen und daraus zu lernen, desto mehr müssen sie sich neben den Verletzungen auch mit Lähmungen, Rheuma oder Gicht herumplagen. Dann möchten sie am liebsten in Ruhe gelassen werden. Es bringt sie total aus dem Gleichgewicht, wenn sich jemand auf sie zu bewegt. Wenn sie mit Anforderungen oder Bedürfnissen anderer konfrontiert werden, kommen sie innerlich schnell unter Druck und reagieren mürrisch, abweisend,

auch besserwisserisch-tadelnd oder diktatorisch.

Da Arnika-Patienten gutmütig und zu mild sind, um sich rechtzeitig abzugrenzen oder aggressiv zu reagieren, rutschen sie oft in die Rolle des Opfers. Ihre unterdrückten Gemütsbewegungen erleben sie dann über den Umweg der Verletzungen und deren Folgen.

Ihr Vertrauen in andere ist gering. Sie fühlen sich auf sich alleine gestellt, empfinden das Leben als hart und stellen sich mit ihrer großen Kraft dem Lebenskampf. Hilfe können sie nicht annehmen und nur schlecht Arbeiten delegieren. Sie engagieren sich sehr, wirken nimmermüde, schuften und schinden sich und müssen viel Unerfreuliches wegstecken. Oft sind sie unfähig, sich zu entspannen. Sie haben Angst davor, geschlagen, verletzt oder vergiftet zu werden, vor Annäherung und Berührung, vor Ärzten und Herzerkrankungen, einem plötzlichen Tod, alleine sterben zu müssen, aufs Abstellgleis geschoben zu werden oder dass Mauern und Gebäude auf sie einstürzen könn-

Angst vor Berührung

ten. Auch hier merken sie nicht, dass sie Opfer ihrer Lebenseinstellungen sind.

Auf Grund ihres mangelnden Vertrauens in andere und der Angst vor Berührung, schicken sie im Krankheitsfall den Arzt unverrichteter Dinge wieder nach Hause. Bei schweren Krankheiten können sie auch behaupten, gesund zu sein. Sie fühlen sich vom Leben gebeutelt, weil ihnen durch ihre mangelnde Fähigkeit, aus den Erfahrungen zu lernen, einiges an Unfällen, Enttäuschungen und Schicksalsschlägen widerfahren kann.

Sind ihre Kräfte schließlich vom Lebenskampf erschöpft, werden sie hoffnungslos, teilnahmslos und depressiv.

Geistige Merkmale

In ihrer aktiven Phase verfügen Arnika-Patienten über geschärfte Sinne. Sie hören selbst leise Geräusche überlaut, haben das Gefühl, besonders weit sehen zu können, und reagieren empfindlich auf jede Berührung. Reizüberflutung kann sie sehr stark irritieren. Die zunehmende Erschöpfung zeigt sich in Fehlern beim Sprechen. Sie stellen die Worte falsch, benutzen die falschen Begriffe, suchen lange nach den richtigen Worten oder vergessen beim Sprechen, was sie gerade sagen wollten. Sie können sich auch teilweise nicht mehr an das erinnern, was sie gerade gesagt oder gelesen haben.

Verlangen
* Krankheiten für sich behalten
* Lagewechsel

Abneigungen
* Behandlung
* Berührung
* Sprechen, Mitleid
* Rauchen einer Zigarre

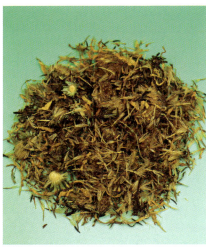

Aus den Arnikablüten kann das homöopathische Arzneimittel hergestellt werden.

Missempfindungen
* Am ganzen Körper zerschlagen zu sein
* Als ob sich das Gehirn zusammengerollt habe

Sexualität
* Samenerguss während Liebkosungen

Schlaf
* Schlaflos bei Übermüdung oder nach körperlicher Anstrengung
* Beim Antworten einschlafen
* Nachts auffahren und sich mit Todesangst nach dem Herz greifen
* Auffahren aus dem Schlaf mit Schreck nach einem Unfall
* Zerschlagen erwachen

Träume
* Ängstlich
* Unzusammenhängend
* Arbeit
* Schinderei
* Pflicht
* Tiere
* Geistige Anstrengung
* Ersticken
* Lebendig begraben werden
* Gewitter
* Blitz
* Gefahrensituationen
* Geschundene Menschen
* Gräber
* Tod
* Mord
* Schwarzer Hund
* Verstümmelte Körper
* Räuber
* Verletzung
* Wiederholungsträume
* Zorn

Bevorzugte Berufe
* Bergbauer
* Holzfäller
* Waldarbeiter
* Arbeiter, der körperlich arbeitet
* Arzt
* Notarzt
* Möbelpacker
* Dachdecker
* Räuber, Einbrecher
* Schmied
* Zimmermann

Typische Redensarten
* »Rühr mich nicht an!«
* »Lass mich in Ruhe!«
* »Was uns nicht umbringt, macht uns nur härter«
* »Mir fehlt sowieso nichts«
* »Wer nicht hören will, muss fühlen«
* »Weinen nützt nichts«
* »Grün und blau schlagen«
* »Schlag um Schlag«
* »Das Letzte aus sich herausholen«
* »Ich hab's dir ja gleich gesagt«
* »Wie konnte denn das passieren?«
* »Das Leben ist hart«

Sportarten
* Squash
* Bergsteigen
* Rugby
* Football
* Kampfsport
* Wettkampfsport
* Leistungssport
* Boxen
* Ringen

Arsen

ARSENICUM ALBUM

Arsen wurde früher als Rattengift und zum Beseitigen unliebsamer Mitmenschen verwendet. Es wurde aber auch als Antibiotikum und Kräftigungsmittel eingesetzt – entscheidend ist *die Dosierung. Zentrale Themen des Mittels sind Angst, Strafe und Schwäche, die aus Strenge und Kälte resultieren und mit einem schwachen Grundvertrauen einhergehen.*

Die Substanz

NAMEN

* Weißes Arsenik, Arsentrioxid
* Acidum arsenicosum anhydricum
* »Arsenikon« ist griechisch und bedeutet »goldfarbenes Pigment«. Die Namensgebung geht auf die Verwendung von Arsentrisulfid (As_2S_3) zurück, welches seit dem Altertum als die Malerfarbe Königsgelb verwendet wurde.
* Diskutiert wird auch die Ableitung von griechisch arsen = »männlich«. Die mittelalterlichen Alchimisten unterschieden männliche und weibliche Elemente: Arsen galt als männlich, Antimon als weiblich.
* Lateinisch albus = »weiß« bezeichnet die Farbe dieser Arsenverbindung.

CHEMISCHE FORMEL

As_2O_3 (Arsentrioxid)

DICHTE

5,7 g/cm³ (Arsen)

AUSSEHEN

Arsen erscheint in kubischen und monoklinen Kristallen

EIGENSCHAFTEN

Arsen steht in der fünften Hauptgruppe des Periodensystems als drittes Element nach Stickstoff und Phosphor und vor Antimon und Wismut. Es besitzt die gleiche Kris-

Bezüge zwischen der Substanz und ihrer Wirkung

Arsen hat in seinem Kristallgitter enge und zahlreiche Verbindungen zu den Nachbar-Atomen > Pflege von Freundschaften, Familien- und Arztkontakte, die Schutz und Sicherheit bieten

Fest oder gasförmig > Alles oder nichts, die ausgewogene Mitte fehlt; Höchstleistung oder totale Erschöpfung

Arsen und Arsentrioxid sind trockene Stoffe > Trockene, saftarme und humorlose Menschen

Bakterizide Wirkung, tötet bestimmte Bakteriengruppen ab, andere kaum bis gar nicht > Hervorragende Wirkung bei Scharlach, Streptokokken-Sepsis, Salmonellen, Cholera und Typhus, mäßige Wirkung bei Entzündungen der Haut

Arsen ist auch fungizid, tötet Schimmel- und Hefepilze ab > Gute Wirkung bei Menschen mit Darmpilz

Arsenverbindungen besitzen eine hohe biologische Halbwertzeit > Werden meist trotz einer geschwächten Konstitution sehr alt

Morde mit Arsen wurden aus Habgier verübt > Mittel gegen Geiz und Habgier, wie auch gegen die meist hypochondrische Angst, vergiftet zu werden

Heimtückischer, langsamer Tod, bis die tödliche Dosis endlich aufgenommen ist > Gefühlvolle Menschen sterben in der Umgebung eines extremen Arsen-Menschen langsam ab

Mittel der Rosstäuscher > Art und Auftreten der Arsenicum-album-Menschen täuscht Stärke vor

Fowler'sche Lösung als Stärkungsmittel > Krankheitszustände mit extremer Schwäche

Erstes Antibiotikum > Mittel bei schweren bakteriellen Infektionen, wie z. B. Salmonellenvergiftungen

tallstruktur wie Antimon und Wismut. Alle drei nehmen keine richtige, feste Form an und bewegen sich an der Grenze zwischen Metallen und Nichtmetallen.
Arsen ist ein Metall, das sich ständig in einem Zustand der Auflösung und des Verfalls befindet. Es ist sehr reaktionsfreudig und geht mit vielen organischen wie anorganischen Stoffen Verbindungen ein. Arsen ist entweder erdig fest oder luftig gasförmig, es fehlt ihm die flüssige Mitte. Das Element kommt nirgendwo in der Natur konzentriert vor, man kann nur Spuren davon in anderen Erzen finden.
Als metallisches Gift kann Arsen nicht zerstört werden, auch nicht durch Feuer.
Arsentrioxid entsteht bei der Verbrennung von metallischem Arsen oder arsenhaltigen Verbindungen und wird bei 193 °C gasförmig.

Vorkommen
In der Natur kommt Arsen nur als Arsenolith vor, die Arsenikblüte. Das Arsen-Erz Arsenopyrit findet sich auf Erzgängen in Norwegen, Schweden, Deutschland, England, Kanada, USA und Russland.

Gewinnung
Arsentrioxid wird am einfachsten durch Abrösten von Arsen-Kies = Arsenopyrit (FeAsS), dem wichtigsten Arsen-Erz, gewonnen.

Geschichte
Hippokrates verwendete eine Arsensulfid-Paste zur Behandlung von Geschwüren. Plinius berichtete erstmalig über den Einsatz von Arsen als Schädlingsbekämpfungsmittel. Avicenna kannte es 1165 als Mittel zur Hebung des Allgemeinbefindens. Paracelsus behandelte mit ihm Syphilis- und Krebskranke.
Arsentrioxid und andere Arsenverbindungen wurden im Mittelalter und in der Renaissance, bevorzugt in Frankreich und Italien, als Gift missbraucht. Es scheint vor allem deshalb aus der Mode gekommen zu sein, weil es heute recht leicht in den Haaren des Ermordeten nachgewiesen werden kann.
Metallisches Arsen wurde erstmals um 1250 von Albertus Magnus hergestellt.

Verwendung
In der Technik wird Arsentrioxid zur Herstellung von Email und bei der Glasherstellung zum Klären des Glasflusses benötigt.
Daneben wird es zur Konservierung tierischer und pflanzlicher Stoffe, die nicht der Lebensmittelgewinnung dienen, verwendet und früher als Rattengift.
Wässrige Arsenik-Lösungen sind auch das Hilfsmittel so genannter Rosstäuscher: Kranke oder alte Pferde erhalten ein frischeres und gesünderes Aussehen, wenn ihnen diese Lösung gegeben wird.
Eine einmalige Dosis von 100 Milligramm kann für Erwachsene bereits tödlich sein; durch Gewöhnung an kleinere Mengen lassen sich mit der Zeit auch höhere Dosen vertragen. Paracelsus hatte mit alchemistisch zubereiteten Arsenverbindungen gute Erfolge in der Behandlung der Syphilis und anderer, schwerer Erkrankungen, ohne problematische Nebenwirkungen. Daraufhin wurden zu Beginn des 20. Jahrhunderts organische Arsenverbindungen, in denen mindestens ein Kohlenstoffatom direkt an Arsenatome gebunden ist, von der pharmazeutischen Industrie hergestellt. Paul Ehrlich und S. Hata entdeckten 1909 das Salvarsan zur Behandlung der Syphilis. Schon 1858 setzten Ärzte arsensaures Natrium gegen die Erreger der Schlafkrankheit ein. Die meisten dieser Verbindungen sind wegen ihrer hohen Giftigkeit und Krebs auslösenden Wirkung nicht mehr im Gebrauch.
Arsen-Einlagen dienen der Abtötung des Zahnmarkes bei der Zahnwurzelbehandlung.
Organische Arsenverbindungen werden als Pflanzenschutzmittel gegen Insekten, Unkraut und Schimmel von der chemischen Industrie in den Verkehr gebracht. Rückstän-

Ein reaktionsfreudiges Metall 73

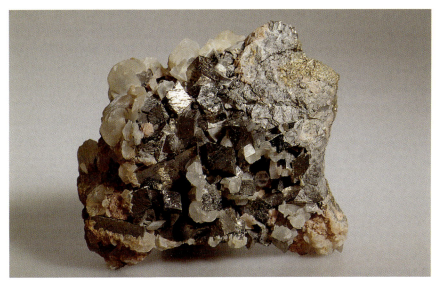

Arsenicum-Patienten verstecken ihre Schwäche oft hinter vorgetäuschter Stärke.

Arsenicum album

de von Arsenverbindungen können in Obst, Gemüse und im Tabak nachgewiesen werden. Sie besitzen eine hohe biologische Halbwertszeit.

Symptome der akuten Arsenvergiftung, meist durch Arsentrioxid in krimineller oder selbstmörderischer Absicht, sind heftige Durchfälle, Leibschmerzen, Verwirrung und Krämpfe.

Die chronische Arsenvergiftung tritt meist als gewerbliche Vergiftung bei Winzern (früher), bei Arbeitern in der Erzverhüttung, in der keramischen und Glasindustrie auf. Diese zeigt sich in Ekzemen, Ätzgeschwü-ren, dunklen Hautverfärbungen, Lähmungen der Gliedmaßen, Haut-, Bronchial- und Leberkrebs.

VOLKSHEILKUNDE

Arsentrioxid und die Fowler'sche Lösung (Kaliumarsenit) wurden in kleinsten Mengen seit Jahrhunderten als Kräftigungsmittel eingesetzt. Sie stärken die Muskeln, machen schöne Haare und Nägel, unterstützten die Verdauung, lassen leichter atmen, fördern den Stoffwechsel, das Knochenwachstum und die Blutbildung.

Zu diesem Zweck hat man auch Arsenwässer wie die Dürkheimer Maxquelle als Heilwässer getrunken, was heute umstritten ist. Diese Heilwässer enthalten meist weißes Arsenik in wässriger Lösung als arsenige Säure (H_3AsO_3) in niedrigen Konzentrationen.

HOMÖOPATHISCHE ZUBEREITUNG

Weißes Arsenik wird durch Erhitzen von Arsenopyrit gewonnen, mit Milchzucker mehrfach verrieben, bis es wasserlöslich ist, und anschließend verdünnt und verschüttelt, sodass die gewünschte Potenz entsteht. Arsenicum album wurde von Hahnemann geprüft.

Das Mittel

GRUNDTHEMEN DES MITTELS

* Gesetz, Ordnung, Verbote, Vorschriften, Spielregeln, Zeremonie
* Harte Strafe, Rohrstock, Preußen
* Pflicht, Aufgabe
* Unsicherheit, Kontrolle, Kontrollverlust, Lebensversicherung
* Tod, Sterben, Todesstrafe, Totenkopf, Hinrichtung
* Angst
* Mangel an (Ur-)Vertrauen
* Autorität, Vater, Kadavergehorsam, Patriarchat, Über-Ich
* SS, Inquisition
* Ernst, Strenge, Askese
* Formvollkommenheit
* Korrektheit, Pedanterie, Perfektionismus, Makellosigkeit, Knigge, Takt
* Pünktlichkeit, (deutsche) Qualität
* Gift
* Höchstleistung, Präzision, Extreme, Gipfel
* Drill, Dressur, exerzieren, Strammstehen, Züchtigung
* Anspannung, Überforderung
* Klarheit
* Ruhelosigkeit

Vergleichsmittel

Acidum nitricum, Hepar sulfuris, Nux vomica, Phosphorus, Rhus toxicodendron, Veratrum album; Aconitum, Agaricus, China, Graphites, Lycopodium

* Schuld, Schuldgefühl, Gewissen, Gottesstrafe
* Adel, Jesuit, Samurai
* Anhaften, Fixierung
* Erstarrung, Haltung, Verhärtung, Mumifizierung
* Feind
* Kamikaze
* Gnadenlosigkeit, Gefühlskälte
* Kälte
* Nacht
* Sturm

ÄTIOLOGIE

* Abkühlung
* Bestrafung, Drill, Verbote, Prügel
* Strenge Erziehung, strenger Vater, Erziehung mit Angst
* Verdorbene Fleisch- und Wurstwaren, verdorbener Fisch
* Vergiftung
* Zorn mit Angst
* Chinin- oder Jod-Gebrauch
* Impfungen
* Masern
* Verletzungsschock
* Körperliche Überlastung
* Alkohol
* Bisse giftiger Insekten
* Baden im Meer
* Bergsteigen

LEITSYMPTOME

* A wie Angst
* R wie Ruhelosigkeit: läuft nervös auf und ab
* S wie Schwäche
* E wie Eiseskälte
* N wie nachts
* Periodische Beschwerden: alle zwei, drei oder vier, sieben oder vierzehn Tage, alle sechs Wochen oder jedes Jahr
* Brennende Schmerzen, die durch Wärme und Wärmeanwendungen besser werden
* Panikattacken, besonders zwischen Mitternacht und 2 Uhr

* Leichenartiger Geruch aller Absonderungen und Ausscheidungen
* Rascher Wechsel von Erregung und Depression
* Asthma nach Unterdrückung von Hautausschlägen oder einem Wiederauftreten der Masern

* Sehr großer Durst auf kaltes Wasser: Man trinkt oft, aber kleine Mengen; man bevorzugt kalte Getränke, obwohl die Beschwerden dadurch meist schlimmer werden
* Brennende Magenschmerzen; besser durch Milchgenuss

* Ohnmacht vor oder nach Durchfall, nach Erbrechen

REAKTIONEN AUF NAHRUNGSMITTEL

Empfindungen
* Durstig auf kleine Schlucke

INDIKATIONEN

Bei Kindern

Hauptindikationen

* Durchfall mit scharfen, übel riechenden, wässrigen Stühlen nach kalten Getränken oder Speiseeis, nach Obst; schlimmer durch Angst
* Brechdurchfall mit Fieber und schweren Austrocknungserscheinungen
* Neurodermitis
* Ekzeme mit trockener Haut, intensivem Brennen und Juckreiz
* Heuschnupfen
* Allergien
* Darmpilz-Erkrankungen
* Grippale Infekte mit den typischen Leitsymptomen

Allgemeine Indikationen

* Augenentzündungen mit wässrigen, brennenden oder stechenden Augen und Lichtempfindlichkeit; besser durch warme, feuchte Kompressen: schlechter durch kalte Luft, Zugluft, Zigarettenrauch
* Aphthen in Mund und Zahnfleisch mit stechenden Schmerzen
* Magersucht
* Asthma oder Atemnot, oft nach Stress oder großer Angst; schlimmer zwischen Mitternacht und 2 Uhr; besser durch aufrechtes Sitzen, Stehen, Herumgehen
* Bronchitis oder Lungenentzündung; Verschlimmerung des Hustens durch kalte Luft, kalte Getränke und im Freien, zwischen 1 und 2 Uhr nachts
* Fiebrige Erkrankungen mit Blässe des Gesichtes; die Haut des Kindes fühlt sich entweder heiß an, obwohl das Kind friert, oder die Haut ist kalt bei innerer, brennender Hitze

Bei Erwachsenen

Hauptindikationen

* Lebensmittelvergiftungen, Salmonellenvergiftung, mit Übelkeit beim Anblick oder Geruch von Speisen
* Angst um die Gesundheit: Man ruft ständig den Arzt an, auch nachts, und lässt sich nur mit Mühe beruhigen
* Rechtsseitiger Schnupfen mit Verstopfungsgefühl und wässriger Absonderung
* Lippenherpes nach Ekel
* Kälteallergie
* Leichenblasse, kalte Finger und Zehen

Allgemeine Indikationen

* Kopfschmerzen bei akuten Erkrankungen, die durch kalte Luft und kalte Kompressen gebessert, durch Stress, Aufregung, Überhitzung, Zigarettenrauch und Essensgerüche verschlimmert werden
* Brennende Kopfschmerzen bei chronischen Erkrankungen; besser durch Wärme, Hitze
* Schwellungen um die Augen und oft unterhalb der Unterlider
* Zungenbrennen
* Entzündungen der Magenschleimhaut mit starkem Brennen
* Magengeschwüre, die bösartig werden können
* Magen-Darm-Entzündungen nach übermäßigem Alkoholgenuss, nach Verzehr von reifem Obst, Gemüse, Eis und eiskalten Speisen und Getränken
* Dickdarm-Entzündungen nach Stress oder Angst
* Krebserkrankungen von Hoden, Brust, Eierstöcken und Gebärmutter
* Intensiver Juckreiz der Haut ohne sichtbaren Hautausschlag

Arsenicum album

- Makrobiotiker, strenge Vegetarier, strenge Diäten

Verlangen
- Alkohol, Wein, Whisky
- Olivenöl
- Kalte Getränke und Speisen
- Warme Getränke und Speisen
- Brot, Roggenbrot
- Erfrischendes
- Gewürze
- Kaffee
- Milch
- Saures Obst, besonders Zitrone
- Saure Speisen: Mixed Pickles, Essig
- Fett, Speck, Schmalz
- Süßigkeiten

Abneigungen
- Anblick von Speisen; schon beim Denken an Essen
- Essen mit Hunger
- Geruch von (kochenden) Speisen
- Gift im Essen (einkaufen im Reformhaus oder Naturkostladen, weil man glaubt, sich bei Aldi oder Tengelmann zu vergiften)
- Fett, Fleischbrühe, Würste
- Gebäck
- Kalte Getränke
- Obst, Melonen
- Süßigkeiten
- Hülsenfrüchte, Erbsen und Bohnen

Besserung
- Heiße Speisen, warme Getränke
- Kaffee
- Milch

Verschlimmerung
- Alkohol, Wein (geschwefelt, sauer), Weinbrand
- Eis, kalte Speisen, Gefrorenes, kalte Getränke
- Wässriges Obst
- Butter
- Essig, saure Speisen
- Alter Käse
- Milch
- Würste

Allgemeine Modalitäten
Besserung
- Abwärtsbewegung
- Aufstehen, stehen
- Heiß baden, Bettwärme, Erwärmung, warme Luft, Wärme, Ofenwärme
- Heftige Bewegung, Bewegung erkrankter Teile
- Feuchtwarme Anwendungen
- Nach Liegen, liegen mit erhöhtem Kopf
- Frische Luft, nasses Wetter
- Beim Erwachen, nach Schlaf
- Fahren im Auto oder Zug
- Während man schwitzt
- Aufrecht sitzen

Verschlimmerung
- Abkühlung
- Alleinsein
- Körperliche Anstrengung, nach Bewegung, laufen
- Entkleiden
- Erbrechen
- Beim Erwachen, im Schlaf
- Nach Essen
- Fieber
- Im Freien gehen, schnell gehen
- Haare berühren
- Periodisch jedes Jahr, alle zwei Wochen
- Kälte, kalte Luft, Temperaturwechsel, nasskaltes Wetter, Winter, Wetterwechsel von warm nach kalt, kalter Wind
- Kautabak, rauchen
- Lachen
- Nach Liegen, liegen mit tief liegendem Kopf, Herumdrehen im Bett
- Vor und nach Mitternacht, nachts zwischen 1 und 3 Uhr
- Zunehmender Mond, Neumond, Vollmond
- Rechts
- Beim Schwitzen
- Gebeugt Sitzen
- Sprechen anderer Personen
- Während Stuhlgang
- Nach Trinken
- Feuchte Räume
- Abenddämmerung
- Feuchtkalte Anwendungen
- Im Meer baden, Seeluft
- Hastig trinken
- Trost

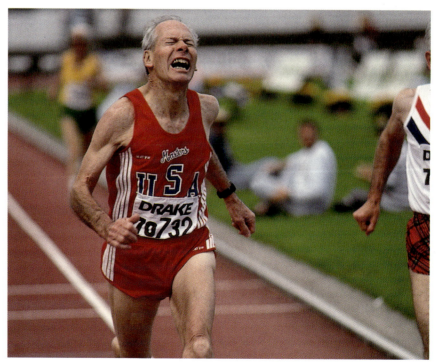

Der Arsenicum-Mensch strebt Höchstleistung auf allen Gebieten an.

Der Mensch

PSYCHISCHE MERKMALE

Menschen, die Arsenicum album als Konstitutionsmittel benötigen, fehlt ein spirituelles Grundvertrauen und damit das Vertrauen in die eigene Existenz. Auf Grund ihres wachen Geistes sind sie sich der Vergänglichkeit aller Materie und der Sterblichkeit ihres Körpers bewusst. Dies ruft in ihnen große Angst und Ungewissheit hervor, was für sie unerträglich ist. Sie wenden sich äußeren Sicherheiten zu, materiellem Besitz, Ordnung und strengen Regeln. Sie haben genaue Vorstellungen davon, was richtig ist, und genau so müssen es die anderen machen. Sie machen sich viele Sorgen, wenn ihre Ideen und Regeln nicht verwirklicht werden, und werden dann ernster, kritischer und geizig. Wenn sie die Ordnung, die sie für sich brauchen, auch für die anderen schaffen können, sind sie großzügig und können auch abgeben.

Sie versuchen ihr Leben und das der Menschen, die ihnen wichtig sind, zu kontrollieren. Sie möchten am liebsten schon während der Ausbildung wissen, wie viel sie eines Tages an Rente bekommen werden. Je mehr sie Halt und Sicherheit im Materiellen suchen, desto mehr wird die Angst vor Chaos und Verfall ihr ständiger Begleiter. Zu Beginn der Krankheitsentwicklung versuchen Arsenicum-album-Patienten dieses Unbehagen zu kontrollieren, indem sie Geld horten, heiraten und verbindliche Beziehungen zu Menschen aufbauen, die für ihr Sicherheitsempfinden wichtig sind, z.B. sich mit dem Hausarzt anzufreunden. Sie schließen auch gerne Versicherungen gegen mögliche Gefährdungen ihrer Existenz ab. Sie besitzen sehr hohe Ansprüche

Äußeres Erscheinungsbild

Bei Kindern

> Fein, zierlich, grazil
> Feine Haare
> Ordentlich, reinlich, tüchtig
> Sauber, hassen es sich schmutzig zu machen
> Ängstlich, sehr angespannt und oft übertrieben verantwortungsbewusst
> Leichtes Erröten
> Überempfindlich gegen Gerüche, Berührung und Lärm
> Ängstlich besorgt um die Gesundheit der Eltern
> Lebhafte Phantasie, Albträume

Bei Erwachsenen

> Schlanker Körperbau
> Unruhige Augen, stechende Augen, ängstlicher Gesichtsausdruck
> Ganz feine Haare, frühes Ergrauen, sauber geschnittene Frisur, exakter Scheitel
> Zurückgebundene Haare bei Frauen
> Knochige Gesichtszüge, oft mit schmalen Adlernasen
> Dünn, hager, welk
> Eckig, steif, verkrampft, stramme Haltung, diszipliniert, verzerrt
> Unruhig, drahtig, schnell in ihren Bewegungen
> Grünliche, gelbliche, graue Hautfarbe, schwarze Lippen, dunkles Aussehen mit straffer Faser, Blässe gewöhnlich roter Teile
> Sorgenfalten
> Lange, knochige Finger
> Aristokratisch, Nadelstreifenanzug
> Sich die Haare raufen
> Oberster Knopf am Hemd ist geschlossen
> Sehr gepflegt, fein, schlichte Eleganz (alles passt genau zusammen), altmodisch
> Gute Manieren, geschliffene Ausdrucksweise

an sich selbst und ihre Umgebung, die sich oft nicht verwirklichen lassen. Dieses Versagen ruft dann Minderwertigkeits- und Schuldgefühle in ihnen hervor oder führt zu ausgeprägter Kritik- und Tadelsucht sich selbst und anderen gegenüber. Übertriebene Sorge, peinliche Ordnung, Sauberkeit, Pünktlichkeit und Genauigkeit sind Ursache wie Folge dieser Ansprüche.

Arsenicum-album-Menschen beschäftigen sich meist nur mit Menschen und Dingen, die in irgendeiner Hinsicht für sie nützlich sind. Sie haben etwas Berechnendes an sich, nicht nur in materieller Hinsicht, auch in menschlicher. Sie benötigen menschliche Kontakte, um sich von ihrer Ängstlichkeit und Einsamkeit ablenken zu können oder um in Notsituationen unmittelbare Hilfe zur Verfügung zu haben. Dies zeigt sich auch darin, dass stark arsenisch geprägte Menschen meist in der Nähe ihres Elternhauses und Bekanntenkreises heiraten und sich dort ansiedeln.

Es sind ernste, nüchterne, sachliche und sehr egoistische Typen. Mit ihren Gefühlen geizen sie meist auch in ihrem engsten Umfeld – Ausnahme sind Ärger, Ängste und Unzufriedenheit. Wenn es um ihre

Gesundheit geht, reagieren sie jedoch sehr sensibel und überängstlich. Hören sie von einer Krankheit, schlimmer noch von einem Krankheitserreger, löst dies eine Lawine von Ängsten in ihnen aus. Sie befürchten dann, an dieser Krankheit zu erkranken oder sie bereits in sich zu tragen, spüren bald Symptome und lassen sich auch von ihren Behandlern schwer von diesen Ängsten abbringen und von ihrem gesunden Zustand überzeugen. Nach solchen Erfahrungen ergreifen sie prophylaktische Maßnahmen: Sie waschen und desinfizieren sich selbst (Intim-Lotionen) und alle möglichen Gebrauchsgegenstände, suchen ihr Heil in Impfungen und lieben Antibiotika, um eine mögliche Erkrankung bereits im Keim zu ersticken.

Wenn sie Zugang zur Homöopathie finden, sind sie treue, aber anspruchsvolle Patienten, die sich ganz genau an die Verordnung halten, exakte Aufzeichnungen über ihre Beschwerden und den Behandlungsablauf führen. Im Krankheitsfall flackern ihre Ängste wieder auf. Die Verordnung von Arsenicum album verunsichert sie sehr, löst sie doch schlagartig ihre Angst, vergiftet zu werden, aus. Sie werden sogleich argwöhnisch und überlegen sich, ob der Homöopath nicht mit einem ihrer Erben unter einer Decke steckt.

Der für Arsenicum-album-Typen so typische Putzfimmel wird wohl neben dem übertriebenen Sauberkeitsbedürfnis auch von den Ängsten vor unsichtbaren, gefährlichen Mikroorganismen bestimmt. Sie neigen dazu, alles, was ihnen Angst macht oder bedrohlich erscheint, aus ihrem Leben zu verbannen. Dadurch haben sie oft einen sehr kleinen Bekanntenkreis, manchmal nur die engste Familie. In extremen Fällen macht die Kompensation ihrer Ängste auch vor der Vernichtung von Menschen nicht Halt. Viele SS-Schergen, Neo-Nazis oder Geheimdienst-Mitarbeiter waren oder sind sehr kranke Arsenicum-album-Menschen. Besonders offensichtlich ist dies, wenn sie akribisch genaue Aufzeichnungen über ihre Tätigkeit führ(t)en.

Im fortgeschrittenen Zustand der Erkrankung rücken die Angst vor dem Alleinsein und dem Tod in den Vordergrund. Dadurch werden die Betroffenen immer stärker bezogen auf ihre Kontaktpersonen. Die quälende geistige Ruhelosigkeit, welche sie sonst nur bei akuten Erkrankungen befallen hatte, treibt sie nun ständig hin und her.

Schließlich zweifeln sie an allem und werden sehr argwöhnisch. Nun verdächtigen sie auch ihre engsten Angehörigen, sie zu bestehlen oder wegen des Erbes ihr Ableben herbeizusehnen oder herbeiführen zu wollen. Sie verfallen zunehmend in Depressionen, weil sie glauben, dass weder ihrem Körper noch ihrer Seele mehr zu helfen sei. Eigensinnig isolieren sie sich immer mehr von anderen Menschen, weil ihnen ja keiner helfen kann. Sie hängen Selbstmordgedanken nach und nehmen sich schließlich mit Gift, durch Herabstürzen aus der Höhe oder aus dem Fenster, durch Erhängen oder mit einem Messer das Leben. Manchmal gelingt ihnen der Ausstieg aus dieser Entwicklung, indem sie sich bewusst mit spirituellen Dingen beschäftigen. Astrologie, Homöopathie und Psychotherapie geben ihnen Sicherheit, Gelassenheit und Vertrauen in die kosmische Ordnung.

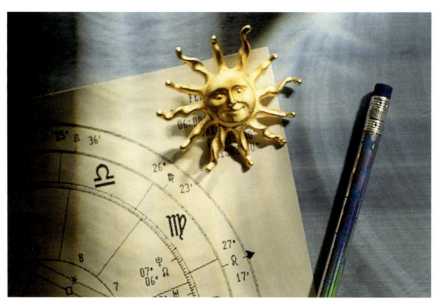

In der Beschäftigung mit spirituellen Themen sucht der Arsenicum-Mensch Halt und Sicherheit.

Geistige Merkmale

Arsenicum-album-Menschen sind analytische Denker mit scharfen Sinnen und Verstand. Sie machen sich viele Gedanken über ihr Leben und das Leben überhaupt, welche sie meist quälen.

Im Laufe der Krankheitsentwicklung werden sie erst zwanghaft. Sie müssen alles ordnen und etikettieren, über alles Buch führen, abends Teile ihres Besitzes zählen, die Glühbirnen abstauben.

Später schlägt dies in Gleichgültigkeit gegenüber Vergnügungen, dem Leben und sogar dem Tod um. Sie sind dann auch verwirrt und orientierungslos, können sich immer schwerer konzentrieren. Das Waschen des Gesichtes mit kaltem Wasser bessert diesen Zustand. Schließlich bekommen sie Wahnvorstellungen. Sie fühlen sich bestohlen, verfolgt, beobachtet oder durch das Chaos ihre Umgebung bedroht, sie sehen Diebe, Feinde, Geister, Insekten oder Ratten um sich herum. Sie sind überzeugt, Menschen beleidigt oder ein Unrecht begangen zu haben. Sie meinen ständig arbeiten zu müssen, keine Fehler begehen zu dürfen und fühlen sich von ihren Angehörigen ungeliebt.

VERLANGEN
* Plötzlich die Betten wechseln, Aufstehen
* Gesellschaft
* Schnell getragen werden
* Sich hinlegen, Lagewechsel
* Höchstleistung, Aktivität, Bester sein
* Hygiene
* Ordnung, Perfektion, Vollkommenheit, Kontrolle, Sauberkeit
* Sicherheit aus eigener Unsicherheit, Todsicherheit (absolute Sicherheit), Absicherung, Versicherung
* Achtung, Autorität
* Wärme, Hitze: Es ist einem kaum jemals zu warm
* Antibiotika
* Askese
* Jemanden festhalten, gehalten werden
* Nachts aus Angst fliehen, sich aus Angst verstecken
* Gehen
* Gesetze, Werte
* Getötet werden durch einen Stich ins Herz nach Mitternacht, töten
* Putzen

* Rituale
* Tabak

ABNEIGUNGEN
* Bewegung
* Parasiten, Schmarotzer
* Entblößen
* Starke Gerüche
* Gespräche, Sprechen
* Lachen
* Kalte Luft
* Schulden, Geld verleihen
* Fremde Toiletten
* Unpünktlichkeit

SEXUALITÄT
* Schwierige Sexualität, weil das Gefühl besteht, dass Sex schmutzig sei
* Unfreiwillige Orgasmen bei Frauen

SCHLAF
* Schlaflos durch Gedankenzudrang
* Schlaflos bei Übermüdung
* Auffahren beim Einschlafen wie durch einen elektrischen Schlag
* Schreckhaft im Schlaf
* Schreien im Schlaf
* Zähneknirschen

TRÄUME
* Schweißausbrüche beim Träumen
* Ängstlich, schrecklich
* Prüfung
* Schwierigkeiten, Gefahr, voller Sorgen
* Unfall
* Versäumnis, zu spät kommen
* Verstorbene, Friedhof, Leichen
* Körperliche Anstrengung
* Einbrecher, Diebe, Räuber
* Galgen, Hinrichtung, Richter
* Gewitter, Sturm
* Verlegenheit
* Schwarzes Wasser

FARBWAHL
* Schwarz-weiß-rot
* Gelb

BEVORZUGTE BERUFE
* Bibliothekar
* Buchhalter, Steuerberater
* Diagnostiker
* Apotheker, Chemiker
* Bauzeichner, Statiker
* Chirurg
* Pilot
* Uhrmacher
* Exakter Geschäftsmann
* Historiker
* Leichenbestatter
* Solist
* Balletttänzer, Ballettlehrer
* Fluglotse
* Astrologe
* Zauberer
* Geistheiler
* Detektiv
* Marathonläufer

TYPISCHE REDENSARTEN
* »Lachen verboten!«
* »Erst die Arbeit, dann das Vergnügen«
* »In Reih und Glied«
* »Vorschriftsmäßig«
* »Im Gleichschritt marsch!«
* »Alles oder nichts«
* »Was uns nicht tötet, macht uns nur härter!«
* »Aus dem Ei gepellt«
* »Es ist zum Haareraufen«
* »Der hat seine Strafe verdient«
* »Ein Kind muss gebrochen werden«
* »Höchstleistung«
* »Pfennigfuchser«
* »Korinthenkacker«
* »Konsequent«
* »Verbindlich«

SPORTARTEN
* Bogenschießen
* Dressurreiten
* Hochleistungssport
* Marathonlauf

ÜBUNGEN
* Zen
* Schreittanz

Tollkirsche

ATROPA BELLADONNA L.

Die Tollkirsche wurde als entspannende und auch als bewusstseinserweiternde Droge verwendet. Sie ist jedoch giftig, schon geringe Mengen wirken tödlich. Die wichtigsten Themen der Belladonna sind Hitze, Erregung, Leidenschaft, Erotik, Sinnlichkeit und als Gegenpart dazu Panik, Dramatik, Tobsucht und Wahnvorstellungen.

Die Substanz

NAMEN
* Tollkirsche
* Schlafkirsche, Tollkraut, Teufelskirsche, Deiwelskersche, Judenkirsche, Wolfskirsche, Wolfsbeere, Tintenbeere, Tollbeere, Irrbeere, Rattenbeere, Hexenbeere, Mörderbeere, Schwindelbeere, Chrottebeeri, Waldnachtschatten, Todeskraut, Schlafapfel, Bennedonne, Bollwurz
* »Atropos« ist der Name der dritten der drei griechischen Schicksalsgöttinnen: Die Moiren, bei den Römern Parzen genannt, sind für die Geschicke der Menschen zuständig. Klotho spinnt den Lebensfaden, Lachesis teilt jedem sein Lebenslos zu, und Atropos, die Unabwendbare, schneidet den Lebensfaden ab. »Atropa« soll bedeuten, dass die Giftwirkung unabwendbar ist, sobald sie eintritt.
* Die Bezeichnung »belladonna« (= schöne Frau) hat ihren Ursprung in der Verwendung der Tollkirsche als Schönheitsmittel: Im alten Rom träufelten sich die Frauen den mit Wasser verdünnten Saft in die Augen. Als Reaktion darauf vergrößerten sich die Pupillen und begannen zu glänzen. Dies sollte die Schönheit der Frauen unterstreichen und dem Gegenüber einen sexuellen Erregungszustand vortäuschen. »Tollkirsche« bezieht sich auf den geistig verwirrten Zustand, welcher als Folge der Vergiftung auftritt.

FAMILIE
Solanaceae, Nachtschattengewächse

VORKOMMEN
Die Tollkirsche wächst auf kalkhaltigen Böden in Waldgebieten bis auf 1600 Meter in ganz Europa, Kleinasien und Nordafrika. Sie bevorzugt halb schattige Standorte.

AUSSEHEN
Die mehrjährige, 80 bis 150 Zentimeter große Pflanze entwickelt sich im Frühjahr aus einem dicken, mehrköpfigen Wurzelstock. Sie besitzt einen schlanken Stamm mit fast waagrecht ausladender Krone, wechselständige, ganzrandige, elliptisch geformte Blätter und zu Beginn des Sommers glockenförmige, braunviolette oder gelbe Blüten mit gelbbraunem Grund. Die Früchte mit dem eiförmigen Samen sind zuerst grün, dann schwarz glänzend und süß, sie werden von sternförmig angeordneten Kelchblättern getragen. Für die Verbreitung sorgen Amseln, Sperlinge, Fasane, Kaninchen und Ziegen, die die Kirschen unbeschadet fressen können und den unverdaulichen Samen ausscheiden.

Bezüge zwischen der Substanz und ihrer Wirkung

Schwarze, glänzende Beeren > Dunkle, funkelnde Augen

Schöne, süße, giftige Beeren; verführerisch > Attraktive, verführerische Menschen

Gedeiht an Standorten mit Halbschatten > Lebenskampf zwischen lichten und dunklen Wesenskräften

Wildpflanze > Wildes, unangepasstes Naturell

Schlanker Stamm mit fast waagrecht ausladender Krone > Schlanker Körper mit kraftvollem Organismus

Feuchter Standort > Verlangen nach Wasser

Atropin und andere giftige Alkaloide der Tollkirsche > Machen den Menschen toll, verrückt

Erweiterte Pupillen und gerötetes Gesicht als erste Vergiftungssymptome > Fieber

Gift und Schönheitsmittel

Hauptinhaltsstoffe
Alkaloide wie Atropin, Hyoscyamin, Scopolamin, Belladonnin; Flavonoide; Cumarin-Derivate.

Für Kinder ist der Verzehr von zwei bis fünf Beeren der Tollkirsche tödlich, für Erwachsene zehn bis zwanzig Beeren.

Bei allen Vergiftungen sind Erweiterungen der Pupillen, Rotfärbung des Gesichtes, Trockenheit der Schleimhäute und ein harter, beschleunigter Puls festzustellen.

Leichtere Vergiftungen äußern sich in einer gesteigerten Kopfdurchblutung mit euphorischen Stimmungen und einem Gefühl der Zeitlosigkeit. Später fällt der Betroffene in einen Tiefschlaf mit erotischen Träumen.

Mittelschwere Vergiftungen bewirken ein Nachlassen der Drüsentätigkeit. Haut-, Speichel- Magensaft und Bronchialdrüsen bilden weniger Sekrete, die Schleimhäute brennen und jucken. Es kommt zu Schwindel mit Übelkeit, schließlich zu einem betäubenden Tiefschlaf.

Große Mengen von Tollkirschen lösen Tobsuchtsanfälle, hochgradige Erregung und Euphorie, Wahnvorstellungen, Rededrang, Weinkrämpfe, Krampfanfälle, Seh- und Sprachstörungen, eine Beschleunigung der Atmung, Steigerung des Blutdrucks mit rasendem Puls, pochende Kopfschmerzen, Erbrechen mit oft violett verfärbtem Erbrochenem, Fieber mit starkem Hitzegefühl und intensiver Schweißbildung aus. Schließlich kommt es zu Zittern und Zuckungen, schwankendem Gang, Delirien, zentralen Lähmungen und Tod durch Atemstillstand.

Geschichte
Die Tollkirsche wurde bereits von Hippokrates beschrieben.
Atropinhaltige Augentropfen werden auch heute noch wegen ihrer

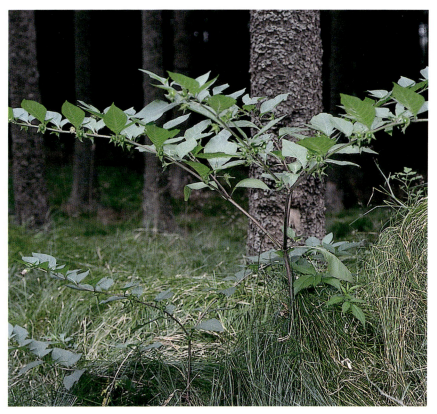

Die Tollkirsche mit ihren giftigen Früchten wächst häufig am halbschattigen Waldrand.

pupillenerweiternden Wirkung vor Untersuchungen ins Auge geträufelt. In Kriegszeiten wurde die Tollkirsche früher zum Einschläfern des Gegners, zuletzt im Zweiten Weltkrieg als Gegenmittel gegen Nervengas benutzt.

Bei Vergiftungen kommt es anfangs zu euphorischen Stimmungen mit einem Gefühl der Zeitlosigkeit, erotischen und hellsichtigen Träumen, von deren Wahrhaftigkeit der Betroffene überzeugt ist. Bei den Hexenprozessen wurden die Beschuldigten vor dem Verhör zum Genuss von Tollkirschen gezwungen.

In entsprechender Dosierung wirkt die Tollkirsche halluzinogen. Es stellen sich wahnsinnige Illusionen ein, Fratzen, Gesichter und Tiergestalten werden wahrgenommen.

Werden Blätter oder Blüten im Schlaf unter das Kopfkissen gelegt, träumt der Betroffene intensiv und lebhaft und glaubt, in der Luft zu schweben.

Volksheilkunde
In der Volksheilkunde wurden Zubereitungen der Tollkirsche in kleinen Dosen bei kolikartigen Schmerzen und Verkrampfungen der Verdauungsorgane und bei Asthma eingesetzt.

Blütezeit
Von Juni bis August; die Beeren reifen von August bis Oktober

Homöopathische Zubereitung
Aus der frischen Pflanze mit Wurzelstock wird die Urtinktur hergestellt. Belladonna wurde 1779 von Hahnemann geprüft.

Atropa belladonna L.

Das Mittel

GRUNDTHEMEN DES MITTELS
* Fieber, Röte
* Abgekühlte sexuelle Erregung; unterdrückte Leidenschaft
* Abkühlung nach Erhitzung, Hitzestau
* Frühling, Frühlingserwachen
* Hereinbrechen, Heftigkeit, Intensität, Dramatik, Erregung
* Panik
* Magie, magische Welt, Verlockung, Faszination
* Überreizung
* Verhärtung
* Schöne Frau
* Erotik, Sinnlichkeit
* Ekstase, Leidenschaft, wild, Tollheit, Tollhaus
* Feuer, Feuertanz
* Entflammung, Feuer legen, Feuerwehr
* Sexueller Missbrauch
* Traum und Wirklichkeit
* Übergang
* Schicksalsgöttin Atropos
* Hexe, Hexenverbrennung

ÄTIOLOGIE
* Moralische Erregung
* Scharlach, Masern
* Entbindung, ungewollte Abtreibung
* Unterdrückter Schweiß
* Zorn mit Schreck oder Angst
* Abkühlung nach Erhitzung oder hitziger Erregung
* Sonnenbestrahlung
* Angst, Furcht, Schreck
* Haare schneiden
* Verletzung durch Erschütterung
* Unterdrückte Leidenschaft: allgemeiner Erregungszustand durch enttäuschte oder nicht lebbare Liebe
* Wetterwechsel
* Impfung
* Pilzvergiftung

Vergleichsmittel
Aconitum, Apis, Bryonia, Lachesis; Lycopodium, Pulsatilla

* Chronische Bleivergiftung
* Chinin-Einnahme
* Verdorbene Fleisch- und Wurstwaren
* Verdorbener Fisch

LEITSYMPTOME
* Plötzlich auftretende akute heftige Erkrankungen, meist mit hohem Fieber, intensiver körperlicher Symptomatik und oft ähnlich plötzlichem Abklingen und Wiederkehren: Das Gesicht ist rot und heiß, die Augen glänzen, die Pupillen sind erweitert, Lippen und Mundschleimhaut sind oft blass, die Zunge ist leuchtend rot, Hände und Füße sind kalt, man hat hämmernde oder pulsierende Schmerzen, im Fieber Delirien oder lebhafte Halluzinationen; die Hitze in den entzündeten Körperpartien ist oft extrem und bleibt in der Hand des Behandlers bestehen, sodass dieser fast meint, seine Hand könnte bei der Untersuchung verbrennen
* Kopfschmerzen nach Haarewaschen oder -schneiden

REAKTIONEN AUF NAHRUNGSMITTEL
Verlangen
* Limonade
* Brot
* Zitronen

Abneigungen
* Getränke
* Kaffee, Wasser
* Saure Speisen
* Warme Speisen
* Milchgeruch

Besserung
* Kalte Getränke
* Limonade, Apfelwein

Verschlimmerung
* Essig, saure Speisen
* Heiße Getränke

ALLGEMEINE MODALITÄTEN
Besserung
* Liegen, besonders auf dem Bauch; stehen; gebeugt sitzen
* Ruhe
* Beugen erkrankter Teile, nach hinten beugen
* Atem anhalten
* Auflegen der Hand auf die betroffene Stelle
* Fester Druck
* Magnetisieren
* Nasses Wetter

Verschlimmerung
* Abends, nachmittags um 15 oder 16 bis 17 Uhr
* Rechts
* Abkühlung einzelner Teile, besonders des Kopfes
* Feuchtkalte Anwendungen, heiße Bäder, nass werden
* Leichte Berührung
* Aufstehen, Bewegung, schnelles Gehen, im Kreis gehen
* Aufrecht Sitzen
* Erschütterung
* Dunkelheit, Licht
* Frühling, Sommer, Sommersonnenwende
* Heißes Wetter, trockenes Wetter
* Sonnenlicht, Sonnenbestrahlung
* Glänzende Gegenstände
* Haare schneiden, Nasswerden des Kopfes, Berührung der Haare
* Herunterhängenlassen der Glieder
* Lachen
* Narkotika, Schlafmittel
* Im Schlaf, zu Beginn des Schlafes
* Während der Periode, der Schwangerschaft, der Entbindung

Heftiger Krankheitsverlauf

- Während der Pubertät bei Mädchen
- Kalter Wind, Zugluft, kalte Luft einatmen
- Beugen, nach vorne oder seitwärts
- Erhitzung, Erwärmung
- Ermahnungen
- Nach Fieber
- Lärm
- Mitleid, Trost
- Niesen
- Reiten

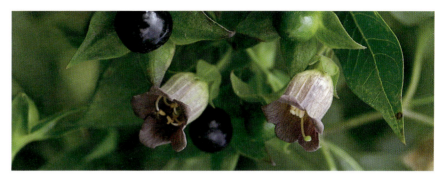

Schön und verführerisch wie die Beeren der Tollkirsche sind oft auch die Menschen, zu denen das homöopathische Heilmittel Belladonna passt.

INDIKATIONEN

Bei Kindern

Hauptindikationen
- Kinderkrankheiten, vor allem Scharlach, Masern, Mumps
- Meist rechtsseitige Mittelohrentzündung mit starken Schmerzen, Aufschreien im Schlaf und Hin- und Herrollen des Kopfes im Verlauf einer Erkältung
- Akute eitrige Mandelentzündung
- Wutanfälle mit Beißen, Schlagen, Tobsucht

Allgemeine Indikationen
- Erkrankungen mit hohem Fieber
- Fieberkrämpfe
- Schwierige Zahnung mit hohem Fieber und Durchfall
- Trockener, bellender Husten, der sich beim Sprechen verschlechtert
- Pseudokrupp oder Keuchhusten mit Weinen vor und Niesen nach dem Hustenanfall
- Sonnenstich, Sonnenbrand
- Blinddarmentzündungen
- Meningitis
- Rachitis
- Hyperaktivität

Bei Erwachsenen

Hauptindikationen
- Kopfschmerzen, welche oft im Hinterkopf beginnen, zur rechten Schläfe oder zur rechten Seite der Stirn ausstrahlen und sich im Bereich des rechten Auges festsetzen
- Migräne
- Bluthochdruck
- Rechtsseitige Nebenhöhlenschmerzen, welche sich bei Berührung und Vorwärtsbeugen verschlimmern und sich durch festen Druck bessern
- Schlaganfall
- Tollwut

Allgemeine Indikationen
- Beginnende Eiterungen
- Abszesse, Furunkel
- Lokalisierte Entzündungen in Kopf, Hals, Brust, Bronchien, Magen, Darm und Nieren-Blasen-Bereich
- Kolikartige Beschwerden in den Hohlorganen, welche vom vegetativen Nervensystem gesteuert werden: Bronchien, Magen, Galle, Darm, Blase und Gebärmutter
- Akut auftretender oder chronischer Schwindel; Verschlimmerung durch Drehen des Kopfes, durch Umdrehen im Bett und durch Vorwärtsbeugen
- Rechtsseitige Gesichtsschmerzen mit klopfenden Empfindungen und Hitzegefühl
- Doppeltsehen
- Morbus Basedow
- Schlangenbisse
- Verstopfung auf Grund von Trockenheit des Mastdarmes
- Rechtsseitige Schmerzen oder Zysten der Eierstöcke

Atropa belladonna L.

Der Mensch

PSYCHISCHE MERKMALE

Belladonna-Menschen sind angenehm, eigenwillig, unabhängig, exzentrisch, liebenswürdig, herzlich, voller Lebensfreude und ausgelassen. Sie singen, tanzen und lachen gerne. Sie brauchen viel Freiraum, um ihre reiche Gefühlswelt ihre Gedankenfülle wie auch ihre Sexualität auszuleben.

Werden sie allzu sehr in ihrem Aktionsradius oder in der freien Entfaltung ihrer Emotionen eingeschränkt, können ihre unterdrückten gewaltigen Energien plötzlich ausbrechen. Dies kann auch der Fall sein, wenn sie sich selbst beschneiden, z.B. auf Grund ihres schlechten Durchsetzungsvermögens Entscheidungssituationen und Auseinandersetzungen meiden, um liebenswert zu bleiben und sich keine Sympathien zu verscherzen. Sie unterdrücken ihren Ärger, verhalten sich angepasst, behalten ihr höfliches Benehmen und vermeiden Konfrontationen so lange, bis der Konflikt sich entweder auf der körperlichen Ebene als eine der typischen Entzündungen und Infektionen zeigt oder sich in einem heftigen Wutanfall entlädt. Vorboten dafür sind Symptome eines allgemeinen Erregungszustandes:
> Leichtes Zusammenfahren bei Berührung und Erschrecken
> Auffahren beim Einschlafen
> Aufschreien im Schlaf
> Zähneknirschen
> Überempfindlichkeit gegen Geräusche, Licht und Zigarettenrauch
> Extreme Reizbarkeit
> Ungeduldige, hektische, launenhafte, widerspenstige und ängstliche Reaktionen

Zuweilen leben Belladonna-Patienten ihre unterdrückten Aggressionen

Äußeres Erscheinungsbild

> Glühend heiß
> Rote, feuchte Haut; rotes Gesicht, wie eine Tomate
> Blässe um den Mund
> Glasige Augen, erweiterte Pupillen
> Pulsierende Halsschlagadern
> Glotzender, verschleierter oder verwirrter Blick; starrer Blick wie im Wahn
> Ängstlicher Gesichtsausdruck
> Unwillkürliche, hastige Bewegungen der Hände

> Funkelnde Augen bei Frauen
> Vollblütige, temperamentvolle Frauen
> Rote Kleidung bei Frauen
> Wilde Schönheit, erotische Frauen
> Stämmige, muskulöse Männer
> Oft breites Gesicht mit dicken Lippen bei Männern
> Dunkle, wellige Haare bei Männern
> Helle Hautfarbe bei Kindern
> Blaue Augen bei Kindern
> Blühendes Aussehen von Kindern
> Sehr aufgeweckte Kinder

aus, indem sie die Menschen, auf die sie ärgerlich sind, bestehlen oder Feuer legen.

Bei den Tobsuchtsanfällen läuft das Gesicht blutrot an. Sie schlagen mit erhöhter Körperkraft um sich, schlagen den Kopf gegen Wände oder Gegenstände, beißen, bespucken die Umstehenden, zupfen sich an den Genitalien, zerreißen Dinge oder ihre Kleider, lachen krampfhaft, schneiden alberne Grimassen, fluchen obszön, reißen sich die Haare aus, tanzen lachend und singend und ziehen sich dabei aus. In diesem Zustand erkennen sie ihre Angehörigen nicht.

Diese Tobsuchtsanfälle können sich mit Angstzuständen abwechseln. Die Betroffenen empfinden qualvolle, panische Angst, vor allem nachts: vor vielen eingebildeten Dingen, vor Tieren – besonders vor schwarzen Hunden –, vor Wasser, vor Annäherung und Berührung, vor Feuerwehr- oder Polizeisirenen. Sie haben Angst sterben zu müssen,

vergiftet oder gehenkt zu werden. Sie fliehen aus dem Bett, um diesen Gefühlen zu entgehen, was ihnen jedoch nicht gelingt.

Wiederholen sich diese Zustände, sind die Belladonna-Menschen selbstmordgefährdet. Sie würden aus Fenstern in die Tiefe springen, sich vergiften, ertränken oder erhängen.

GEISTIGE MERKMALE

Bei der Belladonna-Konstitution erleben wir vollblütige, kraftvolle Menschen mit lebendigem Gedächtnis und scharfem Verstand. Sie verfügen über viel Energie, die sie durch Bewegung und körperliche Betätigung ausleben müssen.

In Zusammenhang mit hoch fieberhaften Erkrankungen und Infektionen, mit Wutanfällen, als Folge von Kummer oder Schreck, im Alkoholrausch, in der Schwangerschaft oder im Wochenbett können die natürlichen Kontrollmechanismen zusammenbrechen. Die Betroffen

Kraftvolle Menschen

haben dann schreckliche Halluzinationen und Visionen, die sich besonders beim Augenschließen und in der Dunkelheit einstellen. Sie können dann Träume und Wahnvorstellungen nicht mehr von der Realität unterscheiden. Sie sehen Geister, Gespenster, Ungeheuer, entsetzliche Gesichter oder Fratzen, den Teufel, schwarze Hunde, Katzen, Insekten, Feuer. Bilder, Gegenstände und Menschen sehen sie nur noch in schwarz. In Bäumen sehen sie Gesichter, in ihren Fingernägeln Menschen. Sie fühlen sich verfolgt von Feinden, die nach ihnen greifen. Unter ihrem Bett liege jemand und klopfe. Sie sprechen mit Geistern oder mit Toten, reiten auf Stieren, fliegen durch die Gegend. Sie haben den Eindruck, ihr Körper sei in zwei Teile durchgeschnitten oder er verfaule bei lebendigem Leib.

VERLANGEN
* Beißen, andere oder in Gegenstände wie Löffel
* Dinge anzünden, Feuer legen, zündeln
* Fliehen, nachts auf die Straße, dort im Nachthemd herumtanzen; weglaufen
* Sich aus Angst verstecken
* Geistige und körperliche Anstrengung, Training
* Licht
* Menschen ins Gesicht spucken
* Jemanden an den Haaren ziehen
* Klettern
* Nackt sein
* Kalte Luft
* Schnupftabak
* Toben, töten

ABNEIGUNGEN
* Bewegung
* Berührung
* Entblößen
* Sprechen

MISSEMPFINDUNGEN
* Gefühl, eine Maus laufe den Arm hinauf
* Als ob Wind über den Arm streife
* Das Gehirn komme aus dem Schädel heraus
* Gefühl von Wasser im Gehirn
* Gefühl eines Fremdkörpers im Hals oder Kehlkopf
* Als ob etwas im Kopf aufsteige und absinke
* Klopfen im Kopf
* Gefühl von Wogen oder Schwappen im Kopf
* Die inneren Organe seien geschwollen
* In den inneren Organen befinde sich Staub
* Das Gesicht sei geschwollen
* Eine (brennende) Kugel im Magen
* Als ob Luft aus dem Ohr ausströme
* Als ob Wind im Ohr blase

SEXUALITÄT
* Überfallartige Sexualität
* Überempfindlichkeit des Scheideneingangs mit Krämpfen

SCHLAF
* Gerne in Bauchlage
* Schläfrigkeit

TRÄUME
* Schwarze Hunde
* Häufig
* Fallen
* Hexen
* Zündeln, Feuer legen
* Brennende Häuser
* Wasser, schwimmen

FARBWAHL
* Scharlachrot, knallrot
* Schwarz

BEVORZUGTE BERUFE
* Apotheker
* Geschichtenerzähler
* Puppenspieler
* Hexe, Weissager
* Magier
* Feuerteufel
* Feuerwehrmann

TYPISCHE REDENSARTEN
* »Toll«
* »Wahnsinnig«

SPORTARTEN
* Schwimmen

ÜBUNGEN
* Feuertanz

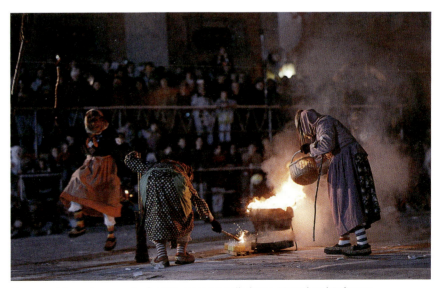

Hexen und Feuer kommen in den Träumen von Belladonna-Menschen häufig vor.

Gold

AURUM METALLICUM

Das Edelmetall Gold mit seinem warmen Glanz hat die Menschen von jeher fasziniert. Es steht für Reichtum und Sicherheit, Schönheit, Kraft, Macht und Spiritualität. Diesen hohen Idealen entgegengesetzt sind Einsamkeit, Versagen und Depression, wenn den Menschen Bestätigung und menschliche Anerkennung versagt wird.

Die Substanz

NAMEN
* Gold
* »Aurum« ist von dem lateinischen aura = »das Strahlende« abgeleitet.
* Die Bezeichnung »Gold« stammt aus dem Althochdeutschen und bedeutet »das Glänzende, das Blanke«.

CHEMISCHE FORMEL
Au (Gold)

DICHTE
19,3 g/cm³

AUSSEHEN
Aurum metallicum ist ein rötlich-gelbes Metall.

EIGENSCHAFTEN
Das Schwermetall ist das dritte Element aus der ersten Nebengruppe des Periodensystems, nach dem Silber.
Der Schmelzpunkt liegt bei 1064 °C, der Siedepunkt bei 3080 °C.
Gold ist ein außerordentlich weiches und dehnbares, mechanisch leicht zu bearbeitendes Metall: Es kann zu hauchdünnen Fäden gezogen und zu dünnen Folien (Blattgold) gewalzt oder gehämmert werden. Seine elektrische und Wärme-Leitfähigkeit betragen etwa 70 Prozent der von Silber. Beim

Bezüge zwischen der Substanz und ihrer Wirkung

Ausstrahlung des Goldes > Charisma der Person

Glanz > Glänzendes Erscheinungsbild

Belastbar > Menschen in Führungspositionen

Edel(metall) > Feine edle Menschen

Ehering > Symbolisiert Beständigkeit

Goldkrone > Souveräner Herrscher

Mit dem Gold brachten die spanischen Eroberer Südamerikas die Syphilis nach Europa > Gold als Mittel gegen die Syphilis

Um in den Besitz von Gold zu kommen, wurden unzählige Kriege geführt, Länder zerstört und Menschen getötet > Gold als homöopathisches Heilmittel bei autoaggressiven Gewebezerstörungen

Viele Menschen glauben, dass sie mit genügend Gold (Geld) keine Probleme mehr hätten > Aurum-Menschen bilden sich ein, allein alle Probleme der Welt lösen zu müssen; darin sind sie zum Scheitern verurteilt und stürzen in tiefe Verzweiflung

Gold war über Jahrtausende hin durch seine Unverletzlichkeit und Beständigkeit das Symbol für das Ewige, das Göttliche, die Kultur > Aurum-Menschen haben oft den Glauben an das Göttliche verloren und versuchen die dadurch sich auftuende Leere zu überwinden, indem sie in materiellen Werten einen Halt suchen, in Reichtum, Erfolg, Macht und Einfluss

Extrem schwer, schwer lastende Königskrone > Menschen, welche von einer schweren Verantwortung belastet erscheinen oder schwere Schicksale erlitten haben und dennoch ihre Ausstrahlung bewahren

Schwermetall > Schwermut

Das Metall der Könige

Schmelzen verdampft Gold in geringem Maße, und als Edelmetall ist es sehr reaktionsträge: Von Luft, Säure und Alkalien wird es nicht angegriffen, in Königswasser und Cyanid-Lösungen ist es löslich. Fein verteilt erscheint es in Farbtönungen von leuchtend rot bis violett. Gold bildet mit vielen Metallen Legierungen, mit edlen Metallen als echte Mischkristalle, die dem Härten oder einer Veränderung des Farbtons dienen. Mit Quecksilber bildet es sofort Goldamalgam, wodurch man auch kleine Spuren von Gold aus anderen Mineralien gewinnen kann.

Vorkommen
Gold kommt als Frei-Gold in Form von Schuppen, Körnern oder Klumpen oder als mineralisches Gold fein verteilt in Mineralien wie Pyrit oder Arsen-Kies vor. Als Berggold findet man es in Gängen oder eingewachsen in andere Mineralien. Als Seifengold erscheint es durch Verwitterung goldhaltiger Gesteine und Anreicherung an bestimmten Stellen in Flusssand und Kies.
Die wichtigsten Abbaugebiete liegen in Südafrika, USA, Kanada, Australien, Brasilien und Russland.

Gewinnung
Das einfachste Verfahren ist das Waschen des Frei-Goldes als Goldstaub oder Nuggets aus Flusssand. Daneben wird die Amalgamation mit Quecksilber und in den letzten Jahren vor allem die Cyanidlaugung eingesetzt. Die beiden letzten Verfahren führen zu extremen Umweltbelastungen.

Geschichte
Das Gold gehört mit dem Kupfer zu den ältesten vom Menschen benutzten Metallen. Es wurde seit der Jungsteinzeit für Schmuck, Prunkwaffen und kulturelle Gegenstände

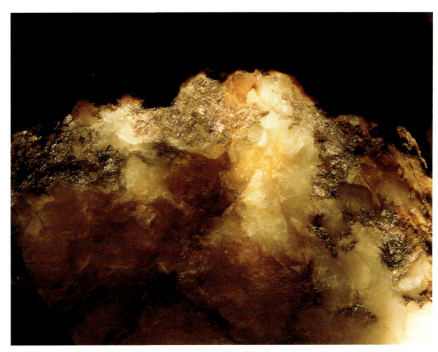

Gold, das Metall der Könige, besitzt die warme Strahlkraft der Sonne.

verarbeitet, später auch als Tauschobjekt eingesetzt.
Bei den Ägyptern hatte Gold eine große Bedeutung als Sinnbild der Reinheit und der Wärme der Sonne. Die Sonnengötter wurden von großen Mengen Goldes umgeben und in Gold abgebildet.
670 v. Chr. wurde die erste Goldmünze geprägt.
In Europa spielte Gold bis zu den Raubzügen der Spanier in Lateinamerika eine untergeordnete Rolle. Im alten Rom wurden missliebige Adlige, Politiker oder vornehme »Freigelassene« durch Inhalation von Goldstaub zum Selbstmord gezwungen.

Verwendung
Die größten Goldmengen werden als Währungsreserve und in der Schmuckherstellung verwendet. Die Industrie benötigt Gold in der Elektro- und Zahntechnik, daneben zur Herstellung spezieller Legierungen.
Von der pharmazeutischen Industrie werden heute organische Goldpräparate zur Behandlung schwerer rheumatischer Erkrankungen eingesetzt.

Volksheilkunde
In Indien stellte man bereits vor unserer Zeitrechnung goldhaltige Lebenselixiere her.
In der Antike und im Mittelalter galt Gold als verjüngendes und lebensverlängerndes Mittel.
Arabische Ärzte verwendeten im 12. Jahrhundert Gold als Herzmittel. Paracelsus setzte Gold bei Herzerkrankungen ein.
Im Volksglauben werden Amulette aus Gold gegen Zauberei und den bösen Blick getragen.

Homöopathische Zubereitung
Blattgold wird mit Milchzucker verrieben.
Aurum wurde von Hahnemann 1818 geprüft.

Aurum metallicum

Das Mittel

GRUNDTHEMEN DES MITTELS
* Herz, Panzerherz, Herzblut
* Schwere
* König, Sonne
* Auserwähltsein
* Autorität
* Verbindung zwischen Diesseits und Jenseits
* Sehnsucht nach dem Jenseits
* Dunkelheit
* Goldenes Vlies, goldenes Kalb, Götzenbild
* Tiefstes Leid, Verzweiflung
* Selbst
* Souveränität
* Göttliche Vollkommenheit
* Innere gegen äußere Werte
* Vater
* Absturz
* Auferstehung
* Berufung
* Einsamkeit
* Ewigkeit
* Hingabe an innere Führung, göttliche Führung
* Glaubenszweifel
* Lebendigkeit
* Leidenschaft
* Licht und Schatten
* Mittelpunkt
* Patriarchat
* Schöpferkraft
* Sinn und Sinnlosigkeit
* Sonnenuntergang, Sonnenfinsternis

ÄTIOLOGIE
* Abkühlung
* Enttäuschung, Enttäuschung über die Unvollkommenheit des Vaters
* Verletzte Ehre, Demütigung, Kränkung, Verachtung, Spott
* Tiefer Kummer, enttäuschte Liebe, gebrochenes Herz
* Missbrauch von Quecksilber
* Verlust, Geldverlust, Firmenpleite, Bankrott

Vergleichsmittel

Natrium muriaticum; Ignatia, Mercurius solubilis, Nux vomica, Platinum, Psorinum

* Zorn mit Entrüstung oder Schreck, Ärger
* Sozialer Abstieg
* Absturz aus einer Höhe
* Geringschätzung
* Heftigkeit
* Machtverlust
* Reue
* Überforderung
* Undankbarkeit
* Zu viel Verantwortung
* Widerspruch

LEITSYMPTOME
* Schwere Depressionen mit Reizbarkeit, Schuld-, Versagens- und Wertlosigkeitsgefühlen; Selbstmordgedanken erleichtern; besser durch Ruhe und Gehen in der frischen Luft; schlimmer nachts, durch geistige und körperliche Anstrengung
* Selbstmordneigung infolge von Schmerzen (z.B. Kopfschmerzen), finanziellen Problemen, aus enttäuschter Liebe, nach gekränkter Ehre oder Machtverlust: will aus dem Fenster oder von der Höhe herabspringen oder fährt mit dem Auto mit hoher Geschwindigkeit gegen ein Hindernis.
* Weinen beim Singen, besonders von Kirchenliedern, beim Beten, beim Sex, beim Treffen von Menschen

REAKTIONEN AUF NAHRUNGSMITTEL
Verlangen
* Brot, alte Brötchen
* Kaffee
* Leckerbissen
* Milch
* Rotwein, Alkohol
* Delikatessen wie feines Gebäck
* Unverdauliches
Abneigungen
* Fleisch
Besserung
* Delikatessen

ALLGEMEINE MODALITÄTEN
Besserung
* Abends
* Laut beten
* Bewegung im Freien, Bewegen erkrankter Teile, langsames Gehen
* Musik
* Kerzenlicht
* Warme Luft
* Abendsonne
* Arbeit, Beschäftigung
* Nach vorne beugen
* Herbst
* Massage
* Tanzen
Verschlimmerung
* Nachts, morgens
* Rechts
* Geistige Anstrengung
* Liegen
* Kalte Luft, Einatmen von kalter Luft
* Nase schnäuzen
* Ruhe
* Winter, Wintersonnenwende, Frühling
* Zugluft
* Entbindung
* Hoch gelegene Orte
* Hunger
* Kummer
* Lachen
* Pubertät bei Mädchen
* Sonnenuntergang bis Sonnenaufgang
* Verlust
* Alle drei Wochen

Helligkeit der Sonne **89**

INDIKATIONEN

Bei Kindern
Hauptindikationen
* Abmagerung bei schwächlichen Kindern

Allgemeine Indikationen
* Abneigung gegen Autorität
* Hodenatrophie, Wanderhoden, Hodenhochstand
* Streber

Bei Erwachsenen
Hauptindikationen
* Beschwerden nach geschäftlichen Rückschlägen, nach Demütigungen, Kummer oder Liebeskummer
* Bohrende Kopfschmerzen im inneren, rechten Augenwinkel
* Unerträgliche, hämmernde Kopfschmerzen mit sichtbarem Pulsieren des Blutes in den Schläfen; besser in der Ruhe, frischer Luft; schlimmer nachts und durch Anstrengung
* Bluthochdruck
* Panzerherz (Pericarditis calculosa), Herzbeutelentzündung mit Einlagerung von Kalk
* Verstopfung der Nase
* Nebenhöhlenentzündung mit abstoßendem Geruch
* Knochenschmerzen oder wandernde rheumatische Muskelschmerzen; Verschlimmerung nachts
* Arbeitssucht

Allgemeine Indikationen
* Schlaganfall
* Gutartige Knochenauswüchse
* Fettleibigkeit im Alter
* Herzinfarkt
* Sterilität
* Vorzeitiges Altern
* Arteriosklerose
* Bluthochdruck-Krisen nach Gemütsbewegungen
* Herzbeklemmung mit Atemnot und Schmerzen hinter dem Brustbein, die sich bis zu den Fingerspitzen ausbreiten können, Herzklopfen mit Bangigkeit, Herzrhythmusstörungen; besser in Ruhe, in frischer Luft; schlimmer nachts, durch Angst, seelische Belastungen und Anstrengung
* Hornhautentzündung der Augen
* Manisch-depressive Zustände
* Alkoholismus und Drogenmissbrauch
* Kropf
* Multiple Sklerose
* Angeborene Syphilis
* Chronische Hodenentzündung; besser in der Ruhe, beim Gehen an der frischen Luft, durch Waschen mit kaltem Wasser; schlimmer nachts, in der Kälte, durch seelische Belastungen
* Gebärmuttermyome
* Gebärmuttervorfall mit Vergrößerungsgefühl und Ziehen im Becken
* Depressionen durch Unfruchtbarkeit

Der Mensch

PSYCHISCHE MERKMALE

Aurum-Menschen besitzen die strahlende Helligkeit der Sonne in ihrer Aura und deren Wärme in ihrem Herzen.

Dies wird oft überlagert durch eine systemische Belastung der Familie, die ihnen bereits als Kind einen Hauch von Schwere und Ernsthaftigkeit verleiht. Ferner erweckt die psychische Schwere, unter der auch die Eltern leben, in den Kindern den Eindruck, dass sie von ihren Eltern nur geliebt werden, wenn sie alles daran setzen, ihnen zu gefallen.

Die Eltern sind sehr streng und haben hohe Erwartungen, sie verteilen Belohnungen und Tadel, je nach Qualität der Leistungen. Infolgedessen werden die Kinder überempfindlich gegenüber Kritik. Nicht zu gefallen ist für sie gleichbedeutend mit nicht geliebt zu werden.

Folglich müssen sie stets ihr Bestes geben, um dem Schmerz der Zurückweisung oder Strafe zu entgehen.

Dies führt auf der einen Seite zu übergroßer Ernsthaftigkeit und mangelnder Spontaneität, zum anderen zu einem tief ausgeprägten Gefühl der Wertlosigkeit. Schon die Kinder durchleben Phasen der Verzweiflung und entwickeln eine Anlage zu Depressionen.

Aus diesem Gefühl der Wertlosigkeit entspringt die pessimistische Einstellung, dass alles schief gehe, man niemals Glück habe. Diese Erwartung erfüllt sich natürlich, und die Misserfolge führen zu der Überzeugung, dass einem nie etwas Gutes widerfährt, weil man schlecht ist. Das kann so weit gehen, dass solche Menschen als Kinder oder erst als Erwachsene Schlechtes tun, weil sie ja sowieso andauernd büßen müssen. Oder sie müssen sich selbst beweisen und nach außen zeigen, dass sie schlecht sind, und lassen andere Menschen unter sich leiden. Erwachsene Aurum-Patienten befinden sich meist in höheren Positionen, da sie Geld und Ansehen einen hohen Stellenwert beimessen. Sie sind intelligent und pflichtbewusst, sehr fleißig, machen viele Überstunden, um über ihr Einkommen, ihren Erfolg oder ihre Stellung das Gefühl zu vermindern, nichts wert zu sein.

Weil sie zu wenig in ihr Gefühlsleben investieren, fühlen sie sich bereits im Anfangsstadium ihrer Erkrankung von Glück und Erfüllung ausgeschlossen. Dies macht sie unzufrieden, mürrisch, reizbar und niedergeschlagen. Sie sind immer weniger in der Lage, Gefühle der Zuneigung auszusenden oder zu erwidern, sie können diese nur konsumieren. Diesen Mangel kompensieren sie häufig mit noch energischerer Arbeit.

Sie werden immer empfindlicher, besonders gegenüber Kritik, und reagieren sehr leicht beleidigt. Sie »nehmen sich alles zu Herzen«. Sie führen Selbstgespräche und glauben, andere hätten kein Vertrauen mehr in sie. Sie fühlen sich immer mehr abseits von der Welt, weil sie sich nicht an ihre Freunde wenden, um mit ihnen über ihre Schwierigkeiten zu sprechen.

Es fehlt ihnen etwas im Leben, und sie können es nicht ausdrücken. Sie spüren nur eine zunehmende Traurigkeit und bekommen Herzbeschwerden, später verzweifeln sie und fallen in tiefe Depressionen. Sie spüren eine innere Zerrissenheit und Orientierungslosigkeit. Den Verlust an Wahrheit und Weisheit versuchen sie durch Hyperaktivität und Aktionismus zu kompensieren: immer mehr, immer schneller, immer weiter. Oder sie wenden sich spirituellen Beschäftigungen zu, beten häufig oder meditieren und können sich damit eine Weile stabilisieren. Aber Beten, Singen, Begegnungen und Sex bringt sie immer wieder zum Weinen. Sie sehnen sich nach Anerkennung und Dank von ihrer Umgebung für ihre immensen Leistungen.

Schließlich können sie ihre Gefühle nur noch in negativer Form zeigen. Bei Schmerzen oder Widerspruch kann ihre Stimmung plötzlich in heftigen Zorn umschlagen, sie werden hart, gefühllos, grausam bis zu Gewalttätigkeit. Sie empfinden Hass gegenüber Menschen, die sie gekränkt oder beleidigt haben. Ihre Beziehungen machen ihnen keine Freude mehr, weil sie mehr zu fordern scheinen, als sie ihnen geben. Der Versuch, diese Enttäuschungen zu unterdrücken, führt zu starken Stimmungsschwankungen.

Nach den Wutausbrüchen leiden sie unter Gewissensängsten und Schuldgefühlen. Sie verurteilen sich selbst für ihr Verhalten und meinen zunehmend, das Vertrauen ihrer Freunde und das Anrecht auf ihr Leben verloren zu haben. Materielle Ängste wie solche um ihr Seelenheil und den Zustand ihres Herzens werden immer stärker. Sie werden lebensmüde, aus ihrer spirituellen Beschäftigung wächst die Sehnsucht nach dem Jenseits.

Äußeres Erscheinungsbild

> Fein, aufrecht, schlichte Eleganz
> Stämmig, muskulös
> Steife Bewegungen
> Gedunsenes Gesicht, rote Gesichtsfarbe, hochroter Kopf, cholerisch
> Dunkle oder schwarze Haare
> Hageres Gesicht
> Intensive Ausstrahlung mit etwas Schwere

Wenn sich Verzweiflung und Hoffnungslosigkeit steigern, sie ihre Aggressionen nicht mehr nach außen, sondern nach innen, auf die eigene Person lenken oder der Verlust ihres Geschäftes, ihrer Ehe oder ihrer Stellung droht, sehen sie irgendwann nur noch Selbstmord als einzigen Ausweg. Diesen führen sie meist ohne Abschiedsbrief aus. Die Aufgabe der Aurum-Menschen scheint es zu sein, sich nach der Lebensmitte vom äußeren Gold dem inneren zuzuwenden und gelassen ihre Energie in zwischenmenschliche Beziehungen und in ihre Beziehung zu Gott fließen zu lassen.

Geistige Merkmale

Obwohl Aurum-Menschen einen klaren Verstand besitzen, begabt, aktiv und redegewandt sind, können sie sich sehr schwer selbst ausdrücken.

Weil sie zu viel und zu hart arbeiten, erleben sie immer wieder Phasen geistiger und körperlicher Erschöpfung. Dann bilden sie sich vielerlei ein: einsam und von der Welt verlassen zu sein; auserwählt und berufen zu sein, aber alles allein tun zu müssen; für diese Welt ungeeignet zu sein; eine schwere Last oder

Führungspersönlichkeiten

ein Joch zu tragen; ihre Pflichten vernachlässigt zu haben; nichts richtig zu machen; ihr Seelenheil oder Lebensglück verloren zu haben.

Verlangen
* Aufenthalt im Freien
* Kalte Luft
* Geld
* Gold
* Tod
* Ablenkung von Gedanken an sich selbst
* Gebet oder Meditation
* Aktivität und Entspannung
* Alleinsein
* Anerkennung
* Echte Freundschaft
* Gehen
* Sich im Dunkeln hinlegen und nicht angesprochen werden
* Karriere
* Tanzen

Abneigungen
* Sprechen
* Geistige Arbeit
* Bestimmte Personen
* Widerspruch

Missempfindungen
* Gefühl, als ob das Knie bandagiert sei
* Kopfschmerzen fühlen sich an, als ob sie durch den Druck einer Krone hervorgerufen würden
* Gefühl, als ob ein Gewicht auf der Schulter läge
* Herzschwäche
* Als ob sich das Herz herumdrehe oder aufhöre zu schlagen
* Als ob die Blutgefäße kochten

Sexualität
Vermehrtes sexuelles Verlangen ohne Erektion
Erektion ohne Samenerguss

Schlaf
* Stöhnen im Schlaf
* Aufheulen im Schlaf
* Schlaflos durch Traurigkeit
* Chronische Schlaflosigkeit

Träume
* Lebhaft
* Schrecklich
* Ein Tor, das ins Jenseits führt
* Schwarze Hunde
* Räuber

Farbwahl
* Gold
* Purpur

Bevorzugte Berufe
* Bankier, Bankkaufmann
* Unternehmer
* Geschäftsführer
* Direktor, Manager

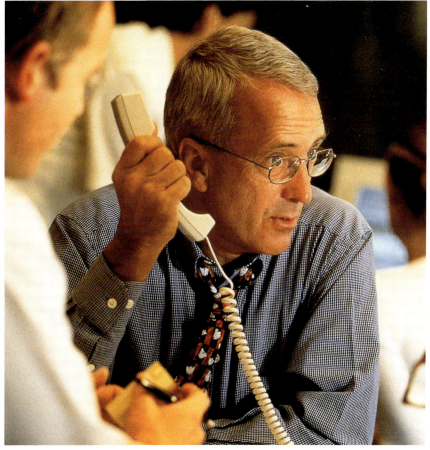

Das Charisma des Aurum-Menschen macht ihn zur geborenen Führungspersönlichkeit.

* Vorsitzender
* Politiker
* Ministerpräsident
* Pfarrer

Typische Redensarten
* »Gebrochenes Herz«
* »Sich etwas zu Herzen nehmen«
* »Adler fliegen einsam«
* »Aus tiefer Not schrei' ich zu dir«
* »Es wird einem nicht gedankt«
* »..., Schweigen ist Gold«
* »Herz aus Stein«
* »Vergolden statt vergeuden«
* »Bombastisch«
* »Mit ganzem Herzen«
* »Herzlich, herzlos«

Übungen
* Herzeinreibung mit Goldsalbe

Witherit

BARIUM CARBONICUM

Das Mineral steht für eine gehemmte, verzögerte Entwicklung auf verschiedenen Ebenen. Dies äußert sich in sichtbaren Störungen wie Zwergwuchs oder verkümmerten Körper- *teilen, aber auch einer langsamen geistigen Entwicklung. Daraus resultierende Gefühle von Unsicherheit und Scham werden durch Reaktionen der Umwelt verschlimmert.*

Die Substanz

NAMEN
* Bariumkarbonat, Witherit, Schwererde
* Baryta carbonica

CHEMISCHE FORMEL
$BaCO_3$

DICHTE
4,3 g/cm³

AUSSEHEN
Bariumkarbonat ist ein weißes oder graues, auch gelbliches Mineral mit rhombischer Struktur. Es kommt in Doppelpyramiden, in kugeligen, nierenförmigen, derben oder faserigen Formen vor.

EIGENSCHAFTEN
Barium ist ein Erdalkalimetall der zweiten Hauptgruppe des Periodensystems. Es steht in der Reihenfolge hinter Beryllium, Magnesium, Kalzium und Strontium und vor Radium.
Flüchtige Bariumsalze färben die Bunsenbrennerflamme charakteristisch grün. Beim Erhitzen leuchten Bariumsalze im Dunkeln.
Alle löslichen Bariumverbindungen sind stark giftig. Das als Kontrastmittel bei der Röntgenuntersuchung verwendete Bariumsulfat ist unlöslich und daher ungiftig.

Wasserlösliche Bariumsalze wie Bariumkarbonat sind in manchen Schädlingsbekämpfungsmitteln, wie z.B. Rattengift, enthalten. Symptome einer Barium-Vergiftung sind Erbrechen, Durchfall, Leibschmerzen, Blutdruckanstieg, Pulsverlangsamung, Muskellähmungen bis zum Eintritt des Todes.
Bariumkarbonat ist eine körperfremde Substanz und bewirkt Verhärtungen der Arterien und der Drüsen.

VORKOMMEN
In Schottland, England, Italien, USA

GEWINNUNG
In der Natur kommt Bariumkarbonat als Witherit vor. Künstlich wird es als weißer Niederschlag aus gelösten Bariumsalzen mit löslichen Karbonaten gewonnen.

GESCHICHTE
Das Mineral wurde 1783 von William Withering entdeckt.

VERWENDUNG
Bariumkarbonat wird zur Darstellung anderer Bariumsalze verwendet. Legierungen von Nickel mit Barium setzen leicht Elektronen frei und finden deshalb in Elektronenröhren und in Zündkerzen Anwendung.

Bezüge zwischen der Substanz und ihrer Wirkung

Undurchlässig für Röntgenstrahlung > Lassen nichts durch, wenig geistige Regung

Leuchtet beim Erwärmen im Dunkeln > Werden in der Wärme lebendiger

Verhärtung der Arterien > Arterienverkalkung

Verhärtung der Drüsen > Harte Schwellung der Lymphknoten des Halses, Schwellungen der Lymphknoten der Achselhöhlen, des Bauchraumes und der Leisten

Schwererde > Dicker, schwerer Panzer

Schwerstes Leichtmetall > Schwerfällig

Rattengift > Als würde ein Gift die Funktionen lähmen

Unfruchtbarer Boden > Pädagogische Bemühungen von Eltern und Lehrern erscheinen nutzlos

Langsame Entwicklung 93

In der Glas- und Keramikindustrie wird Witherit ebenfalls verwendet, unten anderem in der Zubereitung von Töpferglasuren, bei der Herstellung von Porzellan, Glas und optischen Gläsern.

VOLKSHEILKUNDE
Eine Verwendung in der Volksheilkunde ist nicht bekannt.

HOMÖOPATHISCHE ZUBEREITUNG
Chemisch hergestelltes, kristallines Bariumkarbonat wird mit Milchzucker verrieben.
Barium carbonicum wurde von Hahnemann geprüft.

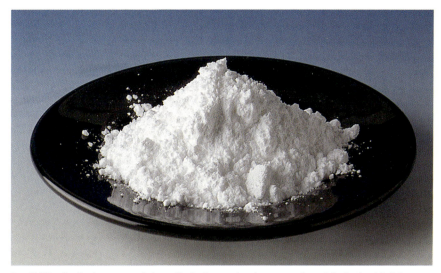

Der Witherit, die Ausgangssubstanz für Barium carbonicum, wurde erst Ende des 18. Jahrhunderts entdeckt.

INDIKATIONEN

Bei Kindern

Hauptindikationen
* Furcht vor Fremden, vor Menschen; das Kind fremdelt, versteckt sich hinter der Mutter
* Langsame Entwicklung, verzögerte geistige Entwicklung, spätes Gehenlernen
* Zwergwuchs, Down-Syndrom
* Nägelkauen
* Große Lernschwierigkeiten in der Schule

Allgemeine Indikationen
* Häufig wiederkehrende Erkältungen mit Husten, Halsschmerzen und geschwollenen Mandeln; besser durch Wärme, frische Luft, Bewegung; schlimmer bei extremer Hitze, Kälte, feuchten Füßen
* Schnupfen mit Schwellung der Oberlippe und Nase
* Häufiges nächtliches Erwachen
* Schulkopfschmerzen
* Einnässen in Zeiten, in denen das Kind einen Mangel an Sicherheit erlebt
* Autismus
* Greisenhaftes Aussehen
* Symptome entwickeln sich nach der Geburt von Geschwistern

Bei Erwachsenen

Hauptindikationen
* Altersbronchitis
* Pfeiffer'sches Drüsenfieber
* Mumps
* Geistesschwäche im Alter
* Morbus Alzheimer
* Extreme Schwierigkeiten, Entscheidungen zu treffen

Allgemeine Indikationen
* Vorzeitiges Altern, typische Vergreisungsmerkmale bereits bei relativ jungen Menschen
* Verlust der Kopfhaare schon bei sehr jungen Männern
* Arteriosklerose
* Lipome (Fettgeschwulste)
* Lymphatische Diathese (Neigung zu Krankheiten des Lymphsystems)
* Folgen eines Schlaganfalles, eventuell mit Lähmungen
* Pendelhoden
* Prostatavergrößerung
* Langsame Wundheilung
* Ohnmachten im Alter
* Übel riechender Fußschweiß

94   *Barium carbonicum*

Das Mittel

GRUNDTHEMEN DES MITTELS

* Zwerg, Kind bleiben, Unreife
* Dorftrottel, Schlafmütze
* Hemmung, Verzögerung, Lähmung, Verlangsamung
* Selbstwert, Selbstvertrauen
* Undurchlässigkeit, Absorption
* Unzulänglichkeit
* Entwicklungshemmung, Wachstumsverzögerung; alles in Zeitlupe
* Flucht in Passivität
* Mutterbindung, Schutz
* Sklerose
* Willensschwäche
* Stecken bleiben
* Totstellreflex

ÄTIOLOGIE

* Sauerstoffmangel oder Gehirnverletzung während der Geburt
* Abkühlung
* Unterdrückter Fußschweiß
* Schlaganfall
* Verlegenheit

LEITSYMPTOME

* Wachstumsverzögerung

Vergleichsmittel

Calcium carbonicum, Lycopodium, Pulsatilla; Arsenicum album, Silicea, Thuja

* Verkleinerung von Penis, Hoden, Eierstöcken oder Gebärmutter
* Senile Geistesschwäche
* Chronische Entzündung der Rachenmandeln

REAKTIONEN AUF NAHRUNGSMITTEL

Unverträglichkeit
* Brot
* Alkohol

Empfindungen
* Speisen bleiben im Hals stecken

Verlangen
* Eier
* Süßigkeiten

Abneigungen
* Brot
* Essen trotz Hunger, plötzlich oder nach wenigen Bissen
* Obst

Verschlimmerung

* Alkohol, heiße Getränke
* Brot

ALLGEMEINE MODALITÄTEN

Unverträglichkeit
* Spott, ausgelacht werden
* Grausamkeit
* Streit

Besserung
* Alleinsein
* Rechts liegen
* Weit laufen

Verschlimmerung
* Abkühlung einzelner Teile, z. B. durch Hand aus dem Bett strecken
* Nass werden der Füße
* Druck
* Kälte, kalte Luft, Zugluft
* Liegen auf der schmerzhaften Seite
* Während der Schwangerschaft, Pubertät bei Mädchen
* Nach hinten beugen
* Auf einer schmalen Brücke
* Anwesenheit von Fremden
* Künstliches Licht
* Samenabgang

Der Mensch

PSYCHISCHE MERKMALE

Die für Barium-carbonicum-Menschen typische Entwicklungsverzögerung oder -störung kann sich sowohl in der körperlichen als auch in der seelischen und/oder geistigen Entwicklung zeigen.

Solche Entwicklungshemmungen treten meist bei Kindern auf, manchmal auch plötzlich im fortgeschrittenen Alter: Die Erwachsenen altern dann vorzeitig.

Durch die Entwicklungsstörungen entsteht bei Kindern ein ausgeprägtes Minderwertigkeitsgefühl mit einem großen Mangel an Selbstvertrauen. Sie sind sehr schüchtern und voller Scham, liebenswürdig, beeinflussbar und fügsam, weil sie keinen eigenen Willen besitzen.

Instinktiv spüren sie die Überlegenheit der anderen, deren Abwertung und Aggressionen. Dies bewirkt in ihnen eine große Angst vor Kritik, vor Männern, vor fremden Personen und neuen Unternehmungen. Ihr Kontakt beschränkt sich daher meist auf die Familie und wenige Freunde, weil sie sich nur in vertrauter Umgebung wohl fühlen können.

GEISTIGE MERKMALE

Barium-carbonicum-Menschen sind in einzelnen oder mehreren Bereichen ihrer Persönlichkeit unausgereift. Diese Entwicklungsstörung entsteht häufig als Folge eines Geburtstraumas, wenn die Sauerstoffzufuhr zum Gehirn unterbrochen wurde. Sie kann aber auch vererbt, über die Erziehung weitergegeben oder durch die Lebensbedingungen in der Kindheit ausgelöst werden.

Diese Kinder oder Erwachsenen besitzen eine verminderte Auffas-

sungsgabe und kaum Unterscheidungsfähigkeit. Sie haben auch
Schwierigkeiten, dem Ablauf von
Geschehnissen zu folgen. So sind
sie in vielen alltäglichen Situationen
überfordert, was sich in ihren ernsten, zuweilen auch einfältig bis
dümmlich wirkenden Gesichtern
zeigt. Sie haben ihre eigene, intuitive Art, auf die jeweiligen Situationen zu reagieren, die von dem, was
wir allgemein oder in der Erziehung
für normal halten, abweicht.
Eine schematische Denkweise mit
vorgegebenen Mustern und festen
Strukturen macht diesen Menschen
am wenigsten Probleme. Sie benötigen Arbeiten, die routinemäßig
ablaufen, bei denen es weder auf
Spontaneität noch Entscheidungsfreude ankommt. Sie können viele
Dinge einfach nur auswendig lernen. Werden sie dennoch mit un-
vorhergesehenen Anforderungen
konfrontiert, fallen sie auf Grund
ihrer Begriffsstutzigkeit durch völlig
unangemessene Antworten in Verbindung mit kindischem Benehmen
auf. Die Erwachsenen schweigen in
solchen Momenten eher, um sich
nicht zu blamieren.
Typisch sind Konzentrationsstörungen und eine mangelnde Sprachbegabung, speziell für Fremdsprachen.
Als Wahnideen sind typisch: Man
lache und spotte über sie; sie haben
keine Freunde, seien ganz allein auf
dieser Welt; sie seien Zwerge, Zwerge unter Riesen; sie seien schwach-
sinnig, behindert, unzulänglich,
minderwertig, für andere peinlich;
sie würden durch eine enge Öffnung gezwängt; ihre Unterschenkel
seien abgeschnitten und sie müssten
auf Knien laufen.

VERLANGEN
* Sich vor Fremden verstecken
* Bei Scham im Boden versinken
* Fliehen

Äußeres Erscheinungsbild

Bei Kindern
> Ängstlicher oder dümm-
  licher Gesichtsausdruck mit
  offenem Mund
> Clown spielen
> Wiederholen oder imitieren
  andere
> Verstecken sich hinter
  Möbeln, weil Besucher über
  sie lachen könnten

Bei Erwachsenen
> Zwei Typen
>> Groß und stämmig, wuch-
  tige Gesichtszüge, kräftige,
  gewellte Haare, Wülste
  über den Augenbrauen,
  argwöhnischer Blick, dicke
  Lippen, kurze und dicke

Finger und Zehen, Fett-
ansatz an Gesäß und
Hüften, starke Körper-
behaarung bei Frauen
>> Zwergwüchsig, klein, kur-
  zer Hals, kleiner Daumen,
  kleine Augen mit dicken
  Tränensäcken oder Falten
  darunter, dünne Haare
> Dümmlicher Gesichtsaus-
  druck, offen stehender
  Mund
> Langweilig
> Bedecken das Gesicht mit
  den Händen, blicken jedoch
  durch die Finger
> Abgekaute Fingernägel
> Modisch, um nicht aufzu-
  fallen; unauffällig
> Im Alter abgemagert, run-
  zelige Haut

* Kindersendungen
* Küssen
* Vorgefertigte Muster, Routine

ABNEIGUNGEN
* Gesellschaft, Fremde
* Grausamkeit
* Auffallen, beobachtet werden
* Sprechen

MISSEMPFINDUNGEN
* Gefühl von Rauch im Kehlkopf
* Als ob sich ein Gewicht auf den
  Oberlidern befinde
* Gefühl eines Steins im Magen
* Speisen seien in der Speiseröhre
  stecken geblieben

SEXUALITÄT
* Verzögerte oder fehlende Erektion,
  Impotenz
* Unfreiwillige Samenergüsse
* Erektion beim Autofahren oder
  Reiten
* Abneigung gegen Geschlechts-
  verkehr

SCHLAF
* Schlaflos durch immer denselben
  Gedanken
* Wimmern im Schlaf

TRÄUME
* Zwerge
* Dreck an den Schuhen

BEVORZUGTE BERUFE
* Bauer, Gärtner
* Bergmann
* Masseur
* Fabrik-, Fließbandarbeiter

TYPISCHE REDENSARTEN
* »Vielleicht«
* »Der liebe Gott ist mit den Doofen«
* »Selig sind die geistig Armen«
* »Wenn ihr nicht werdet wie die
  Kindlein …«
* »Alles kommt zur rechten Zeit«
* »Steter Tropfen höhlt den Stein«

ÜBUNGEN
* Körperliche Arbeit

Weiße Zaunrübe

Bryonia alba L.

Von der Weißen Zaunrübe verwendet man die Wurzel für die homöopathische Zubereitung. Die Themen des Mittels sind entsprechend: Bodenständigkeit, Tradition, Ordnung, aber auch Enge, Starre, Geiz und Misstrauen Neuem gegenüber. Praktische Orientierung steht neben Angst um die erstrebte Sicherheit, was zu Zurückgezogenheit führt.

Die Substanz

Namen
* Weiße Zaunrübe
* Gichtrübe, Gichtwurzel, Stickwurz, Mohrewurzel, Schelmwurz, Tollrübe, Pfingstepfluttri, Hag-Rüebli
* Die Gattungsbezeichnung »Bryonia« wurde abgeleitet vom griechischen bryein = »sprießen, schießen, wachsen«; dies weist auf das schnelle Wachsen der Stängel hin. »Alba« ist lateinisch und heißt »weiß« – es beschreibt die Blütenfarbe.

Familie
Cucurbitaceae, Kürbisgewächse

Vorkommen
Die weiße Zaunrübe wächst an feuchten Stellen an Hecken, Zäunen, Bäumen, Sträuchern und am Rand von Weinbergen in Mittel- und Südeuropa.

Aussehen
Die einhäusige Pflanze hat eine gelbe, rübenförmige Wurzel von durchschnittlich 40 (bis zu 65) Zentimetern Länge und 12 bis 15 Zentimetern Durchmesser. Aus der Wurzel bilden sich schnell wachsende, rauhaarige Stängelsprosse, die bis zu vier Meter hoch klettern können und spiralig aufgerollte Ranken, welche ca. in der Mitte ihre Drehrichtung ändern. An den rauhaarigen Stängeln wachsen handförmige, fünflappige, ganzrandige Laubblätter, in den Blattachseln sitzen grünlich-weiße trichterförmige Blüten. Die männlichen Blüten stehen in Trauben, die kleineren weiblichen in Büscheln. Im Herbst reifen die schwarzen, vielsamigen Beeren, deren Genuss für Menschen tödlich ist (ca. 15 für Kinder, ca. 40 für Erwachsene). Vögel können die Beeren jedoch ohne Probleme fressen und verbreiten.

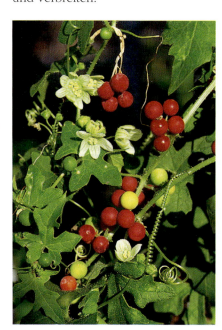

Die weiße Zaunrübe ist eine beliebte Heckenpflanze in ganz Europa.

Hauptinhaltsstoffe
Toxische Glycoside wie Bryosid und Bryoamarid; Triterpene; Enzyme

Geschichte
Hippokrates verwendete die Wurzel der rotblütigen Bryonia cretica ssp. dioica bei Starrkrampf, die Früchte zum Enthaaren der Haut und gegen Epilepsie, Schlaganfall und Schwindel.

Volksheilkunde
Hildegard von Bingen hat in ihrer Heilkunde empfohlen, die Wurzel von Bryonia alba zu Brei zu zerquetschen, um Dornen und Splitter aus der Haut herauszuziehen. In der heutigen Volksheilkunde werden Zubereitungen aus der Zaunrübe als kalte Umschläge zur Abschwellung von rheumatischen und gichtigen Gelenkbeschwerden aufgelegt.

Blütezeit
Juni bis Juli

Homöopathische Zubereitung
Die Urtinktur wird aus der frischen Wurzel hergestellt, die zur Blütezeit ausgegraben wird.
Bryonia wurde 1834 von Hahnemann geprüft.

Bezüge zwischen der Substanz und ihrer Wirkung

Einhäusige Pflanze, hat männliche und weibliche Blüten > Brauchen kaum den emotionalen und sexuellen Kontakt zum anderen Geschlecht

Einheimisches Kürbisgewächs > Deutsche Mentalität

Sich festhalten, umschlingen, ranken, da aus sich selbst kein Halt > Finden Halt über körperliche Steifheit und geistige Erstarrung (starres Festhalten an Traditionen)

Stützt sich trotz der mächtigen Wurzel auf Zäune und standhafte Pflanzen > Halt in materiellen Werten finden

Kann nur auf unbeweglichen Gegenständen wie Zäunen und Mauern gedeihen, beim Ranken an wachsenden Pflanzen wie Büschen oder Bäumen vertrocknet sie meist schnell > Halten lebendige, veränderliche Lebensweise nicht aus

Zäune > Der Besitz muss mit einem Zaun abgegrenzt werden, sei er auch noch so klein

(verbarrikadierter Schrebergarten mit Gartenzwergen)

Langsam um sich greifende Ranken > Allmählich um sich greifende Entzündungen

Die Stängel fühlen sich rau und stachelig an > Rauer und stacheliger Charakter

Die große rübenartige Wurzel ist über viele kleine Wurzeln derart fest im Boden verankert, dass es größte Mühen bereitet, diese auszugraben > Ausgeprägte Bodenständigkeit

Fest verwurzelt > Beamte, die auf ihrem Sessel kleben und für ihre sichere Pension arbeiten, korrekt und konservativ

Unterirdische Vorratshaltung in der Rübe > Brauchen gut gefüllte Speisekammern oder Vorratskeller

Feuchte Standorte > Immer einen Kasten Wasser oder Bier im Keller

Die Rübe speichert Wasser > Angst zu verdursten

Die Zaunrübe braucht als Kürbisgewächs viel Wasser, kann es aber auch lange speichern > Gelegentlich Durst auf große Mengen Wasser, trinken dann wie ein Kamel

Form der Rübe > Menschenähnliche Gestalt mit starkem, muskulösem Rumpf und dicken, aufgedunsenen Schenkeln

Pralle Form der Rübe > Müssen sich mit Essen voll stopfen bis zum Platzen

Aussehen der Rübe wie ein prall gefüllter Sparstrumpf > Neigung, sein Geld zu Hause in Sparstrümpfen aufzubewahren oder im Garten zu vergraben

Gallig-bitterer Geruch und Geschmack der Rübe > Gallig-reizbare Menschen

Kontakt mit dem Saft und Berührung der Rübe bewirken Rötung und Schwellung der Haut > Kontakt und Berührung verschlimmern den Zustand; ähnliche Rötung und Schwellung bei den rheumatisch befallenen Gelenken

Das Mittel

GRUNDTHEMEN DES MITTELS

* Besitz, Geiz, Finanzen
* Existenzsicherung, materielle Sicherheit
* Sicherheit, Absicherung, Verunsicherung, Recht und Ordnung
* Aufbewahrung

Vergleichsmittel

Belladonna, Chamomilla, Chelidonium, Nux vomica; Calcium carbonicum, Psorinum, Rhus toxicodendron, Sepia

* Festhalten, Halt, Haltlosigkeit
* Ruhe, Starre, Unbeweglichkeit, Steifheit, Verhärtung
* Trockenheit
* Tradition, konservativ, Einheimisches und Fremdes, Heimat, Bodenständigkeit

Bryonia alba L.

INDIKATIONEN

Hauptindikationen
* Blinddarmentzündung mit Loslassschmerz; der Patient liegt auf der rechten Seite, die stechenden Schmerzen verschlimmern sich bei jeder Bewegung und durch tiefes Einatmen und bessern sich durch kalte Umschläge
* Berstende Kopfschmerzen über dem linken Auge oder im linken Stirnbereich, die sich zunächst zum Hinterkopf ausbreiten und dann den gesamten Kopf erfassen; Verschlimmerung durch Bewegen, selbst der Augen, durch Schlucken, durch Husten und durch Bügeln; besser bei geschlossenen Augen und nach feuchtkalten Umschlägen
* Ischialgie mit Besserung durch Liegen auf der schmerzhaften Seite, das Umdrehen im Bett ist nahezu unmöglich vor Schmerzen
* Grippale Infekte, Grippe
* Bronchitis mit trockenem, hartem, schmerzhaftem Husten; Verschlimmerung durch Essen, Bewegung, in warmen Räumen; Besserung an der frischen Luft; der Kranke muss sich beim Husten die Brust halten, sonst ist der Schmerz unerträglich
* Rippenfellentzündung und Lungenentzündung mit scheußlichen, stechenden Schmerzen bei tiefen Atemzügen; Besserung durch festen Gegendruck und Liegen auf der schmerzhaften Seite

* Hirnhautentzündung
* Brustdrüsenentzündung bei jungen Müttern mit hart geschwollenen, schmerzhaften Brüsten, schwer wie Stein, ausgelöst durch Ärger über die Einmischungen der Angehörigen oder durch die Verunsicherung darüber, dass sie vorher alles genau geplant hatten und nun alles anders kommt
* Sehnenscheidenentzündung, Tennisellbogen

Allgemeine Indikationen
* Gelenkentzündungen und rheumatische Beschwerden mit schmerzhafter Schwellung und Verschlimmerung durch die geringste Bewegung und durch Erschütterung
* Gallenblasenentzündung, Gelbsucht
* Gichtige Entzündungen der Gelenke mit heißer, blasser oder rötlicher Schwellung
* Verstopfung mit auffallender Trockenheit des Enddarms und großem, trockenem, hartem Stuhl, manchmal wie verbrannt
* Sommerdurchfall nach kalten Getränken
* Schwindel beim Drehen des Kopfes nach hinten, beim Umdrehen im Bett und beim Liegen auf der rechten Seite
* Ohnmacht bei Bewegung oder Heben des Kopfes
* Nesselsucht nach dem Genuss von Erdbeeren

* Spießbürgertum, Kleinbürger, Vereinsmeier, Hasenzüchterverein
* Abgrenzung
* Beschwerde
* Neid auf Nachbarn

ÄTIOLOGIE
* Unterdrückter Ärger, insbesondere mit Nachbarn
* Zorn mit stillem Kummer
* Unterdrückter Schweiß
* Verachtung, Geringschätzung durch andere, Kränkung
* Abkühlung nach Erhitzung, Klimaanlage
* Geldverlust, Geschäftsverlust, Kündigung

* Masern mit unterdrücktem Hautausschlag, Scharlach
* Haare waschen
* Bügeln
* Überessen oder auch Hungern in Notzeiten
* Verdorbenes Fleisch, verdorbener Käse

LEITSYMPTOME
* Allmählich zunehmende, meist stechend schmerzende Entzündungen bedingt durch Austrocknung der Hirnhäute, der Schleimhäute und der serösen Häute in Kopf, Nebenhöhlen, Bronchien, Brusthöhle, Herz, Gallenblase, Darm, Harn-

wegen und Gelenken mit drei charakteristischen Modalitäten: Verschlimmerung bei der geringsten Bewegung, Besserung durch festen Gegendruck und in völliger Ruhe
* In diesem Zustand wirken Betroffene oft wie betrunken, mit benebeltem Gesichtsausdruck, aufgedunsenen Wangen und roten Flecken im Gesicht und am Hals. Kranke Kinder mögen weder hochgehoben noch herumgetragen werden.

REAKTIONEN AUF NAHRUNGSMITTEL
Empfindungen
* Großer Durst

Veränderungen machen krank

- Meist große Fleischesser
- Launenhaft, weiß nicht worauf man Lust hat

Verlangen
- Große Mengen Wasser, die meist in größeren Abständen auf einmal getrunken werden
- Mineralwasser
- Kalte oder heiße Getränke
- Deftige Speisen
- Austern
- Bier, Wein
- Starker Kaffee
- Warme Milch
- Saure Speisen und Süßigkeiten

Abneigungen
- Essen nach wenigen Bissen
- Fett
- Kaffee
- Wasser
- Hart gekochte Eier

Besserung
- Kalte Getränke
- Kalte Speisen
- Wasser
- Warme Getränke

Verschlimmerung
- Brot
- Obst
- Warme Speisen
- Heiße Getränke
- Sauerkraut, Kohl
- Erbsen, Bohnen, blähende Speisen
- Essen kleiner Mengen
- Bier
- Kalte Getränke bei Erhitzung oder heißem Wetter
- Eis
- Gebäck
- Milch
- Gemüse
- Fleisch
- Kartoffeln
- Alter Käse
- Mehlspeisen, Pfannkuchen

ALLGEMEINE MODALITÄTEN

Besserung
- Fester Druck
- Ruhe

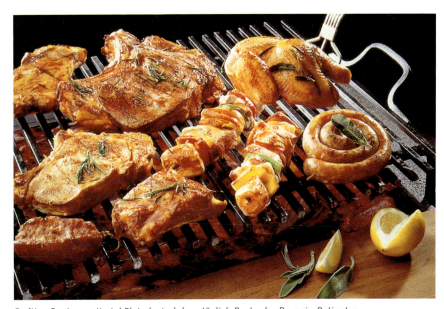

Deftige Speisen mit viel Fleisch sind das »täglich Brot« des Bryonia-Patienten.

- Bettwärme
- Liegen, liegen rechts, nach liegen, liegen auf der schmerzhaften Seite, auf dem Rücken
- Aufrecht sitzen
- Nach Stuhlgang
- Während des Schwitzens
- Vermehrte Schleimabsonderung
- Nasses Wetter, frische Luft
- Ausatmen
- Abwärtsbewegung
- Kalt baden, kalte Anwendungen
- Bandagieren
- Schnelle Bewegung
- Gehalten werden
- Kleidung lockern
- Nach Trinken

Verschlimmerung
- Geringste Bewegung, Bewegung erkrankter Teile
- Morgens, abends, speziell um 21 Uhr
- Gehen, laufen, körperliche Anstrengung
- Umdrehen im Bett
- Abkühlung, Erhitzung, Erwärmung
- Tief atmen, einatmen
- Berührung, leichter Druck, Kleiderdruck
- Druck auf die schmerzlose Seite

- Liegen auf der schmerzlosen Seite
- Erschütterung
- Aufstehen
- Bücken, beugen der erkrankten Extremität
- Nach Essen
- Haare schneiden, Haare kämmen
- Halbseitig, rechte Seite
- Zu Beginn des Schlafs, im Schlaf, nach Mittagsschlaf
- Im Sommer nach kühlen Tagen, zur Sommersonnenwende, Winter
- Wetterwechsel von kalt nach warm
- Heißes, klares, trockenes Wetter
- Kalter Wind
- Stillen (Mutter)
- Ärger
- Annäherung von Personen, Anwesenheit von Fremden
- Feuchtkalte Anwendungen, heiß baden, nass werden
- Entblößen einzelner Teile
- Erbrechen
- Während Gewitter
- Feuchte Räume, Kellerräume
- Neumond, zunehmender Mond
- Niesen
- Ofenwärme
- Gebeugt sitzen
- Tabak

Der Mensch

PSYCHISCHE MERKMALE

Bryonia-Patienten sind meist praktisch orientierte Menschen, deren wesentliches Interesse dem Überleben gilt. Sie stehen mit beiden Beinen fest auf der Erde. Sie müssen für ihre finanzielle Sicherheit hart arbeiten, dies wird verstärkt durch ihre extreme Angst vor Armut. Auch wenn es ihnen finanziell gut geht, machen sie sich ständig Sorgen um ihre materielle Zukunft. Ihr Leben wird beherrscht von einer tiefen inneren Unsicherheit, deren sie sich gar nicht bewusst sind und die in Zeiten der wirtschaftlichen Globalisierung noch verstärkt wird.

Diese Unsicherheit mit der Verletzbarkeit, der Unbeweglichkeit und der Schwäche veranlassen sie, sich aus ihrem sozialen Umfeld zurückzuziehen. Sie leben am liebsten allein, weil sie dann nicht belästigt werden. Dabei merken sie nicht, dass die Unsicherheit die Folge ihrer Kontaktarmut ist.

In zwischenmenschlichen Beziehungen sind Bryonia-Menschen unbeholfen und verschlossen. Ihre Unsicherheit und das Gefühl, auf sich allein gestellt zu sein, werden durch Beziehungen eher verstärkt, als dass sie zu einer inneren Befriedigung oder einem Wohlgefühl führen.

Ihr Lebenswandel ist solide, wenn man von der Tendenz zur Völlerei absieht. Die Leere im Gefühlsbereich wird mit Essen ausgefüllt. Sie sind gründlich, korrekt, ausdauernd und verlässlich und gehen eifrig und rechtschaffen ihrer Arbeit nach. Ihren geringen Selbstwert versuchen sie durch das Anschaffen und Sammeln von materiellen Werten auszugleichen. Immobilien (unbewegliche Wertgegenstände) schätzen sie deshalb besonders.

Äußeres Erscheinungsbild

> Dunkle Hautfarbe mit straffem Gewebe
> Fettige Haare, rissige Lippen
> Fassfigur: fassartiger Körper mit schlanken Beinen
> Tragen gerne Tracht: z. B. kräftig gebauter Bayer in der Lederhose, entsprechende Frau im Dirndl

Die Trockenheit besteht auch in ihrem Gefühlsbereich, sie sind humorlos.

Bei akuten Beschwerden tritt das cholerische Temperament in den Vordergrund. Wenn sie krank sind, sind sie sehr reizbar, wollen in Ruhe gelassen werden, weder reden noch sich bewegen.

Sie können sich extrem abweisend verhalten und behandeln Angehörige und Freunde wie Fremde. Ihr Gefühlsleben besteht in diesem Fall aus Ärger und Groll über die Schmerzen, über Einmischungen und Widerspruch.

Bei anhaltender Krankheit zeigen sie sich mut- und hoffnungslos. Sie resignieren schnell, seufzen häufig und wollen nicht mehr leben, aber ohne Selbstmordabsichten. Im täglichen Leben sind sie unnachgiebig, hartnäckig, stur und verschlossen, allem Neuen begegnen sie mit Argwohn und Misstrauen.

GEISTIGE MERKMALE

Der Geist der Bryonia-Typen wird mit der Zeit immer träger, eine einfache Unterhaltung überfordert sie dann. In akuten Krankheitssituationen tritt diese Schwäche noch deutlicher zu Tage. Es kommt zu Stumpfsinn, Benommenheit und Verwirrung.

Im Delirium sehen sie bei geschlossenen Augen Gesichter, Geister oder verstümmelte Leichen. Sie sprechen oft von ihrer Arbeit oder Geschäften, welche sie erledigen müssen oder welche sie nicht mehr bewältigen können, und fordern nach Hause gebracht zu werden, obwohl sie bereits zu Hause sind.

VERLANGEN

* Sicherheit
* Finanzielle Absicherung, Materielles, Geld, Geld zählen
* Tief atmen
* Sich abdecken
* Fester Halt, Anlehnung
* Fest sitzender BH
* Nach Hause gehen, Rückzug
* Ein Haus bauen
* Lagewechsel
* Putzen
* Sichere Anstellung, Unkündbarkeit
* Schutz
* Stille, Ruhe
* Gesetze, Recht und Ordnung
* Gartenarbeit
* Wandern

ABNEIGUNGEN

* Angesprochen zu werden bei Krankheit
* Fragen
* Sanfte Berührung
* Bewegung
* Einmischung, Störungen, Belästigung
* Veränderung
* Anwesenheit von Fremden

MISSEMPFINDUNGEN

* Gefühl eines Steins oder eines Klumpens im Magen
* Gefühl von Durchfall

Praktische Veranlagung

* Als ob das Gehirn nach außen herauskomme oder sich im Kopf herumdrehe
* Gefühl einer lästigen Schwellung im Hals
* Gefühl eines Fremdkörpers oder eines Krümels im Kehlkopf

Schlaf
* Stößt die Bettdecke von sich
* Anhaltendes Gähnen
* Schläfrig, wenn allein
* Schlaflos durch unbehagliches Gefühl
* Schlafwandeln

Träume
* Beschäftigt sein, Geschäfte, Geschäft vom Tage
* Zäune, Gartenzäune
* Gitter
* Gartenzwerge
* Chaos im Haushalt, Haushaltsangelegenheiten
* Putzen
* Geistige oder körperliche Anstrengung, hervorragende geistige Arbeiten leisten
* Ärger
* Zorn
* Streit
* Bürgerkrieg
* Schlachten
* Kämpfe
* Meuterei
* Hunger
* Gelesene Ereignisse
* Hartnäckig
* Unrat, Gleichgültigkeit gegen Schmutz
* Unwichtiges

Farbwahl
* Weiß-blau
* Grasgrün
* Blaugrün

Bevorzugte Berufe
* Kleiner Geschäftsmann, Krämer, Händler

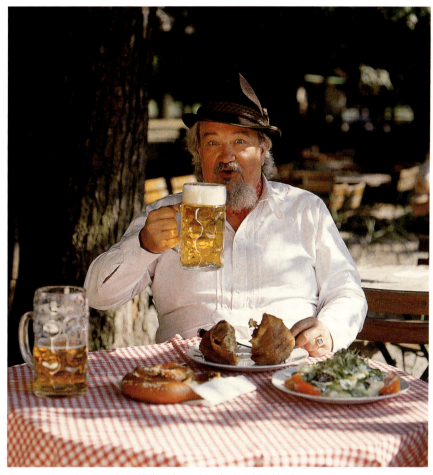

Bryonia-Menschen tragen auffällig oft Tracht oder Trachtenkleidung.

* Beamter
* Buchhalter
* Bauer
* Gärtner
* Eisenbahner
* Makler
* Pförtner
* Versicherungsvertreter
* Archivar
* Bierkutscher
* Getränkelieferant

Typische Redensarten
* »Nur keine Experimente«
* »Alles soll so bleiben, wie es ist«
* »Lass mich in Ruhe«
* »Kümmere dich um deinen eigenen Mist«
* »My home is my castle«
* »Es muss alles geregelt sein«
* »Ständig«
* »Leben um zu arbeiten«
* »Schaffe, schaffe, Häusle baue«
* »Was denken die Nachbarn«
* »Das Fass zum Überlaufen bringen«
* »Vor Wut platzen«
* »Ärger vom Zaun brechen«
* »Streit vom Zaun brechen«
* »Gichtknubbel«
* »Rasen betreten verboten!«
* »Spare in der Zeit, so hast du in der Not«

Sportarten
* Fußball, speziell Verteidiger

Übungen
Meyer-Kur

Kohlensaurer Kalk

CALCIUM CARBONICUM

Das homöopathische Calcium carbonicum wird aus Austern gewonnen. Das Bild der verschlossenen Auster mit harter Schale und weichem Kern findet sich bei den Themen des

Mittels wieder: Geborgenheit, Stabilität, Sicherheit, Ausdauer, Weichheit, Abgrenzung. Jedoch sind bei fehlendem Urvertrauen die Ängste groß.

Die Substanz

NAMEN
* Austernschalenkalk, kohlensaurer Kalk
* »Calx« ist lateinisch und bedeutet »Kalkstein, Kalk«, »carbo« heißt »Kohle«.
* Das Wort Auster soll vom griechischen osteon = »Knochen« abgeleitet worden sein.

CHEMISCHE FORMEL
$CaCO_3$

DICHTE
2,94 g/cm³

AUSSEHEN
Kalziumkarbonat kommt in der Natur folgendermaßen vor:
> Als rötlich-weißes Perlmutt in den Austernschalen und als Perlen
> Als Kalzit oder Onyx in kubischen Kristallen
> Als Aragonit in rhombischen Kristallen
> Als Marmor
> Als Korallen
> Als Kreide
> In Eierschalen, in den Panzern der Krustentiere

EIGENSCHAFTEN
Kalzium steht in der zweiten Gruppe des Periodensystems nach Magnesium und vor Strontium. Es ist ein

Bezüge zwischen der Substanz und ihrer Wirkung

Kalk als Hauptbestandteil der Knochen > Entwicklungsstörungen und Erkrankungen des Skeletts

Kalzium als Gerinnungsfaktor des Blutes > Akute Blutungen nach Aufregung

Kalzium als wichtigster Mineralstoff der Milch > Probleme mit der Verwertung von Milcheiweiß, Milchunverträglichkeit, Milchschorf

Auster als Nahrungsmittel > Verlangen oder Abneigung gegen den Verzehr von Austern

Nacktes, weiches Tier > Abneigung gegen Kleidung

Weiches, wehrloses Tier > Großes Schutzbedürfnis

Schutzloses Tier mit harter Schale > Können nicht nackt schlafen, brauchen nachts die Hülle

Außen raue, verwachsene Schale, innen wunderschön schimmernde Perlmuttschicht und manchmal eine Perle > Die innere Schönheit des Calcium-carbonicum-Menschen kann man von außen oft nur erahnen

Lebt in Gruppen auf Felsen > Leben gerne in Gesellschaft, in der Familie

Bleibt lebenslang an einem guten Standort > Ortsgebunden

An seinem Felsen fest verankert > Bewegt sich nicht gerne

Lässt sich vom Meer die Nahrung in die Mundöffnung spülen > Möchte mit Nahrung gut und bequem versorgt werden

Die Mikroorganismen des Meeres werden direkt in den Magen gespült > Kaufaul, vor allem Kinder möchten gerne kleine Portionen direkt in den Mund schieben

Das Mittel aus der Auster

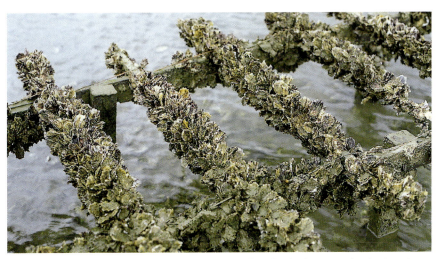

Die mittlere Schicht der Austernschale dient als Grundlage für das homöopathische Arzneimittel Calcium carbonicum.

silberglänzendes, weiches, sehr reaktionsfähiges Erdalkalimetall. Kalzium ist bei Normaltemperatur in trockener Luft beständig, in feuchter Luft überzieht es sich rasch mit einer grauweißen Oxidschicht. Flüchtige Kalziumsalze geben eine charakteristische ziegelrote Flammenfärbung.
Kalzium besitzt im menschlichen Organismus vielfältige Funktionen. Es ist wichtig für die Stabilität von Knochen und Zähnen, als Gerinnungsfaktor bei der Blutgerinnung ist es in ionisierter Form Gegenspieler zu Natrium und Kalium auf der einen und Magnesium auf der anderen Seite. Kolloidale Systeme wie Blut, Eiweiß und Lymphe werden in ihrer Form erhalten, und damit ist die Durchlässigkeit der Zellmembranen für Wasser, Ionen, Nahrungs- und Giftstoffe gewährt.

Vorkommen
Austern leben in warmen und gemäßigten Meeren.
Kalzite kommen unter anderem in den Kalkalpen, in Süddeutschland, der Schweiz und Frankreich vor. Onyxe und Aragonite werden auf allen Kontinenten gefunden.

Geschichte
Austern waren bereits vor 7000 Jahren in steinzeitlichen Siedlungen entlang der Nord- und Ostseeküste ein wichtiges Nahrungsmittel.
Die Europäische oder Tafel-Auster (Ostrea edulis) wird seit der Römerzeit kultiviert.
Bis zur Marktreife benötigt eine gezüchtete Auster zweieinhalb bis vier Jahre.

Verwendung
Austern werden in Wattengebieten zur Perlengewinnung und als Nahrungsmittel gezüchtet.

Homöopathische Zubereitung
Calcium carbonicum Hahnemanni wird aus der mittleren Schicht der Austernschale, dem ausgekratzten und fein gemahlenen Perlmutter, durch Verreiben mit Milchzucker gewonnen.
Die inneren und äußeren Schichten der Schale dürfen für die Zubereitung nicht herangezogen werden.
Calcium carbonicum wurde von Hahnemann geprüft.

Das Mittel

Grundthemen des Mittels
* Stabilität, Sicherheit
* Rundheit
* Familie
* Kalk, Kreide
* Ausdauer, Beharrlichkeit, Vertrauen
* Urvertrauen
* Formlosigkeit, Weichheit
* Festigkeit, Verhärtung
* Harmonie
* Heimat, Tradition
* Herzlichkeit, viele Gefühle

Vergleichsmittel
Barium carbonicum, Kalium carbonicum, Pulsatilla, Silicea; Antimonium crudum, Capsicum, Graphites, Rhus toxicodendron

* Geborgenheit
* Willensschwäche
* Hemmung
* Hoffnung, Träume
* Intuition

* Kind, Mutter Erde
* Reizung
* Antriebslosigkeit
* Abgrenzung

Ätiologie
* Ausgelacht werden
* Grobheit anderer
* Zu viel Arbeit, anhaltender Stress, zu viel Druck, Überforderung
* Erwartungsspannung
* Schlechte Nachrichten

Calcium carbonicum

* Unterdrückter Schweiß
* Säfteverlust
* Sexuelle Exzesse, Masturbation
* Einatmen von mineralischem Staub
* Verletzung durch Überlastung, durch Erschütterung
* Chinin-Behandlung, Behandlung mit Schwefel
* Abkühlung
* Sorgen
* Geldverlust
* Masern, Scharlach
* Anblick eines Unfalls
* Wäsche waschen

LEITSYMPTOME
* Besserung des Befindens bei Verstopfung
* Leichte Gewichtszunahme
* Allergie gegen oder Verschlimmerung durch Aspirin
* Kopfschweiß nachts, meist im ersten Schlaf
* Prämenstruelles Syndrom
* Starke Menstruationsblutungen, vor allem in den Wechseljahren
* Kalte Füße nachts im Bett: Zum Einschlafen muss man Socken tragen, später werden die Füße dann zu heiß
* Deformierte, brüchige oder abblätternde Nägel
* Zittern der Beine nach dem Beischlaf
* Neigt dazu, an viele Hauptworte ein »-chen« anzuhängen

REAKTIONEN AUF NAHRUNGSMITTEL
Empfindungen
* Heißhunger mit Abmagerung
* Das Essen hineinschaufeln: große Mengen, isst gerne nur mit einem Löffel
* Das Essen zermanschen
* Isst Erde, Sand als Kind
Unverträglichkeiten
* Milch
Verlangen
* Gekochte Eier

* Kartoffeln in jeder Form
* Speisen löffeln
* Süßigkeiten bei Kopfschmerzen
* Milcheis
* Fleisch
* Zucker, Wein
* Austern
* Erfrischendes
* Milch; Pudding, Tiramisu
* Armer Ritter, Königsberger Klopse
* Unverdauliches wie Kalk, Kreide, Holzkohle
* Mehlspeisen wie Kaiserschmarrn
* Saure Speisen und Salziges oder Süßigkeiten
Abneigungen
* Fleisch
* Kaffee
* Kauen
* Muttermilch
* Milch
* Gekochtes; Fett
* Schleimige Speisen
* Brot
* Obst
* Warme Speisen
Verschlimmerung
* Milch
* Trockene Speisen
* Fleisch, Kalbfleisch, Geräuchertes
* Eier
* Salat, Sauerkraut
* Champagner
* Bohnen, Erbsen
* Zucker

ALLGEMEINE MODALITÄTEN
Unverträglichkeiten
* Kleidung
* Anblick oder Hören von Grausamkeiten
* Fremdes Leid
Besserung
* Kleidung lockern, entblößen
* Liegen, auf dem Rücken liegen, auf der schmerzhaften Seite liegen
* Berührung, vorsichtiges Streicheln, reiben
* Beugen der erkrankten Gliedmaßen
* Dunkelheit

* Singen
* Verstopfung
* Trockenes Wetter
* Magnetismus, magnetisieren
* Beten
* Auftreten von Absonderungen
* Licht
Verschlimmerung
* Morgens, abends, nachts
* Frühling, Herbst, Wintersonnenwende
* Geistige und körperliche Anstrengung, Stress
* Abkühlung, Kälte, Feuchtigkeit, Zugluft, Schneeluft
* Kalt baden, feuchtkalte Anwendungen, nass werden, nasskaltes Wetter, im Wasser arbeiten
* Liegen auf feuchtem Boden
* Erwachen, langer Schlaf, vor Schlaf
* Erzählen der Symptome
* Nach Essen, bis zur Sättigung essen
* Sexuelle Exzesse
* Gehen
* Haare schneiden
* Schwitzen
* Treppen steigen, Anhöhen erklimmen
* Herunterhängenlassen der Glieder, leidende Teile strecken
* Kleiderdruck
* Künstliches Licht, Sonnenlicht
* Auf der Seite liegen
* Pubertät, vor der Periode, während Schwangerschaft, Stillen (Mutter)
* Neumond, zunehmender Mond, Vollmond
* Vermehrte Schleimabsonderung, unterdrückter Schnupfen
* Nach Sex
* Trinken
* Alle 14 Tage
* Abenddämmerung, Dunkelheit
* Nach hinten beugen, seitwärts beugen
* Entblößen der Füße
* Erbrechen
* Lesen
* Samenabgang
* Sitzende Lebensweise

INDIKATIONEN

Bei Kindern

Hauptindikationen

* Säuglings- und Kleinkinderkrankheiten
* Verspäteter Fontanellenschluss
* Anhaltende Verstopfung ohne Beschwerden
* Langsame, verzögerte, schwierige Zahnung, oft mit Durchfall; besser durch Tragen einer Bernsteinkette
* Blutarmut
* Milchunverträglichkeit
* Milchschorf
* Mittelohrentzündung oder -vereiterung
* Schwerhörigkeit bei Schnupfen, nach Mittelohrentzündung
* Wiederkehrende Mandelentzündungen
* Nasenpolypen
* Häufiges Erwachen, Schreckensbilder beim Augenschließen
* Ausgeprägte Angst vor Dunkelheit
* Erkältungsneigung
* Rachitisneigung
* Entwicklungsverzögerung
* Heimweh
* Vermehrtes sexuelles Verlangen

Allgemeine Indikationen

* Verweigerung der Muttermilch
* Windeldermatitis
* Albträume
* Bettnässen
* Vorhautenge
* Chronische Erkältungen
* Übergewicht
* Lymphdrüsenschwellungen, vergrößerte Rachenmandeln, Polypenbildung
* Minderwuchs
* Ohnmachten mit Nasenbluten

Bei Erwachsenen

Hauptindikationen

* Langsame Heilung von Knochenbrüchen
* Fettleibigkeit
* Stechende, rechtsseitige Kopfschmerzen mit Übergang zu Migräne mit Schwindel, Übelkeit und hämmernden Schmerzen
* Hautjucken
* Krampfadern
* Kropf
* Schwächezustände nach Sex

Allgemeine Indikationen

* Bei übergewichtigen Menschen Atemnot bei Anstrengung, besonders beim Treppensteigen oder beim Erklimmen einer Anhöhe, außerdem in flacher Rückenlage oder beim Vornüberbeugen
* Schwindel; Verschlimmerung durch rasches Drehen des Kopfes und beim Herabschauen aus der Höhe
* Chronische Verstopfung der Nase
* Heuschnupfen
* Hautausschläge auf den Ohren, Furunkel unterhalb der Ohren
* Feuchtkalte Hände
* Brüchige Knochen
* Wirbelsäulenverkrümmung
* Rückenschmerzen, Überbeine, entzündete Fußballen
* Gelenkentzündungen, besonders der Knie
* Krämpfe in Oberschenkeln, Waden und Fußmuskeln, meist nachts im Bett, aber auch bei Dehnung und Überbeanspruchung
* Leichtes Umknicken und Verstauchen der Fußknöchel mit langsamer Abheilung
* Leukämie
* Arteriosklerose
* Bulimie
* Ohnmacht durch Stich oder Anblick einer Injektionsnadel
* Pilzerkrankungen der Scheide mit Brennen und Jucken und dickem, gelbem oder weißem Ausfluss
* Myome der Gebärmutter, zuweilen mit starken Blutungen
* Verstopfung ohne Stuhldrang mit sauer riechenden, harten, hellen Stühlen
* Fistelbildung
* Langsame Wundheilung
* Übersäuerung des Organismus, saurer Schweiß, saurer Urin- und Stuhlgeruch
* Übel riechender Fußschweiß
* Leichte Ermüdbarkeit, mangelnde Ausdauer

Der Mensch

PSYCHISCHE MERKMALE

Calcium-carbonicum-Patienten können den Kalk nicht richtig in ihrem Körper aufnehmen oder verwerten. Als Folge davon fehlt es ihnen an Stabilität auf allen Ebenen. Dieser Zustand kann dadurch ausgelöst werden, dass von der Mutter kein ursprüngliches Sicherheitsgefühl vermittelt wurde oder die Patienten selbst oder deren Mütter während der Schwangerschaft Erdstrahlen-Belastungen ausgesetzt waren.

Sie sind schüchtern, empfindsam, nachdenklich und passen sich in ihrem Bedürfnis nach Geborgenheit, emotionaler Sicherheit an andere Menschen an. In ihrem Wesen sind sie auch anspruchslos und bescheiden, kindlich-friedlich, leicht zu beeinflussen und zu überreden. Zum Schutz legen sie sich oft einen Panzer von Dickköpfigkeit und Sturheit zu. Es sind warmherzige Gefühlsmenschen, sie besitzen eine gute Intuition, welcher sie aber meist nicht vertrauen.

Menschen, die Calcium carbonicum als Heilmittel brauchen, können von zahlreichen Ängsten geplagt und blockiert sein. Sie fühlen sich schutzlos einer Welt voller Gefahren ausgeliefert. Sie brauchen fortwährend Menschen, die diese Ängste beschwichtigen oder ihnen ein Gefühl von Sicherheit geben.

Sie haben oft Höhenangst, sie fürchten sich davor, mit einer Krankheit infiziert zu werden, haben Angst vor Tuberkulose, Aids, Herzerkrankungen und dem Tod. Sie haben Angst vor vielen Tieren, wie Spinnen, Käfern, Insekten, Wanzen, Marienkäfern und Hunden. Sie fürchten sich in der Dämmerung und in der Dunkelheit, vor Gewitter, in engen Räumen wie auf öffentlichen Plät-

zen, vor der Meinung anderer, vor Blamage und Armut.

Immer wieder überkommt sie die Angst, dass etwas Schlimmes passieren könnte. Sie können Grausamkeiten oder negative Nachrichten, von denen sie hören, schlecht verarbeiten und ertragen es kaum, einen Krimi oder gar einen Thriller im Fernsehen anzuschauen. Diese Ängste werden durch Schlafmangel verstärkt, steigen oft vom Magen auf, machen zittrig und bewirken Herzklopfen. Ein gutes Essen an einer schön gedeckten Tafel kann sie sehr anrühren und wohltuend stabilisieren.

Calcium-carbonicum-Menschen hungern nach Gefühlen und Zärtlichkeit. Wird dieser Hunger gestillt, fühlen sie sich zwar angenommen, begeben sich aber in eine tiefe Abhängigkeit. Bleibt der Hunger ungestillt, kompensieren sie ihn mit einem erhöhten Süßigkeitsbedarf. Müssen sie längere Zeit Zuneigung, Zärtlichkeit und andere Gefühlsnah-

rung entbehren, fällt es ihnen immer schwerer, aus der Fülle von Eindrücken und Einwirkungen das herauszufiltern, was sie benötigen, und das zu geben, was andere brauchen. Sie verlernen es langsam, für sich selbst zu sorgen und anderen Geborgenheit zu vermitteln.

Als bodenständige Menschen, sind Calcium-carbonicum-Typen bereits als Kinder von den immateriellen Welten fasziniert. Sie interessieren sich für Geister, Übernatürliches und Okkultes, alles, was irgendwie unheimlich ist.

Anhaltende gesundheitliche Probleme können sie in eine tiefe Verzweiflung stürzen. Sie können dann wegen Kleinigkeiten die Kontrolle über sich verlieren, zerreißen Dinge, spucken anderen ins Gesicht und wollen aus dem Fenster springen. Sie haben Angst wahnsinnig zu werden und dass andere ihren Zustand bemerken. Wenn sie überzeugt sind, diese Zustände nicht länger auszuhalten, werden sie des Lebens über-

Äußeres Erscheinungsbild

Bei Kindern
> Mondgesicht, rundliches Gesicht, großer Kopf
> Blässe
> Rauschgoldengel
> Blässe gewöhnlich roter Teile
> Ängstlicher Gesichtsausdruck
> Schlaffe Haltung, schlaffer Händedruck
> Tapsig, fallen leicht nach vorne

Bei Erwachsenen
> Erröten leicht

> Geschmacklos in der Wahl der Kleidung, sackartige Kleider, Wollsocken mit Birkenstock-Schuhen
> Schlaffer Händedruck
> Lederhose
> Latzhose bei Männern
> Zwei Typen:
>> Großer Kopf, rundliches Gesicht, milchiger Teint, ängstlicher Gesichtsausdruck, rundlich bis stark übergewichtig
>> Dünn, mageres, eckiges Gesicht, große Nase, großer Mund, dicke Oberlippe, runzelige Gesichtshaut (rechteckige Fältchen)

drüssig und versuchen, sich mit einem Messer zu erstechen.

GEISTIGE MERKMALE
Calcium-carbonicum-Menschen sind solide, verantwortungsbewusst und arbeiten hart, denn ihr Hauptaugenmerk gilt der Sicherheit und praktischen Angelegenheiten und Aufgaben. Wenn ihre materielle und gesundheitliche Sicherheit bedroht sind, sind sie verzweifelt.
Mit ihrem phlegmatischen Naturell bringen sie einmal Begonnenes in ihrem Stil und Rhythmus zum Abschluss. Ihre täglichen Aufgaben erledigen sie gewissenhaft. Zusätzlich neigen sie dazu, immer mehr Verpflichtungen einzugehen, bis sie schließlich unter der Last zusammenbrechen. Wenn ihr Geist durch die Überforderung müde wird, können sie sich nicht mehr gegen die im Alltag eindringende Gedankenflut wehren. Sie werden vergesslich und benutzen die falschen Worte. Sie können nicht mehr zwischen Wichtigem und Unwichtigem unterscheiden. Bedeutungslose Angelegenheiten lassen sie grübeln. Während sie äußerlich ruhig wie ein Fels in der Brandung erscheinen, sind sie innerlich überaktiv, weil sie das Alltagsgeschehen und ihre Sorgen nicht loslassen können. Als Folge davon neigen sie zu erheblichen Schlafstörungen.
Wenn sie die Augen schließen, erscheinen schreckliche Visionen und Phantasien, mit Gedanken an Ratten, Feuer und Mord. Sie fürchten den Verstand zu verlieren.

VERLANGEN
* Familie; Harmonie
* Sicherheit, Geborgenheit, Rückhalt
* Tief atmen, frische Luft
* Baden mit viel Schaum; Kuscheln
* Magnetisieren
* Nach Hause gehen

* Beißen und spucken bei Zorn
* Bequemlichkeit
* Singen
* Gestillt werden, gefüttert werden
* Medizinische Bücher lesen
* Licht

ABNEIGUNGEN
* Gewaltfilme, Grausamkeiten
* Bewegung, Anstrengung, Sport
* Veränderung
* Bestimmte Personen, Familienmitglieder
* Tabak
* Kauen
* Reisen; kalte Luft
* Angesehen werden
* Geistige Arbeit; Druck
* Sprechen; Streit

MISSEMPFINDUNGEN
* Gefühl von Steinen im Magen
* Innerliche Schwere
* Staub in den inneren Organen
* Eine Maus oder Ratte laufe die Arme oder Beine entlang
* Bei Frauen, dass die Genitalien wollüstig jucken
* Knochen oder Speisen im Hals
* Kälte oder Spinnweben auf der Haut
* Kälte in den Knochen oder in den inneren Organen
* Das Herz sei stehen geblieben
* Aus den Ohren ströme Luft
* Innerliche Schlaffheit

SEXUALITÄT
* Exzessives sexuelles Verlangen
* Exzessives Masturbieren
* Unwillkürliche Orgasmen bei Frauen
* Vorzeitiger Samenerguss, unwillkürlicher Samenerguss, verspäteter Samenerguss einige Zeit nach dem Orgasmus, fehlende Erektion bei Männern

SCHLAF
* Kann nur bekleidet schlafen

* Schlaflos durch Gedankenzudrang
* Schlaflos nach Kränkung
* Schlaflos durch die täglichen Sorgen, geschäftliche Sorgen
* Schlaflos durch sexuelles Verlangen
* Erwachen wie durch Schreck
* Erwachen mit besorgten Gedanken

TRÄUME
* Albträume nach Filmen
* Engel
* Voller Sorgen
* Krankheit
* Leichen

FARBWAHL
* Blau

BEVORZUGTE BERUFE
* Bauer
* Bäuerlicher Priester, Benediktiner, Mönch, Dorfpfarrer
* Dienende Berufe, Diener
* Masseur, Bademeister
* Chiropraktiker
* Koch; Bäcker; Gastwirt
* Familienbetrieb
* Trödelhändler

TYPISCHE REDENSARTEN
* »Friede, Freude, Eierkuchen«
* »Man sieht nur mit dem Herzen gut«
* »Sport ist Mord«
* »Steter Tropfen höhlt den Stein«
* »Fürchte dich nicht, langsam zu sein, fürchte dich, stehen zu bleiben«
* »Du kleines Dickerchen«
* »Schnuckiputz«
* »Schlabberteig«

SPORTARTEN
* Ausdauersport
* Kampfsport
* Holz hacken

ÜBUNGEN
* Beten
* Bildmeditationen
* Kreistänze, Singen

Spanische Fliege

CANTHARIS VESICATORIA

Lytta vesicatoria ist eine weitere Bezeichnung für Cantharis, auch Spanische Fliege genannt. Die Substanz wurde früher als Heilmittel und Aphrodisiakum verwendet. Die Themen des

Mittels sind starker Sexualtrieb, Begierde, Perversion und auch Gewalt. Der Wirkstoff Canthidin wird bei brennenden Schmerzen verabreicht.

Die Substanz

NAMEN
* Spanische Fliege, Pflasterkäfer
* Blasenkäfer

FAMILIE
Meloidae, Ölkäfer

VORKOMMEN
Die Spanische Fliege ist in Mittel- und Südeuropa, vor allem in Südfrankreich und Spanien, aber auch in Westasien beheimatet. Blätter von Esche, Holunder, Schneeball, Pappel, Liguster und Flieder sind das Hauptnahrungsmittel des Käfers.

AUSSEHEN
Der glänzende, goldgrüne, auch bläulich schimmernde Käfer besitzt einen lang gestreckten Körper. Aus den Nahrungsstoffen bildet er ein sehr unangenehm riechendes Sekret, welches Cantharidin enthält, in allen Teilen seines Körpers vorkommt und die natürlichen Feinde des Käfers davon abhält, diesen zu fressen.

HAUPTINHALTSSTOFFE
Cantharidin, eine Monoterpen-Dicarbonsäure
Das Cantharidin kann die Zellmembranen durchdringen, die Durchblutung fördern und im Gewebe Entzündungen mit starker

Flüssigkeitsabsonderung ähnlich einer Brandblase hervorrufen.
Die Einnahme der Tinktur kann zu starken Reizungen und Schädigungen der Schleimhäute, Nieren, Blase und ableitenden Harnwegen führen, zu heftigem Erbrechen und Durchfall sowie zu brennenden Schmerzen in Rachen und Magen.
Das homöopathische Mittel ist bis einschließlich D3 oder C2 verschreibungspflichtig.

GESCHICHTE
Hippokrates empfahl die Spanische Fliege im 5. Jahrhundert v. Chr. bei Wassersucht.
Der Marquis de Sade (1740–1814) pflegte seinen Auserwählten Mittel aus der Spanischen Fliege zu verabreichen, um ihre sexuelle Erregbarkeit zu steigern.

VERWENDUNG
Bereits im Altertum wurden Zubereitungen zur Warzenentfernung, bei Kahlköpfigkeit, Rheuma und zur Steigerung der Lust verwendet. Tinkturen aus der Spanischen Fliege wurden in Bordellen zur Steigerung des Geschlechtstriebes eingesetzt, außerdem zu Abtreibungen.

VOLKSHEILKUNDE
In der Naturheilkunde werden bis

Bezüge zwischen der Substanz und ihrer Wirkung

Aggressiv > Aggressives Verhalten

Schillernde Körper > Menschen, die (gold)schillernde Kleidungsstücke tragen, um ihre erotische Ausstrahlung zu verstärken oder durch diese erregt werden

Bei Einnahme des Extraktes aus der Spanischen Fliege kommt es neben sexueller Erregung unmittelbar zu extremen, brennenden Schmerzen in Harnröhre und Harnblase > Mittel bei sich extrem schnell ausbreitenden Entzündungen von Harnröhre oder Harnblase mit intensiven, brennenden Schmerzen vor, während und nach dem Wasserlassen

zum heutigen Tag Auflagen und Pflaster, die mit einer Paste aus getrockneten und zerkleinerten Spanischen Fliegen bestrichen sind, wegen der Blasenbildung als Ausleitungsverfahren bei Anginen, Mittelohr-, Nerven- und Gelenk-

Aggression und Erregung   109

entzündungen eingesetzt. Diese Behandlung ist aber nicht unumstritten.

HOMÖOPATHISCHE ZUBEREITUNG
Die Urtinktur wird aus ganzen, getrockneten, pulverisierten Käfern zubereitet.
Cantharis wurde von Hahnemann 1805 geprüft.

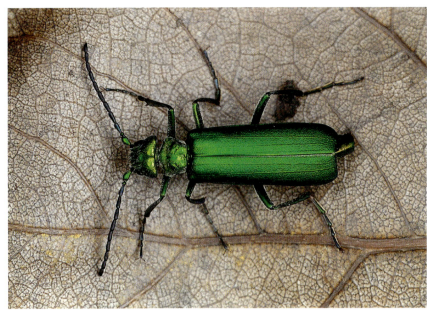

Der Name »Spanische Fliege« ist irreführend. Tatsächlich handelt es sich um eine Käferart, die vor allem im westlichen Mittelmeerraum vorkommt.

Das Mittel

GRUNDTHEMEN DES MITTELS
* Schärfe
* Sadismus
* Sadomasochismus
* Perversion
* Begierde
* Provokation
* Reizung
* Bizarr
* Schillernd
* Prickelnd
* Blase
* Ständige Erektion
* Lederpeitsche
* Liebespulver, Sex-Dragees, Potenzpillen
* Piercing

ÄTIOLOGIE
* Abkühlung
* Sexueller Missbrauch

LEITSYMPTOME
* Starker Brennschmerz vor, nach, insbesondere aber während des Wasserlassens; dabei fühlt sich jeder Tropfen Urin, der durch die Harnröhre fließt, wie kochendheißes Wasser an
* Blasenentzündung mit großen Blutklumpen im Urin und heftigen Schmerzen
* Steigerung des sexuellen Verlangens während Harnwegsentzündungen

REAKTIONEN AUF NAHRUNGSMITTEL
Verlangen
* Wein
* Saure Speisen

Abneigungen
* Getränke
* Wasser
* Essen

Vergleichsmittel
Apis, Belladonna; Nux vomica, Platinum

Besserung
* Wein
* Saure Speisen

Verschlimmerung
* Kaffee
* Kalte Getränke
* Kaltes Wasser
* Öl
* Fett

ALLGEMEINE MODALITÄTEN
Besserung
* Reiben
* Kälte
* Kalte Umschläge

Verschlimmerung
* Rechts
* Berührung der Kehle
* Trinken
* Während der Schwangerschaft
* Während Sex
* Feuchtkalte Anwendungen
* Kaltes Wasser
* Kalte Luft
* Glänzende Gegenstände
* Spiegel

INDIKATIONEN

Bei Kindern

Hauptindikationen
* Vorhautenge
* Kleine Jungen, die häufig an ihren Penis ziehen

Allgemeine Indikationen
* Vermehrtes sexuelles Verlangen
* Gehirn- oder Hirnhautentzündung mit brennenden Schmerzen bei gleichzeitigem Auftreten der typischen Harnwegssymptome
* Blasenentzündungen kleiner Mädchen nach Einfluss von Zugluft oder Baden im Meer

Bei Erwachsenen

Hauptindikationen
* Harnröhren-, Blasen-, oder Nierenbeckenentzündung mit stechenden, brennenden Schmerzen beim Wasserlassen und tropfenweiser Harnentleerung; mit großem Durst, die Kranken mögen aber nichts trinken, weil selbst kleine Mengen die Blasenbeschwerden verschlimmern
* Verbrennungen zweiten Grades (Blasenbildung) infolge Sonnenbrand oder Verbrühung; besser durch kalte Kompressen; schlimmer durch Wärme und Berührung
* Gürtelrose
* Beschwerden mit rasantem Verlauf und schneller Verschlimmerung

Allgemeine Indikationen
* Brennende Schmerzen des erkrankten Körperbereichs
* Insektenstiche mit heftigen Schmerzen an der schwarz gefärbten Einstichstelle und nachfolgender Gereiztheit, Ruhelosigkeit und Wut
* Brennende Halsschmerzen mit großem Durst und Abneigung gegen Getränke
* Unterdrückte Gonorrhoe
* Entzündung der Eichel
* Anhaltende, schmerzhafte Erektionen
* Absonderungen oder Blutungen aus der Harnröhre während sexueller Erregung
* Entzündung der Eierstöcke oder der Gebärmutter; schlimmer durch Unterdrückung des Ausflusses
* Nierenversagen

* Unfreiwilliger Harnabgang oder Tröpfeln nach dem Urinieren; schlimmer während einer Blasenentzündung und während der Periode
* Entzündung der Prostata
* Plötzliche Bewusstlosigkeit
* Nächtliches Brennen der Fußsohlen
* Brennende Bauchschmerzen bei stark aufgetriebenem Bauch und stechenden Schmerzen am Darmausgang beim Durchfall, mit Stuhldrang beim Wasserlassen, Appetitlosigkeit und Reizbarkeit
* Schwächezustände, welche sich auf alkoholische Getränke hin bessern
* Tollwut mit Schluckkrämpfen beim Versuch, Wasser zu trinken
* Delirien mit hochgradiger Gereiztheit, Gewalttätigkeit und Wut bei gesteigertem sexuellem Verlangen
* Angstgefühle, welche im Magen empfunden werden oder sich von dort in andere Körperteile erstrecken
* Haarausfall, besonders beim Kämmen, nach der Entbindung oder während der Stillzeit
* Akute oder chronische Entzündungen der Augen nach Verbrennungen
* Augenbrennen wie von glühenden Kohlen
* Plötzliche Ohnmachten mit rotem Gesicht
* Pickel im Gesicht mit Brennen bei Berührung
* Entzündungen der Mundhöhle mit kleinen, weißen Bläschen und Brennschmerz, der sich über den Rachen bis in den Magen erstreckt
* Gefühl eines Zusammenziehens im Kehlkopf mit Angst zu ersticken; bereits das Trinken kleinster Mengen erzeugt unbeschreibliche Angst
* Bronchitis mit reichlichem, klebrigem und Fäden ziehendem Schleim und Brennen beim Wasserlassen
* Heftige Entzündung der Magenschleimhaut mit brennenden Schmerzen
* Übelkeit mit häufigem Erbrechen; Schwangerschaftserbrechen
* Heftiger Durchfall mit Beimengungen von Blut und Schleim und anhaltendem, unterträglichem Brennen am Darmausgang
* Reißende Schmerzen in den Halsmuskeln, im Rücken oder im Steißbein

Der Mensch

Psychische Merkmale

Menschen, die Cantharis als homöopathisches Mittel benötigen, besitzen ein sehr starkes sexuelles Verlangen. Je mehr dieses nicht ausgelebt oder gar unterdrückt wird, desto mehr bemächtigt sich eine innere Spannung und Gereizheit dieser Menschen.

Sie werden dann ruhelos, überreizt, fühlen sich in Gesellschaft leicht provoziert und provozieren selbst andere bis hin zu gewalttätigen Wutausbrüchen. Diese können durch den Anblick von spiegelnden Oberflächen wie von Wasser oder Spiegeln ausgelöst werden.

Auch im sexuellen Bereich nimmt der innere Druck zu. Die ursprüngliche Sinnlichkeit kann sich in Zügellosigkeit mit obszönen Reden, Unverschämtheiten, ständiger Gier bis hin zu sadistischen Zügen mit sadomasochistischen Bedürfnissen verwandeln.

Geistige Merkmale

In Zeiten leichterer sexueller Erregung und erotischer Wunschvorstellungen sind die Betroffenen oft richtiggehend arbeitswütig. Im fortgeschrittenen Stadium sind sie unfähig zu geistiger Arbeit.

Im erotischen Wahn meinen sie, von einer eiskalten Hand gewürgt zu werden, oder sie glauben, jemand liege mit ihnen im Bett oder jemand liege unter ihrem Bett und klopfe von unten dagegen.

Verlangen
* Foltern
* Gefoltert werden
* Auf andere urinieren
* Beißen
* Exzentrisches
* Außergewöhnliches

Äußeres Erscheinungsbild
> Schillernd
> Feuriger Blick
> Reizwäsche

Abneigungen
* Tabak
* Doppelmoral

Missempfindungen
* Gefühl von flüssigem Blei in der Harnröhre
* Gefühl von wollüstigem Jucken der Scheide
* Gefühl von kochendem Wasser im Kopf
* Heiße Luftströme aus dem Ohr
* Trockenheit in den Gelenken
* Gegenstände erscheinen in gelber Farbe

Sexualität
* Anhaltende Erektionen, auch Tag und Nacht
* Schmerzhafte Erektion
* Unfreiwilliger Samenabgang bei schmerzhafter Erektion
* Krankhaft gesteigerter Geschlechtstrieb bei Männern
* Erotisches Delirium
* Exzessives sexuelles Verlangen bei Männern und Frauen
* Extrem gesteigerter Geschlechtstrieb ohne Erleichterung durch Selbstbefriedigung oder Geschlechtsverkehr
* Sadomasochistische Befriedigung, Hardcore-Sex
* Verlangen nach sexuellen Grenzerfahrungen
* Vermehrtes sexuelles Verlangen bei Frauen mit Jucken der Scheide
* Erhöhte Reizbarkeit des Scheideneingangs mit Krämpfen der Scheidenmuskulatur

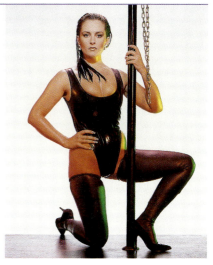

Viele Cantharis-Patienten fallen durch ihren übersteigerten Sexualtrieb und durch sadomasochistische Neigungen auf.

Schlaf
* Schlaflos durch sexuelle Phantasien

Träume
* Viele erotische und sexuelle Träume
* Folterwerkzeuge, Folterkammer, Streckbank
* Luxus
* Reichtum
* Prachtvolles Schloss
* Reizwäsche
* Versklavung
* Kochen
* Im Wald gehen
* Hirsche

Farbwahl
* Goldgrün metallisch schimmernd

Bevorzugte Berufe
* Domina
* Gigolo
* Pornodarsteller

Typische Redensarten
* »Lass jucken, Kumpel«

Spanischer Pfeffer

CAPSICUM ANNUUM L.

Der scharfe spanische Pfeffer enthält einen reizenden Stoff und hat anregende Wirkung. Er wird bei Entzündungen und stechenden Schmerzen eingesetzt. Zentrale Themen des

Mittels sind Heimweh, Nostalgie, Trägheit, Ungeschicklichkeit und große Unsicherheit, was die Betroffenen reizbar und empfindlich gegenüber Kritik macht.

Die Substanz

NAMEN

* Scharfer Gewürzpaprika, Spanischer Pfeffer

* Indischer Pfeffer, Türkischer Pfeffer, Gemeine Beißbeere, Sommerbeißbeere, Polterhannes

* »Capsicum« wurde möglicherweise vom griechischen kaptein = »beißen« als Hinweis auf den Geschmack abgeleitet. Oder es stammt vom lateinischen capsicus = »kapselförmig«, was die Fruchtform beschreibt. Der Beiname »annuum« ist lateinisch und bedeutet »einjährig«.

FAMILIE

Solanaceae, Nachtschattengewächse

VORKOMMEN

Südeuropa, Mitteleuropa, Mittel- und Südamerika

AUSSEHEN

Der aufrecht wachsende Stängel trägt wenige Äste, ist vier- oder fünfkantig und wird bis zu einem Meter hoch.

Das eine Ende der kahlen, elliptischen Blätter ist leicht zugespitzt, das andere läuft in einen langen Blattstiel aus. Die Oberseite der Blätter ist dunkelgrün, die Unterseite heller.

Die fünf- bis sechszipfelige, weiße Blüte gleicht der Kartoffelblüte, die

Frucht ist eine Beere und besitzt die Form einer länglich-kegelförmigen Schote mit den Farben zinnoberrot, gelb oder gelbrot. Das leuchtend rote Paprikagewürz wird aus der pulverisierten, getrockneten Frucht samt den Kernen gewonnen.

HAUPTINHALTSSTOFFE

Capsaicin, Carotinoide, Flavonoide, Vitamin C und P

GESCHICHTE

Der einjährige Spanische Pfeffer wurde 1514 von den Spaniern als Zuchtform des mehrjährigen Cayenne-Pfeffers aus Mexiko nach Europa mitgebracht.
Die Pflanze verbreitete sich über Südeuropa nach Afrika und Asien, wo sie in Kulturen angebaut wird.

VERWENDUNG

Als Gewürz steigert der Spanische Pfeffer die Abwehr gegen Infekte und unterstützt die Verdauung. Starke Überdosierungen können jedoch eine Entzündung der Schleimhäute von Magen und Darm sowie der Blase hervorrufen

VOLKSHEILKUNDE

Auf Grund der hautreizenden Eigenschaften des Capsaicins wird Paprika äußerlich bei rheumatischen

Bezüge zwischen der Substanz und ihrer Wirkung

Pfeffer > Fehlender Pfeffer im Hintern bzw. Blut

Zinnoberrote Schote > Leuchtend rote Entzündungen

Gefühl des Pfeffers auf der Zunge > Ähnliches Brennen bei den verschiedenen Entzündungen

Beschwerden, Gicht, Ischias, Hexenschuss und Neuralgien angewandt. Ein Paprika-Extrakt ist auch ein wesentlicher Bestandteil der Schröpfsalben.
Sehr hautempfindliche Menschen können auf die äußerliche Anwendung mit echten Brandblasen reagieren. Auf die Schleimhäute von Magen und Darm wirkt das Capsicain ebenfalls stark reizend. Empfindliche Personen sollten diesen Stoff mit großer Vorsicht genießen.

HOMÖOPATHISCHE ZUBEREITUNG

Aus den reifen, getrockneten Früchten mit all ihren Bestandteilen, Häuten, Kernen und Trennwänden wird die Urtinktur hergestellt.

Ein Nachtschattengewächs

Das Mittel

Grundthemen des Mittels
* Heimweh
* Sehnsucht nach der Vergangenheit, Nostalgie
* Melancholie
* Schlaffheit
* Trägheit

Ätiologie
* Heimweh
* Ortswechsel
* Gefühlserregung
* Abkühlung
* Schock durch Verletzung

Leitsymptome
* Heimweh, Nostalgie und Schwermut in solch starkem Ausmaß, dass Selbstmordgedanken auftreten. Meist handelt es sich um ein Heimweh nach der Kindheit, um ein Schwelgen in den Gefühlen der Kindheit. Es zeigt sich besonders dann, wenn man weg von zu Hause ist. Dies ist krankhaft, weil die Patienten mit ihren Gedanken und Gefühlen überwiegend in der Vergangenheit leben
* Heimweh mit roten Wangen
* Akute wie chronische Entzündung des Mittelohres mit Eiterbildung, perforiertem Trommelfell und Ausbreitung auf den Warzenfortsatz mit brennenden Schmerzen
* Großer Durst nach dem Stuhlgang
* Einschlafen in Rückenlage mit einem Bein angewinkelt

Reaktionen auf Nahrungsmittel
Verlangen
* Stimulantien wie Kaffee, Alkohol (Bier, Whisky)
* Schwarzer Pfeffer
* Salz

Besserung
* Kalte Getränke

Vergleichsmittel

Calcium carbonicum, Graphites; Antimonium crudum, Kalium carbonicum, Sulfur

Verschlimmerung
* Kaffee

Allgemeine Modalitäten
Besserung
* Wärme
* Fortgesetzte Bewegung
* Bewegung erkrankter Teile
* Zuwendung
* Essen
* Gehen
* Aufstehen
* Hinsetzen
* Die Kleidung lockern
* Vorsichtiges Streicheln

Verschlimmerung
* Abends
* Links
* Stimulantien
* Zu Beginn der Bewegung, des Gehens
* Kälte, Zugluft
* Feuchtigkeit, kalt baden
* Erwärmung
* Liegen, besonders flach liegen
* Im Bett umdrehen
* Ruhe
* Sitzen
* Unsauberkeit
* Kleiderdruck
* Reiben

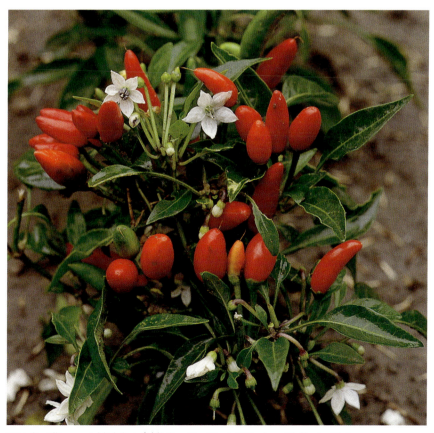

Was die Pflanze reichlich hat, fehlt dem Capsicum-Menschen: Pfeffer im Blut.

Capsicum annuum L.

INDIKATIONEN

Hauptindikationen

* Fettleibigkeit mit Schwerfälligkeit und schlaffer Muskulatur
* Rotes Gesicht mit vielen roten, erweiterten Blutgefäßen im Gesicht und auf der Nase
* Brennende oder stechende Schmerzen, wie von Pfeffer hervorgerufen, in Blase, Prostata, Hüften, Oberschenkeln, Rücken, Nacken usw.
* Chronische Harnröhrenentzündung; Verschlimmerung des brennenden Schmerzes nach dem Urinieren und beim Husten
* Sodbrennen in der Schwangerschaft mit Brennen bis zum Mund
* Sonnenbrand

Allgemeine Indikationen

* Zahnfleischentzündungen mit brennenden Schmerzen und Geschwüren auf der Mundschleimhaut
* Erkältungen mit brennend roter Rötung und Brennschmerz des Rachens, der nach dem Schlucken schlimmer wird
* Chronische Heiserkeit, Heiserkeit nach Überbeanspruchung der Stimme

* Angina mit dunkelrot verfärbten Mandeln nach Kälteeinfluss oder Zugluft mit heftigem Brennen, welches nur durch Wärme gelindert wird
* Husten mit sehr übelriechender ausgestoßener Luft und starken Kopfschmerzen beim Husten
* Brennende Hämorrhoiden, als ob Pfeffer darauf gestreut sei
* Herzattacken
* Große Kälteempfindlichkeit: geringste Zugluft kann Erkältungen, Entzündungen der Schleimhäute und Durchfall auslösen
* Depressionen mit Angstzuständen
* Entwöhnung von Alkoholikern und Rauchern
* Aufgesprungene Lippen
* Schreckhaftigkeit, besonders während fiebriger Erkrankungen
* Fiebrige Erkrankungen mit extremer Geräuschempfindlichkeit und starkem Durst während des Fieberfrostes, Durstlosigkeit während der Fieberhitze; nach jedem Trinken treten Schauder oder Schüttelfrost auf
* Durchfall mit heftigem Brennen in Mastdarm und After oder Kältegefühl in After und Hodensack

Der Mensch

PSYCHISCHE MERKMALE

Capsicum-Menschen sind sehr empfindlich und verletzlich, insbesondere schnell beleidigt. Aus einer inneren Unsicherheit in ihren zwischenmenschlichen Beziehungen beziehen sie alles sofort auf sich. Statt Rückzug suchen sie verstärkt den Kontakt, indem sie mit jedem gut Freund sein wollen. Ausdruck hierfür kann auch die Angewohnheit sein, jeden zu umarmen oder gar zu küssen.

Als Ausdruck ihrer unbewussten Schuldgefühle fällt die Angst vor der Polizei auf, obwohl sie nichts angestellt haben.

Äußeres Erscheinungsbild

Bei Kindern
> Blonde Kinder mit blauen Augen
> Ständig hungrig, übergewichtig, verstopft
> Plump und ungeschickt

Bei Erwachsenen
> Oft schlaffe, schwerfällige und fettleibige äußere Erscheinung

> Oft blaue Augen und helle Haare
> Rote Wangen, rote Nase (wie bei einem Alkoholiker)
> Wechselnde Gesichtsfarbe von rot zu weiß
> Rote Hautfarbe, obwohl Kälte der Haut
> Mangel an Eleganz
> Spröde Lippen
> Mangelnde Reinlichkeit, unsauber

Die nostalgischen Sehnsüchte nach der Kindheit nehmen einen großen

Raum ein. Werden diese Gefühle nach Jahren für die Capsicum-Men-

Große Empfindlichkeit

schen unerträglich, können sie sie einfach abschalten. Das Heimweh und die Sehnsüchte nach der Vergangenheit sind dann vollständig vergessen. Weil dadurch auch die Verstandesfunktionen geschwächt werden, werden sie jedoch schleichend von einer ungeheuren Angst überfallen. Dies alles macht sie sehr träge, körperlich wie geistig.
Sie fühlen sich immer unsicherer, den (auch eingebildeten) Beleidigungen anderer schutzlos ausgeliefert. Da sie jede negative Bemerkung auf sich beziehen, haben sie große Furcht vor Kritik. Dies macht sie zwar reizbar und sehr zornig, aus ihrer Unsicherheit meiden sie jedoch jegliche Konflikte, um sich mit den anderen gut zu stellen.

Geistige Merkmale
Wenn die Gefühle abgeschaltet sind, befällt die Krankheit mehr die geistige Ebene. Der Geist kann auf äußere Reize und Einwirkungen kaum mehr innerlich reagieren. Dies zeigt sich dadurch, dass die Capsicum-Menschen das Reflexionsvermögen für Erlebtes verlieren. Sie finden sich im Alltagsleben zurecht, können jedoch ihre Mitmenschen und deren Reaktionen nicht verstehen. Auffällig ist nur ihre Ungeschicklichkeit und Unbeholfenheit: Sie lassen öfter Dinge fallen oder zerbrechen Gegenstände.

Abneigungen
* Sprechen
* Gesellschaft
* Sich ändern
* Spaß haben
* Spaß machen

Missempfindungen
* Gefühl von Schlaffheit
* Fühlt sich nicht leistungsfähig
* Als ob innere Organe geschwollen sind

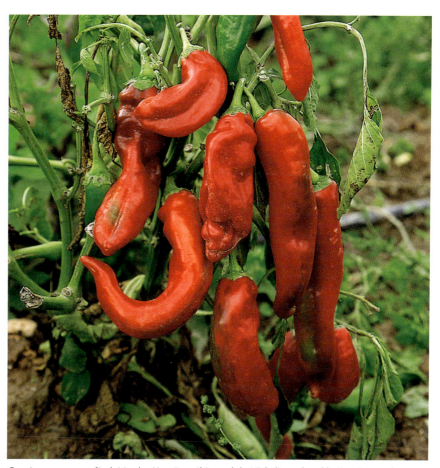

Capsicum annuum findet in der Homöopathie auch bei Erkältungskrankheiten Anwendung.

Sexualität
* Anhaltende, schmerzhafte Erektion
* Fehlendes sexuelles Verlangen mit Kälte des Hodensackes
* Anfallsweise vermehrtes sexuelles Verlangen bei Männern
* Impotenz

Schlaf
* Schlaflos durch Heimweh nach Vergangenem
* Schlaflos durch Angst: drei bis vier Stunden nach dem problemlosen Einschlafen voller Angst und Unsicherheit erwachen; kann nach ein bis zwei Stunden wieder weiterschlafen
* Häufiges Gähnen, besonders nach dem Essen
* Großes Schlafbedürfnis tagsüber
* Schlaflosigkeit bei Heimweh
* Von Schreien und Aufschrecken unterbrochen, mit einem Gefühl, als ob man fiele
* Schreck beim Erwachen mit lautem Aufschrei

Träume
* Schwierigkeiten
* Von der Höhe herabfallen

Typische Redensarten
* »Scharf, superscharf«
* »Der scheut jede Bewegung«
* »Er ist gegen alles gleichgültig«
* »Mein Kopf fühlt sich morgens so dumm an, dass ich mich selbst nicht mehr kenne«
* »Aus einer Mücke einen Elefanten machen«

Holzkohle

CARBO VEGETABILIS

Je nachdem, aus welchem Holz die Holzkohle hergestellt wurde, hat sie unterschiedliche Wirkungen. In der Homöopathie wird nur Kohle von der Silberbirke, der Rotbuche und der Pappel verwendet. Themen des Mittels sind Stillstand, Schock, Gleichgültigkeit, ein grundlegender Mangel an Vitalität und die Abgrenzung von äußeren Einflüssen.

Die Substanz

NAMEN
* Holzkohle
* Ausgekühlte Kohle der Silberbirke, seltener von Rotbuche oder Pappel

CHEMISCHE FORMEL
C (Kohlenstoff)

AUSSEHEN
Holzkohle ist schwarze, poröse, sehr leichte Kohle.

EIGENSCHAFTEN
Die Birkenholzkohle besitzt einen Kohlenstoffgehalt von 80 bis 90 Prozent und einen Heizwert von 29 bis 33 MJ/kg. Holzkohle ist sehr hart und verrottet nicht.
Kohlenstoff ist das erste Element der sechsten Hauptgruppe des Periodensystems vor dem Silizium.

VORKOMMEN
Silberbirken, Rotbuchen und Pappeln wachsen in Moor- und Heidelandschaften, Wäldern und Bergen der nördlichen Halbkugel.

GEWINNUNG
Holzkohle wird durch Verkohlung (Köhlen) von Holz gewonnen. Das Holz wird ohne äußere Zufuhr von Sauerstoff trocken erhitzt und zersetzt sich, bis es zur Holzkohle wird.

GESCHICHTE
Holzkohle dient seit Jahrhunderten in vielen Kulturen als Brennstoff zur Zubereitung von Nahrungsmitteln. Pfähle aus Holzkohle wurden früher auf dem Land zum Markieren der Grundstücksgrenzen verwendet.

VERWENDUNG
In der Industrie wird aus Holzkohle Aktivkohle und Feuerwerk hergestellt. Sie dient als Rohstoff zur chemischen Herstellung von kohlenstoffhaltigen Verbindungen und als Reduktionsmittel in der metallverarbeitenden Industrie.
Holzkohle gilt als Deodorant und Desinfektionsmittel. Im 18. und 19. Jahrhundert wurde sie in der Medizin bei Hautgeschwüren und als Mundspülung bei Geschwüren der Mundschleimhäute eingesetzt. Wegen ihrer absorbierenden Wirkung auf Gase und Gifte wird sie bis heute bei Blähungen, Verdauungsbeschwerden und Lebensmittelvergiftungen verwendet.

VOLKSHEILKUNDE
In der Volksheilkunde gilt die Holzkohle wegen ihrer Fähigkeit Gase und Giftstoffe zu binden als reinigend und wird bei verschiedenen Verdauungsbeschwerden angewandt.

Bezüge zwischen der Substanz und ihrer Wirkung

Statt lebendigem Holz schwarzer Kohlenstoff > Ersticktes Lebensfeuer

Abgestorbenes Holz > Herzerkrankungen als Folge der abgestorbenen Gefühle

Holzkohle ist starr, porös, totes Holz > Ähnlich starr und unflexibel wirkt der Patient

Unter Sauerstoffabschluss > Bei Atemnot durch Sauerstoffmangel

Schwelbrand > Schwere, vorausgegangene Infektionen stecken in dem Patienten wie ein Schwelbrand

Absorbierend, Entgiftung > Bringt Giftstoffe im Darm zur Ausscheidung

HOMÖOPATHISCHE ZUBEREITUNG
Erkaltete Holzkohle wird mit Milchzucker verrieben.
Carbo vegetabilis wurde von Hahnemann geprüft.

Das Mittel

GRUNDTHEMEN DES MITTELS
* Vitalitätsmangel, ersticktes Lebensfeuer, Mangel an Begeisterung
* Kollaps
* Vergänglichkeit
* Schatten
* Ersticken
* Dämmerung
* Nährwert
* Stillstand, Scheintod, sterben
* Reizung

ÄTIOLOGIE
* Verdorbene Speisen, vor allem fauliges Gemüse
* Altes Fett
* Verdorbener Fisch, verdorbenes Fleisch
* Säfteverlust
* Belastung oder Vergiftung mit Quecksilber, Chinin, Arsen
* Masern, Scharlach
* Verletzungsbedingter Schock
* Abkühlung
* Splitterverletzung
* Sexuelle Exzesse

Vergleichsmittel
Arsenicum album, Sepia; Acidum nitricum, Argentum nitricum, Calcium carbonicum, China, Graphites, Lycopodium

* Masturbation
* Schlafmangel

LEITSYMPTOME
* Atemnot durch Überessen oder Blähungen, muss sich im Bett aufsetzen; besser durch Aufstoßen
* Verlangen, kühle Luft zugefächelt zu bekommen, obwohl es dem Patienten kalt ist und er nicht zugedeckt werden mag
* Akute Ohnmachten, Infektionskrankheiten durch Verdauungsstörungen, Blähungen, Hitzschlag
* Häufiges Aufstoßen, was sowohl die Magenbeschwerden als auch den Allgemeinzustand bessert; trinkt kohlensäurehaltige Getränke, um leichter aufstoßen zu können

REAKTIONEN AUF NAHRUNGSMITTEL
Verlangen
* Salz, saure Speisen und Salz
* Süßigkeiten
* Kaffee
* Obst

Abneigungen
* Fett, fettes Fleisch
* Salz

Besserung
* Kalte Getränke

Verschlimmerung
* Fett, Butter, gehaltvolle Speisen
* Schweinefleisch
* Eis, Gefrorenes
* Saure Speisen, Essig
* Kleine Mengen essen
* Milch
* Kaffee
* Salz
* Heiße Getränke
* Mehlspeisen
* Likör

ALLGEMEINE MODALITÄTEN
Besserung
* Angefächelt werden
* Blähungsabgang
* Aufstoßen
* Kleidung am Bauch lockern
* Kühle, nasses Wetter
* Licht
* Sich anlehnen, gebeugt sitzen

Verschlimmerung
* Morgens, abends, vor Mitternacht
* Vor dem Schlaf, nach dem Aufstehen
* Flach liegen
* Feuchtwarmes Wetter, feuchtkalte Anwendungen
* Sommer
* Lachen
* Nach Trinken, beim Essen
* Vermehrte Schleimabsonderung
* Nach sexuellen Exzessen

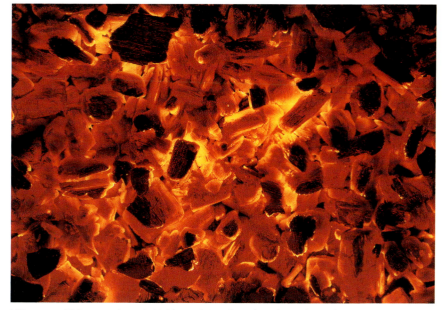

Wie ausgeglühte, ausgebrannte Kohle erscheint das Lebensfeuer des Carbo-Patienten.

INDIKATIONEN

Bei Kindern

Hauptindikationen

* Bläuliche Hautverfärbung durch mangelnden Sauerstoffgehalt des Blutes
* Aphthen
* Abmagerung

Allgemeine Indikationen

* Krampf- und Keuchhusten mit Erstickungsgefühl, Würgen und Erbrechen von Schleim

Bei Erwachsenen

Hauptindikationen

* Kreislaufkollaps
* Verdauungsstörungen mit enormem Aufgetriebensein des Bauches und Blähungen; besser durch frische Luft, in der Kälte, durch Aufstoßen; schlimmer in der Nacht und im Liegen, durch kalorienreiches, fettes Essen, Milch, Kaffee oder Wein
* Blutungen, blaue Flecke durch nicht gerinnungsfähiges Blut
* Herzmuskelschwäche im fortgeschrittenen Stadium
* Störungen des Atemrhythmus
* Erschöpfungs- und Schwächezustände nach Operationen und schweren Infektionskrankheiten wie Lungenentzündung oder Pfeiffer'schem Drüsenfieber mit blasser, kalter Haut und innerlichem Hitzegefühl; besser durch Zufächeln von Luft; schlimmer abends, im Liegen, bei Schwüle

* Krampfadern
* Offene oder geschwollene, kalte Beine infolge schlechter venöser Durchblutung
* Verhärtungen
* Skorbut
* Ruhr

Allgemeine Indikationen

* Anämie nach Blutverlust
* Schnittwunden
* Wunden bluten reichlich
* Langsame Wundheilung
* Wiederaufbrechen alter Wunden
* Lufthunger
* Atemnot
* Asthma
* Bronchitis bei älteren Menschen
* Bulimie
* Chronische Eiterung
* Aashafter Geruch
* Sonnenstich
* Kopfschmerzen, meist am Morgen beginnend, oft nach Überessen mit Benommenheit, Übelkeit und Schwindel und Ohnmachtsneigung; schlimmer durch flaches Liegen und durch den Druck eines Hutes
* Höhenkrankheit
* Schwindel
* Herzschwäche
* Kohlenmonoxid-Vergiftung
* Scheintod

Der Mensch

PSYCHISCHE MERKMALE

Bei Carbo-vegetabilis-Patienten ist nach einer schweren Krankheit, einem Unfall oder Schock die Lebenskraft derart geschwächt, dass einige oder nahezu alle Funktionen auf verschiedenen Ebenen verlangsamt ablaufen, geradezu stillstehen. Auf der seelischen Ebene zeigt sich dies in einem Verlust des Lebensinteresses, speziell an aktuellen Dingen: Außer Essen gibt es kaum etwas oder gar nichts mehr, was sie anregen, mitreißen oder gar entzücken kann. Sie wirken lebensmüde, schwerfällig, humorlos und skeptisch. Sie geben möglichst alle Pflichten an andere ab, mögen die Verantwortung weder für sich noch für andere tragen und vermeiden Probleme und Widerstände. Sie ziehen sich in sich selbst zurück, grenzen sich von allen Einflüssen um sie herum ab und entziehen sich dadurch Reizen, welche ihre Lebensenergie wieder entfachen könnten. Innere wie äußere Bewegungsarmut bis Bewegungslosigkeit lassen auch die Durchblutung fast stocken.

Die Gleichgültigkeit der Patienten bezieht sich auf angenehme wie unangenehme Dinge, gute wie schlechte Nachrichten, auch auf ihre Lieblingsmusik. Bisweilen wird die Gleichgültigkeit durch Reizbarkeit unterbrochen. Sie fahren ihre Angehörigen mit schneidenden, kritischen Bemerkungen an, wenn diese ihnen nicht mit absoluter Rücksicht und Zartgefühl begegnen. In ihrer Gleichgültigkeit spüren sie doch Ängste: Sie fürchten sich anfallsweise vor Unfällen und Krankheiten (Herzerkrankungen), im Dunkeln, nachts im Bett, zu ersticken, vor Fremden, vor übernatürlichen Kräften, Geistern und Gespenstern. Vor dem Tod selbst haben sie keine Angst.

Bei zunehmender oder anhaltender Verzweiflung mit Angst und Zorn werden sie völlig entmutigt, und ihre Selbstmordphantasien drehen sich um Tod durch Erschießen oder Erhängen.

Geistige Merkmale

Der Stillstand auf der geistigen Ebene zeigt sich bei Carbo-vegetabilis-Patienten in Konzentrationsstörungen, plötzlicher Gedächtnisschwäche für Gesagtes, langsamer, schwerfälliger Gedankenbildung und Begriffsstutzigkeit. Sie müssen sich im wörtlichen Sinne aufrütteln, um diese Zustände abschütteln zu können.

Dieser Zustand kann sich zu völliger Unentschlossenheit, geistiger Erstarrung und Stumpfsinn steigern. Sie schließen sich möglichst von äußeren Einflüssen aus, denn ihr Geist ist zu träge, um zu erkennen, was für sie tauglich und was unbrauchbar oder überholt ist. Komplexe Zusammenhänge können sie nur sehr langsam oder gar nicht verstehen, sie brauchen eine Weile, um auf Fragen antworten zu können.

Äußeres Erscheinungsbild

> Eingefallenes Gesicht
> Ängstlicher Gesichtsausdruck
> Bläulich-blasse Hautfärbung der Handrücken, der Füße und des Gesichtes
> Marmorierte Haut
> Aufgeschwemmt
> Gebeugte Haltung
> Leblos

In der Dunkelheit entwickeln sie manchmal schreckliche Visionen und Wahnideen: Sie sehen Dämonen, hören Schritte, Geräusche oder Einbrecher, Gegenstände erscheinen ihnen kleiner, Körperteile vergrößert, sie sehen jemanden neben sich stehen oder liegen, meinen besessen zu sein oder ein Verbrechen begangen zu haben.

Verlangen
* Luft, Sauerstoff, angefächelt werden
* Aufenthalt im Freien

Abneigungen
* Sprechen, denken
* Anwesenheit von Fremden

Missempfindungen
* Gefühl, als ob eine Kappe über den Kopf gezogen sei
* Als ob sich die Kopfhaut zusammenziehe
* Als ob das Blut stillstehe
* Innerliches Brennen

Sexualität
* Häufige Masturbation
* Nymphomanie
* Exzessives Onanieren
* Vorzeitiger Samenerguss
* Gleichgültigkeit oder Abneigung gegenüber Sexualität

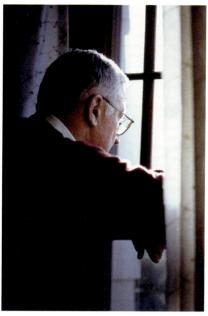

Carbo carbonicum ist ein wichtiges Mittel bei Erschöpfungszuständen nach Krankheiten und Operationen.

Schlaf
* Neigung zum Gähnen
* Schlaflos durch unbehagliches Gefühl

Träume
* Lebhaft, schrecklich
* Visionär
* Gespenster

Farbwahl
* Schwarz

Bevorzugte Berufe
* Köhler
* Kohlenhändler, Bergmann
* Rentner im Altersheim
* Schornsteinfeger

Typische Redensarten
* »Nicht leben und nicht sterben«
* »Das lässt mich kalt«
* »Es dämmert mir so langsam«
* »Das weiß ich nicht, weiß nicht«
* »Verkohlen, verkohlt werden«
* »Rülpsen«
* »Ich brauche Ruhe«

Die Krebs-Nosode

CARCINOSINUM

Die Nosode Carcinosinum ist dem Krebs-Miasma zugeordnet. Dies bedeutet, dass die Betroffenen eine Veranlagung zu Krebserkrankungen haben. Die Nosode kann dabei helfen, die Zustände, die zu Krebs führen können, zu behandeln. Dies sind vor allem Unterdrückung, Demütigung, viele Sorgen, Kummer und Schuldgefühle.

Die Substanz

NAMEN
Krebs-Nosode, potenziertes Krebsgewebe

HERKUNFT
Carcinosinum ist krebsig entartetes Gewebe weiblicher Brüste.

AUSSEHEN
Der Knoten in der Brust tritt einseitig auf, ist derb und meist schmerzlos. Durch Verwachsung mit der Haut unverschieblich, Einziehung und Grobporigkeit der umgebenden Haut.

GESCHICHTE
Brustkrebs ist in Europa die häufigste Krebserkrankung bei Frauen. Zu

Bezüge zwischen der Substanz und ihrer Wirkung

Entfremdete Zelle > Von der eigenen Identität entfremdet

Die Krebszelle ist aggressiv, rücksichtslos > Diese Wesenszüge werden ins Unterbewusste verdrängt

50 bis 60 Prozent ist der obere, äußere Bereich der Brust befallen, zu 15 Prozent die Brustwarze.

HOMÖOPATHISCHE ZUBEREITUNG
Das Krebsgewebe der weiblichen

Bösartig > Menschen, die nicht böse erscheinen wollen

Maskierung, sich tarnen, harmlos wirken > Die Wirkung nach außen ist fröhlich

Maßlos, wuchernd > Maßlosigkeit im Bestreben, sich über Leistung zu beweisen

Brust wird sterilisiert, in destilliertem Wasser aufgelöst, verdünnt und verschüttelt.
Carcinosinum wurde gegen Ende des 19. Jahrhunderts von den britischen Ärzten Burnett und Clarke entwickelt und geprüft.

Das Mittel

GRUNDTHEMEN DES MITTELS
* Krebs, bösartig
* Verzicht, aus Resignation
* Unterdrückung des Ichs durch die Eltern, Selbstaufgabe
* Chronische Unterdrückung, sich nicht wehren
* Mangel an Identität und Suche im anderen
* Nichts sein, niemand sein
* Zugrunde gehen

Vergleichsmittel
Arsenicum album, Medorrhinum, Nux vomica, Phosphorus, Sepia, Tuberculinum; Anacardium, Causticum, Natrium muriaticum, Silicea, Staphisagria

* Existenzberechtigung durch Pflichterfüllung

* Abwehrschwäche, Mangel an Entzündung
* Forderungen der Umwelt, Überforderung
* Scheu
* Terrorismus

ÄTIOLOGIE
* Unterdrückung durch die Eltern, kontrollierende Eltern, überängstliche Eltern

* Chronischer Kummer
* Demütigende Erziehung
* Erwartungsspannung
* Anhaltende Sorgen
* Viele Verbote, übermäßige Strenge

LEITSYMPTOME
* Krebs in der Vorgeschichte des Patienten
* Krebs, Tuberkulose oder Diabetes in der Familienanamnese
* Lungenentzündung, Tuberkulose, Diabetes, Pfeiffer'sches Drüsenfieber oder Keuchhusten in der eigenen Vorgeschichte, von dem sich der Betroffene nie ganz erholt hat
* Bläuliche Verfärbung des Augenweißes und milchkaffeeartiger Hautteint, insbesondere bei Kindern

REAKTIONEN AUF NAHRUNGSMITTEL
Empfindungen
* Vegetarier aus Schuldgefühl

Verlangen
* Schokolade, Süßigkeiten
* Eier
* Schinkenspeck, Geräuchertes
* Fettes Fleisch, Fett
* Milch, Butter
* Salz, Gewürze
* Kalte Getränke
* Alkohol

Abneigungen
* Salz, Süßigkeiten

* Milch, Butter
* Eier
* Obst
* Fett, fettes Fleisch

ALLGEMEINE MODALITÄTEN
Besserung
* Seeluft, Meer
* Dinge aussprechen
* Gewitter
* Abends
* Nach kurzem Schlaf

Verschlimmerung
* Tadel
* Trost
* Seeluft, Meer
* Nachmittags, 13 bis 18 Uhr, insbesondere zwischen 17 und 18 Uhr

INDIKATIONEN

Bei Kindern
Hauptindikationen
* Mangel an Identität
* Lungenentzündungen als Kleinkinder

Allgemeine Indikationen
* Schwierigkeiten beim Einschlafen, möchte am liebsten gerüttelt werden
* Mangel an Kinderkrankheiten
* Frühe Masturbation
* Selbstmordgedanken bei schlechten Noten
* Nägelkauen oder Abknabbern der Fingerkuppen, sich die Haut um die Nägel abreißen
* Neurodermitis

Bei Erwachsenen
Hauptindikationen
* Wenn gut gewählte Mittel nur kurzzeitig oder gar nicht wirken
* Anhaltende Schlafstörungen beim Ein- und Durchschlafen, oft schon seit frühester Kindheit
* Chronische Müdigkeit mit Muskelschwäche, Schwindelgefühl, Taubheit und Übelkeit
* Muttermale
* Hautunreinheiten, Akne oder Furunkel auf Brust und Rücken mit Juckreiz

* Verstopfung durch Darmträgheit in Zusammenhang mit starkem Verlangen nach fetten Speisen oder Schokolade

Allgemeine Indikationen
* Mangelnde Entzündungsfähigkeit, Fehlen von Fieber bei entsprechenden Erkrankungen
* Häufige Erkältungen und wiederkehrende akute Erkrankungen
* Belegte Stimmbänder, muss sich vor dem Sprechen meist räuspern
* Husten durch Kitzelreiz im Hals
* Asthma
* Chronisch kalte Hände
* Verminderte Körpertemperatur
* Kinderkrankheiten bei Erwachsenen
* Muskelzuckungen
* Wiederkehrende Nebenhöhlenentzündung
* Schwellung und Empfindlichkeit der Brüste vor der Periode
* Eierstockzysten
* Bauchschmerzen, brennend wie Feuer, im aufsteigenden Dickdarm
* Trockener, harter Stuhl; besser durch Druck auf den Bauch, Vornüberbeugen, heiße Getränke; schlimmer zwischen 16 und 18 Uhr

Der Mensch

PSYCHISCHE MERKMALE

Das Wesen der Carcinosinum-Patienten wird in der Kindheit geprägt durch Unterdrückung und Schuldgefühle.

Diese Unterdrückung kann sich darin äußern, dass Eltern ihre eigenen Schuldgefühle und Ängste als Liebe verkaufen und sich bei alltäglichen Dingen große Sorgen um das Kind machen. Durch Krankheit kann Verständnis und Pflichtbewusstsein erzwungen werden, z.B. mit der Drohung, dass die Oma einen Herzanfall bekommt, wenn die Kinder zu laut sind. Ein weiterer typischer Auslöser besteht darin, dass Schuldzuweisungen mit dem Mäntelchen der Liebe maskiert werden: »Wie kannst du nur …« oder: »Ich habe mich so schämen müssen!« Wenn für Unzulänglichkeiten mit der göttlichen Strafe gedroht wird, entstehen ebenfalls tiefe Gefühle der Schuld.

Ängste der Bezugspersonen, entsprechende Blicke, Vorwürfe, Seitenhiebe auf so genannte schwarze Schafe im Verwandten- und Bekanntenkreis, die regelmäßige Verwendung der Worte »gut« und »böse«, das sich Abwenden der Eltern, wenn ihr Kind nicht funktioniert oder pariert, geben den Kindern laufend das Gefühl, moralisch unzulänglich zu sein. Wenn sie ihre Gefühle nicht unterdrücken und sich in ihrer Eigenart zeigen, laufen sie Gefahr, als böse betrachtet zu werden. Das bedeutet für diese Kinder eine ungeheure Seelenqual, welche sie um jeden Preis vermeiden wollen. Sie gehorchen sofort bei einem Verbot, fragen für alles um Erlaubnis.

Psychisch gesunde Kinder werden böse, wenn ihre Bedürfnisse verletzt

Äußeres Erscheinungsbild

Bei Kindern
> Bläuliches Augenweiß
> Milchkaffeeartiger oder erdig-dunkler Teint
> Zucken, Tics oder häufiges Zwinkern der Augen
> Früh erwachsen, Mangel an Kindlichkeit
> Unscheinbar

Bei Erwachsenen
> Blaues Augenweiß
> Zahlreiche Muttermale und Hautmale, Milchkaffee-Flecke, dunkle Leberflecke
> Leise, zurückhaltende Stimme
> Freundlich, unkompliziert

oder sie nicht genügend beachtet werden. Haben sie bekommen, was sie brauchen, sind sie sofort wieder »brav«. Dieser natürliche Prozess ist bei Carcinosinum tief greifend gestört.

Die Kinder erscheinen fröhlich, munter, mitfühlend, aufgeschlossen und offenherzig, hilfsbereit, vorsichtig, pflegeleicht und sind meist sehr früh sauber. Sie versuchen, durch Anpassung stets für Harmonie in ihrer Umgebung zu sorgen. Auf Grund ihrer großen Unsicherheit und Feinfühligkeit fühlen sie sich Streit und Reibereien nicht gewachsen.

Damit sie dies aushalten können, bauen sie sich so genannte Hilfs-Ichs auf, auf die sie ihre verdrängte Identität projizieren. Dies können Mitglieder der Familie, Haustiere, Kuscheltiere oder andere Objekte, später dann auch eigene Kinder sein. Wenn diese Hilfs-Ichs verloren

gehen, haben sie sich selbst verloren, und ihr Immunsystem bricht zusammen. Das zeigt sich als Erkältungskrankheit, als unauffälliger Hautausschlag, im schlimmsten Fall als Krebserkrankung.

Diese Kinder können sich nicht wehren. Sie lesen meist gerne und bauen sich Luftschlösser. Sie sind zuverlässig, anspruchsvoll, ordentlich, pünktlich und perfektionistisch. In der Pubertät können sich starke sexuelle Regungen mit leidenschaftlichen Gefühlen einstellen. Carcinosinum-Menschen strengen sich bereits als Kind bis zum Äußersten an, um die Erwartungen anderer zu erfüllen. Sie müssen sich permanent beweisen, dass sie ein guter Mensch sind, koste es, was es wolle, und sei es das Leben. Sie laufen Gefahr, sich so lange zurückzunehmen, bis sie sich selbst über eine Krebserkrankung zugrunde gerichtet haben.

Erwachsene Carcinosinum-Menschen sind oft stark, überschwänglich und leidenschaftlich. Sie leben sehr intensiv, fühlen sich aber häufig unerfüllt. Dies treibt sie dazu an, sehr hart zu arbeiten, auf vielen Ebenen über ihre Grenzen hinauszugehen, das Risiko zu suchen, sich in gefährliche Situationen zu begeben. Sie merken gar nicht, dass sie mit Leistung und Geschenken ihre eigene Anerkennung und die anderer erkaufen wollen.

Eine innere Ruhelosigkeit lässt sie gerne reisen und nach spannenden Erlebnissen Ausschau halten. Da die Verbindungen zu ihrer Familie stark und tief sind, können sie im späteren Leben, wenn ihnen ihre Problematik ins Bewusstsein dringt, auffallend rebellisch werden.

Sie sind oft traurig statt wütend.

Wenn sie Wut empfinden, dann meist auf sich selbst. Sie halten es oft nicht aus, wenn andere sich untereinander nicht verstehen, und investieren viel Energie, dies zu ändern. Die blockierten Gefühle und die Selbstverleugnung führen zu starken inneren Spannungen, die sich körperlich als Verspannungen manifestieren.

Auch bevorstehende Ereignisse bewirken eine große Erwartungsspannung in ihnen. Ängste vor Fehlern und Misserfolgen wie auch Panik machen sich breit. Um dies zu vermeiden, arbeiten sie korrekt und mit größter Genauigkeit, um die anderen zufrieden zu stellen. Ihr Minderwertigkeitsgefühl und ihr Unabhängigkeitsbedürfnis lassen es meist nicht zu, um Hilfe zu bitten. Die größte Angst besteht dem eigenen Vater gegenüber, als Person wie auch als moralisches Symbol. Daneben bestehen Ängste vor Krankheiten, speziell vor Krebs, und auch Höhenangst.

Geistige Merkmale

Auf der geistigen Ebene zeigen sich nur wenige Merkmale. Vorherrschend sind die extremen christlichen Leitbilder von Gut und Böse, von Gebot und Verbot, von Selbstlosigkeit. Carcinosinum-Menschen lesen leidenschaftlich gerne, was in diesem Zusammenhang oft ein Leben aus zweiter Hand bedeutet, anstatt selbst zu leben.

In Belastungssituationen sind sie unkonzentriert und neigen zu Gedächtnislücken.

Sie meinen, ein Niemand zu sein, nicht richtig zu sein, kein Lebensrecht zu besitzen, ungeliebt und schuldig zu sein, auf alles verzichten zu müssen. Sie sind von den wahnhaften Vorstellungen befallen, lieb sein zu müssen, nicht böse sein zu dürfen, unsichtbar zu sein.

Verlangen
* Tanzen, sobald Musik erklingt
* Rhythmus
* Gewiegt werden
* Harmonie
* Absicherung
* Reisen
* Gewitter

Abneigungen
* Auseinandersetzung
* Unstimmigkeiten
* Arbeit

Missempfindungen
* Gefühl eines Kloßes im Kehlkopf

Sexualität
* Frühes Einsetzen der Periode
* Frühes und häufiges Masturbieren
* Späte Sexualität

Schlaf
* Knie-Ellbogen-Lage im Schlaf oder auf der rechten Seite
* Schlaflos, außer wenn gewiegt
* Schlaflos durch Gedankenzudrang
* Unruhiger Schlaf mit Erwachen um 4 Uhr
* Auffahren aus dem Schlaf

Träume
* Nicht ans Ziel gelangen
* Gefühllos einen Mord begehen, mit Entsetzen beim Erwachen
* Dinge gleichgültig beobachten
* Reisen, aber nicht ankommen
* Mit dem Packen vor Verreisen nicht fertig werden
* Den Zug verpassen
* Jemanden suchen und nicht finden
* Alles ist Arbeit, dabei aber Leichtigkeit

Farbwahl
* Rubinrot

Bevorzugte Berufe
* Soziale Berufe
* Helfer

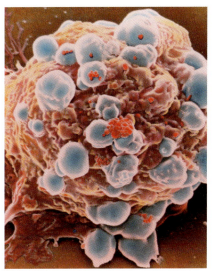

Krebszelle unter den Elektronenmikroskop. Carcinosinum-Menschen können so viel Druck in sich aufbauen, dass sie zu Krebserkrankungen neigen.

Typische Redensarten
* »Ich bin nichts, Jesus ist alles!«
* »Der liebe Gott sieht alles«
* »Leiden, aber schweigen«
* »Gute Miene zum bösen Spiel«
* »Es ist sowieso zu spät«
* »Ich kann an meinem Schicksal eh nichts ändern«
* »Ich wäre am liebsten gar nicht geboren«
* »Sich alles zu Herzen nehmen«
* »Die Friedlichen leben nicht so lange«
* »Man kann so artig sein, dass es bösartig wird!«
* »Seitdem ich die Menschen kenne, liebe ich die Tiere«
* »Leben wäre eine prima Alternative«
* »Ich bin nicht dazu da, so zu sein, wie du mich haben willst«

Sportarten
* Tanzen

Übungen
* Bioenergetik
* Über Probleme lachen
* Klagen, jammern
* Sich wehren

Ätzstoff

CAUSTICUM HAHNEMANNI

Causticum wurde von Hahnemann selbst hergestellt und geprüft, es ist damit ein einzigartiges Mittel in der Homöopathie. Causticum soll das Laugenprinzip vertreten, also das ätzende, scharfe Element. Ein wichtiger Bestandteil des Mittels ist Marmor. Zentrale Themen dieses homöopathischen Mittels sind Leid, Aufopferung, Mitgefühl, Tod, Kummer.

Die Substanz

NAMEN
* Ätzstoff
* Das Laugenprinzip
* »Kaustisch« bedeutet in der Chemie »scharf, ätzend« und beschreibt die Substanz.

AUSSEHEN
Ätzstoff ist ein klares, wässriges Destillat.

EIGENSCHAFTEN
Das Destillat riecht wie Ätzkalk und schmeckt kratzend. Im frischen Präparat lassen sich Kalilauge und Ammoniak (aus organischen Einschlüssen im Marmor) nachweisen. Ätzstoff hat einen pH von 8 bis 8,5, welcher nach einiger Zeit auf pH 7,5 absinkt.

VORKOMMEN
Dieser Stoff kommt in der Natur nicht vor und ist auch einzigartig in der Homöopathie, da er künstlich hergestellt werden muss.

GEWINNUNG
Aus Marmor ($CaCO_3$) wird durch Glühen auf über 900 °C gebrannter Marmorkalk: Calciumoxid (CaO). Dieser wird gelöscht, also mit destilliertem Wasser befeuchtet, und zerfällt dadurch unter Wärmeabgabe und Geruchsentwicklung in ein weißes Pulver, den gelöschten Kalk ($Ca(OH)_2$).
Kaliumhydrogensulfat ($KHSO_4$) wird ebenfalls geglüht, dann geschmolzen, nach dem Erkalten pulverisiert und in kochendem Wasser gelöst.
Beide Stoffe werden zu gleichen Teilen zu einem dicken Brei verrührt und langsam destilliert. Der Rückstand besteht aus Gips.
In chemischen Formeln ausgedrückt, sieht dieser Vorgang folgendermaßen aus: $Ca(OH)_2 + KHSO_4 = KOH + CaSO_4 + H_2O$

GESCHICHTE
Hahnemann entwickelte dieses alchemistisch anmutende Mittel, um neben den Säuren auch die »caustische Kraft«, also das Laugenprinzip in der Heilbehandlung anwenden zu können. Seine Erfahrungen mit Causticum veröffentlichte er in seinem Werk »Chronische Krankheiten« (1821–1834). Das Mittel ist aber auch im akuten Notfall (Verbrennungen) früh erprobt worden.

VERWENDUNG
Der Reinstoff Causticum ruft durch Verätzung katarrhalische Symptome auf den Schleimhäuten der Atemwege und juckende Ausschläge auf der Haut hervor.

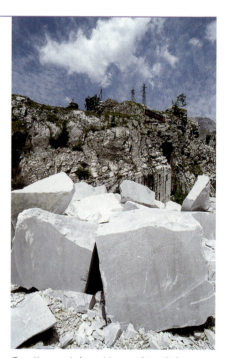

Causticum wird aus Marmor künstlich hergestellt.

HOMÖOPATHISCHE ZUBEREITUNG
Das Destillat wird durch Verschütteln mit Wasser und Alkohol potenziert.
Causticum wurde von Hahnemann entwickelt und geprüft. Es sollte nicht gleichzeitig oder unmittelbar anschließend an das homöopathische Mittel Phosphorus gegeben werden; die beiden Mittel passen nicht zusammen.

Marmor als Grundlage

Bezüge zwischen der Substanz und ihrer Wirkung

Marmor ist vor Jahrmillionen durch Absinken von Milliarden von Tierleichen und Muscheln entstanden, ein mineralisiertes Massengrab; unter verschiedenen Wärme- und Druckverhältnissen erfolgte eine Umkristallisation > Bezug zu den Themen Sterben, Verwesung, Folgen von Todesfällen

Marmor wird in Steinbrüchen gebrochen > Eine leidvolle und gefährliche Arbeit, bei der auch heute noch viele Menschen ums Leben kommen

Die Farben des Marmors sind milde Pastelltöne auf grau-weiß-beigem Grund > Lieblingsfarben der Causticum-Menschen

Marmor wird für Statuen, Altäre, Kirchen, Grabsteine, Bänke, Treppen, Fensterbänke verwendet und schafft immer eine feine, kühle, distanzierte, ehrfurchtsvolle Atmosphäre > Oft haben Causticum-Menschen diese kühle, unnahbare Ausstrahlung

Folgen von Druck > Menschen, die durch Leidensdruck zusammenbrechen

Glühen, brennen > Verbrennungen und deren körperliche und seelische Folgen

Die Ausgangssubstanzen müssen erst geglüht werden, durchs Feuer gehen, um in möglichst reiner Form vorzuliegen > Ähnlich geht es dem Wesen vieler Causticum-Menschen

Glühen und löschen > Verschlimmerung durch den Wechsel von Hitze und Kälte

Langsamer Zerfall der Substanzen > Langsamer Verfall der Kranken

Gips > Die Sehnen fühlen sich an wie eingegipst

Destillat als gereinigter Extrakt des Wesentlichen > Das Destillat des Causticum-Prozesses ist Liebe, Hingabe und Gerechtigkeit

Lauge, ätzen: Gegen Laugen kann der Körper keine Abwehrschicht bilden, dadurch frisst sich die Zerstörung immer weiter in die Tiefe > Auf der seelischen Ebene sind dies Schuldgefühle, die sich in die Tiefe fressen und den Causticum-Kranken jedes Mal, wenn sie durch Jammern, Klagen und Leiden anderer aktiviert werden, ein bisschen mehr zerfressen

Fäulnis und Verwesung als Folge des Einwirkens einer starken Lauge wie Kalilauge auf menschliche Gewebe > Causticum hilft bei Fäulnis- oder Zerfallsprozessen im Körper

Langwieriger Herstellungsprozess > Die Causticum-Krankheit entwickelt sich langsam

Das Mittel

GRUNDTHEMEN DES MITTELS

* Allmählich fortschreitende Lähmung
* Auslaugen, zehren
* Mitleid, mit Leid umgehen statt Mitleid, Caritas
* Zehrendes Leid, Leid tragen, ertragen, Sühne
* Aufopferung für andere, Selbstverleugnung
* Mitgefühl
* Gewissen

Vergleichsmittel

Carcinosinum, Natrium muriaticum, Phosphorus, Sepia; Calcium carbonicum, Kalium carbonicum, Nux vomica, Staphisagria, Tuberculinum

* Soziale Gerechtigkeit, göttliche Gerechtigkeit statt Ungerechtigkeit
* Sterben, Tod, Trauer, Leichen, todgeweiht

* Beerdigung, Begräbnis, Grab, Grabstein
* Sterbehilfe
* Läuterung der Seele, Jüngstes Gericht, Fegefeuer
* Verhärtung, Versteifung, Schrumpfung
* Karma
* Auflösung, langsamer Zerfall
* Schuld
* Wesentliches statt Unwesentliches
* Verwesung

126 Causticum Hahnemanni

* Sympathie
* Versöhnung
* Trockenheit
* Unflexibel
* Wunde
* Anarchie aus Idealismus, Märtyrer
* Mahnmal, Statue
* Weihe, Weihwasser

ÄTIOLOGIE

* Langer Kummer, schwerer Kummer, anhaltende Sorgen
* Zu viel Hingabe, Aufopferung für andere
* Zehrendes Leid, Mitleid für andere
* Tod von Eltern oder Freunden, eines geliebten Menschen

* Verbrennung, Verstrahlung
* Chronische Bleivergiftung
* Ungerechtigkeit
* Enttäuschte Liebe
* Scheidung der Eltern, Trennung, Verlust eines Kindes
* Angst
* Pflege eines Todkranken

INDIKATIONEN

Bei Kindern

Hauptindikationen

* Bettnässen, besonders zu Beginn des Schlafes
* Weinerliche Stimmung: leiden mit dem Kummer anderer mit, weinen mit, wenn andere weinen; der Gedanke an Schmerzen ist schlimmer als der Schmerz selbst
* Einnässen beim Husten, Singen, Lachen, Niesen
* Stottern, besonders bei Wut oder Aufregung

Allgemeine Indikationen

* Down-Syndrom
* Frühreif
* Heißhunger mit Abmagerung
* Plötzlicher Stimmverlust
* Warzen

Bei Erwachsenen

Hauptindikationen

* Spastische Erkrankungen
* Blasenschwäche bei Husten, Niesen, Naseschnäuzen, Gehen, Lachen, Singen und Belastungen wie Stress, häufig bei älteren Frauen
* Brustkrebs
* Großflächige, schwere Verbrennungen
* Körperliche Missbildungen
* Rheuma, Gelenkdeformationen mit Knorpelschwund, Versteifungen, Steifheit
* Verkürzung der Beugemuskeln der Finger, Sehnenverhärtung
* Morgendliche Heiserkeit; Verschlimmerung bei fast jeder Erkältung und durch Überbeanspruchung der Stimme; Besserung nach kalten Getränken
* Beständiges Verlangen, sich zu räuspern, damit sich der Schleim im Hals löst

* Plötzlicher Stimmverlust, Stimmlosigkeit
* Tief sitzender, trockener, erschütternder Husten mit einem rohen Gefühl in der Brust; schlimmer durch Vornüberbeugen und kalten, trockenen Wind; besser nach kalten Getränken und im warmen Bett
* Alterswarzen an der Nase, groß und leicht blutend

Allgemeine Indikationen

* Schmerzunempfindlichkeit
* Rechtsseitige Schmerzen oder Lähmung der Gesichtsnerven; Verschlimmerung durch kalten Wind
* Bisswunden giftiger Tiere
* Entstellende Narben, Narbenverwachsungen, Aufbrechen alter Narben
* Blasenentzündungen mit starkem Harndrang, ohne dass Harn gelassen werden kann
* Heuschnupfen mit Jucken der Nasenflügel innen und außen, Niesreiz morgens beim Erwachen, zähem Rachenschleim einer verstopften Nase im Liegen, besonders nachts
* Fistelbildung
* Krebs
* Kropf
* Blindheit nach Verätzung
* Nervenschmerzen, brennende Schmerzen
* Neurodermitis
* Nasenpolypen
* Schielen, Herabhängen der Augenlider
* Zuckungen im Schlaf
* Sodbrennen in der Schwangerschaft
* Alkoholismus und Depressionen als Folgen schwerer Schicksalsschläge oder großen Kummers

Schleichende Krankheiten

* Masern
* Schlafmangel
* Abkühlung

Leitsymptome
* Zwanghaftigkeit: wiederholtes Nachschauen oder Kontrollieren von Dingen, um Ängste und fixe Ideen in Schach zu halten
* Allmählich fortschreitende Lähmungen
* Asthma mit Besserung bei Nebel

Reaktionen auf Nahrungsmittel
Verlangen
* Geräuchertes, geräuchertes Fleisch, Speck
* Gekochtes Fleisch
* Salz
* Bier
* Erfrischendes

Abneigungen
* Süßigkeiten
* Kaffee
* Obst

Besserung
* Kalte Getränke
* Brot

Verschlimmerung
* Kaffee
* Frisches Fleisch
* Kalbfleisch
* Schwere Speisen
* Mehlspeisen
* Brot
* Unverdauliches

Allgemeine Modalitäten
Besserung
* Feuchtigkeit
* Feuchte Luft
* Nasses Wetter
* Nebel
* Warme Luft
* Zimmerwärme, Wärme
* Feuchte Wärme
* Sauna
* Baden, Baden des leidenden Teiles
* Licht
* Kleidung lockern
* Liegen auf der linken Seite
* Nach Trinken
* Sich strecken

Verschlimmerung
* Trockene Kälte
* Kalte Luft einatmen
* Kalter Wind
* Trockenes Wetter
* Trockenheit
* Abends
* Abenddämmerung
* Morgens beim Erwachen
* 4 bis 5 Uhr früh
* Nach dem Essen
* Während der Schwangerschaft, Entbindung
* Am Anfang der Periode
* Beim Gehen im Freien
* Während des Schwitzens
* Nach dem Stuhlgang
* Neumond
* Vollmond
* Grübeln
* Erregung
* Dunkelheit
* Sonne
* Herabhängenlassen der Glieder, Beugen der erkrankten Gliedmaßen
* Etwas berühren, reiben
* Kleiderdruck
* Druck auf die schmerzlose Seite
* Hunger
* Langer Schlaf
* Herumdrehen im Bett
* Rechts, dann links
* Samenabgang

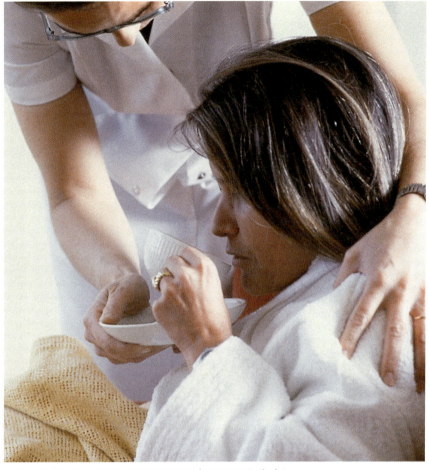

Helfen ist dem Causticum-Patienten ein tiefes inneres Bedürfnis.

Der Mensch

PSYCHISCHE MERKMALE

Gesunde Causticum-Menschen sind geistig sehr wendig, oft intellektuell, originell, kreativ und philosophisch interessiert.

Auf Grund einer systemischen familiären Belastung sind sie sehr sensibel, leicht erregbar und haben das Gefühl, irgendetwas wieder gutmachen zu müssen. Dies bedingt ein großes Mitgefühl und eine ausgeprägte soziale Gesinnung. Sie setzen sich für Gleichberechtigung unter den Menschen ein, wehren sich gegen jegliche Unterdrückung, starre Traditionen und aufgesetzte Autoritäten. In einem starren, machtvollen Umfeld möchten sie die bestehenden Verhältnisse radikal umgestalten und können sich zu idealistisch geprägten Anarchisten entwickeln. Als Gegenleistung ihres Einsatzes für andere erwarten sie die Toleranz ihres exzentrischen Wesens.

In der Anfangsphase ist bei Causticum-Kranken das Zentralnervensystem überempfindlich, auch die Empfindlichkeit gegenüber unterdrückenden Einflüssen nimmt stark zu. Sie sind hastig und wirken oft in Eile.

Auf der einen Seite sind sie reizbar, leicht beleidigt und trotzig, dann wieder sehr romantisch, abhängig von anderen Menschen und voller unerfüllbarer Sehnsüchte. Diese lassen sie melancholisch werden und verzweifeln.

Extreme Schwankungen zwischen ihrem fröhlichen und der extrem reizbaren Gemütslage sind möglich. Als Folge von Ärger, Enttäuschungen, Kummer und anderen leidvollen Erfahrungen wendet sich diese extrovertierte Überaktivität nach innen.

Äußeres Erscheinungsbild

> Ernsthafte, idealistische Menschen mit intensiver Ausstrahlung
> Ausgezehrt, entkräftet, Abmagerung einzelner Teile
> Erotisch
> Dunkles Aussehen
> Freundlich, mild, sanft
> Uringeruch
> Einzelne Warzen an den Spitzen oder dem Nagelrand der Finger, an Augenlidern, Nase oder Wangen
> Herabhängende Oberlider
> Hautausschlag auf der Nase
> Mimisches Beben

Misserfolge, Ängste, Schreckhaftigkeit und das Gefühl der Hilflosigkeit und des Ausgeliefertseins lassen sie innerlich immer mehr verkrampfen und zwingen sie, sich immer mehr in sich zurückzuziehen.

Ihr Bedürfnis nach spontanen und schnellen Handlungen sowie Veränderungen bleibt jedoch erhalten. Dies steht in krassem Gegensatz zu der inneren Verkrampfung. Sowohl Lähmungen als auch Krämpfe und Zuckungen sind oft Folge.

Sie leiden zunehmend unter Ängsten: Furcht vor der Dunkelheit, vor dem Alleinsein in der Nacht, vor Hunden und vor Katastrophen; auch viel Angst um die eigene Gesundheit. Sie sind sehr misstrauisch und skeptisch, was die Zukunft bringen wird. Sie hadern mit Gott und mit ihrem Schicksal.

Sie sind ständig traurig, weinen bei geringsten Anlässen oder lachen und weinen bei jeder Gelegenheit. Hoffnungslos und verzweifelt werden sie ihres Lebens überdrüssig.

GEISTIGE MERKMALE

In der übersensiblen Phase sind Causticum-Menschen sehr vorsichtig. Sie neigen dazu, alles im Voraus bis ins Detail zu planen und sind auch in der Lage, unvorhersehbare Situationen einzukalkulieren. Sie kennen ihre Grenzen genau und unternehmen Dinge nur, wenn sie sich ganz sicher sind.

In erregtem Zustand verhaspeln sie sich beim Sprechen, stottern oder verwechseln Silben.

Wenn die Krankheit in die introvertierte Phase umschlägt, wirken sie zunehmend unaufmerksam, geistesabwesend und verwirrt. Sie denken ständig an ihre gesundheitlichen Probleme, Konzentration und Gedächtnis lassen nach. Sie verstehen Fragen nur, wenn sie diese vorher wiederholt haben.

Sie erleben Furcht erregende Visionen, besonders bei geschlossenen Augen, und können wahnsinnig werden, wenn ihre Hautausschläge chemisch unterdrückt werden.

Ihr Geist kann bis zum Stumpfsinn abbauen.

VERLANGEN

* Helfen
* Gerechtigkeit, soziale Gerechtigkeit, Gleichheit für alle, Gleichberechtigung
* Verstorbenen nachfolgen
* Sympathie, Wärme
* Sex, wenn betrunken

ABNEIGUNGEN

* Ungerechtigkeit, soziale Ungerechtigkeit, Unrecht auf der Welt
* Sex
* Tierversuche
* Männer
* Mitleid
* Sprechen

Ernsthafte Menschen | 129

Missempfindungen
* Gefühl der Erschlaffung
* Die Sehnen oder Gliedmaßen seien verkürzt
* Die Sehnen seien wie eingegipst
* Das Fleisch sei roh
* Als ob das Hirn bei Bewegungen lose sei
* Im Hals befinde sich eine Schwellung
* Die Augenlider seien stark geschwollen
* Als ob Essen in der Speiseröhre stecken geblieben sei
* Als ob Kalk im Magen gelöscht werde
* Das Herz sei offen
* Wind blase im Ohr, zwischen den Schultern
* Am Darmausgang befinde sich ein Klumpen

Sexualität
* Abnahme der sexuellen Lust trotz Erreichen des Orgasmus bis hin zur Abneigung gegen Geschlechtsverkehr
* Unwiderstehliches sexuelles Verlangen bei Frauen
* Gesteigertes sexuelles Verlangen bei alten Männern, »dirty old men«
* Sexuelle Erregung, wenn betrunken

Schlaf
* Schläfrigkeit mit häufigem Gähnen, besonders beim Zuhören in Gesprächen

Träume
* Schläfrigkeit
* Verwesung, Tod
* Tote, Sarg, Gräber
* Säule
* Blühende Wiese

Farbwahl
* Beige
* Marmoriert
* Grau

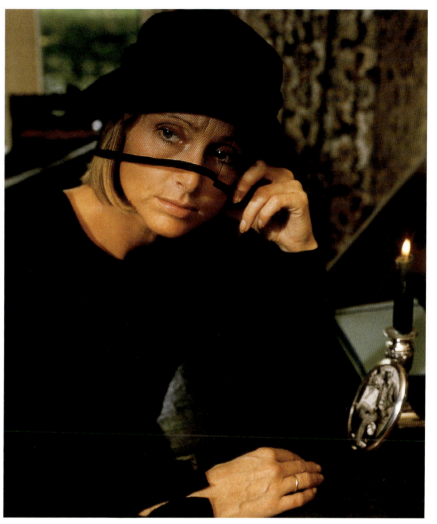

Die meisten Causticum-Patienten haben belastende Erfahrungen mit Tod und Trauer gemacht.

Bevorzugte Berufe
* Sterbehelfer
* Altenpfleger
* Krankenpfleger
* Sozialarbeiter
* Soziale Berufe
* Sonderschullehrer
* Tierschützer
* Seelsorger
* Telefonseelsorger
* Psychotherapeut
* Priester, Pfarrer
* Nonne, Mönch
* Heilsarmee
* Schlichter
* Steinmetz

Typische Redensarten
* »Vor dem Tod sind wir alle gleich«
* »Liebe deinen Nächsten wie dich selbst«
* »Mein Gott, warum hast du mich verlassen?«
* »Durchs Feuer gehen«
* »Einer trage des anderen Last«
* »Einer für alle, alle für einen«
* »Der kann keinem ein Leid antun«
* »Der kann einem Leid tun«
* »Marmor, Stein und Eisen bricht, aber unsere Liebe nicht«
* »Burn-out«
* »Ein gebranntes Kind scheut das Feuer«

Kamille

CHAMOMILLA

Die Kamille – ihr lateinischer Name ist Matricaria chamomilla L. – ist eine uralte Heilpflanze, die auch heute noch vor allem bei Entzündungen der Atemwege oder des Magens eingesetzt wird. Zentrale Themen des homöo-pathischen Mittels sind extreme Schutzlosigkeit, mangelnde Abwehr, daraus resultierende Verletzungen und das Gefühl des Wundseins, sowohl im körperlichen als auch im seelischen Sinn.

Die Substanz

NAMEN

* Kamille
* Mutterkraut, Mueterchrut, Feldkamille, Laugenblume, Mermelin, Garmille, Apfelblümchen, Mariamagdalenakraut, Kummerblumen, Kammerblumen, Mägdeblume, Stomeienblume, Kindbettblumen, Kühmelle, Muskatblume, Remi
* Der Gattungsname »Matricaria« wurde vom lateinischen mater = »Mutter« abgeleitet, als Hinweis auf ihre Verwendung bei Müttern. »Chamomilla« stammt von dem griechischen Wort »chamai« ab, zu deutsch »niedrig wachsender Apfel«, und bezieht sich auf Form und Duft der Blüte.

FAMILIE

Compositae, Korbblütler

HERKUNFT UND VORKOMMEN

Kamille wächst in fast ganz Europa und in Asien an anspruchslosen Standorten wie Wegrändern, Schuttplätzen, Brachland, Böschungen, an Mauern und in Getreidefeldern.

AUSSEHEN

Die einjährige Pflanze hat eine kurze Wurzel und 30 bis 50 Zentimeter lange Stängel, an denen zwei-bis dreifach gefiederte, goldgrüne Blätter sitzen. An den Enden der feinen Stängel schweben die sonnenhaften, duftenden Blütenköpfchen: 400 bis 500 gelbe, röhrenförmige Scheibenblüten werden von einem Kranz weißer Strahlenblüten umgeben. Der Blütenboden zeigt sich im Längsschnitt hohl, im Gegensatz zu der geruchslosen Hundskamille, deren Blütenboden gefüllt ist.

HAUPTINHALTSSTOFFE

Ätherisches Öl mit Azulen, Chamazulen, L-Bisabolol; Bitterstoffe; Flavonglykoside; Cumarine
Eine länger anhaltende Überdosierung kann bei empfindlichen Menschen zu Reizungen im Magen-Darm-Gebiet und zu Reizbarkeit führen.

GESCHICHTE

Die Kamille wird seit Jahrtausenden in Europa angewandt. Bereits Hippokrates, Galen und im Mittelalter Hieronymus Bock haben auf die vielfältigen Heilwirkungen der Kamille hingewiesen.

VOLKSHEILKUNDE

Teeaufguss und Tinktur der Kamille besitzen entzündungshemmende, desinfizierende, krampflösende und

Bezüge zwischen der Substanz und ihrer Wirkung

Luftig-leicht wachsende, fein strukturierte Pflanze > Feines, empfindliches Wesen

Schutzlose Blüte > Körperlich und seelisch schutzlos gegen äußere Einwirkungen

Weit geöffnete Blüte > Dem Außen offen zugewandt

Geruch und Geschmack mag man oder lehnt man ab > Manche Menschen mögen den Chamomilla-Typ, die meisten finden ihn nervenaufreibend bis schrecklich

schmerzlindernde Eigenschaften. Sie werden innerlich angewendet bei Entzündungen der Magenschleimhaut, Krämpfen im Magen-Darm-Bereich, Blähungen, Brechdurchfall, Blasenentzündungen, Schlafstörungen und innerer Unruhe. Äußerlich werden sie bei Entzündungen im Mund- und Rachenbereich, nach Zahnbehandlungen, als Inhalation bei Schnupfen und Nebenhöhlenentzündungen und als Bäder oder

Umschläge bei Ekzemen und schlecht heilenden Wunden eingesetzt.

BLÜTEZEIT
Mai bis Juni

HOMÖOPATHISCHE ZUBEREITUNG
Die Urtinktur wird aus der ganzen, frischen, zur Blütezeit geernteten Pflanze hergestellt.
Chamomilla wurde von Hahnemann geprüft.

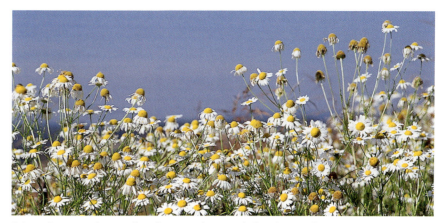

Fein und zart wie die Kamillenpflanze erscheint auch der Chamomilla-Patient.

Das Mittel

GRUNDTHEMEN DES MITTELS
* Mutter
* Mangel an Umhüllung

ÄTIOLOGIE
* Zorn, Ärger
* Verachtung, Missachtung, Demütigung, Kränkung
* Unterdrückter Schweiß
* Entbindung
* Scharlach
* Abkühlung
* Verletzungsschock

LEITSYMPTOME
* Eine Wange rot, die andere blass bei Zahnung und Kinderkrankheiten
* Die Eltern kommen durch den nervenaufreibenden Zustand des Kindes an ihre Belastungsgrenze: gewalttätige Impulse, man möchte das Kind »an die Wand werfen«
* Allgemeine Überempfindlichkeit gegen Schmerzen mit starker Ungeduld und heftigem Zorn, vorwurfsvollem oder feindseligem Klagen; oft bleibt nach den Schmerzen ein unangenehmes Taubheitsgefühl zurück
* Allgemeine Verschlimmerung gegen 9 Uhr früh

Vergleichsmittel

Antimonium crudum; Hepar sulfuris, Nux vomica, Pulsatilla, Sulfur

REAKTIONEN AUF NAHRUNGSMITTEL
Verlangen
* Kalte Getränke, kalte Speisen
* Brot
* Saures, Limonade, Orangensaft

Abneigungen
* Warme Getränke
* Essen nach wenigen Bissen
* Fleischbrühe
* Kaffee
* Bier und dessen Geruch

Besserung
* Kaffee

Verschlimmerung
* Kaffee, heiße Getränke
* Milch
* Süßigkeiten

ALLGEMEINE MODALITÄTEN
Besserung
* Herumtragen
* Zimmerluft
* Fasten
* Nach Schwitzen
* Autofahren
* Lagewechsel
* Heftiges Schütteln
* Liegen auf der schmerzhaften Seite
* Feuchtwarmes Wetter
* Gebeugt sitzen
* Passive Bewegung
* Beugen erkrankter Teile

Verschlimmerung
* Abends bis Mitternacht
* Erregung, Zorn, Ärger
* Berührung
* Liegen, auf der schmerzlosen Seite liegen
* Bettwärme
* Im Schlaf
* Hitze
* Abkühlung, kalter Wind
* Feuchtkalte Anwendungen
* Während der Periode, der Schwangerschaft, der Entbindung
* Bewegung erkrankter Teile
* Nach dem Frühstück
* Während Schwitzen
* Während Stuhlgang
* Nach Schlafmitteln
* Druck auf die schmerzlose Seite
* Niesen
* Aufrechtes Sitzen
* Trockenes oder bewölktes Wetter

INDIKATIONEN

Bei Kindern

Hauptindikationen

* Schwierige Zahnung, mit Fieber, Schreien, Stöhnen, Durchfall und ausgeprägter Unruhe
* Säuglings-, Kinderkrankheiten mit heftigem Verlauf und Hitze des Körpers
* Blähungen bei Säuglingen
* Anhaltendes Weinen oder Schreien, nur Herumtragen beruhigt
* Schlaflosigkeit, Einschlafen nur während Herumtragen
* Launenhaftigkeit: wollen vieles, aber weisen es zurück, sobald sie es haben
* Durchfall wie gehackte Eier oder wie zerschnittener Spinat mit wundem bis feuerrotem Po
* Erkältungsneigung
* Windeldermatitis nach Impfung
* Angstträume mit Stöhnen oder Weinen im Schlaf

Allgemeine Indikationen

* Kinder, die immer etwas anderes wollen
* Akute Bindehautentzündung bei Neugeborenen
* Weinende oder schreiende Säuglinge und Kleinkinder, die sich nicht beruhigen lassen
* Sehr abweisende Säuglinge: stoßen, treten und machen sich steif, wenn sie getragen werden
* Mittelohrentzündung nach Zorn, Ärger oder kaltem Wind mit nächtlichem Erwachen und Ohrenschmerzen, welche sich durch Wind und durch Berührung verschlimmern

* Entzündungen der Mandeln mit Ohrenbeteiligung
* Cri encephalique

Bei Erwachsenen

Hauptindikationen

* Ohnmachten, bei Erregung, nach Zorn, durch Schmerzen, durch Verletzungsschock
* Folgen einer Fehlgeburt, drohende Fehlgeburt
* Unerträgliche Geburtsschmerzen bei verkrampftem Muttermund
* Gallenkolik nach Zorn
* Blutwallungen nach Ärger oder Verdruss

Allgemeine Indikationen

* Wegbleiben der Muttermilch nach Zorn
* Gebärmutterentzündung nach Zorn
* Nervenschmerzen
* Zahnschmerzen, die sich durch Kälte und kalte Getränke bessern und durch Wärme und Kaffee verschlimmern
* Langsame Wundheilung, eiternde Wunden
* Wehenartige Menstruationsbeschwerden, die in die Oberschenkel ausstrahlen, mit großer Reizbarkeit und Verschlimmerung bei beginnender Bettwärme
* Wunde, entzündete Brustwarzen bei stillenden Müttern
* Krampfartige Bauchschmerzen mit nächtlichen Durchfällen von wässrig-schleimigem grünlichem Stuhl, der nach faulen Eiern riecht

Der Mensch

PSYCHISCHE MERKMALE

Den Menschen, die Chamomilla als Heilmittel brauchen, ist ein natürlicher Schutzmechanismus abhanden gekommen. Das fühlt sich so an, als ob ihre Nerven die äußere Schutzschicht verloren hätten, wie bei einem Krebs, dem sein Panzer weggeätzt wurde. Sie fühlen sich körperlich und seelisch wie wund.

Äußeres Erscheinungsbild

> Bei Kindern rote Wangen, oft einseitig
> Rote Hautfarbe

Durch Reizüberflutung, in Entwicklungsphasen, bei körperlichem und psychischem Stress, in Krankheitsphasen bricht dieser geschwächte Abwehrmechanismus weitgehend zusammen. Die übersteigerten Reaktionen und Überempfindlichkeit dieser Menschen dienen dem Schutz, sie möchten sich damit vor allen weiteren Einflüssen abschotten.

Anfangs noch unleidlich und ungeduldig, können sie widerspenstig, eigensinnig oder kratzbürstig reagieren oder auch völlig unbeherrscht und hysterisch. Sie können es nicht ertragen, angesehen, angesprochen oder berührt zu werden. Ihre Schutzmechanismen sind derart geschwächt, dass sie keinerlei Kontakt aushalten können.

Keiner kann es ihnen dann recht machen, sie sind mit ihrer gesamten Umgebung unzufrieden. Sie können außer sich geraten in ihrer Gereiztheit und schreien oder schlagen in ihrer Wut heftig und verletzend um sich. Chamomilla-Menschen können ihre Angehörigen zur Verzweiflung treiben oder gewalttätige Impulse in ihnen auslösen.

Im Laufe des Tages und je nach Stärke der Schmerzen steigert sich dieser Zustand bis zum späten Abend. Erst nach Mitternacht setzt sich dann die Erschöpfung durch, und sie kommen halbwegs zur Ruhe. Dann plagen sie aber verschiedene, qualvolle Ängste, sodass sie sich unruhig im Bett herumwälzen.

Zuweilen überfällt sie auch große Traurigkeit. Ausgelöst durch Berührungen, Musik oder Ärger weinen sie dann über lange zurückliegende Beleidigungen.

Auf Grund ihrer Schmerzüberempfindlichkeit sind sie gefährdet, von Medikamenten, vor allem von starken Schmerzmitteln oder auch Opiaten, abhängig zu werden.

Geistige Merkmale

Die geistige Ebene des Chamomilla-Menschen ist in Phasen der gesteigerten Reizbarkeit wenig betroffen. Die Sinne können geschärft sein mit nächtlichem Ideenreichtum, die Betroffenen können aber auch geistesabwesend und zerstreut sein. Dann lassen sie beim Schreiben Worte oder Silben aus, verweilen in Gedanken bei vergangenen unangenehmen Erfahrungen, denken an den Tod und sind schönen Dingen und Ereignissen gegenüber gleichgültig.

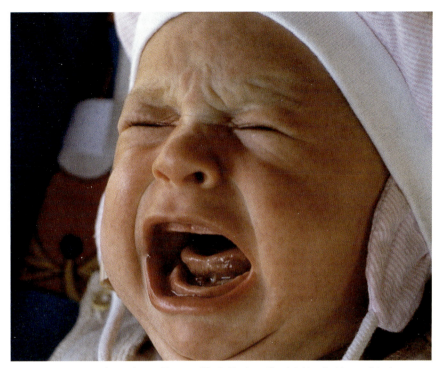

Bei extremem Stress liegen beim Chamomilla-Patienten allzu leicht »die Nerven blank«.

Verlangen
* Getragen werden
* Geschaukelt werden
* Alle sollen sich um einen kümmern
* Bewegung
* Sich hinlegen
* Sich abdecken

Abneigungen
* Alles
* Berührung
* Angesprochen werden
* Gesellschaft
* Kalte Luft
* Unterbrochen werden
* Geräusche

Missempfindungen
* Gefühl, als ob das Zahnfleisch geschwollen sei
* Gefühl eines Bandes oder des Zusammenschnürens im Rücken
* Gefühl eines innerlichen Kitzelns

Schlaf
* Oft im Halbschlaf
* Schlaflos nach Zorn, durch Visionen
* Schlaflos, außer wenn herumgetragen
* Steife Schlaflage
* Stößt die Bettdecke weg

Träume
* Historisch
* In einen Abgrund fallen

Farbwahl
* Gelb

Typische Redensarten
* »Spontan«
* »Bitte hilf mir, obwohl mir nichts hilft«
* »Ich kann nicht anders«

Schöllkraut

CHELIDONIUM MAJUS L.

Schöllkraut wird auch Warzenkraut genannt, denn der giftige Pflanzensaft ist ein Mittel zum Wegätzen von Warzen. Die gelbe Farbe des

Saftes weist auf Bezüge zu Galle und Leber hin, so wird Chelidonium vor allem bei Leber- und Gallebeschwerden verordnet.

Die Substanz

NAMEN
* Schöllkraut
* Warzenkraut, Gilbkraut, Gold-kraut, Schälkraut, Schwalbenkraut, Schwalbenwurz, Bockskraut, Geschwulstkraut, Teufelsmilchkraut, Trudenmilch, Hexenmilch, Ogenklar
* »Chelidonium« wurde vom griechischen chelidon = »Schwalbe« abgeleitet. Bereits einige Jahrhunderte v.Chr. beobachteten die Menschen, wie Schwalbenmütter ihren noch blinden Jungen den Milchsaft in die Augen träufelten.
* Der Beiname »majus« ist lateinisch und heißt »erhöht, erhaben, stattlich«. Damit unterscheidet man Chelidonium majus von Chelidonium minus, dem Scharbockskraut, das zu den Hahnenfußgewächsen gehört.

FAMILIE
Papaveraceae, Mohngewächse

VORKOMMEN
Schöllkraut wächst in ganz Europa bis auf 1500 Meter Höhe im Umkreis menschlicher Siedlungen auf Schuttplätzen, Ödland, an Mauern und Hecken.

AUSSEHEN
Aus dem mindestens fingerdicken Wurzelstock sprießt die mehrjährige Pflanze mit einer grundständigen Blattrosette und einigen 30 bis

80 Zentimeter langen, behaarten Stängeln. An diesen stehen wechselständig behaarte, fiedrig gelappte Blätter von graugrüner bis bläulicher Farbe. Am Ende der Stängel befinden sich zwei- bis sechsblütige Dolden von goldgelber Farbe aus vier Kronblättern und zahlreichen Staubgefäßen.

HAUPTINHALTSSTOFFE
Opiumähnliche Alkaloide wie Chelidonin, Spartein, Berberin, Sanguinarin im Milchsaft; Saponine; ätherisches Öl, Carotinoide
Das Schöllkraut besitzt krampflösende, schmerzstillende, gallensekretionsfördernde und abführende Eigenschaften. Wegen seiner zellteilungshemmenden Wirkung wird es auch gegen Warzen und in der Krebstherapie eingesetzt.
Falsche Dosierung kann bei Einnahme Reizungen des Magen-Darm-Traktes wie Brennen, Schmerzen, Übelkeit, Erbrechen und Durchfall bewirken Außerdem können Schwindel, Harndrang, Kreislaufstörungen bis hin zum Kollaps auftreten. Der Kontakt des Milchsaftes mit der Haut kann Blasen und Geschwüre auslösen.

GESCHICHTE
Im Altertum wurde das Schöllkraut von Dioskurides und Plinius dem

---

Bezüge zwischen der Substanz und ihrer Wirkung

Gelber Saft > Hinweis auf Erkrankungen der Gallenwege: Gelbfärbung von Augen, Zunge und Haut, Gelbfärbung von Stuhl und Urin; galliges Erbrechen

---

Älteren bei Lebererkrankungen und Gelbsucht empfohlen.
In der Alchemie wurde es »coeli donum« genannt, das bedeutet »Himmelsgabe«, denn das Kraut war, richtig und zum rechten Zeitpunkt angewandt, angeblich bei der Suche nach dem »Stein der Weisen« hilfreich.

VOLKSHEILKUNDE
In der Volksheilkunde dient Schöllkraut vor allem der Harmonisierung des Leber-Gallen-Stoffwechsels bei cholerischen Menschen.

BLÜTEZEIT
Mai bis Juni

HOMÖOPATHISCHE ZUBEREITUNG
Für die Urtinktur wird frisches, blühendes Kraut verwendet. Chelidonium wurde von Hahnemann geprüft.

Für Leber und Galle 135

Das Mittel

Grundthemen des Mittels
* Leber
* Beerdigung

Ätiologie
* Häufige kleine Enttäuschungen

Leitsymptome
* Allgemeine Verschlimmerung gegen 4 Uhr morgens
* Rechtsseitige Beschwerden bei Gelbsucht, Husten, Lungenentzündung, Durchfall und während der Periode
* Bauchschmerzen, die zum inneren, unteren Winkel des rechten Schulterblattes oder durch den Körper hindurch bis zum Rücken hin ausstrahlen und sich durch Liegen auf der linken Seite mit angezogenen Beinen und durch Essen bessern
* Asthma mit nächtlicher Verschlimmerung und Besserung im Liegen
* Schmerzhafte Gelenkentzündungen, meist der rechten Schulter und beider Knie
* Kurz dauernde, tiefe Depressionen aus unbedeutendem äußerem Anlass, z. B. wenn andere Menschen nicht so reagieren, wie man es sich wünscht
* Pelziges Gefühl oder Druckempfindlichkeit am rechten vorderen Rippenrand

Reaktionen auf Nahrungsmittel
Verlangen
* Milchprodukte, Milch, vor allem heiße Milch
* Käse
* Saurer Wein
* Merkwürdige Speisen, auch in der Schwangerschaft
* Warme Speisen und Getränke

Vergleichsmittel
Bryonia, Lycopodium; China, Sulfur

Abneigungen
* Käse
* Fleisch
* Spinat
* Linsen

Besserung
* Warme Getränke, besonders heiße Milch
* Warme Speisen

Verschlimmerung
* Milch

Allgemeine Modalitäten
Besserung
* Kleidung lockern
* Auf dem Bauch liegen
* Gebeugt sitzen
* Feuchte Anwendungen
* Baden der leidenden Teile
* In Ohr oder Nase bohren

Verschlimmerung
* Morgens
* Beim Erwachen
* Rechts
* Bewegung
* Während der Schwangerschaft
* Wetterwechsel von kalt nach warm, Frühling
* Hinsetzen
* Aufrecht sitzen
* Beugen nach vorne und hinten, Lagewechsel
* Kälte
* Körperliche Anstrengung
* Während oder nach Schlaf

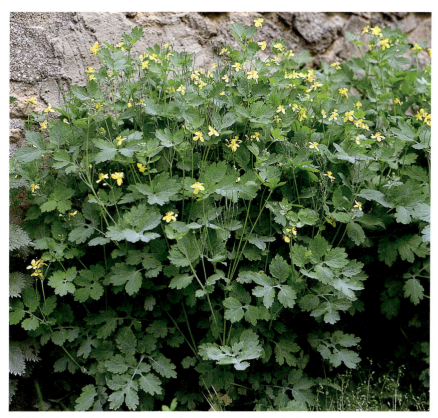

Schöllkraut wächst in ganz Europa in der Nähe menschlicher Siedlungen.

Chelidonium majus L.

INDIKATIONEN

Hauptindikationen	Allgemeine Indikationen
* Lebererkrankungen, Hepatitis mit gelb gefärbten Augen und Haut und druckempfindlicher, geschwollener Leber	* Bitterer Mundgeschmack mit zähem Speichel
* Gallensteine	* Periodisch auftretende Atemnot
* Gallenkolik mit starker Hitze	* Anhaltendes Aufstoßen
* Schmerzen im rechten Oberbauch	* Fäkaler Mundgeruch
* Beklemmungsgefühle in der Brust mit Verschlimmerung durch Kleiderdruck	* Träge, besonders nach dem Mittagessen
* Schwindel beim Schließen der Augen	* Unregelmäßiges Herzklopfen
* Verstopfung mit schafskotartigem Stuhl	* Herzstechen beim Einatmen
* Rechtsseitige Lungenentzündung mit Schmerzen durch den Körper hindurch bis zum Rücken	* Kopfschmerzen über dem rechten Auge mit starkem Tränenfluss und ausgeprägter Antriebsschwäche und Schweregefühl
* Chronische rechtsseitige Angina	* Periodisch vermindertes Sehvermögen
* Durchfall mit Besserung nach heißer Milch oder Wein	* Schmerzen des rechten Schulterblattes oder der rechten Schulter, selten auch linksseitig
	* Lehmfarbiger Stuhl mit goldgelbem oder dunklem Urin

Der Mensch

PSYCHISCHE MERKMALE

Chelidonium-Menschen besitzen einen praxisorientierten Realitätssinn und tun sich mit abstraktem Denken schwer. Dies verleitet sie dazu, sich mit vordergründigen Dingen zu beschäftigen und die Auseinandersetzung mit geistigen Themen zu vernachlässigen.

Sie besitzen feste Vorstellungen von richtig und falsch und neigen dadurch zu strengen Wertungen. In der Überzeugung, immer Recht zu haben, kämpfen sie heftig für ihre Standpunkte. Über- wie Untergeordneten wollen sie ihren Willen oder ihre Überzeugung aufzwingen. Die geistige Unbeweglichkeit spiegelt sich auf der körperlichen Ebene in Gelenkerkrankungen wider. Ihre Rechthaberei ist in Verbindung mit Sturheit und Eigensinn Zeichen von innerer Unsicherheit und dient dazu, in sich selbst Halt zu finden. Es mangelt ihnen aber an einer

Äußeres Erscheinungsbild

> Schlanke, reizbare Menschen mit schlechter Gesichtsfarbe: blass, gelb, grün, grau, halbseitig
> Rot, schmutzig
> Eingefallenes, ängstliches Gesicht
> Gelbliche Hautfarbe
> Graue, spitze oder dick gelb belegte Zunge mit Zahneindrücken
> Zucken der Mundwinkel
> Fächerartige Bewegungen der Nasenflügel

angemessenen Einschätzung ihrer Lebenssituation, und sie haben Schwierigkeiten, einen Sinn im Leben zu erkennen. Die Folge hiervon sind Gewissensängste, religiöse Verzweiflung und tiefe Schuldgefühle.

Sie sind überzeugt, Zärtlichkeit, Nähe und Zuwendung nicht zu verdienen, und suchen den vordergründigen Ersatz hierfür im Essen und in kulinarischen Genüssen. Ihre Schuldgefühle und Schwierigkeiten, für sich selbst und ihre Entwicklung Verantwortung zu übernehmen, kompensieren sie mit Fürsorge und Verantwortungsgefühlen nahe stehenden Menschen gegenüber.

Sie wirken sehr bestimmend, geben gerne Ratschläge und geizen nicht mit Kritik.

Da sie auf die Bestätigung durch andere angewiesen sind, fühlen sie sich persönlich verletzt und reagieren beleidigt, wenn ihre Empfehlungen und Anweisungen nicht beachtet werden. Nach Kleinigkeiten können sie dann traurig und niedergeschlagen, müde und erschöpft wirken, oder sie werden sehr zornig.

Mangel an Beweglichkeit

Den Chelidonium-Patienten fällt es sehr schwer, ihre Aggressionen angemessen auszuleben. Auf Grund ihrer mangelnden geistigen Beweglichkeit entstehen im Kontakt mit anderen leicht Aggressionen, die sie zurückhalten und die sich dadurch anstauen. Körperlich macht sich diese gestaute Energie als Störung im Gallenfluss bemerkbar, psychisch als Unzufriedenheit, Reizbarkeit, Verzweiflung, Apathie oder Depression. Schwillt der innere Aggressionsdruck stark an, beben die Betreffenden förmlich vor Zorn und neigen zum Schlagen.

Geistige Merkmale
Der emotionale Druck und die mangelnde geistige Auseinandersetzung mit Lebensfragen schwächen die geistigen Funktionen der Chelidonium-Patienten. Sie werden vergesslich und können sich dann nicht mehr an das erinnern, was sie gerade tun wollten oder getan haben. Beim Lesen verschwimmen die Buchstaben vor den Augen, ihre Sinne scheinen zu schwinden.
Sie fürchten dann nicht mehr denken zu können. In späteren Stadien plagen sie die Wahnvorstellungen, geisteskrank zu werden oder plötzlich sterben zu müssen. Sie können auch Verbrecher sehen oder sich fühlen, als ob sie selbst ein Verbrechen begangen hätten.

Verlangen
* Andere beherrschen
* Getragen werden
* Augen schließen

Abneigungen
* Geistige Anstrengung
* Intellektuelle Arbeiten

Missempfindungen
* Kältegefühl auf der rechten Körperseite, das sich beim Gehen im Freien verschlimmert und in warmen Räumen bessert
* Gefühl, dass sie ein Band innerlich zusammenschnürt
* Gefühl von innerlicher Schwere
* Als ob die Beine gelähmt seien
* Als ob sie angefächelt werden
* Das Gesicht oder die Wangen seien geschwollen
* Schwarze, schwebende Flecken vor den Augen
* Während Kopfschmerzen Funken zu sehen
* Wind blase in den Ohren oder Luft ströme aus den Ohren
* Als ob Ameisen am Hodensack laufen

Schlaf
* Häufiges Gähnen
* Schläfrig gegen 14 Uhr, beim Gehen im Freien, beim Sprechen
* Einschlafen während des Sprechens
* Nicht erholsamer Schlaf durch Träume
* Schlaflos von Mitternacht bis 4 Uhr früh

Träume
* Beerdigung
* Tote, Leichen
* Leichen sezieren
* Geschäft

Farbwahl
* Gelb
* Orange

Bevorzugte Berufe
* Arzt
* Makler
* Autoverkäufer

Typische Redensarten
* »Mir ist eine Laus über die Leber gelaufen«
* Quatsch, Blödsinn
* »Du spinnst aber ganz schön«
* »Ich will doch nur dein Bestes!«
* »Ich bestimme, was für dich am besten ist«

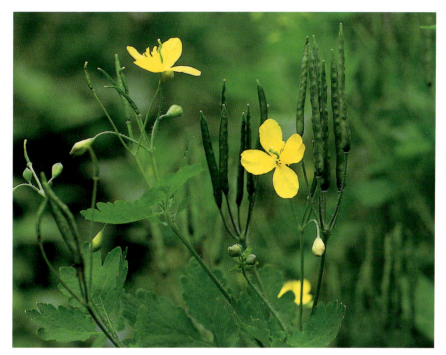

Ebenso wie in der Volksheilkunde wird auch in der Homöopathie das Schöllkraut bei Leber- und Gallenerkrankungen eingesetzt.

Chinarinde

CHINA OFFICINALIS L.

Dieses homöopathische Mittel wird meist kurz »China« genannt. Andere lateinische Namen dafür sind »Cinchona pubescens Vahl« und »Cinchona succirubra Pavon«. China ist die erste Substanz, die Hahnemann 1790 im Selbstversuch getestet hat. Diese Tests führten zu der Formulierung des Grundprinzips der Homöopathie: »Ähnliches heilt Ähnliches«.

Die Substanz

NAMEN

* China, Chinarinde, Chinarindenbaum
* Fieberbaum, Fieberrindenbaum (Palo de calenturas), Jesuitenpulver, Indianerpulver, Kina-Kina-Pulver
* Der Name »China« geht auf das Inka-Wort quina = »Rinde« zurück.
* Der schwedische Botaniker Carl von Linné gab dem Baum die Bezeichnung »Cinchona« in Anlehnung an den Namen der Gräfin von Chinchon, wobei er jedoch den Namen falsch schrieb.
* Der Beiname »officinalis« ist lateinisch und heißt »offiziell, zur Pflicht gehörig«. Die weiteren Beinamen stammen ebenfalls aus dem Lateinischen: pubescens = »erwachsen« werdend, reifend, flaumig werdend; succi = »Säfte« und ruber = »rot«, dies ist ein Hinweis auf den milchigen Rindensaft, der bei der Verwundung des Stammes austritt und an der Luft blutrot wird.

FAMILIE

Rubiaceae, Rötegewächse

HERKUNFT UND VORKOMMEN

Der Chinarindenbaum wächst bevorzugt an tropenfeuchten Osthängen Ecuadors, Nordperus, Boliviens und Kolumbiens in Höhen zwischen 800 und 3000 Metern. Dort regnet es bis zu neun Monate im Jahr, und es gibt keinen Wechsel der Jahreszeiten.
Inzwischen wird der Baum auch in Kulturen auf Java, in Indien, Costa Rica und im Kongo angebaut.

AUSSEHEN

Der schlanke Stamm mit rotbrauner Rinde wird bis zu 30 Meter hoch und trägt eine immergrüne, dicht belaubte, rundliche Krone. An den Zweigen befinden sich wechselständig wachsende, große, bis 20 Zentimeter lange, ledrige, eiförmig bis lanzettliche Blätter, die sich in den rinnenförmigen Blattstiel verschmälern.
Die Oberseite der Blätter ist dunkelgrün, ihre Unterseite mit zunehmendem Alter blutrot, die charakteristischen Nebenblätter fallen bald ab. Blütenstand wie Früchte wachsen ganzjährig dicht gedrängt in sparrigen Rispen.
Die langröhrigen, wohl duftenden Blüten bestehen aus einem becherförmigen, rosafarbenen oder weißen Kelch mit rötlicher Krone.
Die etwa einen Zentimeter langen Fruchtkapseln geben winzige Samen mit geflügelten Anhängseln frei, die vom Wind weitergetragen und in weitem Umkreis verteilt werden.

Bezüge zwischen der Substanz und ihrer Wirkung

Chinin und andere bittere, giftige Alkaloide > Bitterkeit des Gemüts, als ob es irgendwann vergiftet worden wäre

Tonic Water > Bitterer Mundgeschmack

Rinde > Milz und Leber schwellen im Laufe des Erkrankungsprozesses an und bilden eine verhärtete Rindenschicht aus

Wächst in sehr feuchten sumpfigen, tropischen Gebieten > Sumpffieber, Malaria

Pflanzensaft, welcher an der Luft blutrot wird > Erkrankungen infolge Blutverlustes oder durch Blutzersetzung; erhöhte Blutungsneigung

Der Chinabaum steht bevorzugt alleine und herausragend > Oft Einzelkinder, Nachzügler, Älteste, Lieblinge, Behinderte, oft durch eine Besonderheit herausragende Kinder

GEWINNUNG UND HAUPTINHALTSSTOFFE

Zur Gewinnung der Rinde werden die Stämme ringförmig mit senkrechten Einschnitten versehen. Durch Beklopfen wird die borkige Rinde vom Stamm gelöst und mit Holzspateln abgestreift, anschließend an der Sonne getrocknet und zerkleinert.

Die Chinarinde enthält etwa 30 bittere Alkaloide. Chinin besitzt eine antibakterielle, sowie eine starke Wirkung gegen Malaria-Erreger. Die bitteren Substanzen regen die Produktion der Verdauungssäfte an und wirken entspannend auf die Verdauungsorgane. Chinidin verringert die Herzfrequenz und bewirkt einen gleichmäßigen Herzschlag.

Starke Überdosierungen mit der natürlichen Chinarinde bewirken vorübergehende Störungen wie Ohrgeräusche, Magen-Darm-Störungen, Übelkeit, Erbrechen und Durchfall, Geräusch- und Lichtempfindlichkeit, hämmernde Kopfschmerzen, Schwindel, periodisch auftretende Fieberschübe und Herzschwäche.

10 bis 15 Gramm reines Chinin sind lebensgefährlich giftig.

BLÜTEZEIT

Ganzjährig bei Wildwuchs, in Kulturen von Juli bis August

GESCHICHTE

Um 1630 erkrankte die Frau des spanischen Vizekönigs und Herrschers über die südamerikanischen Kolonien, die Gräfin von Chinchon, in Lima an heftigem Fieber. Nach der Einnahme von Chinarinde genas sie vollständig, daraufhin wurde die Chinarinde in Europa berühmt. Als das Fürstenpaar 1640 aus Peru zurückkehrte, brachte es Dutzende von Säcken mit Chinarinde nach Spanien. Das Pulver wurde mit der Zeit als Heilmittel gegen bösartige Fieber und vor allem gegen Malaria in ganz Europa bekannt und als wertvolle Medizin in den Apotheken zum Kauf angeboten. Den Handel betrieben vor allem Missionare des Jesuitenordens, weshalb das Pulver auch »Pulver der Jesuiten« genannt wurde. Es fand ein Raubbau an den natürlichen Vorkommen statt, darum wurden Kulturen angelegt. Die Beschaffung der Samen aus Wildbestand erfolgte oft unter Waffengewalt.

Für die Homöopathie ist die Chinarinde historisch von sehr großer Bedeutung. 1790 übersetzte Hahnemann die »Materia medica« des britischen Arztes und Naturforschers William Cullen, der sehr viele Beobachtungen über die Wirkungen der Chinarinde beschrieben hatte. Hahnemann glaubte nicht an die geschilderte magenstärkende Wirkung der Chinarinde und nahm diese deshalb im Selbstversuch ein. Er entwickelte daraufhin die typischen Symptome einer Malaria-Erkrankung. Aus dieser Erfahrung leitete er die zentrale Idee der Homöopathie ab: Ein Mittel, das beim Gesunden vorübergehend sehr ähnliche Symptome hervorruft wie die, unter denen der Kranke leidet, wird in potenzierter Form dem Kranken gegeben. Dies wird in dem Prinzip ausgedrückt, das die Grundlage der Homöopathie bildet: »Similia similibus curentur«, das heißt: »Ähnliches wird durch Ähnliches geheilt.«

VERWENDUNG

Chinin und Chinidin waren lange Jahre Bestandteile von Grippemitteln.

VOLKSHEILKUNDE

Seit vielen Jahrhunderten ist die borkige Rinde des Chinabaumes für die

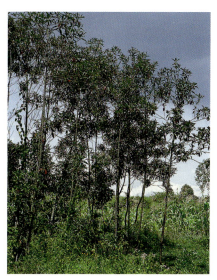

Der Chinarindenbaum kann bis zu 30 Meter hoch werden. Aus seiner Rinde entwickelte Hahnemann 1790 das erste homöopathische Heilmittel.

Indios im südamerikanischen Urwald ein zuverlässiges Mittel zur Fiebersenkung und gegen Verdauungsprobleme.

Bis ins 20. Jahrhundert war der Extrakt das wichtigste Mittel bei der Behandlung der Malaria, wurde dann aber durch synthetisches Chinin ersetzt.

Als Chinawein oder -tinktur regt die Chinarinde den Appetit an, fördert die Bildung von Speichel und Verdauungssäften und dient als Kräftigungsmittel in der Rekonvaleszenz. Wegen seiner Gerbstoffe werden mit dem Extrakt auch Hautpflegemittel und Mundwässer bei Angina hergestellt, wegen der Bitterstoffe Liköre und Limonaden wie Tonic Water oder Bitter Lemon.

HOMÖOPATHISCHE ZUBEREITUNG

Die zerkleinerte Rinde wird mindestens fünf Tage lang in Alkohol angesetzt, dann gefiltert und potenziert. Mit China machte Hahnemann 1790 seine ersten homöopathischen Selbstversuche.

140 *China officinalis L.*

Das Mittel

GRUNDTHEMEN DES MITTELS
* Frustration
* Säfteverlust, Stillen
* Missachtung von Grundbedürfnissen, ungestillte Grundbedürfnisse, Mütterliche Fürsorge im Widerstreit mit väterlichen Regeln
* Macht im Widerstreit mit Ohnmacht
* Überforderung
* Flucht in Phantasiewelten
* Omnipotenz
* Verhärtung
* Schwächung
* Ohnmacht
* Ausbeutung, Sklaverei
* Entwässerung
* Freiliegende Nerven
* Schatzsucher, Held

ÄTIOLOGIE
* Flüssigkeitsverlust, Blutverlust (bei Entbindung), sehr starke Menstruation, Schwitzen, Stillen
* Missachtung von Grundbedürfnissen
* Stillen nach Plan
* Säuglinge durchschreien lassen
* Autoritär-tyrannischer Vater
* Autoritätsmangel, antiautoritäre Erziehung, Uneinigkeit der Bezugspersonen, unsichere Eltern
* Sexuelle Exzesse, Masturbation
* Unterdrückter Schweiß
* Einnahme von Eisenpräparaten
* Eiterung
* Verletzungsschock
* Zorn mit stillem Kummer
* Exzessives Trinken, auch Kamillentee

LEITSYMPTOME
* Die Beschwerden treten periodisch auf, besonders in Zeitabständen von zwei oder sieben Tagen
* Periodisch auftretendes Fieber oder Malaria mit Schüttelfrost und

Vergleichsmittel
Ignatia, Natrium muriaticum, Nux vomica; Arsenicum album, Carbo vegetabilis, Causticum, Lycopodium, Sepia

Schweißausbrüchen; dabei starker Durst während des Fröstelns, kaum Durst während des Schwitzens
* Malaria in der Familienanamnese
* Blähungen mit aufgetriebenem Bauch ohne Besserung durch Aufstoßen oder Blähungsabgang
* Schlaflosigkeit infolge aufregender Gedanken, Pläneschmieden, Luftschlösserbauen oder durch Helden-Phantasien

REAKTIONEN AUF NAHRUNGSMITTEL
Empfindungen
* Appetitlosigkeit mit Aufkommen des Appetits beim Essen
* Appetitverlust schon bei Gedanken ans Essen
* Heißhunger nachts, man kann aber nichts essen
* Unstillbarer Durst

Verlangen
* Bitter Lemon, Tonic Water, Gin Tonic, Bitteres
* Kirschsaft, Erfrischendes
* Launenhaft nach Unbestimmtem
* Kalte Getränke, Süßigkeiten
* Delikatessen, Leckerbissen
* Kräftig gewürzte Speisen
* Kaffee, Kaffeebohnen, Tee
* Salz

Abneigungen
* Fleisch, Fett, Butter
* Obst, Melonen
* Scharfe Speisen
* Heiße oder warme Speisen
* Brot, Bier, Wasser
* Essen mit Hunger

Besserung
* Kalte Getränke

Verschlimmerung
* Milch, Obst
* Wein, frisches Bier, Tee
* Blähende Speisen, Kohl, Sauerkraut
* Kleine Mengen essen
* Butterbrot, Mehlspeisen
* Frisches Fleisch
* Pfeffer

ALLGEMEINE MODALITÄTEN
Unverträglichkeit
* Angesehen werden
* Berührung, besonders leichte Berührung

Besserung
* Fasten
* Fester Druck
* Beugen oder Bewegen erkrankter Teile
* Aufrecht sitzen
* Einatmen

Verschlimmerung
* Säfteverlust: Blut, Schweiß, Durchfall, Stillen, Eiterabsonderung
* Aufstoßen
* Kauen
* Nachts
* Berührung, leichter Druck
* Vor, während, nach Fieber
* Abkühlung
* Kälte, im Freien
* Im Herbst, Nebel, kaltes, feuchtes Wetter, nass werden
* Windiges Wetter, Zugluft
* Bewegung, gehen
* Lachen
* Haare schneiden
* Während der Schwangerschaft, während der Entbindung
* Anfallsweise
* Flach liegen, gebeugt sitzen
* Samenabgang
* Sonnenlicht
* Unsauberkeit

INDIKATIONEN

Bei Kindern

Hauptindikationen

* Milchunverträglichkeit
* Folgen von gebrochenem Willen
* Ungezogene, tyrannische Kinder, denen man nichts recht machen kann
* Schwarzfärbung der Zähne

Allgemeine Indikationen

* Heißhunger mit Abmagerung
* Durchfall nach dem Stillen des Kindes
* Durchfall der Kinder nach dem Abstillen

Bei Erwachsenen

Hauptindikationen

* Blutarmut nach Säfteverlust oder Blutungen
* Blutungsneigung, innere Blutungen, auch Nasenbluten
* Ohnmachten nach Säfteverlust
* Schwächezustände oder chronische Müdigkeit durch hohen Verlust von Körperflüssigkeiten (Blutungen, Schwitzen, Erbrechen, Durchfall, Stillen, Menstruation, Samenabgang) mit Muskelschwäche; besser durch Hinlegen; schlimmer durch Berührung, Lärm
* Periodisch auftretende, hämmernde Kopfschmerzen, auch in Verbindung mit Nervenentzündungen im Gesicht, Nasenbluten und Ohrensausen; besser durch starken Druck, Wärme, im Stehen; schlimmer bei Blutungen, leichten Berührungen wie Haare kämmen, Kälte, Zugluft, im Liegen
* Nachlassen der Sehschärfe, zeitweise auftretende Nachtblindheit
* Malaria, Wechselfieber
* Bitterer Mundgeschmack, auch nach dem Essen
* Mühsame Erholung nach schweren Krankheiten
* Asthma im Herbst, bei Nebel mit rasselndem, schleimigem, gelbgrünem Auswurf
* Verdauungsstörungen mit dem Gefühl, das Essen staue sich hinter dem Brustbein; besser durch Wärme, Ruhe, festen Druck auf den betroffenen Bereich; schlimmer nach dem Essen, durch saure Speisen
* Beklemmungen nach dem Essen
* Völlegefühl schon nach dem ersten Bissen

* Erkrankungen der Gallenblase, Gallenkoliken
* Häufiges Auftreten von Bauchgeräuschen, Aufstoßen und Blähungen nach Obst, Milch, Fett, Bier
* Blutiger Ausfluss
* Ohrgeräusche besonders bei Kopfschmerzen
* Vergrößerungen und nachfolgende Verhärtungen innerer Organe
* Speichelfluss durch Quecksilber-Belastung
* Empfindliche oder schmerzhafte Haut während fiebriger Erkrankungen
* Eine Hand kalt, die andere heiß

Allgemeine Indikationen

* Taubheit der Gliedmaßen
* Nachtschweiß
* Schmerzen der Knochenhaut, Muskel- und Gelenkschmerzen; Besserung durch festen Druck; Verschlimmerung durch Berührung
* Bulimie
* Eierstockentzündungen nach Geschlechtsverkehr
* Eiternde Wunden
* Leukämie
* Überempfindlichkeit der Kopfhaut, sogar Abneigung gegen das Berühren der Haare
* Nervenschmerzen im Gesicht
* Kalter Schweiß auf dem Gesicht, besonders um die Nase und an der Oberlippe
* Periodisch auftretendes Nasenbluten
* Zahnschmerzen während des Stillens
* Husten mit Verschlimmerung durch Lachen, flaches Liegen
* Reizhusten nach jeder Mahlzeit
* Starkes Hungergefühl nachts
* Periodisch oder chronisch auftretende Durchfälle; Verschlimmerung durch Fisch, Obst, Milch
* Sodbrennen nach Milch
* Vergrößerung der Leber, Leberentzündung, Leberzirrhose
* Krampfartige Bauchschmerzen; besser durch Zusammenkrümmen; schlimmer bei Frostschauern
* Ischiasbeschwerden
* Ödeme der Knöchel
* Zittern während der Periode

Der Mensch

PSYCHISCHE MERKMALE

Das Wesen der China-Patienten ist gekennzeichnet durch eine Überempfindlichkeit gegenüber äußeren Einflüssen auf allen Ebenen. In deren Folge und als Schutzmechanismus entsteht Verbitterung mit nachfolgender Verhärtung.

Dieser Zustand kann in der Kindheit durch die Erfahrung eines schweren Vertrauensverlustes ausgelöst werden, beispielsweise wenn Eltern ihre Säuglinge durchschreien lassen, durch Missachtung von Grundbedürfnissen oder durch Tod eines Elternteils. Einmal enttäuscht, kommen die Betroffenen über dieses Erlebnis nicht mehr hinweg und fühlen sich fortan ungeliebt und im Stich gelassen.

Von diesem Ereignis an verbergen sie ihre Empfindlichkeit und ihr Innenleben, indem sie sich unsensibel und kühl geben. Sie erscheinen ernst und schweigsam, sind in sich gekehrt, nervös, verzagt, reizbar und voller Sorgen. Sie fühlen sich in vielen Situationen ungerecht behandelt und damit in ihrer pessimistischen Grundhaltung bestätigt. Sie reagieren leicht beleidigt. Es gibt nur ganz vereinzelt Menschen, denen sie Vertrauen schenken, und auch diesen gegenüber fällt es ihnen meist schwer, ihre Gefühle freiwillig und spontan zum Ausdruck zu bringen.

Gleichzeitig sind sie kreativ, künstlerisch begabt oder sehr spirituell, sehr naturverbunden und idealistisch.

Als Erwachsene fühlen sie sich infolge ihrer negativen Grundhaltung vom Pech verfolgt und in ihrer Besonderheit von der Umwelt verkannt. Aus ihrer pessimistischen Erwartungshaltung wächst eine

Äußeres Erscheinungsbild

Bei Kindern
> Gelbliche Hautfarbe
> Einzelkinder

Bei Erwachsenen
> Oft fast dreieckiges Gesicht, wobei das Kinn die Spitze des Dreiecks darstellt
> Glatte Haare von schwarzer oder blonder Farbe
> Blasse, später graue bis schwarze oder rote Gesichtsfarbe
> Gesichtsfarbe wechselnd zwischen rot und blass
> Große, braune Augen
> Eingesunkene Augen mit bläulichen Ringen, verdrehte Augen im erkrankten Zustand
> Lange Augenwimpern
> Hohe Wangenknochen
> Zungenfarbe weiß, schmutzig, schwarz oder braun
> Großer Mund mit vollen Lippen
> Schwarze, geschrumpfte Lippen im akuten oder chronischen Erkrankungsfall
> Schelmischer Gesichtsausdruck infolge der Kombination aus weit auseinander stehenden Augen und eckigem Gesicht
> Gelbliche Hautfarbe, welche mit der Zeit eine erdige, kupfer- oder bronzeartige Färbung annehmen kann
> Trockene, welke Haut
> Schlanker Körperbau
> Auffallend lange und zierliche Finger

Angst vor der Zukunft. Daneben besitzen sie eine ausgeprägte Angst vor Hunden, vor großen Tieren, zuweilen auch vor Haustieren und vor Berührungen.

Sie schenken ihren Mitmenschen wenig Vertrauen, um keine neue Verletzung zu riskieren. Obwohl sie sich selbst sehr ablehnend verhalten, ist es gleichzeitig ihr größter Wunsch, verstanden und angenommen zu werden.

China-Patienten sehnen sich nach tiefen, verlässlichen Beziehungen und verabscheuen daher die Oberflächlichkeit der Beziehungen in ihrer Umgebung. Dies macht sie sehr kritisch und wählerisch, an allem haben sie etwas auszusetzen. Sie entwickeln einen großen Scharfsinn für die Fehler und Unzulänglichkeiten in ihrer Umgebung, übersehen aber ihre eigenen. Dadurch

fühlen sie sich überwiegend mit den Schattenseiten des Lebens konfrontiert, welche sie mit Verachtung strafen.

Der Kontakt zu China-Menschen ist sehr schwierig. Die Mischung aus Empfindlichkeit und hohem Idealismus auf der einen und Misstrauen, Groll und Kritiksucht auf der anderen Seite ist für andere Menschen oft unerträglich. Launisch, mürrisch, unzufrieden, vorwurfsvoll und vom Leben frustriert lehnen sie es ab, in Gesellschaft zu sein.

Die große Angst vor menschlichen Begegnungen lässt sie zunehmend auf Distanz gehen. Sie werden unsicherer und fühlen sich isoliert und ausgesetzt. In neuen Situationen sind sie überfordert, reagieren misstrauisch, abwartend und wortkarg. Aus der Distanz können sie ihre Mitmenschen immer weniger einschätzen, was sie zu Mutmaßungen und Phantasien verleitet. Um ihre eigene Empfindlichkeit zu schützen, können sie auch dazu neigen, andere in ihren Gefühlen zu verletzen.

Mit den Jahren verbittern, verhärten und versteinern sie. Die Verbitterung zeigt sich im Mundgeschmack und Galleerbrechen, die Verhärtungen betreffen Lymphknoten, Milz und Leber, die Bildung von Gallen- und Nierensteinen läuft parallel zur seelischen Versteinerung.

Bei Fortschreiten der Erkrankung auf der seelischen Ebene sind sie traurig und entmutigt. Sie können sich nicht trösten lassen und verabscheuen ihr Leben. Ihre Feigheit verhindert es, Selbstmord zu begehen.

GEISTIGE MERKMALE

Menschen, die China als Heilmittel brauchen, lieben tiefgründige Gespräche und führen diese derart intensiv, dass sie dadurch sehr ermüdet und erschöpft sein können. Sie werden dann faul, deprimiert oder gereizt. In ihrer Wut können sie ausfallend, manchmal auch gewalttätig werden.

Sie lieben es, ihre feinen und zurückgehaltenen Gefühle künstlerisch auszudrücken, mit schönen Farben zu zeichnen oder zu malen oder in Versen poetische Lautmalereien zu verfassen.

Gelingt es ihnen nicht, sich künstlerisch auszudrücken, nutzen sie ihre große Vorstellungskraft. Je mehr sie sich von der Realität enttäuscht sehen, umso mehr geben sie sich ihrem Wunschdenken hin. Nur in ihren Phantasien lassen sich ihre phantastischen, idealisierten Ansprüche und Erwartungen kurzzeitig realisieren. Speziell nachts holen sie Versäumtes in Gedanken nach, schmieden Zukunftspläne, bauen Luftschlösser oder träumen von Heldentaten.

Wenn sie sehr frustriert sind, wird alles für sie unerträglich und damit feindlich. Sie neigen dann zu Wahnvorstellungen, fühlen sich von Feinden verfolgt oder durch diese in ihren Plänen blockiert.

Bei anhaltender nervlicher Belastung finden sie keinen erholsamen Schlaf mehr. Das Schwinden der Energie führt schließlich zu einem Erschöpfungszustand bis hin zum Kollaps, oft akut ausgelöst durch Säfteverlust oder eine schwere fiebrige Erkrankung. Kranke China-Menschen verlieren dann jedes Interesse an geistigen Dingen und ihren musischen Hobbys, sie werden geistig träge und verwirrt. Typisch hierfür sind die Verwendung von Buchstaben und Worten an falschen Stellen oder das Ersetzen von Worten in einem Satz durch völlig andere, unpassende.

VERLANGEN
* Sich im Fieber abdecken
* Ruhe, Sitzen
* Bewegung
* Autorität
* Frische Luft
* Tabak

ABNEIGUNGEN
* Leichte Berührung
* Geistige Arbeit, denken
* Licht
* Angesehen werden
* Sprechen

MISSEMPFINDUNGEN
* Völlegefühl
* Als ob das Gehirn lose sei
* Als schlage das Gehirn gegen die Schädeldecke
* Wogen im Kopf
* An den Haaren gezogen zu werden
* Die Genitalien seien bandagiert
* Die Gliedmaßen seien eingebunden oder zusammengeschnürt

* Speisen seien in der Speiseröhre stecken geblieben
* Wasser spritze gegen innere Organe

SEXUALITÄT
* Häufige unfreiwillige Samenabgänge; vorzeitiger Samenerguss
* Fehlende Erektion bei vermehrtem sexuellem Verlangen, Lüsternheit bei Impotenz
* Exzessives Masturbieren
* Vermehrtes sexuelles Verlangen bei der Entbindung, Nymphomanie im Wochenbett

SCHLAF
* Schlafstörung oder Schlaflosigkeit durch geringfügige Geräusche
* Ruheloser Schlaf durch Träume

TRÄUME
* Häufig, Hartnäckig
* Ekelhaft, widerlich
* Pläne
* China
* Heldenrolle
* Missgeschick
* Voller Sorgen
* Geistige Anstrengung
* Unwichtiges

FARBWAHL
* Gelb

BEVORZUGTE BERUFE
* Goldgräber, Schatzsucher
* Dichter
* Maler, Künstler

TYPISCHE REDENSARTEN
* »Man muss von Anfang an klarstellen, wer der Herr im Haus ist«
* »Saft- und kraftlos«
* »Die Säfte verlassen mich«
* »Fix und fertig«

ÜBUNGEN
* »Festhaltetherapie« nach Jirina Prekop: sich fest halten lassen

Kupfer

CUPRUM METALLICUM

Kupfer ist ein flexibles Metall, das durch Legierungen gehärtet wird. Zentrales Thema des Mittels ist Verkrampfung in körperlicher, seelischer und geistiger Hinsicht. Werden Gefühle und Bedürfnisse ständig unterdrückt, äußert sich dies schließlich in Muskelkrämpfen oder Krampfanfällen. Solche Krämpfe können mit Cuprum metallicum behandelt werden.

Die Substanz

NAMEN
* Kupfer
* Das Wort »Kupfer« kommt vom althochdeutschen »kupfar«, welches vom spätlateinischen »cuprum« abgeleitet wurde. Dieses geht zurück auf die lateinische Bezeichnung »aes cyprium«, das heißt übersetzt »das aus Zypern stammende Erz«.

CHEMISCHE FORMEL
Cu (Kupfer)

DICHTE
8,96 g/cm³

AUSSEHEN
Kupfer ist ein hellrotes, glänzendes Metall.

EIGENSCHAFTEN
Kupfer ist das führende Element der ersten Nebengruppe des Periodensystems vor Silber und Gold.
Es ist ein verhältnismäßig weiches, sehr zähes, dehnbares Schwermetall. Es lässt sich zu feinsten Drähten ausziehen und in sehr dünne, grün durchscheinende Blättchen ausschlagen.
Um Härte und Festigkeit zu steigern, werden seit Jahrhunderten Legierungen hergestellt: mit Zinn zu Bronze, mit Zink zu Messing.

Kupfer besitzt eine sehr gute Wärmeleitfähigkeit und nach Silber die beste elektrische Leitfähigkeit.
Unter Abwesenheit von Sauerstoff ist es sehr beständig gegen Salzsäure, in konzentrierter Schwefel- und Salpetersäure löst es sich unter Bildung entsprechender Salze auf.
Reines Kupfer oxidiert langsam an der Luft zu rotem Kupfer(I)-oxid (Cu_2O).
Salze, Erze und Dampf des Kupfers zeichnen sich durch große Farbigkeit aus.
Flüchtige Kupferverbindungen färben die Flamme blaugrün.

HERKUNFT UND VORKOMMEN
Kupfer gehört zu den relativ seltenen Elementen. Es kommt weltweit in Felsgestein, aber nur in geringen Mengen gediegen vor. Die wichtigsten Kupfererze sind Schwefelverbindungen und finden sich in den quarzarmen, tiefen Schichten der Erdoberfläche.
Das wichtigste Vorkommen in der griechischen Antike befand sich auf Zypern, die Römer deckten ihren Bedarf dort sowie in Spanien.
Im 15. und 16. Jahrhundert errichteten die Fugger mit ihren Minen in Tirol, Ungarn und Spanien nahezu ein Monopol.

Bezüge zwischen der Substanz und ihrer Wirkung

Rote, warme Farbe > Wärme

Verwendung in Kupferkesseln, Telefonkabeln, elektronischen Geräten wegen seiner sehr guten Leitfähigkeit für Wärme und Elektrizität > Intensive Gefühle und Impulse

Stromkabel > Gefühl von Stromschlägen, z. B. beim Einschlafen

Grünspan: grüne oder blaue, giftige Kupfer(II)-acetate, welche durch Aufbewahren saurer Speisen in Kupfergefäßen entstehen > Reizungen des Magen-Darm-Traktes mit Krämpfen, Übelkeit und Erbrechen

Patina: graugrüne, seidigglänzende Schicht auf Kupfer und seinen Legierungen durch Reaktionen des Kupfers mit dem Kohlendioxid oder dem Schwefeldioxid der Luft; schirmt das Kupfer von weiteren äußeren Einflüssen ab > Abstumpfung als Schutz

Die bedeutendsten Länder beim Kupferabbau sind heute Chile, USA, Russland, Kanada, Sambia, Zaire, Südafrika und Mexiko.
Für den pflanzlichen und tierischen Organismus ist Kupfer ein wichtiges Spurenelement. Es ist an Elektronenübertragungsprozessen in Zellmembranen und an der Synthese von Chlorophyll, Hämoglobin und Melanin beteiligt. Es ist das Zentralatom im Hämocyanin, dem bläulichen Blutfarbstoff der Krusten- und Weichtiere (Muscheln) des Wassers. Diese werden auch Kupferatmer genannt.

Gewinnung
Für die technische Gewinnung von Kupfer sind folgende Minerale von Bedeutung:
> Die Kupfersulfide Kupferglanz oder Chalkosin (Cu_2S), Kupferkies oder Chalkopyrit ($CuFeS_2$) und Bornit oder Buntkupferkies (Cu_5FeS_4)
> Das Kupferoxid Cuprit (Cu_2O)
> Die Kupferkarbonate Azurit oder Kupferlasur ($Cu_3[OH|CO_3]_2$) und Malachit ($Cu_2[(OH)_2|CO_3]$)
Daneben gibt es noch den Dioptas oder Kupfersmaragd ($Cu_6[Si_6O_{18}]\cdot 6H_2O$).
Wegen ihrer meist nur geringen Kupfergehalte müssen die Kupfererze auf verhüttungsfähige Konzentrate angereichert werden. Diese werden mit Koks zu Kupferstein (Cu_2S und FeS) reduziert, in weiteren Produktionsschritten entsteht das Rohkupfer mit einem Gehalt von 94 bis 97 Prozent, welches noch Beimengungen von Zink, Arsen, Antimon, Eisen, Nickel, Schwefel und Edelmetallen enthält. Dieses kann weiter gereinigt werden.

Geschichte
Kupfer wird als das erste Gebrauchsmetall der Menschheit angesehen.

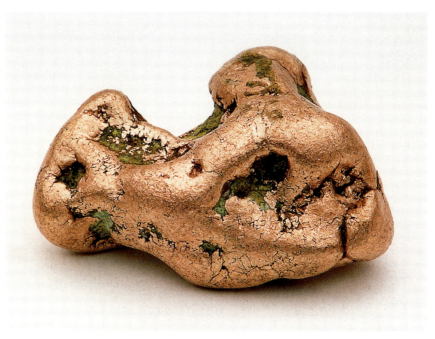

Kupfer, das erste Gebrauchsmetall des Menschen, wirkt in der Homöopathie als Arzneimittel gegen Krämpfe und Verkrampfungen aller Art.

Um etwa 7000 v. Chr. wurde gediegenes Kupfer in Anatolien und im Iran durch Hämmern zu Schmuck verarbeitet.
Die Schmelzbarkeit des Kupfers wurde etwa 2000 Jahre später bemerkt. Zwischen 3100 und 2700 v. Chr. waren in Ägypten alle wichtigen Gebrauchsgegenstände aus Kupfer. Das älteste Kupferbergwerk wurde etwa 3000 v. Chr. im Iran betrieben.
In Mittel- und Nordeuropa sowie in Nordamerika begann die Gewinnung und Verarbeitung von Kupfer zwischen 2000 und 1500 v. Chr.
In der Folgezeit wurde das Kupfer immer mehr durch Eisen ersetzt, es wurde aber noch im künstlerischen Bereich, für Schmuck und als Münzmetall verwendet.
Mit Entdeckung der Elektrizität gewann Kupfer wieder an Bedeutung. Strom- und Telefonkabel, die Wicklungen von Transformatoren und Elektromotoren bestehen aus Kupferdraht.

Verwendung
Reines Kupfer wird in Form von Draht und Stangen in der Elektroindustrie verwendet, in Form von Blechen und Rohren in der Apparate- und Maschinenbauindustrie, für Dachrinnen und Dachbleche im Bauwesen, wegen seiner guten Wärmeleitfähigkeit für Heiz- und Kühlschlangen, Braukessel und Siedpfannen.
Kupfer wird auch zur Münzherstellung, für Beschläge, in Katalysatoren und zur Verkupferung in der Galvanotechnik benötigt. Wegen der grünen Flammenfärbung wird es in Feuerwerkskörpern und wegen seiner fungiziden Wirkung zur Imprägnierung von Holz und Geweben und als Pflanzenschutzmittel verwendet.
Als Farbpigmente dienen folgende Kupferverbindungen: Ägyptischblau, Azurblau, Grünspan, Scheeles Grün, Schweinfurter Grün.
Kupfer besitzt eine keimtötende Wirkung. Kupfervitriol wird im

Weinbau als Spritzmittel gegen den Pilz Peronospera eingesetzt. Ein Kupferpfennig in einer Blumenvase vermindert das Wachstum von Bakterien im Blumenwasser. Kupfer-Türklinken werden dort eingebaut, wo man eine bakterienabtötende Wirkung erzielen möchte. Bis ins 19. Jahrhundert wurden Kupfersalben in der Medizin zur Wundbehandlung verwendet, heute werden Spiralen, die Kupferionen freigeben, zur Empfängnisverhütung eingesetzt.

Symptome des Kupfermangels sind Nervenerkrankungen, Entzündungen, plötzliche Knochenbrüche, Herzrhythmusstörungen.

Akute Kupfervergiftungen sind selten, weil die fälschliche Einnahme Erbrechen und Durchfall bewirkt und damit die Kupferverbindungen rasch ausgeschieden werden. Merkmale sind Ätz- und Reizwirkungen, Koliken in den Verdauungsorganen, Kreislaufschwäche, die Auflösung roter Blutkörperchen und Blutarmut.

Chronische Kupfervergiftungen zeigen sich als Husten, krampfartige Schmerzen, Schwindel, Blaufärbung der Haut, Probleme in der Nahrungsverwertung und Verdauungsstörungen. Hohe Dosen führen über Krämpfe und Lähmungen bis zum Tod.

VOLKSHEILKUNDE

In der anthroposophischen Medizin werden Kupfersalben für folgende Indikationen verschrieben: zur Harmonisierung des Wärmeorganismus und des Stoffwechsels; bei venösen Durchblutungsstörungen; bei Krämpfen aller Art, besonders der inneren Organe; bei degenerativen Nierenerkrankungen.

Das Tragen von Kupferarmbändern wird zur Harmonisierung und Durchblutungsförderung empfohlen. Ein Nachweis der Wirksamkeit steht jedoch noch aus.

HOMÖOPATHISCHE ZUBEREITUNG

Das gereinigte metallische Kupfer wird fein vermahlen und mit Milchzucker verrieben.

Cuprum metallicum wurde 1834 von Hahnemann geprüft.

INDIKATIONEN

Bei Kindern

Hauptindikationen
* Blaufärbung des Neugeborenen nach der Entbindung
* Fieberkrämpfe
* Krämpfe der Gesichtsmuskeln oder Grimassenschneiden, was das Kind zu verbergen oder zu vertuschen sucht
* Ängste, vor Fremden, Neuem, Veränderungen

Allgemeine Indikationen
* Keuchhusten mit Blaufärbung des Gesichtes und metallischem Mundgeschmack, die angestrengte und beschleunigte Atmung scheint während des Hustenanfalles auszusetzen
* Epilepsie nach Sauerstoffmangel des Gehirns mit Blaufärbung des Gesichtes
* Geballte Fäuste, die Daumen sind abwärtsgezogen und stecken in den Fäusten
* Albträume
* Krampfartige Schmerzen bei der Zahnung
* Drang, die Zunge aus dem Mund hervorschnellen zu lassen
* Möchte getragen werden

Bei Erwachsenen

Hauptindikationen
* Krampfanfälle mit Spasmen der Muskeln, die oft in den Fingern und Zehen beginnen und sich über den ganzen Körper ausbreiten
* Krämpfe des Magenausganges
* Schwarzfärbung äußerer Körperteile

Allgemeine Indikationen
* Cholera
* Vorzeitiges Altern, Arteriosklerose
* Blaue Linie am Zahnfleischrand, metallischer Mundgeschmack
* Störungen des Atemrhythmus
* Schwere Hustenanfälle, besser durch kalte Getränke
* Körperliche Erstarrungszustände
* Verkrampfung der Speiseröhre
* Bauchkrämpfe mit kolikartigen Schmerzen, Übelkeit, Erbrechen und Durchfall; besser durch Schwitzen und kalte Getränke; schlimmer bei Bewegung, Berührung, heißem Wetter
* Krampfanfälle während der Schwangerschaft und nach der Entbindung

Das Mittel

GRUNDTHEMEN DES MITTELS
* Krampf
* Krampfhafte Kontrolle
* Entspannung im Widerstreit mit Kontrolle
* Muschel
* Venus
* Unterdrückte Gefühle
* Empfängnis
* Ausgleich
* Harmonie
* Hingabe
* Erstarrung

ÄTIOLOGIE
* Unterdrückte Sinnlichkeit
* Unterdrückte Sexualität
* Geistige Arbeit
* Ertrinken
* Schlafmangel
* Unterdrückter Fußschweiß
* Zorn mit Angst
* Verletzungsschock

LEITSYMPTOME
* Krampfanfälle oder andere neurologische Erkrankungen infolge unterdrückter Hautausschläge; vor den Anfällen Blöken oder Aufschreien der Patienten
* Asthma mit plötzlichen Erstickungsanfällen, bei denen die Atmung kurz auszusetzen scheint; schlimmer um 3 Uhr früh und durch Gefühlserregung
* Muskelkrämpfe in Händen, Beinen und Waden mit knotigen Verdickungen der Muskeln; schlimmer durch Schlaf und nach Geschlechtsverkehr
* Asthma und epileptische Krampfanfälle
* Durchfall und Krämpfe in den Gliedmaßen
* Mattigkeit und Erschöpfungszustände nach geistiger Überarbeitung, Krankheit oder Schlafmangel

Vergleichsmittel

Causticum, Zincum metallicum; Argentum nitricum, Arsenicum album, Lycopodium

REAKTIONEN AUF NAHRUNGSMITTEL
Verlangen
* Kalte Getränke
* Kaltes Wasser
* Alkohol, Bier
* Leckerbissen
* Heiße Getränke und heiße Speisen

Abneigungen
* Warme Getränke
* Gekochte Kartoffeln

Besserung
* Kalte Getränke
* Kalte Speisen

Verschlimmerung
* Milch
* Warme und heiße Speisen
* Heiße Getränke
* Blähende Speisen
* Gehaltvolle Speisen
* Fette Speisen

ALLGEMEINE MODALITÄTEN
Besserung
* Magnetisieren
* Während des Schwitzens
* Embryonalhaltung
* Beschäftigung
* Tief atmen, einatmen
* Nach dem Schlaf

Verschlimmerung
* Erbrechen
* Berührung
* Unterdrückung von Hautausschlägen oder Körperabsonderungen
* Unterdrückung von Gefühlen
* Vor der Periode, bei verspäteter Periode
* Während der Schwangerschaft
* Weinen
* Heißes Wetter
* Unterkühlung
* Nässe
* Neumond

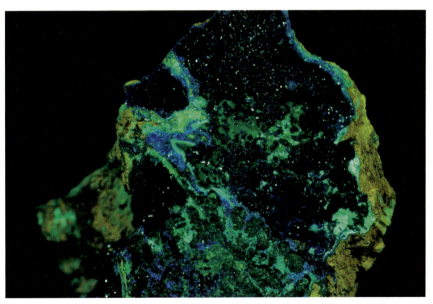

Der schön gefärbte Azurit besteht aus Kupferkarbonat, das zur Gewinnung von metallischem Kupfer genutzt wird.

Der Mensch

Psychische Merkmale

Das zentrale Thema bei Cuprum-Patienten ist Krampf, auf der körperlichen, der Gefühls- und der geistigen Ebene.

Es handelt sich um Menschen mit intensiven Gefühlen und Impulsen. Ihre Nerven stehen ständig unter Höchstspannung. Sie fühlen ein fortwährendes Unbehagen, sind impulsiv und ruhelos, oder sie spüren einen Zwang, etwas Schreckliches zu tun. Die Unterdrückung dieser Impulse oder der Angst, etwas falsch zu machen, bedarf ständiger nervlicher Anspannung. Cuprum hilft auch bei Kindern, welche immer verwöhnt wurden und Schwierigkeiten haben, wenn sie sich plötzlich gewissen Regeln unterwerfen sollen. Sie reagieren dann mit Atemnot, krampfartigem Asthma oder sehr heftigem Krampfhusten.

Äußeres Erscheinungsbild

- Blasses eingefallenes Gesicht
- Ängstlicher Gesichtsausdruck
- Bläuliche Gesichtsfarbe
- Rote Gesichtsfarbe bei Angst
- Bläuliche Lippen
- Eingeschlagener Daumen, geballte Fäuste
- Blaufärbung von Finger- und Fußnägeln, selten auch von Händen und Füßen

Cuprum-Patienten haben Angst, etwas falsch zu machen. Sie möchten es jedem recht machen und immer lieb sein. Damit dies möglich ist, müssen sie ihre starken Gefühlen streng unter Kontrolle und sich krampfhaft an Regeln halten. Dies allein reicht noch nicht aus, auch die anderen müssen diese Regeln einhalten. Ist dies nicht der Fall, reklamieren sie oder petzen.

Sie haben das Gefühl, ständig auf Zehenspitzen gehen zu müssen, um auf jeden Rücksicht zu nehmen. Typisches Symptom sind daher Wadenkrämpfe.

Ihre Stimmung kann schwanken zwischen nachgiebig und starrköpfig, zwischen Lachen bei Angst oder Überarbeitung und unwillkürlichem Weinen im Verlauf eines Gesprächs, zwischen Gleichgültigkeit und zerstörerischer Wut.

Sie mögen weder beobachtet noch berührt werden. Sie fühlen sich durch Äußerungen anderer sehr schnell beleidigt oder kritisiert, weil dies für sie bedeutet, dass sie etwas falsch gemacht haben. Wenn sie ihr Bestes geleistet haben und dennoch kritisiert werden, können sie sehr aggressiv reagieren: mit Schreien, Schlagen, Treten und Zerstören von Dingen.

Im Laufe der Jahre wirken sie sehr ernsthaft, selbstkritisch, verschlossen, wenig zuvorkommend oder auch diktatorisch. Sie sind ehrgeizig und neigen dazu, Aufgaben mit viel Durchsetzungsvermögen und Fanatismus zu erledigen. Die krampfartigen Schmerzen oder gar Krampfanfälle treten dann auf, wenn die innere Spannung durch die Unterdrückung von Gefühlen zum Ausbruch kommt.

Kinder können oft die Nähe anderer nicht ertragen. Wenn es nicht nach ihren Vorstellungen geht, halten sie bisweilen so lange den Atem an, bis ihr Gesicht blau anläuft.

Die Angst vor Kontrollverlust steht im Vordergrund. Sie fürchten sich aber auch vor Fremden, vor An-

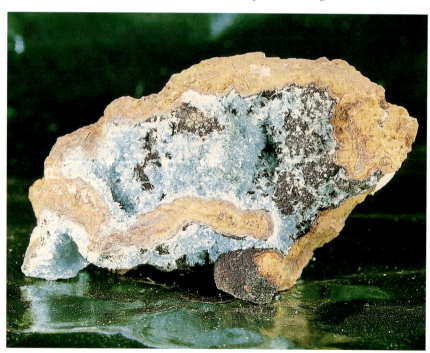

Der Malachit besteht aus Kupferkarbonat, aus dem Kupfer gewonnen wird.

näherung anderer Menschen, vor Dunkelheit, vor tiefem Wasser und haben Angst zu fallen.

Geistige Merkmale

Im Zuge wiederholter Koliken oder Krampfanfälle verschließen sich die Patienten immer mehr. Dieser Verlauf wird durch die Einnahme von krampflösenden Psychopharmaka oder Antiepileptika noch verstärkt. Die geistigen Prozesse verlangsamen sich, die Patienten stumpfen ab bis zur Greisenhaftigkeit. Wahnideen können in der Dunkelheit oder im Wochenbett auftreten. Die Cuprum-Patienten meinen dann, Mist zu essen, stöhnen wie eine Kuh, fühlen sich ausgeliefert oder von einer fremden Macht gefangen, fühlen sich von der Polizei verfolgt oder sehen Gesichter und Geister. Im Delirium kommt es zu unzusammenhängendem Lallen, gehässigem und heftigem Schreien und Gedächtnisverlust, bei Bewusstlosigkeit zu Hin- und Herwerfen des Körpers und Muskelzuckungen. Im Wahnsinn singen die Patienten lustige Lieder.

Verlangen
* Weglaufen
* Beißen
* Andere an den Haaren ziehen
* Menschen ins Gesicht spucken

Abneigungen
* Fremde Menschen

Missempfindungen
* Sterbenselendes Gefühl im Magen
* Gefühl von etwas Hartem über dem Magen
* Als ob der Kopf mit kaltem Wasser übergossen wurde
* Hört morgens im Bett ein entferntes Trommeln in dem Ohr, auf dem er lag, als er aufwachte. Das Geräusch vergeht beim Aufrichten.

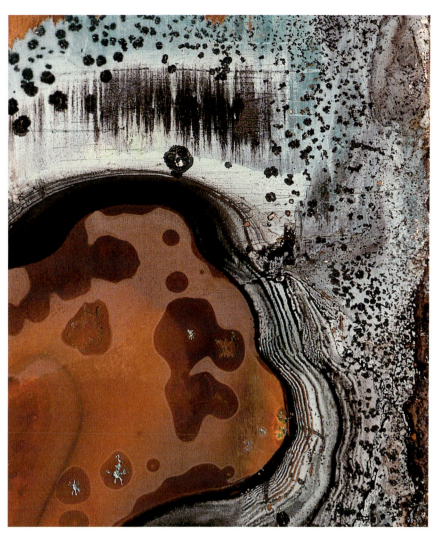

Durch Säure korrodiertes Kupferblech: Cuprum metallicum hilft bei Magen-Darm-Erkrankungen, die durch Übersäuerung hervorgerufen werden.

Sexualität
* Unterdrückte Sexualität in der Jugend, später oft zügellos
* Scheidenkrämpfe

Schlaf
* Gefühl von Stromschlägen beim Einschlafen

Träume
* Beobachtet werden
* Durchschaut werden
* Bedrohung
* Ausgeliefert sein, von einer fremden Macht gefangen sein
* Diktatur
* Ertrinken
* Mumifiziert sein
* Umzingelt sein, Flucht mit Hindernissen, verschlossene Türen

Farbwahl
* Blau

Typische Redensarten
* »Daumen drauf«
* »Daumenschraube«
* »Big brother is watching you«
* »Krampfhenne«
* »Es verschlägt mir die Sprache«

Eisenphosphat

FERRUM PHOSPHORICUM

Dieser Stoff verbindet das harte Eisen mit Phosphat, das für Energie steht. Zentrale Themen des homöopathischen Mittels sind Probleme mit der Identität des eigenen Geschlechts, Verunsicherung, Loyalitätskonflikt, Uneindeutigkeit, gebrochener Wille und Angst vor Auseinandersetzungen, weil man Angst hat, Freundschaften zu verlieren.

Die Substanz

NAMEN

* Eisenphosphat, Phosphorsaures Eisen, Eisenoxidphosphat
* Das Wort »Eisen« stammt vom altdeutschen »isarn«, dies bedeutet »das feste Metall«.

CHEMISCHE FORMEL

$FePO_4 \cdot 4\,H_2O$

AUSSEHEN

Eisenoxidphosphat ist ein weißes, geschmackloses Pulver.
Vivianit, das natürliches Eisenphosphat enthält, ist ein in frischem Zustand weißes oder farbloses, durch Oxidation an der Luft graues bis dunkelblaues Mineral. Es bildet strahlig-faserige Aggregate mit langsäuligen Kristallen oder erdig-krümeligen Massen.

EIGENSCHAFTEN

Eisen ist neben Cobalt und Nickel ein Element der achten Nebengruppe des Periodensystems.
Eisenphosphat ist eine wasserunlösliche Verbindung, die mehrere Hydrate bildet

HERKUNFT UND VORKOMMEN

In der Natur kommt Eisenphosphat als Vivianit oder Blaueisenerz $(Fe_3(PO_4)_2 \cdot 8\,H_2O)$ vor. Dieses Mineral entsteht bei der Einwirkung phosphathaltiger Lösungen auf Eisenminerale unter Luftabschluss und wird in Tonen und Moorböden sowie auch oft in den fossilen Überresten von Fischen, Muscheln und Knochen gefunden.

GEWINNUNG

Eisenphosphat wird durch gleichzeitiges Eingießen einer Eisenchlorid- und einer Natriumphosphat-Lösung in Wasser gewonnen. Der dabei ausfallende Niederschlag, der aus Eisenphosphat besteht, wird gewaschen und getrocknet.

GESCHICHTE

Ferrum phosphoricum ist die Nr. 3 der Mineralsalze des Oldenburger Arztes und Biochemikers Dr. Heinrich Wilhelm Schüßler. Schüßler (1821–1898) arbeitete mit zwölf Mineralsalzen, die das biochemische Gleichgewicht im Organismus wieder herstellen sollen.
Nach Schüßlers Auffassung hilft dieses Mittel im ersten Stadium einer Entzündung, wenn durch übermäßige Durchblutung des erkrankten Gewebes eine Stauung entsteht: Ferrum phosphoricum stärke die Wand der Blutgefäße und dichte diese ab, was das Risiko von Stauungen vermindere.

Bezüge zwischen der Substanz und ihrer Wirkung

Eisen als Zentralatom des roten Blutfarbstoffes > Entzündungen mit Stauungen der Durchblutung und Rotfärbung der Haut oder des betroffenen Gewebes

Rote Blutkörperchen > Blutarmut durch Eisenmangel

Eisenmangel > Sauerstoffmangel im Blut, Abwehrschwäche

Eisen als Symbol für Stärke, Härte und kriegerische Wehrhaftigkeit > Schwächezustände, Verhärtungen und Wehrlosigkeit

Phosphat als Symbol für Energie > Energiemangel, Beklemmungszustände, Nervenschwäche

Künstliche, ungewöhnliche Verbindung, wasserunlöslich > Ungewöhnlichkeit und Gegensätzlichkeit im Wesen, Wolf im Schafspelz, undurchschaubare Menschen

Schwäche und Energie | 151

HOMÖOPATHISCHE ZUBEREITUNG

Das pulverisierte Eisen(III)-phosphat wird mit Milchzucker verrieben.

Ferrum phosphoricum wurde 1876 von J. C. Morgan geprüft.
Das Schüßler-Salz Ferrum phosphoricum wird unverdünnt gegeben und sollte mit dem homöopathischen Mittel nicht verwechselt werden. Auch die Indikationen des homöopathischen Mittels weichen von denen des Schüßler-Salzes deutlich ab.

INDIKATIONEN

Bei Kindern

Hauptindikationen

* Schmerzhafte Mittelohrentzündung mit Jucken im Ohr und Nachlassen des Gehörs; besser durch kalte Auflagen, Druck auf das Ohr, Herumgehen; schlimmer nachts
* Angina
* Bronchitis mit trockenem und abgehacktem Husten, Nasenbluten und Schmerzen in der Brust; besser durch Herumgehen und kalte Kompressen; schlimmer zwischen 4 und 6 Uhr morgens, durch körperliche Anstrengung
* Kinderkrankheiten
* Keuchhusten
* Grippale Infekte
* Nasenbluten
* Erkrankungen mit langsamem Fieberanstieg, abwechselnd rotem oder blassem Gesicht, Lichtempfindlichkeit, Kopfschmerzen, Nasenbluten und weichem, jagendem Puls, starkem Schwitzen und ausgeprägtem Durst; besser in der Kälte, beim Alleinsein; schlimmer nachts, vor dem Schwitzen, bei körperlicher Anstrengung

Allgemeine Indikationen

* Schnelle Erschöpfbarkeit
* Abwehrschwäche
* Blutarmut
* Erkältungskrankheiten
* Wundheit und Blutungen, welche nach Mandel- und Polypen-Operationen zurückbleiben

Bei Erwachsenen

Hauptindikationen

* Rechtsseitige Lungenentzündung
* Akute Tuberkulose mit Erbrechen von hellrotem Blut
* Schwächezustand nach Zorn

Allgemeine Indikationen

* Herzklopfen, kräftig aber langsam
* Rippenfellentzündung
* Wechselnde Beschwerden
* Ohrgeräusche, Summen
* Zu kurzer Menstruationszyklus mit trockener Scheide und ziehenden Schmerzen in der Gebärmutter; besser durch sanfte körperliche Betätigung
* Sterilität bei Frauen
* Stressbedingtes, nächtliches Einnässen bei Frauen
* Kollaps bei Blutentnahme
* Akute Rheumaschübe, die von Gelenk zu Gelenk wandern
* Rechtsseitige Schulterschmerzen, die über die Brust bis zum Handgelenk ausstrahlen; die rechte Hand kann derart kraftlos werden, dass sie schwerere Gegenstände nicht mehr halten kann
* Verspannungen der Rückenmuskulatur und Nackensteife
* Schleimbeutelentzündung
* Durchblutungsstörungen von Fingern und Zehen mit weißer Verfärbung, Kaltwerden, Taubheit, Kitzeln oder Brennen in der Kälte und anfänglicher Blau-, dann Rotfärbung bei Wiederherstellung der Durchblutung; besser durch Druck auf Finger und Zehen, langsam gehen; schlimmer in kalter Luft, durch Schütteln der Finger
* Knochenerweichung
* Magenschleimhautentzündung mit saurem Aufstoßen, Erbrechen von unverdauter Nahrung, Appetitmangel und großem Durst
* Morbus Crohn mit Verstopfung, Blut im Stuhl und Hämorrhoiden; besser durch sanfte körperliche Betätigung; schlimmer durch Hitze, in der Sonne, Erschütterungen, kalte Getränke, saure Speisen

Das Mittel

GRUNDTHEMEN DES MITTELS
* Geschlechtsidentität
* Abwehrschwäche
* Geschwächte Männlichkeit
* Geschwächte Wehrhaftigkeit
* Konflikt im Widerstreit mit Harmonie
* Loyalitätskonflikt
* Schnellkraft
* Standpunkt
* Mangel an Fundament
* Verunsicherung
* Uneindeutigkeit
* Unklarheit
* Versöhnung
* Eisenbahn
* Verpuffende Energie
* Abgrenzung im Widerstreit mit Verschmelzung, Nähe im Widerstreit mit Distanz
* Kontaktstörung
* Erlebte Brutalität
* Ohrfeige
* Ohnmächtige Wut
* Hassliebe
* Kraft mit Leichtigkeit
* Schein statt Sein

Vergleichsmittel

Belladonna, Phosphorus

* Wackelkontakt
* Wolf im Schafspelz

ÄTIOLOGIE
* Ständige Eingrenzung und Beschneidung
* Unangenehme Eltern
* Gewalt (elterliche) an Kindern
* Prügel
* Brutalität
* Grausamkeit
* Misshandlung
* Gebrochener Wille
* Äußere Zwänge
* Aggression
* Gemeine Strafen
* Wehrlosigkeit
* Überrollt werden von panzerartigen Menschen
* Schwacher Vater
* Vater als Versager
* Abwesender Vater
* Luftzug

LEITSYMPTOME
* Hohes Fieber, meist 39 °C oder höher, bei schweren Entzündungen, ohne lokal bestimmbare oder andere charakteristische Symptome, welche auf ein anderes homöopathisches Mittel hinweisen würden

REAKTIONEN AUF NAHRUNGSMITTEL
Empfindungen
* Großer Durst

Verlangen
* Butterbrot
* Koffeinhaltige Getränke
* Helles Bier
* Weinbrand
* Alkohol
* Saure Speisen
* Gewürzte Speisen
* Tomaten

Abneigungen
* Fleisch
* Milch
* Ei

Verschlimmerung
* Fleisch
* Hering

ALLGEMEINE MODALITÄTEN
Besserung
* An der frischen Luft
* Kalte Umschläge
* Leichte Bewegung, umhergehen

Verschlimmerung
* Während der Schwangerschaft
* Berührung der Haare
* Nachts
* Zwischen 4 und 6 Uhr morgens
* Hitze, direkte Sonne
* Luftzug
* Erschütterung
* Pubertät
* Liegen auf der rechten Seite

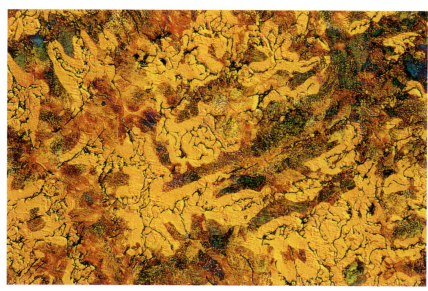

Eisen als Symbol von Härte und Wehrhaftigkeit zeigt, was dem Ferrum-phosphoricum-Menschen fehlt.

Probleme mit der Identität

Der Mensch

Psychische Merkmale

Das Wesen der Ferrum-phosphoricum-Menschen ist offen und gesellig, mitfühlend und sensibel. Freunden gegenüber fühlen sie sich minderwertig, deshalb leisten sie viel für jene, die in Schwierigkeiten geraten sind. Sie leben mit der Vorstellung, dass sie ihr Allerbestes geben müssen, um ihre Freunde halten zu können. Sie fühlen sich verantwortlich für sie und müssen sich für sie stark machen. Innerlich sind sie eng mit ihnen verbunden und müssen etwas tun, wenn ihnen Leid oder Ungerechtigkeiten zugefügt werden.

Sie sind auch davon überzeugt, ihr Bestes geben zu müssen, um Kontakte schließen und die Kommunikation aufrechterhalten zu können. Wenn sie sich durch Widerstände oder Rückschläge darin behindert fühlen, werden sie oft krank.

Sie fürchten sich vor Auseinandersetzungen, weil sie glauben, dass dann die Freundschaft zerbrechen wird. Darum haben sie Angst vor Kontakt und Nähe. Sie wirken oft uneindeutig, unmännlich und mimosenhaft, denn aus Angst vor einer Niederlage kämpfen sie nicht für sich, sondern neigen zum Rückzug. Auch ihre sexuelle Identität bleibt manchmal unklar.

Sie reden gerne und sind leicht erregbar. Wenn sie bei Ärger schließlich sehr massiv werden, wirken sie wie der Wolf im Schafspelz.

Geistige Merkmale

Menschen, die Ferrum phosphoricum als homöopathisches Heilmittel benötigen, sind aufgeweckt und entwickeln viele Ideen und Vorstellungen, von denen sie oft übersprudeln.

Äußeres Erscheinungsbild

> Erdige Gesichtsfarbe
> Kleidung mit geometrischen Mustern, Rauten
> Blasses, rotfleckiges Gesicht
> Neigung zu Erröten
> Hervorstehende Augen
> Rote Gesichtsfarbe bei Zahnschmerzen
> Blasse Lippen, rote Wangen, rote Zunge
> Welke Haut

Doch auch im geistigen Bereich werden sie von einem Minderwertigkeitsgefühl beherrscht, das ihnen das Gefühl gibt, es nicht wert zu sein, lernen zu dürfen. Deshalb müssen sie auch hier ihr Allerbestes leisten und hart arbeiten, um die Berechtigung zu spüren, lernen zu dürfen. Sie leiden immer wieder unter Konzentrationsschwächen. Sie neigen dazu, sich in Ausbildungen oder im Studium derart zu verausgaben, dass sie gar nichts mehr aufnehmen können. Oft bekommen sie dann einen grippalen Infekt.

Verlangen
* Frische Luft

Missempfindungen
* Gefühl, das Auge sei vorgewölbt

Sexualität
* Scheidenkrämpfe, schmerzhafter Beischlaf bei Frauen
* Nachlassen der Lust bei Männern
* Sexuelle Desorientierung bei Männern, Transsexualität

Träume
* Wehrlosigkeit
* Geometrische Muster

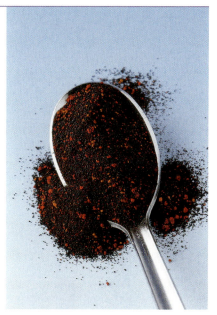

Ferrum phosphoricum findet oft bei Menschen Anwendung, die Schwierigkeiten mit ihrer Identität haben.

* Geschlechtsumwandlung
* Bedrohung
* Prostitution, Strich
* Loyalitätskonflikt
* Kran

Bevorzugte Berufe
* Eisenbahner

Typische Redensarten
* »Sich an den Haaren aus dem Sumpf ziehen«
* »Das darfst du nicht«
* »Wie muss ich dies, wie muss ich jenes tun?«
* »Sich aus allem heraushalten«

Sportarten
* Weitsprung, Stabhochsprung
* Fliegen
* Kampfsport, Judo

Übungen
* Bioenergetik
* Modelleisenbahn spielen

Reißblei

GRAPHITES

Graphit ist eine weiche, graue Substanz, die man aus dem Bleistift kennt. Die Themen des Mittels sind Trägheit, Gutmütigkeit, Abgrenzung, Pflichtbewusstsein, Schwerfälligkeit, *Langsamkeit. Unterdrückte Probleme und nicht erfüllte Sehnsucht nach menschlicher Zuwendung drücken sich in massiven Hautproblemen aus.*

Die Substanz

NAMEN
* Graphit, Reißblei
* Der Name Graphit wurde abgeleitet vom griechischen graphein = »schreiben« bzw. graphidion = »Griffel, Schreibstift«.

CHEMISCHE FORMEL
C (Kohlenstoff)

DICHTE
2,26 g/cm³

AUSSEHEN
Graphit ist ein undurchsichtiges, graues bis schwarzes, sehr weiches Mineral.

EIGENSCHAFTEN
Graphit besteht aus Tafeln von kristallisierendem reinem Kohlenstoff. Der Diamant, ebenfalls reiner Kohlenstoff, ist sein Gegenstück in der Natur. Beide enthalten Verunreinigungen in Spuren, meist Eisen, aber auch Kieselsäure und Mangan. Kohlenstoff ist das erste Element der vierten Hauptgruppe des Periodensystems, vor dem Silizium. Das Kristallgitter des Graphits ist ein Schichtgitter, das aus übereinander liegenden Schichten von Sechserringen besteht, die gegeneinander versetzt sind und sich relativ leicht gegeneinander verschieben lassen.

Dies ergibt das fettige Gefühl beim Anfassen und die gute Nutzbarkeit als Schmier- und Schreibmittel. Graphit besitzt eine gute elektrische und Wärmeleitfähigkeit in Schichtrichtung.
Es wird oberhalb von 500 bis 600 °C langsam oxidiert.

HERKUNFT UND VORKOMMEN
Graphit erscheint meist derb und eingesprengt in blättrigen, schuppigen, strahlig-stängeligen Massen, seltener feinkörnig-dicht.
Es ist ein Produkt starker Gestaltumwandlungen und kommt oft zusammen mit Schiefern, Gneisen und Marmor vor, es findet sich in magmatischen Gesteinen und Meteoriten. Die wichtigsten Vorkommen befinden sich in Sri Lanka, Madagaskar, Sibirien, Mexiko und Kanada.

GEWINNUNG
Graphit wird heute auch technisch aus kohlenstoffreichen Vorprodukten der Kohle und des Erdöls gewonnen.

GESCHICHTE
Die ersten Stifte mit geschnittenem Graphit gab es um 1500 in England. Die Bleistiftproduktion begann nach 1565 in England. Die Bleistiftmine

wird aus Graphit und feinstgemahlenem Ton gepresst und bei 1000 bis 1200 °C gebrannt. Das Verhältnis von Graphit und Ton bestimmt die Härte der Mine.

VERWENDUNG
Graphit wird in der heutigen Technik vielfach benötigt. Es findet Verwendung in der Herstellung von Elektroden, für Gießformen und Ofenauskleidungen in der Metallerzeugung, als korrosionsbeständiger Werkstoff für chemische Apparate, als Moderator in Kernreaktoren und als hitzebeständiges Schmiermittel. Im Alltag kennen wir es als Schmiermittel für Schlösser und Schlüssel, als schwingungsdämpfendes, elastisches Material für Tennisschläger, Golfschläger und Angeln sowie als schwärzendes Mittel.

VOLKSHEILKUNDE
Graphit wurde in der Volksmedizin gelegentlich verwendet, um die Haut bei Kälte vor dem Aufspringen zu schützen.

HOMÖOPATHISCHE ZUBEREITUNG
Graphit wird pulverisiert und mit Milchzucker verrieben.
Graphit wurde von Hahnemann geprüft.

Außen hell, innen dunkel | 155

Bezüge zwischen der Substanz und ihrer Wirkung

Außen weich und hell glänzend, innen dunkel > Weiche und freundliche Menschen, die schon Schlimmes (Gewalt, Missachtung) erlebt haben

Anthrazitfarben > Anthrazit als Lieblingsfarbe

Fettig > Einerseits übergewichtig durch Fetteinlagerungen und fettige Gesichtshaut, andererseits fehlt dem Körper bei trockenen Hautausschlägen das nötige Fett

Erster Eindruck beim Anfassen von Graphit ist weich und angenehm, dann abstoßend, weil abfärbend und schmierig > Graphites-Menschen brauchen Wärme und Körperkontakt, werden aber wegen ihrer Behäbigkeit und Hautausschläge von anderen Menschen oft zurückgestoßen

Gegeneinander verschiebliche Schichten, daher Schmiermittel z. B. in Türschlössern > Schrunden, Hautrisse, wenn die Haut zu spröde ist, sich die einzelnen Hautschichten nicht mehr elastisch gegeneinander verschieben lassen

Elektrische Leitfähigkeit in der Schicht durch Verschiebbarkeit der Elektronen zwischen den Kohlenstoff-Atomen > Soziale, solidarische Menschen

Schichtprobleme > Krankwerden von Menschen, die in Gesellschaftsschichten leben, denen sie sich nicht zugehörig fühlen

Schmierig, fettig > Menschen in Berufen, die Zupacken erfordern

Reibung vermindern > Graphites-Menschen sind sehr anpassungsfähig

Unter großem Druck wird aus Graphit ein Diamant > Wenn es Graphit-Menschen gelingt, trotz Zurückweisung, Demütigungen und Gewalt nicht dumpf, fett und gepanzert zu werden, sondern ihren Rhythmus und ihr Selbst zu entfalten, dann erstrahlt in ihrem Wesen der Diamant

Mit Bleistift Geschriebenes kann leicht ausradiert werden > In der Biographie von Graphites-Menschen scheint die Vergangenheit keine Spuren hinterlassen zu haben

Das Mittel

GRUNDTHEMEN DES MITTELS

* Schicht, untere Gesellschaftsschicht
* Verlorene Ursprache, Entfremdung von den eigenen Wurzeln
* Herkunft, Herkunftsschicht
* Solidarität, Klassengesellschaft, Klassengemeinschaft, Kumpel
* Abdichtung
* Schmiermittel, schmierig
* Bremse, LKW
* Verhornung, Verhärtung
* Fettsucht
* Ausgrenzung, Rassismus durch Erleben eigener Ausgrenzung
* Einfachheit
* Faulheit
* Reizung

Vergleichsmittel

Antimonium crudum, Calcium carbonicum, Pulsatilla, Sulfur; Capsicum, Medorrhinum, Natrium muriaticum, Petroleum, Sepia

* Ungeschliffen, abgestumpft
* Anbaggern
* Dampfross, tänzelnder Elefant
* Manta-Fahrer
* Graffiti

ÄTIOLOGIE

* Verlassen der eigenen Herkunftsschicht

* Unterdrückung des Dialekts, der Muttersprache
* Uneinigkeit zwischen Bezugspersonen
* Erwartungsspannung
* Säfteverlust
* Ausgrenzung
* Unterdrückte Hautausschläge
* Abkühlung

LEITSYMPTOME

* Fettsucht
* Schrunden
* Schwielen
* Ausschläge oder Einrisse hinter den Ohren
* Nässende Hautausschläge mit dicken, honiggelben Absonderun-

gen, die eingetrocknet goldfarbene Kristalle auf der Haut bilden
* Anhaltende Verstopfung mit großem, hartem Stuhl ohne Stuhldrang
* Kopfschmerzen, oft linksseitig, begleitet von Taubheits- und Leeregefühl
* Weinen beim Hören von Musik

REAKTIONEN AUF NAHRUNGSMITTEL

Verlangen
* Ständig essen
* Würstchen, Currywurst
* Buletten, Hackepeter
* Hausmannskost
* Stullen
* Pommes rot-weiß
* Kohlensäurehaltige, kalte Getränke
* Bier
* Hühnchen
* Ketchup
* Honig
* Große Portionen
* Milde oder ungewürzte Speisen

INDIKATIONEN

Bei Kindern

Hauptindikationen
* Übergewicht
* Hartnäckige Verstopfung mit großen Stuhlklumpen, die durch Schleimfäden verbunden sein können
* Hautrisse mit krustenbildenden Absonderungen hinter den Ohren, an den Nasenflügeln, an den Lidrändern, in Armbeugen und Kniekehlen
* Blutarmut
* Traurigkeit in der Pubertät, man sieht in vielem nur das Negative ohne Lichtblick

Allgemeine Indikationen
* Trockene Haut bis hin zur Neurodermitis mit Verhornungen
* Juckende Hautausschläge mit Verschlimmerung in der Bettwärme; der Patient kratzt sich blutig
* Vergrößerte, harte Lymphknoten
* Schulprobleme wegen Langsamkeit im Denken und Konzentrationsstörungen
* Nachts Ruhelosigkeit und Angst

Bei Erwachsenen

Hauptindikationen
* Ohrgeräusche, speziell links; Besserung beim Autofahren; Verschlimmerung nachts
* Gehörverlust; Besserung durch Hintergrundgeräusche
* Chronische Absonderungen aus den Ohren
* Juckende Infektionen des äußeren Ohres
* Risse in Nasenlöchern, Lippen und Mundwinkeln
* Starke Gewichtszunahme in den Wechseljahren
* Hautausschläge an den Genitalien oder oben an der Innenseite der Oberschenkel

* Herpesbläschen im Gesicht und im Genitalbereich
* Sommersprossen
* Verdickte, harte Nägel, missgebildete Nägel

Allgemeine Indikationen
* Hautausschläge oder Schuppenflechte auf der Kopfhaut, oft am Hinterkopf
* Ausscheidungen mit üblem Geruch
* Langsame Wundheilung
* Fissuren an Haut-Schleimhaut-Übergängen
* Wiederaufbrechen alter Narben
* Wuchernde Narben
* Schilddrüsenunterfunktion
* Schwindel mit Verschlimmerung morgens, beim Aufstehen, beim Bücken
* Lichtempfindlichkeit der Augen
* Akute oder chronische Bindehautentzündung
* Gerstenkörner mit gelbem Sekret
* Kropf
* Magengeschwüre durch Schwäche der Magenschleimhaut; besser im Liegen und durch heiße Speisen
* Unregelmäßige und zu geringe Monatsblutungen mit harten, geschwollenen und schmerzhaften Brüsten vor und während der Periode, begleitet von Verstopfung; besser durch warmes Einhüllen; schlimmer nachts
* Krebserkrankungen der Brüste, der Gebärmutter und der Eierstöcke
* Schmerzhafte Risse der Brustwarzen
* Hautausschläge in den Achselhöhlen, unter den Brüsten
* Hämorrhoiden mit Jucken am Darmausgang
* Asthma nach unterdrückten Hautausschlägen
* Elephantiasis

Schwere in Körper und Seele

Abneigungen
* Warme Speisen
* Fleisch
* Fisch, Meeresfrüchte
* Salz
* Süßigkeiten, Süßspeisen
* Gekochte Speisen
* Suppen

Besserung
* Heiße Speisen
* Warme und kalte Getränke

Verschlimmerung
* Fett, Schweinefleisch
* Essig
* Süßigkeiten

ALLGEMEINE MODALITÄTEN

Besserung
* Während und nach dem Essen
* Dialekt sprechen
* Erwärmung, warme Auflagen
* Dunkelheit
* Während des Schwitzens
* Weinen
* Fahren im Auto oder Zug

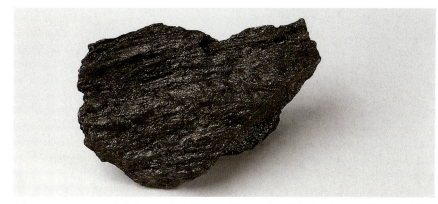

Schwere und Langsamkeit sind zentrale Themen des homöopathischen Arzneimittels Graphites.

Verschlimmerung
* Hochdeutsch sprechen
* Nachts
* Links
* Hunger, fasten
* Musik
* Abkühlung, Kälte, Eintreten in ein kaltes Zimmer
* Licht, Tageslicht, Sonnenlicht, künstliches Licht
* Während und nach der Periode
* Langer Schlaf, nach Mittagsschlaf
* Schlafmittel
* Unterdrückung von Hautausschlägen
* Hitze und Kälte
* Erhitzung
* Herbst
* Morgens beim Erwachen
* Reiten
* Während Sex
* Vollmond

Der Mensch

PSYCHISCHE MERKMALE

Die zentralen Themen im Arzneimittelbild von Graphites sind Schwere, Schwerfälligkeit und Langsamkeit, auf der körperlichen, seelischen und geistigen Ebene. Dieser Zustand wird durch Vererbung von den Eltern weitergegeben und durch mangelnde körperliche Nähe zum Kind verstärkt. Er kann aber auch das Ergebnis sein von Gewalt, ungerechten Bestrafungen und Prügel in der Kindheit (meist Alkoholikerfamilie), wenn das Feine weggeprügelt wurde und der Schmerz einen Zustand von ohnmächtiger Wut und Angst hinterlässt.

Es gibt einige Ähnlichkeiten zwischen dem Graphites-Typ und einem Elefanten. Am nachdrücklichsten ist das Beispiel, wie man einen Elefanten für die Arbeit abrichtet: Dazu wird das Elefantenbaby mit einem Fuß an einen großen Baumstamm angebunden, es wehrt sich mit aller Kraft, kann sich aber nicht befreien. Es wird daran gewöhnt, dass der Baumstamm stärker ist als es selbst. Wenn der Elefant erwachsen ist und über ungeheure Kräfte verfügt, reicht es aus, ihn mit einer Schnur an einem Zweig festzubinden. Er erinnert sich an seine gescheiterten Versuche als Baby, sich zu befreien, und ist von seiner Schwäche überzeugt.

Graphites-Kinder sind gutmütig und tollpatschig, unentschlossen, ängstlich und ungehobelt, aber auch einfach, unkompliziert und zuverlässig. Ihre Schwerfälligkeit lässt sie oft phlegmatisch, leidenschaftslos und düster erscheinen. Auf Grund ihrer Ängste, ihres Sicherheitsbedürfnisses und ihrer Unbeholfenheit brauchen sie dringend die wohlwollende Unterstützung anderer. Um diese nicht aufs Spiel zu setzen, meiden sie Streitereien und offene Konflikte. Bei Verletzungen und Kränkungen weinen sie, ziehen sich schmollend zurück oder lachen aus Verlegenheit. Selbst nach Schlägen lachen sie oft trotzig und rufen: »Hat ja gar nicht wehgetan!« Weil sie gefühlsmäßig überfordert sind, lachen sie auch sonst zu unpassenden Gelegenheiten, dadurch wirken sie frech, flegelhaft, unerzogen und unverschämt.

In ihrem ausgeprägten Minderwertigkeitsgefühl können sie sich schwer zur Wehr setzen und passen sich notgedrungen dem Stärkeren an. In ihrer Verfassung sind sie für andere kein Gegner und haben auch nichts zu entgegnen.

Die ausgeprägten Hautausschläge sind oft Ausdruck dafür, dass die Seele Drück und Probleme nicht mehr bewältigen kann und ein Ventil über die Haut sucht. In den Hautausschlägen steckt auch die Sehnsucht nach liebevoller, zärtlicher Zuwendung.

Erwachsene, dic Graphites als Konstitutionsmittel benötigen, sind still, bescheiden, pessimistisch, freundlich und sachlich. Sie werden als angenehm empfunden, auch weil sie einen Mangel an Durchsetzungskraft ausstrahlen. Sie sind unauffällig und farblos und werden dadurch leicht mit anderen Arzneimitteltypen verwechselt.

Zuweilen zeigen sie sich auch launisch und leicht erregbar. Dass sie sehr gefühlsbetont sind, lässt sich nur über ihre Traurigkeit und über ihr Weinen beim Musikhören wahrnehmen. Ein weiterer Hinweis auf ihr feines, aber gepanzertes Gefühlsleben besteht in der Angewohnheit, Gefühle, Zärtlichkeit und Sexualität nur unter dem Einfluss von Alkohol oder Drogen zuzulassen.

Graphites-Patienten sind ängstlich. Viele Dinge im Alltag, in der Arbeit und im Schlaf machen ihnen Angst. Mit Verständnis, Wärme, Nähe, Berührung und Zärtlichkeit ließen sich die Ängste zwar abbauen, die unsichtbare Mauer, die sie um sich gezogen haben, das Verbergen ihrer Bedürftigkeit und die unästhetischen Hauterscheinungen lassen dies aber meist nicht zu. Sie können sich selbst nicht annehmen und finden auch keinen Ort, wo sie sich geborgen fühlen. Aus einem man-

Äußeres Erscheinungsbild

> Robust, wirken häufig grobschlächtig
> Übergewichtig, fett, wie eine Bockwurst aussehend oder auch rundlich und weich
> Großer Kopf
> Dunkle Haare
> Kopfhaut bisweilen fleckig, mit gelben Krusten, juckend
> Stirnrunzeln
> Sommersprossen
> Volle Lippen
> Schrunden an den Fingerspitzen
> Aufgesprungene Haut hinter den Ohren, in den Mundwinkeln und Kniekehlen
> Überall Hornhaut
> Hornige, eingewachsene oder verkrüppelte Finger- und/oder Fußnägel
> Leichtes Erröten obwohl blass und fröstelnd
> Leichtes Schwitzen
> Dickhäutig und plumpe, unbeholfene Bewegungen, wie ein tänzelnder Elefant
> Geschmacklose Kleidung
> Schmutzig

gelnden Vertrauen in das Leben entwickeln sie eine große Angst vor der Zukunft oder vor einem Unglück.

GEISTIGE MERKMALE

Graphites-Patienten schützen sich vor ihren Ängsten und den Einwirkungen der Umwelt durch Anpassung und Dickfelligkeit, sowohl körperlich als auch seelisch und geistig. Sie machen dicht, sind zu, um von den äußeren Einflüssen nicht überflutet zu werden. Sie scheinen von einer dicken, dunklen, unsichtbaren Mauer umgeben zu sein. Äußere Ereignisse und Reize lassen sie unberührt, und von ihnen selbst gelangt wenig Persönliches an die Außenwelt. Diese Panzerung lähmt oder blockiert auch viele Stoffwechselprozesse.

Sie sind zwar gesellig, ihre Gespräche gehen aber nicht über Arbeit, Politik und Sport hinaus und bleiben auf Stammtisch-Niveau. Sie reagieren langsam auf äußere Anregungen und sind selten an geistiger, konzentrierter Arbeit interessiert. Ihrem Verstand mangelt es an Flexi-

bilität. Daher sind sie traditionsverbunden, wiederholen Gelerntes oder Bewährtes im Alltag immer wieder, auch wenn es auf die neue oder veränderte Situation nicht mehr passt.

Sie sind arbeitsam und fleißig, handeln lieber, als lange zu reden, nachzudenken oder hinzuspüren. Angst und Unsicherheit machen es ihnen schwer, sich Neuem zuzuwenden, etwas Neues in sich entstehen zu lassen, sich aus der bedrückenden Kindheitslarve zu befreien, ihren feinen, versteckten Wesenskern sich entfalten und aufblühen zu lassen.

Als bodenständiges, erdverbundenes Naturell entwickeln sie nur wenige Wahnvorstellungen.

Nehmen Vergesslichkeit und Verwirrung zu, fürchten sie den Verstand zu verlieren. Die vergebliche Suche nach den Lebenssinn lässt sie verzweifeln und schwermütig Todesgedanken nachhängen.

VERLANGEN

* Fernsehen, durch die Programme zappen

* Ruhe, ständig schlafen
* Aufstehen

ABNEIGUNGEN
* Leute, die sich als etwas Besseres fühlen
* Leute, die sich nie die Hände schmutzig machen
* Psychologische Gespräche
* Dummes Herumgequatsche
* Sex bei Männern mit Impotenz
* Geistige Arbeit
* Akademiker

MISSEMPFINDUNGEN
* Äußerliche Gefühllosigkeit
* Gefühl einer Spinnwebe im Gesicht oder auf der Haut
* Gefühl eines Haares im Gesicht
* Müde Augen
* Als ob eine Kappe über den Schädel gezogen sei
* Gefühl eines Klumpens im Magen
* Als ob das Knie bandagiert sei
* Als ob sich Wasser oder Luft im Ohr befinde

SEXUALITÄT
* Zu kurze oder exzessive Erektion
* Nachlassen der Erektion während des Geschlechtsverkehrs
* Vermehrtes sexuelles Verlangen nach Streit
* Sexuelles Verlangen nur unter Alkoholeinfluss
* Sexuelles Verlangen mit fehlender Erektion
* Schmerzhafte Dauererektion bei Männern, die eine Abneigung gegen Sex haben; besser durch Gehen an der frischen Luft; schlimmer durch Beischlaf, durch Selbstbefriedigung
* Vorzeitiger Samenerguss
* Unfreiwilliger Samenabgang ohne Erektion, ohne erotische Vorstellungen, nach Onanieren, nach Sex
* Übermäßige Erregbarkeit der Genitalien
* Sex ohne Genuss
* Libidoverlust bei Frauen

SCHLAF
* Schläfrigkeit
* Gestörter Schlaf durch immer denselben Gedanken

TRÄUME
* Lebhaft
* Ängstlich, schrecklich
* Verdrießlich
* Unfälle, Unglücke
* Missgeschicke
* Schmerzen
* Wasser
* Schwierigkeiten
* Geistige Anstrengung
* Gespenster
* Üppige Landschaften
* Ohnmacht

FARBWAHL
* Schwarz-weiß-gelb
* Anthrazit
* Schwarz

BEVORZUGTE BERUFE
* Schichtarbeiter
* Bauarbeiter, besonders im Tiefbau
* Lkw-Fahrer, Fernfahrer
* Maurer
* Hafenarbeiter
* Kfz-Mechaniker
* Graugussarbeiter
* Bergmann
* Bauer
* Schwerarbeiter
* Straßenbauer
* Arbeiter
* Baggerführer
* Maschinist
* Handwerker
* Zeichner, Graphiker
* Zeichenlehrer

TYPISCHE REDENSARTEN
* »Es läuft wie geschmiert«
* »Jede Menge Kohle«
* »Sich etwas hinter die Ohren schreiben«
* »Ich schmier' dir eine«
* »Schlag hinter die Ohren«

* »Du gehörst ständig geschlagen!«
* »Den Bleistift hinters Ohr klemmen«
* »Verkohlt werden«
* »Die Ärmel hochkrempeln und anpacken«
* »Augen zu und durch!«
* »Alle Räder stehen still, wenn ein starker Arm es will«
* »Rau, aber herzlich«
* »Anderen auf die Schulter klopfen«
* »Pack schlägt sich, Pack verträgt sich«
* »Pflege deinen Körper, denn den nimmst du mit ins Grab«
* »Entweder ich esse oder mir ist schlecht«
* »Du Pollacke«
* »Ossi«
* »Halt die Fresse«
* »Alles in sich hineinfressen«
* »Ein fetter Hintern kann gut überwintern«
* »Schon bei der Geburt ist der Lebenstraum ausgeträumt«
* »Dumm geboren, nichts dazugelernt, die Hälfte wieder vergessen«
* »Dummheit gehört bestraft!«
* »Hirnwichser«
* »Ist mir wurscht«
* »Anbaggern«
* »Essen ist der Sex des Alters«
* »Was du heute kannst besorgen, das verschiebe besser auf morgen«

SPORTARTEN
* Bodybuilding
* Handball
* Fußball
* Armdrücken
* Ringen
* Wasserball
* Kegeln
* Schafskopf

ÜBUNGEN
* Seinen Dialekt sprechen
* Bleistiftzeichnungen anfertigen
* Aquarellieren, Malen
* Manta fahren

Kalkschwefelleber
Hepar sulfuris

Die stinkende Kalkschwefelleber wird vor allem bei eitrigen Infektionen und Entzündungen eingesetzt. Zentrales Thema dieses Mittels ist eine extreme Empfindlichkeit gegenüber allen Einflüssen von außen. Klagen, Nörgeln und Schuldzuweisungen sind typisch. Ohne ausgleichendes Gegenüber gären diese Gefühle im Innern des Patienten und äußern sich schließlich in Aggression, Bösartigkeit und Gewalttätigkeit.

Die Substanz

Namen
* Hahnemanns Kalkschwefelleber
* Calcium sulfuratum Hahnemanni

Chemische Formel
CaS (Kalziumsulfid)
CaSO$_4$ (Kalziumsulfat)

Aussehen
Kalkschwefelleber ist ein gelbbraunes, kristallines Gemenge von Kalziumsulfiden und Kalziumsulfaten.

Eigenschaften
Kalkschwefelleber stinkt nach faulen Eiern. Die Substanz wirkt keimtötend.

Gewinnung
Technisch wird Kalkschwefelleber durch Erhitzen von gebranntem Kalk mit Schwefel hergestellt. Für die homöopathische Zubereitung glühte Hahnemann 1794 gleiche Mengen von gereinigter Schwefelblüte und pulverisierten weißen Austernschalen in einem verschlossenen Gefäß.

Geschichte
Im 18. Jahrhundert verwendete die Medizin Bäder und Umschläge aus Lösungen von Kalkschwefelleber zur äußerlichen Behandlung von

Bezüge zwischen der Substanz und ihrer Wirkung

Austernschale + Schwefelblüte: Schwefelleber ist eine unheilvolle Mischung > Innerlich angespannt, geladen

Wasser im Widerstreit mit Feuer > Innere Gegensätzlichkeit

Gestank > Geruch der Absonderungen, des Schweißes ist übel, faulig, eitrig

Sieht aus wie eine Säuferleber > Bei Säuferleber

Akne, Furunkeln, Juckreiz, Rheuma, Gicht, Kropf, Tuberkulose und Eierstockentzündungen.

Verwendung
Hahnemann setzte Hepar sulfuris vor allem ein, um die Nebenwirkungen der Quecksilber-Behandlungen zu lindern.
Aus Kalkschwefelleber wird Schwefelkalkbrühe hergestellt, welche in der Landwirtschaft als Spritzmittel gegen Pilze und bei Tieren gegen Milbenbefall eingesetzt wird.

Homöopathische Zubereitung
Die Kalkschwefelleber wird in Säure gelöst und mit Milchzucker verrieben.
Hepar sulfuris wurde von Hahnemann geprüft.

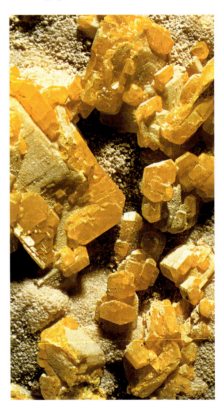

Gereinigter Schwefel ist ein Bestandteil der Kalkschwefelleber.

Mittel gegen Entzündungen

INDIKATIONEN

Bei Kindern

Hauptindikationen

* Pseudokrupp-Husten; besser durch Wasserdampf, heiße Inhalationen, warmes Einpacken; schlimmer nachts, durch Einwirken von Kälte
* Häufiges Erwachen
* Schwellungen und Verhärtungen von Lymphknoten, besonders an Hals und Leiste
* Sehr schmerzhafte Mittelohrentzündungen; das Kind erwacht nachts schreiend und kann nicht beruhigt werden; die Ohren sind extrem empfindlich gegenüber Wind und frischer Luft

Allgemeine Indikationen

* Nabelvereiterung
* Schwieriges Zahnen mit Durchfall
* Abneigung gegen Spielen
* Rachitis
* Mandelentzündungen, auch chronischer Art, mit Schmerzen beim Schlucken, die zu den Ohren ausstrahlen, bei gleichzeitiger Heiserkeit oder Stimmverlust
* Polypenbildung
* Hochgradige Akne mit übel riechendem Eiter, oft Narben hinterlassend; besser durch warme Kompressen; schlimmer in der Kälte, bei Berührung
* Vorhautverengung

Bei Erwachsenen

Hauptindikationen

* Eiterungen mit gelbem Eiter, äußerst schmerzhafte Abszesse
* Eiterungen durch Fremdkörper, Splitter
* Chronische Eiterungen
* Furunkel
* Stechende oder splitterartige Schmerzen
* Langsame Wundheilung
* Erkältungsneigung bei der geringsten Abkühlung, beginnend mit Jucken oder Kitzeln im Hals, dann entwickelt sich ein trockener, krächzender Husten mit lockerem Schleimrasseln in den Bronchien
* Überempfindlichkeit mit intensivem Klagen gegenüber allen von außen einwirkenden Reizen wie Wetter, Geräusche, Licht, chemische Stoffe, besonders aber gegenüber Kälte und Schmerzen
* Raue Hände
* Zahnwurzelabszesse
* Entzündung der Regenbogenhaut
* Ohnmacht bei Schmerzen
* Feigwarzen
* Syphilitische Geschwüre am Penis

Allgemeine Indikationen

* Saurer oder fauliger, übel riechender Schweiß
* Starkes Aufstoßen
* Fistelbildung
* Husten oder Bronchitis mit heiserem, abgehacktem Husten mit zähem, in der Brust fest sitzendem Schleim, der Halsschmerzen verursacht, abends trocken und morgens locker ist
* Lungen- und Rippenfellentzündungen
* Haarausfall an der Stirn
* Rissige Haut an Händen und Füßen
* Schmerzhafte Risse in den Lippen
* Geschwürbildung in den Mundwinkeln
* Leberzirrhose bei Alkoholikern
* Eiternde Warzen
* Pulsierende Wunden
* Chronische Nebenhöhlenentzündung mit dickem, gelbem, oft blutdurchsetztem Schleim, der nach altem Käse riecht, und mit schmerzenden Gesichtsknoten, oft rechtsseitig bis zum Ohr ausstrahlend
* Niesen in kalter Luft
* Schwindel beim Autofahren
* Halsschmerzen nach Einwirken kalter Luft oder von Zugluft
* Mundgeruch
* Bitterer oder lehmiger Mundgeschmack
* Kropf
* Knochenerweichung
* Periodische Schwächezustände
* Chronische Blasen- oder Nierenbeckenentzündung
* Chronischer Durchfall mit rumpelnden oder gärenden Darmgeräuschen und hellen, weichen, sauer riechenden Stühlen
* Abszesse, Fisteln oder Geschwüre am Darmausgang, blutende Hämorrhoiden

Hepar sulfuris

Das Mittel

GRUNDTHEMEN DES MITTELS
* Abgekapselte Eiterung
* Platzen
* Explosiv
* Sauertopf, sauer
* Gegensätzlichkeit
* Unausgeglichenheit
* Innere Spannung, geladen, Vulkan kurz vor der Eruption
* Feuer legen
* Giftige Zunge

ÄTIOLOGIE
* Kalter Wind
* Abkühlung
* Verletzungen, besonders durch Fremdkörper wie Splitter
* Quecksilber- oder Arsenbelastung
* Überdosierung von Eisen-, Jod- und Chininpräparaten
* Unterdrückte Hautausschläge
* Scharlach
* Fremdkörpereinschluss

LEITSYMPTOME
* Husten bei Wind; Verschlimmerung durch Entblößen einzelner Körperteile
* Entzündungen des Rachens mit stechenden oder splitterartigen Schmerzen
* Allgemeine Verschlimmerung durch Abdecken einer Hand oder eines Fußes oder nur durch Berührung eines kalten Gegenstandes mit der Hand wie der Entnahme eines Lebensmittels aus dem Kühlschrank
* Kaltwerden, auch nur eines einzigen Körperteils, ist unerträglich
* Asthma im Wechsel mit Hautausschlägen
* Übel riechende Absonderungen, riechen wie verdorbener Käse, sauer oder faulig
* Nagelbettentzündungen
* Brandstiftung

Vergleichsmittel

Arsenicum album, Silicea; Acidum nitricum, Barium carbonicum, Calcium carbonicum, Graphites, Mercurius solubilis, Nux vomica, Psorinum, Sulfur

REAKTIONEN AUF NAHRUNGSMITTEL
Verlangen
* Saures, Essig, Marinade, Essiggurken
* Launenhafte Gefühle
* Unbestimmt
* Gewürze, scharf gewürzte Speisen
* Fett
* Trockener Wein, Weinbrand
* Merkwürdige Speisen

Abneigungen
* Fett
* Roquefort
* Kräftiger Käse

Besserung
* Kalte Getränke

Verschlimmerung
* Saure Speisen

ALLGEMEINE MODALITÄTEN
Besserung
* Eiterfluss
* Wärme, warme Luft, Ofenwärme, warme Räume
* Warmes Einhüllen, Bettwärme, warmes Wasser, warme Umschläge
* Nasses Wetter
* Feuchtwarme Anwendungen, heiß baden
* Inhalieren
* Körperliche Anstrengung
* Licht
* Gesellschaft
* Essen
* Kleidung lockern
* Während des Schwitzens
* Tabak

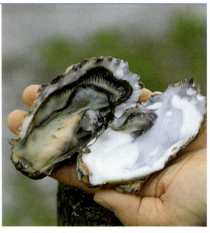

Der Kalk für das homöopathische Arzneimittel Hepar sulfuris wird aus Austernschalen gewonnen.

Verschlimmerung
* Morgens beim Erwachen, nachts
* Entblößen einzelner Körperteile, besonders des Halses
* Abkühlung einzelner Körperteile, des Kopfes, der Hände
* Berührung von Kaltem
* Trocken-kalter Wind, Zugluft, Föhn
* Kälte, kaltes Wetter, trockenes Wetter, kalte Luft
* Eintreten in ein kaltes Zimmer
* Winter
* Einatmen von kalter Luft
* Temperaturwechsel
* Liegen auf der schmerzhaften Seite, flach liegen, Herumdrehen im Bett
* Druck, Berührung des erkrankten Bereiches
* Kleiderdruck
* Alleinsein
* Tageslicht, künstliches Licht
* Im Schlaf, langer Schlaf
* Naseschnäuzen
* Drehen des Kopfes
* Feuchtkalte Anwendungen, nass werden
* Nach Fieber
* Zähne zusammenbeißen

Der Mensch

PSYCHISCHE MERKMALE

Menschen mit dem Konstitutionsmittel Hepar sulfuris sind extrem empfindlich gegenüber Kräften, die auf der körperlichen, seelischen und geistigen Ebene von außen auf sie einwirken. Sie scheinen keine natürliche Barriere dagegen aufbauen zu können, sind darum sehr verletzlich und reagieren bei Beschwerden mit heftigen Schmerzen.

Auch die Schmerzen anderer Menschen berühren sie intensiv. Wenn sie von einem schlimmen Unfall hören, jagt ihnen dies nicht nur Schauer über den Rücken, sie können daraufhin sogar erbrechen.

Ihr Schutzbedürfnis ist groß, was sie dazu verleitet, sich selbst in ihren Aktivitäten einzuschränken. Oft sind sie an ihrem Arbeitsplatz die Freundlichkeit in Person, äußerst höflich und liebenswürdig und scheinen dort alle Widrigkeiten mit Leichtigkeit wegzustecken. In ihrem Inneren sieht es aber ganz anders aus. Sie nehmen alle Unstimmigkeiten sehr persönlich, unterdrücken ihren Ärger und reagieren sich dann zu Hause an der Familie ab.

Sie sind sehr widerspenstig, hastig und ungestüm, garstig, unausgeglichen, spannungsgeladen, reizbar und leicht beleidigt. In einer ruhigen Umgebung und durch Strenge beruhigen sie sich jedoch bald. Sie sind intolerant gegenüber anderen und schwer zufrieden zu stellen.

In fortgeschrittenem Zustand sind sie sehr unangenehme Mitmenschen, voller Unzufriedenheit. Sie brausen bei Kleinigkeiten heftig auf, schimpfen stets auf die anderen und weisen diesen die Schuld für ihre eigenen Unzulänglichkeiten und Probleme zu. Je weniger sie sich durch Schimpfen, Nörgeln und Wut-

ausbrüche abreagieren können, desto mehr nimmt ihre körperliche Überempfindlichkeit gegenüber Kälte und Abkühlung und alle körperlichen Leiden zu.

Im Endstadium dieser Entwicklung können diese Menschen derart bösartig und grausam sein, dass sie ohne jegliche Gewissensbisse zu allen Gewalttaten fähig sind. Manche Hepar-sulfuris-Menschen neigen bei entsprechenden Aggressionen dazu, Feuer zu legen.

GEISTIGE MERKMALE

Hepar-sulfuris-Menschen können sich von unangenehmen Gedanken schwer lösen. Sie leiden unter einem schlechten Gedächtnis, besonders für Eigennamen und für die Orientierung.

VERLANGEN

* Feuer legen
* Plötzlicher Impuls, Menschen zu töten bevorzugt mit einem Messer
* Wärme
* Dinge, die man nicht mehr haben will, sobald man sie bekommt

ABNEIGUNGEN

* Berührung, Druck

Äußeres Erscheinungsbild

> Glühend rote oder bläulich-rote Gesichtsfarbe
> Einzelne blaue Hautstellen
> Wulstartig hochgezogene oder gespannte Oberlippe
> Säuerlicher Geruch, wie alter, zersetzter Käse
> Oft übergewichtig
> Wirken, als hätten sie viel durchgemacht
> Tragen gerne Ohrwärmer

* Sprechen
* Kalte Luft
* Bestimmte Orte

MISSEMPFINDUNGEN

* Gefühl eines Knochens, eines Splitters oder einer Schwellung im Hals
* Als ob das Auge durch einen Faden in den Hinterkopf gezogen werde
* Ein stumpfer Stock werde ins Auge gedrückt
* Eine Kugel befinde sich im Inneren
* Das Gehirn sei lose
* Gefühl von wogendem oder schwappendem Wasser im Kopf
* Wind blase zwischen den Schultern
* Gefühl von heißem Wasser in der Brust
* Gefühl eines Klumpens im Magen
* Wasser spritze gegen die inneren Organe

SEXUALITÄT

* Unvollständige Erektion
* Erwachen durch Erektionen
* Schmerzen beim Geschlechtsverkehr bei Frauen

SCHLAF

* Schlaflos durch Gedankenzudrang
* Benommener Schlaf

TRÄUME

* Feuer
* Gefahren entkommen

BEVORZUGTE BERUFE

* Feuerwehrmann

TYPISCHE REDENSARTEN

* »Sauertopf«
* »Der ist jetzt reif!«
* »Geh mir aus dem Weg«

Ignatiusbohne

IGNATIA AMARA L.

Ein weiterer Name für die Ignatiusbohne ist Strychnos ignatia Berg. Themen des Mittels sind Romantik, Sehnsucht nach dem Ideal, hohe Erwartungen, aber auch Unbestimmtheit,

Launenhaftigkeit, Widersprüchlichkeit und Trotz. Werden die Erwartungen nicht erfüllt, äußert sich die extreme Entäuschung in nervösen Beschwerden bis hin zur Hysterie.

Die Substanz

NAMEN
* Ignatiusbohne
* Igasud, Bitterignaz
* Der Jesuitenpater Camelli lernte die Heilwirkungen der Igasud-Bohne als Missionar auf den Philippinen kennen und taufte sie 1689 zu Ehren seines Ordensgründers Ignatius von Loyola (1491–1556) Ignatiusbohne.
* Das lateinische »amara« heißt übersetzt »bitter« und soll auf die extreme Bitterkeit der Früchte hinweisen.
* Mit »strychnos« wurden im frühen Griechenland verschiedene Arten von Nachtschattengewächsen bezeichnet. Die Ignatiusbohne wie auch der Brechnussbaum (Nux vomica) erhielten irrtümlicherweise diesen Gattungsnamen.

FAMILIE
Loganiaceae, Loganiengewächse, Brechnussgewächse

VORKOMMEN
Die Ignatiusbohne wächst auf wenigen Inseln der Philippinen, wie Catologan, Cantara, Kotschinchina und Samar.

AUSSEHEN
Die Ignatiusbohne ist ein dornenloser Kletterstrauch mit einem armdicken Stamm, dessen glatte Rinde

rötlich gefärbt ist. Mit den hakenförmigen, seitlich zusammengedrückten holzigen Ranken klettert sie bis in die Wipfel der höchsten Bäume. An den braunen, teilweise filzig behaarten Zweigen stehen kreuzweise gegenständig die breitovalen Blätter. Sie sind 10 bis 25 Zentimeter lang, 5 bis 13 Zentimeter breit und laufen in einer langen Träufelspitze aus. In Traubendolden erscheinen die unscheinbaren, wie Jasmin duftenden Blüten. Die Blütenkrone besteht aus einer kurzen Röhre und fünf eiförmigen Zipfeln, deren Oberseite lange, weiße Haare tragen. Zwischen den Kronzipfeln sitzt je ein Staubblatt, fünf Kelchblätter sind zum Kelch verwachsen, zwei kleine Deckblätter sitzen darunter. Aus dem oberständigen Fruchtknoten reift eine vielsamige, kugelige Beere mit einem Durchmesser von 10 bis 13 Zentimeter und harter, orangegelber Schale. In der Beere finden sich bis zu 40 stumpfkantige, knochenharte Samen, die mit gelblich weißen, glänzenden Haaren bedeckt sind und sehr bitter schmecken.

HAUPTINHALTSSTOFFE
Alkaloide wie Strychnin und Brucin, Indolalkaloide wie Kaffeesäure, Iridoid-Glukoside wie Loganin.

Bezüge zwischen der Substanz und ihrer Wirkung

Kletterpflanze, die sich bis in die höchsten Höhen rankt > Krampfhaftes Festhalten an Wunschvorstellungen, Luftschlössern mit entsprechenden Enttäuschungen

Sich um einen anderen drehen, schlingen > Bedürfnis, in einer Beziehung gehalten zu werden

Anhänglich, Verlangen nach Halt > Sehnsucht nach dem Traumpartner

Bitterkeit der Samen > Verbitterung

Strychnin als Krampfgift > Krämpfe in Schlund, Magen, Brust, Rücken, Gebärmutter; Zuckungen und Zittern des Körpers

Krampfgift > Hysterie als seelische Verkrampfung

Die Samen sind hochgiftig. Die Einnahme von 20 Milligramm des Extraktes führt zu Muskelkrämpfen

Mittel gegen Epilepsie

mit Versteifung des gesamten Körpers. Höhere Dosierungen bewirken Anfälle schmerzhafter Zuckungen, Unruhe, Reizbarkeit, Versteifung des Brustkorbes, Starrkrampf, Atemlähmung mit Todesfolge.
Das Mittel ist in Deutschland bis einschließlich D3 verschreibungspflichtig.

Geschichte

Auf den Philippinen wurden die Samen als Amulett zum Schutz vor Krankheiten getragen. In der dortigen Volksheilkunde wurde die Ignatiusbohne genau dosiert bei fiebrigen Erkrankungen und Magenbeschwerden eingesetzt.

Verwendung

Der deutsche Arzt Dr. Bohn verwendete die Ignatiusbohne 1698 als Heilmittel bei Gicht, Epilepsie und Nervenleiden. Auf Grund der starken Nebenwirkungen sah man dann von ihrem Gebrauch ab.

Blütezeit

Während des ganzen Jahres

Homöopathische Zubereitung

Die Urtinktur wird aus den getrockneten, zerstoßenen Samen zubereitet. Ignatia wurde von Hahnemann geprüft und in der »Reinen Arzneimittellehre« veröffentlicht.

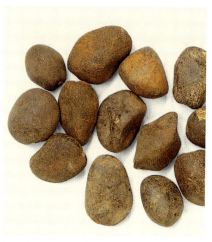

Ignatia amara aus der hochgiftigen Ignatiusbohne gilt als wichtigstes homöopathisches Arzneimittel gegen hysterische Zustände und Verkrampfungen.

INDIKATIONEN

Bei Kindern

Hauptindikationen
* Bei Kummer lachen
* Nervös bedingtes Kloßgefühl im Hals
* Anorexie abwechselnd mit Bulimie aus Angst vor Zurückweisung oder bei Liebeskummer
* Extreme gefühlsmäßige Wechselhaftigkeit und Verletzlichkeit, leicht beleidigt: will die Tränen zurückhalten und schluchzt

Allgemeine Indikationen
* Epilepsie nach Schock durch Unfall, Überfall, Vergewaltigung
* Schluckauf durch Schreck
* Nervöser, trockener Husten
* Kehlkopfentzündung
* Lärmempfindlichkeit
* Nervöser Schulkopfschmerz
* Ohnmacht in engen Räumen

Bei Erwachsenen

Hauptindikationen
* Unwillkürliche Zuckungen durch Gemütserregung, nach Bestrafung oder nach Schreck
* Ohnmacht bei Erregung, Kummer, nach Schreck, in engen Räumen oder Menschenmengen
* Beschwerden der Nerven wie Ameisenlaufen, Taubheitsgefühle oder Lähmungen nach geistiger Erregung
* Hitzewallungen
* Schrumpfung des Gliedes
* Nervenzusammenbruch mit gleichzeitigem Lachen und Weinen

Allgemeine Indikationen
* Fehlgeburt nach Schreck, Kummer
* Nervöses Asthma
* Hitzewallungen
* Hyperventilation
* Heimweh
* Krämpfe der Rückenmuskulatur, insbesondere nach Kummer
* Muskelverhärtungen, insbesondere nach Kummer
* Schwächezustände durch Kummer
* Übermäßige Körperbehaarung bei Frauen
* Haarausfall nach Kummer
* Verstopfung nach Kummer
* Ausbleiben der Regel nach Kummer
* Krämpfe, Risse oder Vorfall des Afters, Hämorrhoiden mit stechenden, aufwärts schießenden Schmerzen

Ignatia amara L.

Das Mittel

GRUNDTHEMEN DES MITTELS
* Hysterie
* Hunger nach Liebe, Liebe als Nahrungsmittel
* Gefühlsmäßige Verkrampfung
* Verkehrung, Verdrehung, Verwicklung
* Paradox, Schein
* Widersprüchlichkeit
* Verkehrte Wünsche, Widerspruch zwischen Wunsch und Wirklichkeit
* Sehnsucht nach dem Idealen
* Verliebtheit
* Eifersucht
* Dramatik, Tragik, Theater
* Unerklärliches, Unfassbares
* Verwünschung
* Untröstlich
* Aufgewühlt, Sturm im Wasserglas
* Sich um einen anderen drehen
* Halt
* Hoch hinaus wollen, Traumschloss, Prinzessin, Märchenprinz
* Kleiner Finger – ganze Hand
* Unlogisch, unnormal, verrückt
* Hemmung der Hemmung
* Ausgeschmückt
* Schwer zu fassen
* Engel, Barbiepuppe
* Vielfalt

ÄTIOLOGIE
* Enttäuschung, erneute Enttäuschung
* Enttäuschte Liebe, unerfüllbare Liebe
* Gefühlsmäßiger Schock
* Seelische Mangelernährung, seelisches Aushungern
* Kummer mit Schock, etwas Unfassbares
* Zerschlagene Feinheit
* Kränkung, Entrüstung, Gram
* Schicksalsschlag, schlechte Nachrichten
* Tod von Eltern oder Freunden, eines geliebten Menschen

Vergleichsmittel

Natrium muriaticum, Nux vomica; Causticum, China, Platinum, Sepia

* Gebärmutterentfernung
* Erwartungsspannung
* Zorn mit Angst, Schreck oder stillem Kummer, unterdrückter Zorn
* Desillusionierung, enttäuschtes Wunschbild
* Gefühlsmäßiger Stress, lang anhaltender Stress
* Trennung
* Angst
* Eifersucht
* Heimweh
* Tadel
* Vorwürfe
* Musik
* Verlust der Stellung
* Geldverlust
* Verlegenheit

LEITSYMPTOME
* Paradoxe Symptome, widersprüchliche Zustände: z. B. Gelenkentzündungen, die durch Druck besser werden; Halsschmerzen, die durch feste Speisen besser, beim Schlucken von Flüssigkeiten schlimmer werden; Übelkeit und Erbrechen, welche durch Essen leichter werden; bohrende Kopfschmerzen, wie von einem Nagel, die sich beim Liegen auf der schmerzhaften Seite bessern
* Ständig wechselnde Symptome
* Lautes Seufzen
* Beschwerden und Krankheiten infolge von Kummer, anhaltenden Sorgen, Streitigkeiten im Familien- und Bekanntenkreis, Trauer oder Liebesenttäuschungen

* Beißen sich beim Kauen oder Sprechen in die Wange oder auf die Zunge
* Schweiß nur im Gesicht
* Anfallsweise auftretender Kitzelhusten ohne Erkrankung
* Ohrgeräusche, die sich bei Musik bessern
* Überempfindlichkeit gegen allopathische Medikamente
* Furcht vor Vögeln oder Hühnern

REAKTIONEN AUF NAHRUNGSMITTEL
Empfindungen
* Essensverweigerung

Unverträglichkeit
* Kaffee
* Leichtverdauliches

Verlangen
* Unbestimmt, launenhaft
* Milchprodukte wie Käse und Butter
* Äpfel
* Roggenbrot
* Exotische Speisen
* Saures wie sauer eingelegtes Gemüse, Essig
* Kalte Speisen

Abneigungen
* Obst
* Essen nach wenigen Bissen
* Warme Speisen
* Kaffee
* Fleisch
* Wein
* Gesunde Ernährung

Besserung
* Kaffee
* Heiße Speisen
* Kalte Getränke
* Rohe Speisen

Verschlimmerung
* Süßigkeiten
* Kaffee
* Kleine Mengen essen
* Alkohol
* Obst

Romantische Menschen

* Gurken
* Zwiebeln
* Reis

ALLGEMEINE MODALITÄTEN

Besserung
* Beim Essen
* Reisen
* Einatmen
* Ofenwärme, Wärme
* Lagewechsel
* Körperliche Anstrengung, schnell gehen, laufen
* Beschäftigung
* Fester Druck
* Tanzen
* Sich strecken
* Gebeugt sitzen
* Im Regen
* Nach dem Wasserlassen
* Eine Ohrfeige erhalten

Verschlimmerung
* Erregung, Ärger, Kummer
* Trost, Mitleid
* Tabakrauch
* Gespräche
* Geistige Anstrengung
* Liegen auf dem Rücken
* Nach dem Stuhlgang
* Starke Gerüche
* Kalt baden
* Druck auf die schmerzlose Seite
* Beugen erkrankter Teile
* 4 bis 5 Uhr früh, morgens beim Erwachen, abends nach dem Hinlegen
* Alle zwei Wochen
* Widerspruch
* Wechselnde Eindrücke
* Tadel
* Sonnenlicht, künstliches Licht
* Leichte Berührung, rütteln
* Ausatmen
* Nach vorne oder hinten beugen
* Schweiß
* Erwärmung
* Einatmen kalter Luft
* Aufrecht sitzen

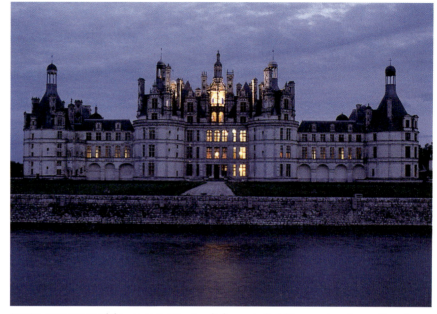

Ignatia-Patientinnen leben in einer Traumwelt, bauen Luftschlösser und warten – allzu oft vergeblich – auf den Märchenprinzen.

Der Mensch

PSYCHISCHE MERKMALE

Ignatia-Typen sind in ihrem Grundwesen sehr romantisch, idealistisch, empfindsam, gefühlvoll, künstlerisch und in in ihrer Psyche sehr weiblich. Daher handelt es sich bei Ignatia-Patienten meist um Frauen. Diesen Frauen ist es sehr wichtig, verstanden zu werden, und sie haben sehr hohe Erwartungen an zwischenmenschliche Kontakte, in ihrer Ursprungsfamilie wie in ihren sonstigen Beziehungen. Als Folge davon werden sie immer wieder enttäuscht, das heißt, sie müssen erfahren und erleiden, dass ihre Wunschvorstellungen nicht der Realität entsprechen.

Die Konflikte zwischen ihren kreativen Ideen und der Wirklichkeit wie auch das Hin- und Herschlagen ihres Gefühlspendels versuchen sie durch eine besonders große Gewissenhaftigkeit in Alltagsdingen in den Griff zu bekommen.

> Einen Ignatia-Typ bilden emanzipierte Frauen, die von Männern unabhängig sein wollen. Um im Beruf, in der Männerwelt, Karriere machen zu können, lehnen sie einen Teil ihrer sensiblen Weiblichkeit mehr oder weniger bewusst ab. Sie sind fein, künstlerisch, intelligent und besitzen eine schnelle Auffassungsgabe, nach außen wirken sie kühl, distanziert und auffallend einsam.

> Frauen des anderen Ignatia-Typs neigen dazu, sich für Partnerschaft und Familie zu opfern. Sie investieren viel für eine perfekte Beziehung, sind gewissenhaft und pflicht-

bewusst und scheitern häufig an ihren zu hohen Ansprüchen.

Trotz ihrer eigenen Ansprüche wehren Ignatia-Patientinnen sich heftig gegen Normen und Erwartungen von außen. Sie sind zeit ihres Lebens ausgesprochene Trotzerinnen. Das trotzige Verhalten durchzieht viele ihrer Beschwerden in Form von paradoxen Symptomen und Bedürfnissen. Wenn sie gerade besonders unter Blähungen leiden, haben sie starkes Verlangen nach Zwiebeln; wenn sie sich vornehmen abzunehmen, steigert dies kräftig ihren Appetit, und sie nehmen zu. Wird die Ignatia-Patientin gestresst, gekränkt oder fühlt sie sich unverstanden, ist ihre erste Reaktion nach außen gerichtet, meist in Form von Ärger, Wut, Vorwürfen oder Schuldzuweisungen. Sie kann nicht erklären, was in ihr vorgeht. Da ihre Umwelt mit diesen Gefühlsausbrüchen meist nicht umgehen kann, fühlt sich umso mehr unverstanden, zieht sich mit ihrer Enttäuschung in sich selbst zurück und verhält sich reserviert. Dies steigert ihre Gereiztheit und Wechselhaftigkeit. Freude und Verdruss, Lust und Schmerz, Lachen und Weinen, Liebes- und Hassgefühle wechseln sich dann in immer schnellerer Folge und/oder Heftigkeit ab, bis es zu einem Nervenzusammenbruch kommt. Die Kontrolle bricht zusammen, die angestauten Gefühle kommen so lange mit Schluchzen, Schreien und Weinen zum Ausdruck, bis die Betroffene wieder ihre Fassung findet. Dann beginnt die nächste Runde.

Besonders deutlich zeigt sich diese Struktur in ihren Liebesbeziehungen. Sie braucht vor allem auf emotionaler Ebene diesen Kontakt, aber den dafür notwendigen Märchenprinzen gibt es nicht. Sie hat feste Vorstellungen vom Glück, und

Äußeres Erscheinungsbild

Bei Kindern
> Nervös mit angespannter Körperhaltung
> Lachen bei Kummer
> Tics
> Machen Grimassen beim Sprechen
> Zucken der Mundwinkel und Zittern des Kinns beim Weinen
> Brave Kinder aus behüteten Elternhäusern, puppenhaft

Bei Erwachsenen
> Paradox
> Übertriebene Mimik und Gestik
> Übergeschnappt oder kurz davor
> Angespannter Gesichtsausdruck
> Eingefallenes Gesicht
> Komplizierte Stirnfalten
> Lange Wimpern
> Schwitzen des Gesichtes
> Volle, in einem zarten Bogen geformte Lippen
> Aufgesprungene Lippen, bläuliche Augenringe
> Blinzeln
> Dunkles Aussehen
> Zart, adrett
> Erotisch
> Dunkelhaarig
> Völlig aufgelöst oder emotionslos
> Lautes Seufzen
> Extravagante Kleidung
> Viele Ringe an den Fingern

wenn es nicht so läuft, wie sie möchte, lässt sie sich ihren Missmut lange Zeit nicht anmerken, bis es durch irgendeine Kleinigkeit zu einem hysterischen Ausbruch kommt. Auf Grund der alltäglichen Enttäuschungen und Missverständnisse verlaufen ihre Beziehungen sehr stürmisch, voller Hochs und Tiefs, Eifersucht und Beschuldigungen, und sind sehr anstrengend, bis einer das Handtuch wirft. Dies ist meist der Partner, denn die Ignatia-Frau ist gefühlsmäßig zu abhängig und unselbstständig, um auch sehr freudlose oder festgefahrene Bindungen lösen zu können.

Als Schutzmaßnahme zieht sie sich weiter zurück und leidet still vor sich hin. Sie will nur noch alleine sein und lehnt jeden Trost ab Nach einem seelischen Schock verschlimmert sich ihr Zustand schlagartig. Sie ist dann einer Ohnmacht nahe, reagiert hysterisch, leidet körperlich unter Krämpfen, kann weder

denken noch sprechen. Je mehr Beschwerden sich auf der körperlichen Ebene zeigen, umso mehr entspannt sie sich psychisch.

Sie leidet, besonders vor der Periode, unter Ängsten, von ihrem Partner verlassen zu werden, zu verhungern, dass Männer sich ihr nähern könnten, vor Ärzten, Räubern und Hühnern.

Wenn ihr die Freude am Leben gänzlich vergeht, schwelgt sie in Selbstmordgedanken; schließlich ist sie gefährdet, sich zu ertränken.

GEISTIGE MERKMALE

Ignatia-Frauen besitzen scharfe Sinne, sind feingeistig und von schneller Auffassungsgabe. Wenn die Gefühle mit ihnen durchgehen, ist ihr Verstand ausgeschaltet. Sie sind dann weder ansprechbar noch für logische Argumente aufgeschlossen. Sie reden verwirrt, schreiben unleserlich und fehlerhaft und sind sehr vergesslich.

Wahnhaft meinen sie, verflucht zu sein, von der ganzen Welt im Stich gelassen zu werden, nicht genug vom Leben oder der Beziehung zu bekommen, ein für alle Mal ruiniert zu sein, verfolgt zu werden, an einer unheilbaren Krankheit erkrankt zu sein, stark sein zu müssen, ein Unrecht oder Verbrechen begangen zu haben.

VERLANGEN

* Liebe
* Ideale Beziehung
* Märchenprinz/essin
* Unbestimmtes
* Tief atmen
* Applaus
* Bewunderung
* Schwach sein dürfen
* Gehalten werden
* Anlehnung
* Harmonie
* Unerreichbares
* Sich verstecken

ABNEIGUNGEN

* Widerspruch
* Trost
* Gesellschaft
* Menschenansammlung
* Selbst rauchen
* Tabakrauch
* Vergnügen
* Sprechen, besonders nach einer empfundenen Kränkung

MISSEMPFINDUNGEN

* Gefühl eines Kloßes oder Klumpens im Hals
* Gefühl einer Kugel im Inneren
* Als ob die inneren Organe geschwollen seien
* Gefühl eines Pflocks im Körper
* Als ob die Därme herunterhingen
* Gefühl von etwas Lebendigem im Arm
* Gefühl einer Leere im Magen
* Gefühl von Staub in den inneren Organen

SEXUALITÄT

* Anfallsweise vermehrtes sexuelles Verlangen bei Männern mit sexuellen Phantasien
* Fehlendes sexuelles Verlangen bei Frauen
* Scheidenkrämpfe

SCHLAF

* Häufiges, heftiges, auch krampfhaftes Gähnen ohne Müdigkeit
* Gähnen mit Seufzen
* Erwachen durch leise Geräusche
* Hört alles im Halbschlaf
* Angst, nie wieder schlafen zu können
* Schlaflos oder noch häufiger übermäßige Schläfrigkeit nach Schreck, Kränkung, durch Kummer, Traurigkeit
* Schlaflos durch Visionen

TRÄUME

* Butt
* Flunder
* Hartnäckig
* Wasser
* Wellen, die über einem zusammenbrechen
* Geistige Anstrengung
* Überlegungen
* Nachdenken
* Eine hervorragende geistige Arbeit leisten
* Wissenschaftliche Arbeit
* Zusammenhängend
* Grausamkeiten
* Beeinflussen die Gemütsverfassung

FARBWAHL

* Hellblau
* Zitronengelb

Abneigungen

* Orange
* Schwarz

BEVORZUGTE BERUFE

* Opernsängerin
* Schauspielerin

* Hysterische Komikerin
* Künstlerin
* Mannequin
* Dekorateurin
* Journalistin
* Wechselhafte Berufe

TYPISCHE REDENSARTEN

* »Ver…«
* »Hoch hinaus wollen«
* »Genug ist nicht genug«
* »Eine Welt bricht in mir zusammen«
* »Liebe geht durch den Magen«
* »Sie dreht sich um einen anderen«
* »Spontan«
* »Anhimmeln«
* »Ich hab' dich zum Fressen gern«
* »Erstens kommt es anders, zweitens als man denkt«
* »Unverhofft geschieht oft«
* »Alles ist ein Krampf«
* »Man gibt ihm den kleinen Finger, aber er nimmt die ganze Hand«
* »Schmollmund«
* »Mein Herz hängt an …«
* »Wie konntest du mich nur verlassen?«
* »Wie konnte mir nur so etwas passieren?«
* »Ich kann diesen Mann nicht vergessen«
* »Ich kann ohne ihn nicht mehr weiterleben«
* »Du bist (und bleibst) der Mann meines Lebens«
* »Liebt er mich, oder liebt er mich nicht?«
* »Lass mich nicht fallen«
* »Erst mal schlucken«
* »Ich halt's nicht aus«

ÜBUNGEN

* Psychodrama
* Theater spielen
* Leibarbeit
* Paradoxe Interventionen
* Baucheinreibungen mit Johanniskrautöl
* Am Milchfläschchen nuckeln

Pottasche
KALIUM CARBONICUM

Kaliumkarbonat ist besser unter der Bezeichnung Pottasche bekannt. Die Substanz besteht aus Holzasche. Themen sind Kontrolle, hohe moralische Grundsätze, Erstarrung, Fassade, begleitet von großer Angst, die Kontrolle oder den Halt zu verlieren. Dies führt zu Abwehr und einem zwanghaften und besitzergreifenden Verhalten.

Die Substanz

NAMEN
* Kaliumkarbonat, kohlensaures Kalium
* Pottasche
* Die Bezeichnung »Pottasche« bekam die Substanz auf Grund des früher üblichen Herstellungsverfahrens: Holzasche wurde in Bottichen mit Siebböden mit Wasser ausgelaugt und anschließend durch Eindampfen der wässrigen Lösung in Pötten (Töpfen) gewonnen.

CHEMISCHE FORMEL
K_2CO_3

AUSSEHEN
Pottasche ist ein weißes, körniges, in Wasser sehr leicht lösliches Pulver.

EIGENSCHAFTEN
Die wässrige Lösung der Pottasche reagiert alkalisch.

VORKOMMEN
Kaliumcarbonat kommt in der Natur nicht in Reinform vor.

GEWINNUNG
Heute wird Pottasche technisch hergestellt, durch Einleitung von Kohlendioxid in Kalilauge und andere Verfahren.

GESCHICHTE
Seit Jahrhunderten wird die Pottasche in Europa zur Herstellung von Schmierseife und Glas verwendet. Die Ägypter setzten sie in der Glasherstellung schon vor mehr als 3000 Jahren ein.

VERWENDUNG
Kaliumkarbonat wird hauptsächlich technisch verwendet, um Seifen, Glas und andere Kaliumverbindungen herzustellen.
Medizinisch wird Pottasche auf Grund ihrer ätzenden Eigenschaften nur äußerlich eingesetzt, beispielsweise als Inhaltsstoff von Hautlotionen.

HOMÖOPATHISCHE ZUBEREITUNG
Die Urtinktur wird aus der wässrigen Lösung hergestellt.
Kalium carbonicum wurde von Hahnemann geprüft und beschrieben.

Bezüge zwischen der Substanz und ihrer Wirkung

Asche > Die Holzasche ist schwarz mit weißen Anteilen ähnlich wie die Lieblingsfarbe und die Denkweise

Aus Asche gewonnen > Brennende Schmerzen

Ausgebrannte Asche > Burn-out-Syndrom

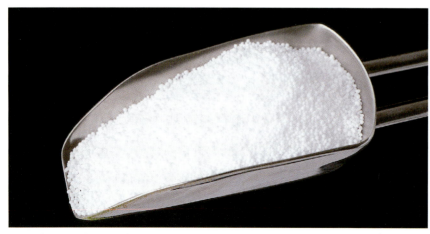
Pottasche, ausgelaugte Holzasche, ist die Grundsubstanz für Kalium carbonicum.

Thema: Pflichterfüllung

Das Mittel

GRUNDTHEMEN DES MITTELS

* Struktur, Gerüst
* Erstarrung, Steifheit, Mangel an Elastizität, Inflexibilität, Deformation, Versteinerung
* Pflichtbewusstsein, Pflichterfüllung
* Dogmatismus, starre Fronten
* Gefühlskontrolle, unterdrückte Gefühle, Kontrolliertheit, Angst

Vergleichsmittel

Arsenicum album, Bryonia, Calcium carbonicum; Lycopodium, Natrium muriaticum, Silicea

vor Kontrollverlust, Verstand kontrolliert Gefühle, abgeschottet

* Fassade, bröckelnde Fassade
* Grundwerte, Bewahrung von Bewährtem, Tradition
* Haltung, Verlust des Halts, sich festhalten
* Absicherung, Abwehr
* Alles oder Nichts, Mittelmaß
* Spannung im Widerstreit mit Entspannung, Weichheit mit Härte
* Angst

INDIKATIONEN

Bei Kindern

Hauptindikationen

* Erkältungsneigung
* Bevorzugt rechtsseitige Lungenentzündung mit Aufschreien der Kinder beim Einatmen wegen der stechenden Schmerzen; die Kinder können weder essen noch trinken oder schlafen

Allgemeine Indikationen

* Ängste
* Eifersucht
* Trockener Krampfhusten mit Würgen oder Erbrechen, Rasselgeräuschen im Brustkorb auf Grund großer Schleimmengen, meist ohne Auswurf; schlimmer zwischen 2 und 5 Uhr morgens und durch Zugluft

Bei Erwachsenen

Hauptindikationen

* Asthma mit Verschlimmerung um 3 Uhr früh oder zwischen 2 und 4 Uhr und beim Flachliegen; Besserung beim Aufrechtsitzen, Vornübergebeugtsitzen mit den Ellbogen auf die Knie gestützt, bei Hochlage im Bett
* Schlafstörungen mit Erwachen zwischen 2 und 4 Uhr oder vier Stunden nach dem Einschlafen, weil man seine Alltagsprobleme nicht loslassen kann
* Altersfettleibigkeit
* Schnelle Gewichtsabnahme trotz großem Appetit
* Anämie

* Gelenkdeformationen
* Ödeme
* Hitzewallungen mit Schweißausbrüchen in warmen Räumen oder bei der geringsten Anstrengung
* Äußerliches Pulsieren, Zuckungen

Allgemeine Indikationen

* Schwellungen um die Augen, sackartige Schwellung des Oberlides am inneren Augenwinkel, Schwellungen von Ober- oder Unterlidern
* Geburtsstillstand, Verkrampfung des Muttermundes, sich wiederholende Schwangerschaftsabgänge
* Gallenkolik nach der Geburt
* Vorzeitiges Altern
* Herzschwäche, Stechen in der Herzgegend
* Gelenkentzündungen
* Multiple Sklerose
* Zuckungen beim Einschlafen
* Verstopfung mit hellem Stuhl, besonders stark vor oder während der Periode
* Chronischer Durchfall infolge Nervosität oder Nahrungsmittelunverträglichkeit
* Äußerst schmerzhafte Hämorrhoiden mit Bluten bei hartem Stuhl
* Hodenschmerzen mit dem Gefühl, dass die Hose zu eng sei
* Schmerzen an kalten Körperstellen; wenn diese erwärmt werden, wechselt der Schmerz zu einer anderen kalten Stelle

Kalium carbonicum

* Ausströmen im Widerstreit mit Einströmen
* Sachzwang
* Botanische Ordnung

ÄTIOLOGIE
* Abkühlung
* Unterdrückter (Fuß-)Schweiß
* Ansprüche der Eltern, Anforderungen der Eltern genügen müssen
* Zwiespalt, Hin- und Hergerissensein
* Geistige Arbeit
* Sexuelle Exzesse
* Masern, Erschöpfung
* Verdorbener Fisch

LEITSYMPTOME
* Extreme Zugluftempfindlichkeit
* Ausfallen der Augenbrauen
* Angstgefühl in der Magengegend oder Übelkeit nach Gefühlserregung
* Schmerzen der Lendenwirbelsäule, die in das Gesäß und/oder die Beine hinunterziehen und rechtsseitige Ischiasbeschwerden, die einen nachts aus dem Bett treiben;

man muss sich im Bett aufrichten, um sich umdrehen zu können

REAKTIONEN AUF NAHRUNGSMITTEL
Verlangen
* Leckerbissen und Saures
* Saure Speisen und Süßigkeiten
* Wurst, Zucker
Abneigungen
* Schwarz- und Mischbrot
* Süßigkeiten
Verschlimmerung
* Fleisch, Schwarzbrot
* Kalte Getränke bei heißem Wetter oder Erhitztsein
* Milch, Gemüse
* Gebäck, Pfannkuchen
* Essen kleiner Mengen

ALLGEMEINE MODALITÄTEN
Unverträglichkeit
* Ungewohntes
Besserung
* Wärme, Erwärmung, Bettwärme, warme Luft
* Gebeugt sitzen, nach vorne beugen, sich gegen etwas lehnen

* Liegen auf der rechten Seite
* Während der Periode
Verschlimmerung
* Nach Mitternacht, 2 bis 4 Uhr, morgens beim Erwachen
* Halbseitig
* Kälte, frische Luft, trocken-kalte Luft, Zugluft
* Liegen, auf der Seite liegen
* Zu Beginn des Schlafes
* Berührung, Berührung der Füße
* Entblößen, Erhitzung
* Während und nach dem Essen
* Während der Periode
* Während und nach Schwangerschaft, während der Entbindung
* Aufrecht sitzen
* Während und nach Sex
* Ungewohntes
* Feuchtkalte Anwendungen
* Alleinsein
* Nach hinten beugen, seitwärts beugen
* Nach Gehen, nach Bewegung
* Druck auf die schmerzlose Seite
* Nass werden; Säfteverlust
* Sprechen anderer Personen
* Pubertät

Der Mensch

PSYCHISCHE MERKMALE

Kalium-carbonicum-Patienten sind zwanghaft. Sie halten sich eng an Vorschriften und Regeln, es fällt ihnen sehr schwer, gegen Verbote zu verstoßen. Wenn die Ordnung gefährdet ist, riskieren sie alles, um diese wiederherzustellen.

In ihrem Wesen sind sie ehrlich, fair, sachlich, korrekt, aufrecht, ordentlich und zuverlässig. Sie bemühen sich, möglichst immer objektiv zu sein. Sie unterscheiden die Welt in richtig oder falsch, schwarz oder weiß, ordnungsgemäß oder ordnungswidrig. So soll in ihrem Leben möglichst alles klar, praktisch und

zweckmäßig sein oder in gewohnten Bahnen verlaufen. Werden ihre Prinzipien gestört oder werden sie mit Veränderungen, ihrer Unsicherheit und ihrem schlechten Selbstbewusstsein konfrontiert, reagieren sie sehr launisch, werden reizbar bis widerwärtig. Je mehr ihr Selbstbewusstsein nachlässt, um so leiser sprechen sie.

Ihr Verstand übt eine eiserne Kontrolle über Erleben, Gefühle und Verhalten aus. Sie neigen dazu, ihre Probleme zu ignorieren, besonders diejenigen im Gefühlsbereich. So klagen sie erst über ihre Situation oder ihre Beschwerden, wenn diese

absolut unerträglich geworden sind. Ihr Gefühl von Schwäche erlaubt es ihnen nicht, sich von Menschen, von denen sie sich abhängig fühlen, abzugrenzen oder zu trennen. Sie möchten sich aber aus dieser Abhängigkeit befreien, um eigene Vorstellungen und Pläne zu verfolgen. Wenn dies misslingt, werden sie unzufrieden, übellaunig, jähzornig und aggressiv. Es fällt ihnen schwer, ihre Wut konkret gegen diese Menschen zu richten; meist suchen sie nur ein Ventil für ihre Unzufriedenheit. Selbst wenn sie ihre Wut gegenüber der anderen Person ausdrücken können, sind sie

Der Verstand steht über allem **173**

nicht in der Lage, das eigentliche Thema anzusprechen, sondern sie nörgeln, schimpfen oder schreien dann über unbedeutende Dinge. Schreitet die Erkrankung fort, erleben sie das Nachlassen ihrer Kontrollmechanismen als Zunahme ihrer Befürchtungen und Ängste: als Furcht vor drohender Krankheit, vor dem Alleinsein, vor Dunkelheit, vor Gespenstern, vor Neuem, vor Unerwartetem, vor Haltlosigkeit, vor Berührung, als Angst um irgendwelche Kleinigkeiten.

GEISTIGE MERKMALE

Wenn sich der Gefühlsstau bei Kalium-carbonicum-Patienten auch auf die geistige Ebene auswirkt, lässt zuerst die Konzentrationsfähigkeit nach. Es fehlen ihnen die Worte, um sich auszudrücken. Durch Routinearbeiten und Klammern an Gewohntes können sie das Nachlassen ihrer geistigen Kräfte zeitweise kompensieren. Ein weiterer Versuch besteht darin, sich von der Außenwelt abzuschotten. Nachts im Bett erwachen sie mit hartnäckigen und quälenden Gedanken, die ihnen bis in die frühen Morgenstunden den Schlaf rauben. Schließlich können sie auch Wahnideen haben, dass sie todkrank seien, sich ein Abgrund hinter ihnen auftue.

VERLANGEN

* Kontrolle, Routine
* Sich hinlegen
* Gefühle beherrschen
* Gesellschaft, behandelt diese aber schlecht; Gruppe
* Besitz
* Anlehnung, sich festhalten
* Sicherheit, Halt, Halt in der Familie, getragen werden, Unterstützung
* Klare Festlegung, Orientierung, Ordnung, Struktur

Äußeres Erscheinungsbild

> Harte, strukturierte Menschen mit weichen, melancholischen Augen
> Dunkles Aussehen, graue Hautfarbe
> Kräftige Statur ab der Lebensmitte
> Fassade von Stärke
> Tragen (breite) Gürtel, Lederjacke: gibt Halt und Ausstrahlung
> Sitzen zu Hause meist angelehnt oder vornübergebeugt, mit den Unterarmen auf den Oberschenkeln
> Langsame Bewegungen
> Geschwollene Oberlider
> Haarausfall der Augenbrauen, Damenbart
> Schwarze Kleidung
> Korrekt, steif, starr

* Objektivität
* Wärme

ABNEIGUNGEN

* Berührung, weil kitzelig
* Abweichung von der Ordnung
* Sich fallen lassen
* Enge Kleidung am Hals
* Therapie
* Spiele
* Kalte Luft, Zugluft
* Familienmitglieder
* Entkleiden, Sex

MISSEMPFINDUNGEN

* Äußerliche Gefühllosigkeit
* Gefühl, der Magen sei voll Wasser
* Gefühl eines Klumpens im Magen
* Als ob der Kopf sich drehe
* Als ob das Gehirn lose sei
* Als ob man an den Haaren gezogen werde
* Gefühl eines Klumpens im Kehlkopf

* Ein Blatt scheint sich im Kehlkopf umherzubewegen
* Gefühl eines Fremdkörpers in der Luftröhre
* Speisen seien in der Speiseröhre stecken geblieben
* Das Herz sei umschnürt

SEXUALITÄT

* Gehemmte, unterdrückte oder fehlende Sexualität
* Häufige, reichliche, schmerzhafte, unfreiwillige Samenentleerung
* Unvollständiger Samenerguss
* Schmerzhafter Beischlaf

SCHLAF

* Schlaflosigkeit zwischen 2 und 4 Uhr

TRÄUME

* Eingemauert, Fachwerk
* Bröckelnde Fassade
* Viele schreckliche Träume
* Räuber, Gespenster
* Wasser
* Schmerz

FARBWAHL

* Schwarz-weiß

BEVORZUGTE BERUFE

* Konstrukteur, Ingenieur
* Chemiker
* Untergeordnete Positionen
* Berufe mit klarer Struktur
* Buchhalter
* Offizier, Polizist
* Übersetzer
* Butler
* Staatsanwalt, Schatzmeister

TYPISCHE REDENSARTEN

* »Ich muss ..., man muss ...«
* »Schwierig«
* »Ganz genau«
* »Ganz und gar nicht«
* »Ich brech' ab«
* »Quadratisch, praktisch, gut«
* »Same procedure as every year«

Hundemilch

LAC CANINUM

Hundemilch wird aus der Milch säugender Mischlingshündinnen gewonnen und wurde schon im alten Rom bei Beschwerden der weiblichen Fortpflanzungsorgane eingesetzt. Themen des homöopathischen Mittels sind

eine gestörte Eltern-Kind-Beziehung, Vernach- lässigung des Kindes sowie Probleme mit Autoritäten. All dies führt zu irrationalen, starken Ängsten und dem Bedürfnis nach einer eigenen Ordnung, die wieder Halt gibt.

Die Substanz

NAMEN

* Hundemilch
* Die Bezeichnung »Lac caninum« wurde aus den lateinischen Wor- ten lac = »Milch« und canis = »Hund« gebildet.

HERKUNFT UND VORKOMMEN

Theoretisch kann die Milch jeder säugenden Hündin verwendet wer- den. Es wird aber vorwiegend die Milch von Mischlingen, zuweilen auch von Rottweiler-Hündinnen verwendet.

AUSSEHEN

Hundemilch ist eine beigefarbene, nährstoffreiche Milch.

GESCHICHTE

Die medizinische Verwendung der Hundemilch reicht bis in die römi- sche Antike zurück. Plinius empfahl sie zum Austreiben toter Föten, bei Schmerzen der Eierstöcke und bei Beschwerden der Gebärmutter und des Gebärmutterhalses. Der griechi- sche Philosoph und Arzt Sextus Empiricus empfahl im 3. Jahrhun- dert n. Chr. die Hundemilch bei Mittelohrentzündungen. Später wurde sie auch zur Behandlung der Diphtherie eingesetzt.

Bezüge zwischen der Substanz und ihrer Wirkung

Hund > Furcht vor Hunden

Hund als Beschützer > Über- empfindliche Menschen voller Ängste

Treuer Blick des Hundes > Hunde- oder Dackelblick

Angstbeißer, bissig > Bissige Aggression bei der Mutter im Wechsel mit Mutterinstinkt

Verlangen nach Autorität, Führung > Fühlen sich füh- rungslos und verlassen mit Sehnsucht nach einem starken Partner

Nicht reinrassig > Fühlen sich ungeliebt, unrein, als »Schwarzer unter lauter Weißen«

HOMÖOPATHISCHE ZUBEREITUNG

Die frische Milch einer säugenden (Mischlings-)hündin wird mit einer Mischung aus Alkohol und Wasser verdünnt und verschüttelt. Es soll

Killerinstinkt, scharfe Hunde auf jemanden hetzen > Jäh- zorn mit Hass und unbere- chenbarer Wut

Lust zu schlingen > Gieriger Hunger

Kalte Nase > Oft kalte Nasen- spitze

Läufige Hündin > Sexuell sehr stark erregbar

Pinkelt alle paar Meter > Häufiger Harndrang

Einsamer Wolf, streunen > Penner, Alkoholiker mit Hund, Punk mit Hund

Milch > Besonders viele Beschwerden, die sich auf Milch, Milchbildung, Stillen und auf die weibliche Brust beziehen

von Vorteil sein, wenn die Hündin einen großen Wurf gesunder Wel- pen geboren hat.
Lac caninum wurde 1888 von den britischen Homöopathen Samuel Swan und Edward Berridge geprüft.

Beziehung zwischen Eltern und Kind

Das Mittel

Grundthemen des Mittels
* Hierarchie
* Daseinsberechtigung
* Gestörte Mutterliebe
* Verlassenheit vom Vater
* Mutterinstinkt
* Stillen
* Männlichkeit
* Revier
* Streunender Hund, vernachlässigtes Haustier, verlorenes Leittier
* Underdog
* Einzelkämpfer, Kampfmaschine, Gladiator, Legionär
* Eliteeinheit, Fremdenlegion
* Zähne, Reißzahn
* Vernachlässigtes Kind, Vernachlässigung
* Versorgung
* Animalisches, Aggressivität
* Flucht aus der Realität
* Schüler und Lehrer
* Unterwürfigkeit
* Familie
* Kampf, Konkurrenzkampf, Überleben des Stärkeren
* Mutterbindung, Mutter-Kind-Beziehung
* Hilflosigkeit
* Panzerung
* Überlebensinstinkt
* Tierheim, Kinderheim
* Brutkasten
* Anpinkeln

Ätiologie
* Folgen von Brutkasten, nicht Stillen, zu frühem Abstillen, abruptem Abstillen, gestörter Säuglingszeit beim Kind
* Vorübergehende Trennung des Kindes von der Mutter während der Stillzeit
* Entehrung des Vaters durch die Mutter
* Unzuverlässiger Vater, Alkoholismus des Vaters

Vergleichsmittel

Argentum nitricum lachesis, Phosphorus, Tuberculinum; Lycopodium, Medorrhinum, Natrium muriaticum, Petroleum, Sepia

* Vaterlosigkeit
* Diphtherie
* Verlust der Mutter, Mangel an mütterlicher Fürsorge
* Frühe Verlassenheit, frühe Isolation
* Ausgesetzte Kinder
* Vernachlässigung als Kind
* Sexueller Missbrauch durch Verwandte, Onkels
* Folgen von versuchter Abtreibung beim Kind
* Allein erziehende Mutter
* Mangel an Strenge
* Überbemutterung, Überbehütung
* Tod des Hundes
* Verlust von Familienmitgliedern
* Frühe Überforderung, frühe Verantwortung
* Unberechenbare Eltern
* Der eigenen Mutter Mutter sein müssen

Leitsymptome
* Einseitige Beschwerden oder Entzündungen mit regelmäßigem Seitenwechsel
* Knoten in einer Brust während der Periode

Reaktionen auf Nahrungsmittel
Empfindungen
* Gieriger Hunger

Verlangen
* Warme und heiße Getränke
* Whisky, Southern Comfort
* Milch
* Marinade, Senf
* Gewürze, scharf gewürzte Speisen, schwarzer Pfeffer, Salz

Abneigungen
* Milch
* Getränke

Verschlimmerung
* Milch

Allgemeine Modalitäten
Besserung
* Baden

Verschlimmerung
* Liegen auf der Seite
* Geschlechtsverkehr

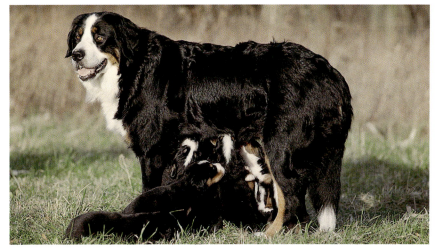

Die Milch einer säugenden Hündin dient als Grundlage für das Arzneimittel Lac caninum.

INDIKATIONEN

Bei Kindern

Hauptindikationen
* Diphtherie nach Verlust der Mutter

Allgemeine Indikationen
* Angina
* Kalte Nasenspitze
* Gesicht abwechselnd blass und rot
* Legasthenie
* Warzen am kleinen Finger

Bei Erwachsenen

Hauptindikationen
* Beschwerden vor der Periode
* Beschwerden nach vorzeitigem oder abruptem Abstillen bei der Mutter
* Schwindel, als würde man schweben und die Füße den Boden nicht berühren; Verschlimmerung beim Gehen und im Liegen
* Halbseitige Kopfschmerzen oder Migräne, welche entweder während der Attacke oder von einer Attacke zur nächsten die Seite wechseln
* Schmerzhafte Entzündungen des Rachens mit silbrig-weißem, glänzendem Belag wie glasiert, die die Seite wechseln
* Mandelentzündungen und brennende Halsschmerzen, die sich zu den Ohren erstrecken, mit Abneigung einzuschlafen aus Angst zu ersticken; besser durch kalte Getränke, Aufenthalt an der frischen Luft; schlimmer durch leichte Berührung, beim Schlucken von Speisen, vor der Periode, durch kalte Getränke
* Schwere Depressionen mit Verschlimmerung jeden Monat vor der Periode
* Empfindlichkeit und Hitze der Füße, muss diese im Bett abdecken

Allgemeine Indikationen
* Ständig wechselnde Symptome
* Ohnmacht durch Druck in die Taille
* Kopfschmerzen, die von Hinterhaupt zur Stirn ausstrahlen; Verschlimmerung nach Mitternacht oder morgens beim Erwachen
* Schnupfen mit dicker, grünlicher Absonderung und einseitig verstopfter Nase, von einer Seite zur anderen wechselnd

* Zu reichlicher Milchabgang, auch unabhängig von einer Schwangerschaft
* Stillbeschwerden, entweder geht die Milch zurück, fehlt oder sie fließt überreichlich
* Knochenerweichung
* Borderline-Syndrom: Wechsel von Neurose und Psychose
* Schluckstörung, beim Schlucken wird die Flüssigkeit aus der Nase gepresst
* Schmerzen, Schwellung und Verhärtungen der Brust, meist die Seite wechselnd; besser durch Hochbinden, festen BH, mit der Hand festhalten, Wärme, Ruhe, Aufenthalt an der frischen Luft; schlimmer vor der Periode, durch Erschütterung, kleinste Bewegung, Berührung
* Schmerzen der Eierstöcke, häufig die Seiten wechselnd
* Schmerzen der Gebärmutter, die sich aufwärts ausdehnen
* Abgang von Luft aus der Scheide
* Ausfluss, vor allem vor der Periode
* Zwischenblutungen oder Blutungen nach dem Geschlechtsverkehr
* Berührungs- und Druckempfindlichkeit der Genitalien, auch beim Waschen und durch scheuernde Kleidung
* Fressanfälle vor der Periode mit Mayonnaise, Schinken, Schokolade, alles durcheinander
* Rheumatische Beschwerden in den Gliedmaßen, die die Seite oder den Ort wechseln
* Rückenschmerzen, die von einer Stelle zur anderen wandern
* Ischiasbeschwerden, die die Seite wechseln
* Überempfindlichkeit der Gliedmaßen, muss die Finger oder Beine spreizen, um zu verhindern, dass diese einander berühren
* Zerstörerische Aggression vor der Periode, wie eine Furie
* Dem Ehemann das Essen an den Kopf werfen
* Heftiges Herzklopfen beim Liegen auf der linken Seite mit Besserung durch Drehen auf die rechte Seite
* Halsweh und Husten beginnen und enden häufig mit der Periode
* Halsschmerzen nach Milchtrinken
* Handwaschzwang

Der Mensch

PSYCHISCHE MERKMALE

Lac-caninum-Menschen erlebten meist in ihrer Säuglingszeit einen Mangel an selbstverständlicher, inniger Zuwendung durch ihre Mutter. Sie wurden meist nicht gestillt oder abrupt abgestillt oder in die Hände anderer Frauen gegeben. Oft sahen sie ihren Vater durch die Augen der Mutter als bedrohliches, wildes Tier. Sie leiden unter mangelndem Selbstvertrauen und fühlen sich von vorneherein nicht gut genug, unansehnlich, schmutzig und abscheulich. Sie hassen sich selbst, mögen sich überhaupt nicht und können auch nicht glauben, dass sie ein anderer mag. Sie halten sich selbst und alles, was sie sagen und denken für dumm. Sie fühlen sich als »hässliches Entlein« oder als »Schwarzer unter lauter Weißen«.

Ihr Gemüt wird durch äußere Eindrücke und eigene Empfindungen leicht übererregt. Sie sind oft unruhig und nervös und reagieren hysterisch, entweder in Form von Raserei oder indem sie keine Berührung ertragen können und sich deshalb die Kleider vom Leib reißen oder alle Ringe ablegen.

Das instinktmäßige Reagieren auf alle Außenreize, die sofort aufsteigenden inneren Bilder sowie das Ausagieren der Gefühle finden sich im »Borderline«-Syndrom«, zu dem Lac-caninum-Menschen neigen.

Sie können unter intensiven Depressionen leiden. Sie sehen dann alles rabenschwarz, schwärzer geht es gar nicht mehr. Sie glauben keinen Freund unter den Lebenden zu besitzen, weshalb es sich für sie nicht mehr zu leben lohnt. Sie wünschen sich den Tod.

Sie neigen zu irrationalen, starken Ängsten. Die stärksten Ängste beste-

Äußeres Erscheinungsbild

> Ängstlicher Gesichtsausdruck
> Hunde- oder Dackelblick
> Zähne blecken
> Lauernd
> Hände in Pfötchenhaltung
> Mimosenhaft

hen gegenüber Schlangen, Spinnen, fremden Hunden und Katzen, sie haben Angst, ohnmächtig zu werden, vor unheilbaren Krankheiten und Geisteskrankheiten, vor Menschen, Misserfolgen und davor, ihre Pflichten zu vernachlässigen. Gelegentlich kann die Furcht vor Schlangen oder Spinnen mit der Einbildung einhergehen, dass diese über ihren Körper kriechen oder krabbeln.

Ihrer Mutter gegenüber empfinden sie eine Hassliebe, die sie durch plötzlich aufflammende, eiskalte Wut unberechenbar machen kann. Sie schreien, schimpfen und fluchen oder werden zu Furien bei geringsten Anlässen. Sie schreiben Gemeinheiten an ihre Freunde. Ebenso plötzlich können sie sehr traurig sein und fangen an zu weinen. In ihrer Melancholie machen sie gerne stundenlang Musik.

Lac-caninum-Frauen sind häufig vor der Periode gereizt, während der Periode und beim Stillen weinerlich. Der natürliche Bezug zur Mutterrolle ist oft gestört. Sie glauben sich durch die Schwangerschaft das Leben versaut zu haben oder fühlen sich von der Existenz ihrer eigenen Kinder praktisch vergewaltigt. Aus diesen Empfindungen heraus entsteht eine tiefe Zerrissenheit mit viel

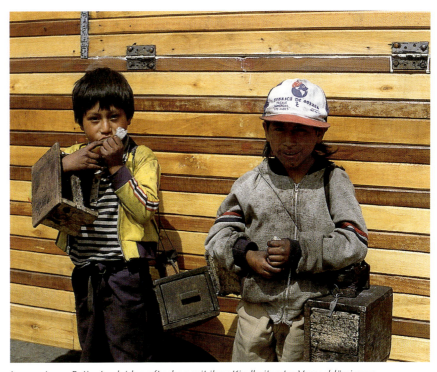

Lac-caninum-Patienten leiden oft schon seit ihrer Kindheit unter Vernachlässigung.

Wut auf ihre Existenz und ihre Familie, in der Folge auch heftige Schuldgefühle.

Lac-caninum-Männer sind oft ebenfalls menschenscheu und fühlen sich außerstande, eine länger anhaltende Beziehung zu führen. Kommen Einsamkeit und Depressionen dazu, führen sie das Leben eines einsamen Wolfes. In Verbindung mit Einsamkeit und Aggressionen hingegen zieht es sie zu rudelartigen Gruppierungen von Männern, meist militärischer oder militanter Natur, wo sie sich in den Anführern Ersatzväter suchen. Sie finden sich dann in Eliteeinheiten wie der SA, der SS, den Marines oder der Fremdenlegion. In diesen Gruppen sind Kameradschaft, Verschwiegenheit und Kadavergehorsam sehr wichtig, Individualität, Offenheit und Zivilcourage sind hingegen bedrohlich. Hier können sie Helden sein und ihr starkes Nationalgefühl leben. Ihr Mutterhass lässt sich hier ebenfalls gut ausagieren.

Lac-caninum-Menschen können es oft nicht ertragen, wenn ein Körperteil einen anderen berührt. Sie werden hysterisch, wenn beispielsweise im Bett in Seitenlage sich die Knöchel berühren, oder sie müssen die Finger abspreizen, weil ein unangenehmes Gefühl sie ganz verrückt macht, wenn diese sich berühren.

GEISTIGE MERKMALE

Lac-caninum-Menschen neigen zu Gedächtnisschwäche und Rechtschreibfehlern. Beim Schreiben lassen sie dann Buchstaben aus, sie sprechen mit Fehlern in der Satzstellung und können sich an das, was sie gerade tun wollten, nicht mehr erinnern.

Sie besitzen eine starke Vorstellungskraft. In Verbindung mit der leichten Übererregbarkeit ihres Gemüts können schreckliche Phantasien oder Wahnvorstellungen entstehen. Sie sehen dann Gesichter in der Luft, Schlangen, Spinnen, Insekten oder Ungeziefer. Sie fühlen sich von unzähligen Schlangen umgeben, einige davon, so das Empfinden, schießen in der Haut wie Blitze auf und ab. Sie meinen in der Luft zu schweben oder zu einer anderen Welt zu gehören. Sie fürchten sich, die Füße auf den Boden zu setzen, weil sie auf Schlangen treten könnten. Geräusche scheinen aus weiter Entfernung zu kommen. Sie fühlen sich von großen Augen beobachtet oder meinen, jemand würde auf sie herabsehen. Sie können auch im Dunkeln Hunde oder Katzen mit riesigen Zähnen sehen.

Sie können sich wie ein Hund fühlen, schmutzig, dreckig oder ekelhaft. Trotz extremer Bemutterung fühlen sie sich unwichtig, ungeliebt, verlassen und im Stich gelassen. Oft sind sie auch besessen von dem Gedanken, dass alles, was sie sagen, gelogen sei. Es scheint ihnen sehr schwer zu fallen, die Wahrheit zu sagen. Sie misstrauen ständig den Dingen. Beim Lesen verändern sie sofort die Bedeutung, lassen Dinge aus oder fügen welche hinzu. Sie versprechen sich, ersetzen die Namen der gedachten Objekte durch die gerade gesehenen. Sie sehen sich eingehüllt in eine dunkle Wolke oder meinen, ihr Körper zerfalle in Stücke. Sie können auch den Zwang verspüren, einem Freund ein Leid anzutun oder ein Kind umzubringen.

VERLANGEN
* Starker Vater
* Liebe des Vaters
* Mutterersatz
* Geborgenheit
* Führung
* Autorität
* Gesellschaft

* Gruppe
* Tod
* Vorbild, Idol
* Innere Ordnung
* Strenge
* Versorgung
* Klarheit
* Lob
* Treue

ABNEIGUNGEN
* Berührung, Berührung eines Körperteils durch einen anderen
* Enge
* Sex
* Revierverletzung
* Allein gelassen werden

MISSEMPFINDUNGEN
* Gefühl, dass die Nase einem anderen gehört
* Gefühl zu schweben, dass die Füße den Boden nicht berühren
* Gefühl ohnmächtig zu werden

SEXUALITÄT
* Deutlich erhöhter oder verminderter Sexualtrieb
* Ekel vor Sexualität
* Schmerzen beim Geschlechtsverkehr
* Hysterie während des Orgasmus

SCHLAF
* Schnarchen
* In Rückenlage mit einem Bein angezogen, sodass der Fuß auf dem anderen Knie liegt
* In Seitenlage derart zusammengerollt, dass das Gesicht fast die Knie berührt

TRÄUME
* Hund, Hundezwinger, Hundekampf
* Gebissen, ins Genick gebissen werden
* Vernachlässigtes Haustier
* Eingesperrtes Haustier
* Aussetzen eines Kindes

Suche nach Kameradschaft | 179

* Spinne
* Spinnennetz
* Schlange
* Grüne Schlange
* Geht durch ein Wiesen- und Sumpfgelände, in dem unzählige Schlangen, auch giftige, leben, weiß nicht, wo er noch hintreten kann
* Verschlungen werden
* Ungeziefer
* Clique
* Wilde Tiere
* Kampf mit wilden Tieren
* Heiraten
* Kameradschaft
* Vernachlässigte Kinder
* Von Neonazis verfolgt werden
* Schimpfen
* Schmerz
* Urinieren
* Auf der Toilette die Unterhose vergessen und dann unten ohne herumlaufen
* Wut
* Dem Ehemann alle Glieder abhacken
* Gefängnis
* Fremde im Haus

Farbwahl
* Weiß
* Weiß-schwarz

Bevorzugte Berufe
* Einzelkämpfer, Elitesoldat, GSG 9, Marineinfanterist
* Fremdenlegionär, Söldner
* Killer
* Rockmusiker
* Musiker
* Kampfbomber-Pilot

Typische Redensarten
* »Auf den Hund gekommen«
* »Du armer Hund«
* »Ich hab' dich zum Fressen gern«
* »Du Hund!«
* »Hundesohn!«
* »Vorsicht bissiger Hund«

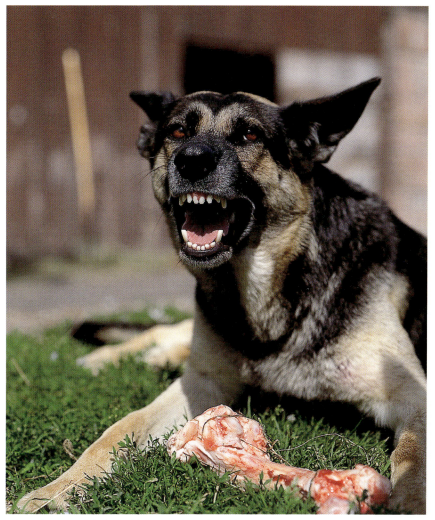

Oft erscheinen wilde, bedrohliche Hunde in den Albträumen der Lac-caninum-Patienten.

* »Ich fress' dich gleich auf«
* »Jemandem an die Kehle springen«
* »Blues verwandelt Schmerz in Freude«
* »Sohn einer räudigen Hündin«
* »Der Mensch ist des Menschen Wolf«
* »Fauler Hund«
* »So weit die Füße tragen«
* »Ums Überleben kämpfen«
* »In der Falle sitzen«
* Hässliches Entlein
* »Ich bin nicht gut genug«
* »Ich hasse mich selber«
* »Ich fühle mich schmutzig und abscheulich«
* »Ich fühle mich als Schwarzer unter lauter Weißen
* »Keiner mag mich«
* »Ich bin nicht klug genug«
* »Alles, was ich sage, ist dumm und blöd«

Sportarten
* Boxen
* Baseball
* American Football
* Autofahren

Übungen
* Bioenergetik
* Bonding

Buschmeisterschlange

LACHESIS MUTA

Das Gift der Buschmeisterschlange wirkt meist tödlich. Zentrale Themen des Mittels sind der Zwiespalt zwischen Gut und Böse, Gefühl und Verstand, Sprunghaftigkeit und Angst vor zu viel Nähe. Einengung verursacht eine extreme innere Spannung und Erregung, die sich in Triebhaftigkeit und suchtartigem Verhalten Bahn bricht.

Die Substanz

NAMEN
* Buschmeisterschlange, Surucucu
* Trigonocephalus lachesis
* »Lachesis« ist der Name einer der drei griechischen Schicksalsgöttinnen (Moiren), die das persönliche Schicksal jedes Menschen bestimmen sollen: Klotho spinnt den Lebensfaden, Lachesis teilt das Lebenslos zu, und Atropos zerschneidet den Lebensfaden.
* Das lateinische »mutus« heißt »stumm« und bezeichnet die geräuschlose Schwanzrassel der Schlange.
* Die griechischen Worte trigonon = »Dreieck« und kephale = »Kopf« beschreiben die Kopfform dieser Schlange.

FAMILIE
Klapperschlangen gehören zur Gattung der Grubenottern (Crotalidae)

VORKOMMEN
Die Buschmeisterschlange lebt in den tropischen Wäldern Mittel- und Südamerikas. Sie lebt sehr zurückgezogen und ist nur nachtaktiv, daher kommt es trotz ihres starken Giftes nur selten zu tödlichen Bissen.

AUSSEHEN
Die Schlange wird bis zu 3,75 Meter

Bezüge zwischen der Substanz und ihrer Wirkung

Gefährliche Schlange > Furcht vor Schlangen

Schlangenbiss > Bei Bisswunden giftiger Tiere, von Hunden

Verschlingen die Beute unzerkaut > Hastiges Essen, Essen herunterschlingen

Regenwald, schwüler Dschungel > Verschlechterung des Befindens bei schwülem Wetter

Kriechen > Lust, Gier und Eifersucht kriechen empor

Heimtückisch > In der Eifersucht

Nachts aktiv > Nachtmenschen

Empfindlich gegen Erschütterung > Verschlimmerung durch Erschütterung

Angst, Ruhe und Schlaf fördern die Giftwirkung > Verschlimmerungsmodalitäten

Lähmendes Herzgift > Furcht, dass das Herz stehen bleiben könnte

Giftiger Speichel > Sarkastische Schlagfertigkeit mit schneidenden Bemerkungen

Beißen > Beißen, besonders als Kinder, bei Ärger und Erregung

Unheimlich, Schrecken verbreiten > Intensive Leidenschaft mit ausgeprägter Eifersucht

Zischeln > Feuchte Aussprache

Züngeln > Angewohnheit, mit der Zunge über die Lippen zu fahren

Viele Schlangen erwürgen ihr Opfer, indem sie sich um dessen Hals wickeln > Furcht zu ersticken mit Überempfindlichkeit gegen alles Beengende am Hals

Hals als Schwachpunkt der Schlange, gefangen zu werden > Viele Halsbeschwerden

Gift und Gegengift | **181**

lang, besitzt einen beigefarbenen Körper mit großen, dunkelbraunen bis schwarzen rautenartigen Mustern auf dem Rücken und der Oberseite des dreieckigen Kopfes. Ihre Schwanzrassel ist verkümmert und gibt kein Geräusch von sich, im Unterschied zu den Rasseln der anderen Klapperschlangen. Die Giftzähne des Oberkiefers sitzen auf einem beweglichen Sockel. Beim Zuschnappen wird das Gift aus den Speicheldrüsen durch die röhrenförmigen Giftkanäle der spitzen Zähne hindurchgepresst. Die Beute wird unzerkleinert verschlungen.

HAUPTINHALTSSTOFFE

Wie alle Klapperschlangen ist auch die Buschmeisterschlange eine gefährliche Giftschlange. Ihr Gift enthält Enzyme und Herzgifte (Kardiotoxine).

Bei oberflächlichen Bissen bewirken die Enzyme eine Zerstörung von Zellen, Geweben und der roten Blutkörperchen, was zu intensiven Blutungen und Blutvergiftung führt. Die Haut in der Umgebung der Bissstelle färbt sich schnell blauschwarz. Beißt die Schlange in eine Vene, blockieren die Herzgifte die Reizleitung des Herzens, was den sofortigen Tod zur Folge hat.

GESCHICHTE

Der amerikanische Arzt und Homöopath Constantin Hering war 1826 bis 1833 als Leiter einer Leprastation in Südamerika. Bei einer Expedition wurde er von der Buschmeisterschlange gebissen. Er schrieb die Symptome auf, untersuchte das Gift und entwickelte die homöopatische Zubereitung.

VERWENDUNG

Aus Schlangengiften können Gegengifte (Antiseren) hergestellt werden.

VOLKSHEILKUNDE

Aus kleinsten Mengen von verschiedenen Schlangengiften wie auch dem der Buschmeisterschlange können Heilmittel gegen venöse Erkrankungen, Herzinfarkt und Schlaganfall hergestellt werden.

HOMÖOPATHISCHE ZUBEREITUNG

Das Gift der Buschmeisterschlange wird in Alkohol gelöst, verdünnt und verschüttelt.
Lachesis muta wurde 1828 von Hering geprüft.

Das Mittel

GRUNDTHEMEN DES MITTELS

* Dualität, Polarität, Zwiespalt
* Fragezeichen
* Hals
* Sexualität, Sexismus
* Unbegründete Eifersucht
* Demagogie, Fanatismus
* Gut und Böse
* Vereinigung von Intellekt und Trieb
* Gefühl im Widerstreit mit dem Verstand
* Versuchung, Verführung
* Leidenschaft, Begierde, Besessenheit, Ekstase, Exzess
* Zweifel
* Narzissmus, Exzentrik
* Gespaltene Zunge, Lüge
* Sünde, Sündenfall
* Strudel
* Homosexualität
* Phallus
* Hypnose

Vergleichsmittel

Lac caninum; Apis, Medorrhinum, Phosphorus, Platinum, Sulfur, Zincum metallicum

* Missionar
* Ersticken
* Bewunderung statt Liebe
* Geburt
* Enge
* Faszination von sich selbst, Eitelkeit
* Faszination
* Hellsichtigkeit
* Das Gute im Bösen erkennen
* Zwietracht, Spaltung
* Injektion
* Perversion
* Spielsucht
* Reisen
* Verzweiflung, Willensschwäche

ÄTIOLOGIE

* Nabelschnur um den Hals bei der Geburt
* Unterdrückte Sexualität
* Einengung
* Kummer, Kränkung
* Verletzungsschock
* Quecksilbervergiftung/-belastung
* Enttäuschung
* Enttäuschte Liebe, Fremdgehen des Partners
* Eifersucht
* Verletzung durch Erschütterung
* Scharlach
* Selbstüberhebung
* Geistige Arbeit
* Chinin-Einnahme
* Unterdrückung von Infekten
* Machtausübende, einengende oder kastrierende Mutter
* Von der Mutter ausgesaugt werden, allein stehende Mutter mit Sohn

Lachesis muta

- Gas- und Arsenvergiftung
- Verdorbener Fisch, verdorbenes Fleisch

Leitsymptome
- Eifersucht, Neid
- Geschwätzigkeit, auch Redekunst
- Abneigung gegen Berührung am Hals; eng anliegende Krägen, Rollkrägen und Halsketten sind unerträglich
- Entzündungen und Beschwerden auf der linken Körperseite oder erst links, dann rechts
- Linksseitige Angina
- Asthma nach Alkoholgenuss, Eifersucht, Fremdgehen des Partners oder intensiver Gefühlserregung
- Purpurfarbene Hautverfärbungen im Gesicht, bei Entzündungen, Hautverletzungen, Furunkeln, Hämorrhoiden
- Bluthochdruck
- Erstickungsgefühle beim Einschlafen und nachts beim Erwachen
- Herzklopfen mit Verschlimmerung beim Liegen auf der linken Seite, nachts, im Schlaf

Reaktionen auf Nahrungsmittel
Empfindungen
- Vertragen Kaffee gut, außer in den Wechseljahren

Verlangen
- Hastig essen
- Schlecht kauen, schlingen
- Alkohol
- Teigwaren
- Austern
- Unverdauliches
- Kaffee bei Menstruationsbeschwerden
- Sauer eingelegtes Gemüse
- Scharfe Speisen
- Wein, Whisky
- Unbestimmtes

Abneigungen
- Warme und gekochte Speisen
- Essen mit Hunger
- Brot
- Wasser

Besserung
- Kalte Getränke
- Saures Obst
- Austern

Verschlimmerung
- Kalte und warme Speisen
- Alkohol
- Warme und heiße Getränke
- Geruch von Speisen und Kaffee

Allgemeine Modalitäten
Unverträglichkeiten
- Beengung
- Liegen links
- Enge Kleidung

Besserung
- Auftreten von Absonderungen, Blutungen
- Kleidung lockern
- Während der Periode
- Vermehrte Schleimabsonderung
- Beim Essen
- Gehalten werden
- Feuchtwarme Anwendungen
- Tiefes Atmen, Einatmen
- Während des Schwitzens
- Beugen
- Druck über eine harte Kante
- Liegen im Vierfüßlerstand
- Samenabgang
- Feste Berührung
- Über Probleme reden

Verschlimmerung
- Morgens beim Erwachen, 13 Uhr, abends, nachts
- Beim Übergang vom Schlaf- in den Wachzustand
- Einengung, enge Kleidung am Hals, enge Kleidung am Bauch, psychische Einengung
- Halbseitig, linksseitig
- Hitze
- Liegen auf der schmerzhaften Seite, auf der linken Seite
- Frühling und Herbst, Übergangszeiten
- Unterdrückung der Möglichkeit, seine Sexualität auszuleben

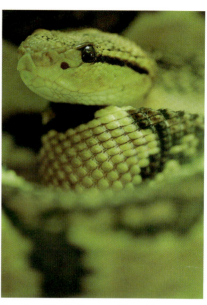

Aus dem Gift der Buschmeisterschlange entsteht das Mittel Lachesis muta.

- Sommersonnenwende
- Nach langem Schlaf
- Schlafmittel
- Unterdrückte Absonderungen, unterdrückter Schnupfen
- Alle zwei Wochen, jedes Jahr
- Heiß baden, warm baden, feuchtwarme Anwendungen
- Pubertät
- Vor, zu Beginn, nach der Periode
- Wechseljahre
- Aufenthalt in der Sonne
- Schwüles, feuchtwarmes Wetter
- Während der Schwangerschaft
- Geistige Anstrengung
- Leichte Berührung, Druck
- Erschütterung
- Nach Essen
- Lebhaftigkeit
- Nach Mittagsschlaf
- Liegen mit tief liegendem Kopf
- Wetterwechsel von kalt nach warm, Temperaturwechsel
- Windiges Wetter
- Vor und während eines Gewitters
- Vollmond, Neumond
- Abkühlung oder Nasswerden der Füße
- Körperliche Arbeit

INDIKATIONEN

Bei Kindern

Hauptindikationen
* Linksseitige Mittelohrentzündung mit heftigen Schmerzen, oft auch mit Halsschmerzen

Allgemeine Indikationen
* Nasenbluten
* Verhaltensstörungen nach der Geburt eines neuen Babys in der Familie
* Leberflecke, vermehrt links
* Frühe Kurzsichtigkeit
* Störungen des Nervensystems wie Ohnmachten oder kleine epileptische Anfälle

Bei Erwachsenen

Hauptindikationen
* Vorzeitiges Altern
* Alkoholismus oder Drogensucht, Auslöser meist unterdrückte sexuelle Bedürfnisse
* Sexsucht
* Linksseitige Entzündungen der Mandeln oder des Rachens mit splitterartigen Schmerzen, bläulichroter Verfärbung und Ausstrahlen des Schmerzes beim Schlucken zum Ohr; besser durch Eisessen, kalte Getränke, Schlucken fester Nahrung; schlimmer durch warme Getränke, beim Schlucken von Speichel und Flüssigkeiten
* Schluckstörungen, besonders beim Schlucken von Flüssigkeiten oder Speichel
* Halbseitenlähmung nach Schlaganfall
* Linksseitige Migräne
* Kopfschmerzen auf der linken Seite oder im Scheitelbereich; besser während der Periodenblutung, durch Druck gegen den schmerzhaften Bereich; schlimmer durch Hitze, vor der Periode, während der Schwangerschaft, im Klimakterium
* Asthma, muss während der Atemnot das Gewand öffnen; besser im Freien, durch Kälte, Herumgehen, vornübergebeugtes Sitzen; schlimmer nachts, während des Schlafes, am Morgen beim Erwachen, in einem heißen Raum
* Beklemmungsgefühl in der Brust mit Verschlimmerung im Liegen auf der linken Seite
* Kreislaufstörungen mit rötlicher oder bläulicher Verfärbung der Haut von Gesicht, Ohren und Gliedmaßen

* Eiterungen
* Blutungen wegen schlecht gerinnenden Blutes, selbst kleine Nadelstiche bluten heftig
* Eierstockentzündung
* Verzögerte Periode
* Hitzewallungen
* Zittern der Zunge beim Herausstrecken
* Kropf mit linksseitiger Schwellung
* Rechts- oder linksseitige Ischiasbeschwerden, auch während der Schwangerschaft
* Gürtelrose auf der linken Seite des Rückens

Allgemeine Indikationen
* Knacken der Kiefer beim Küssen
* Sonnenstich
* Langsame Wundheilung
* Netzhautblutungen
* Blutarmut nach Blutungen
* Bisswunden giftiger Tiere, von Hunden
* Koma und Delirium infolge Schlaganfall, Alkohol oder Fieber
* Höhenkrankheit
* Enge Kleidung am Bauch ist unerträglich
* Komplizierter Knochenbruch
* Leberentzündung, Gelbsucht
* Nierenbeckenentzündung mit dunklem oder schwarzem Urin
* Gestaute, purpurfarbene Hämorrhoiden
* Krampfaderleiden, besonders der Beine, mit pochenden Beschwerden, oft zuerst linksseitig
* Wiederaufbrechen alter Wunden und Narben
* Durchfall vor der Periode
* Hochgradige Schmerzen vor der Periode, kann keine Kleidung ertragen, dabei eifersüchtig, reizbar, depressive Verstimmung, Kopfschmerzen und Hitzewallungen
* Zysten und Tumore der Eierstöcke, besonders linksseitig
* Haarausfall, besonders während der Schwangerschaft
* Geschwüre am Penis
* Melanome
* Schnittwunden
* Auseinanderspreizen der Finger, weil deren Berührung untereinander unerträglich sind
* Tollwut

Der Mensch

PSYCHISCHE MERKMALE

Der Zustand der Lachesis-Menschen ist auf allen drei Ebenen geprägt von einer extremen inneren Spannung und Erregung, welche nach einem Ventil sucht, ähnlich wie der gesamte Organismus eines Menschen unmittelbar nach dem Biss dieser Giftschlange von einem totalen Aufruhr erfasst wird. Dieser Zustand hält meist mehrere Jahre an und geht dann in Erschöpfung und Lähmung über – nach dem Schlangenbiss tritt dies bereits innerhalb weniger Stunden ein und führt meist zum Tod.

Lachesis-Menschen haben meist in der Kindheit sehr beengende Erfahrungen gemacht. Die stärkste Prägung geht wohl von einer Nabelschnur um den Hals des Neugeborenen aus, aber auch von beengenden Eltern, die der Entwicklung ihres Kindes kaum Freiräume gewähren. Bei Kindern zeigt sich diese Erregung auf der psychischen Ebene in starker Eifersucht, die beispielsweise nach der Geburt eines neuen Babys heftig einsetzt. Die Kinder beißen oder schikanieren das Geschwisterchen heimlich. Wenn die Eltern dies unterbinden, sucht sich der innere Druck andere Ventile.

Die Eifersucht kann sich auch auf den Vater richten, besonders aber auf die Freunde der Kinder. Sie sind derart besitzergreifend, dass sie ihren Freunden außer sich selbst keine weiteren lassen können. Mit List und Tücke, aber auch moralischen Erpressungen und Drohungen bringen sie ihre Freunde so weit, dass sie es nicht wagen, »fremdzugehen«.

Mit der Pubertät wird die Sexualität das bevorzugte Ventil, um sich körperlich wie seelisch abzureagieren.

Äußeres Erscheinungsbild

> Zwei Typen:
>> Groß gewachsen
>> Klein
> Schlank bis mager
> Rote Haare oder braune mit rötlichem Schimmer, seltener schwarze Haare
> Magisch anziehende, faszinierende Augen
> Magischer Blick
> Scharfe Gesichtszüge
> Blasser Teint mit Sommersprossen
> Relativ großer Mund mit dünnen, geschwungenen Lippen
> Züngeln beim Sprechen
> Fahren mit der Zunge oft über die Lippen
> Lispeln
> Feuchte Aussprache
> Erweiterte Venen im Gesicht, auch netzförmig
> Kleine Finger oder lange, dünne Finger
> Gelbliche Hautverfärbungen oder bläuliche Hautstellen
> Erotisch
> Großer Brustkorb bei Frauen
> Enge Kleidung
> Ungewöhnliche Kleidung
> Lederkleidung
> Tätowierungen

Je nach Grad der Stauung entwickelt sich eine enorme Triebhaftigkeit. Wenn der Erregungs- in den Lähmungszustand übergeht, entwickelt sich sexuelle Teilnahmslosigkeit und Desinteresse.

Ist den Lachesis-Menschen aus moralischen, körperlichen oder partnerschaftlichen Gründen ein Ausagieren ihrer Sexualität nicht möglich, verfallen sie leicht Süchten, wie Kaufrausch, Drogen und vor allem der Trunksucht. Doch nach Alkoholgenuss geht es ihnen im Allgemeinen schlechter, weil sie eine Bewusstseinserweiterung und keine -trübung suchen.

Allgemein zeigen sich die Lachesis-Menschen im erregten Zustand heiter, lebenslustig und lebhaft oder neidisch, eifersüchtig, grausam, voller Ärger und Zorn, Argwohn, Spott und Hass. Im Zustand der Lähmung zeigen sie viele Ängste, verfallen in tiefe Traurigkeit und Depression. Nachts beim Erwachen haben sie besonders intensive Ängste. Typisch sind auch Ängste beim Einschlafen und nach Albträumen, beim erneuten Einschlafen zu sterben.

GEISTIGE MERKMALE

Die Schlange gilt auch als Mittler zwischen den Welten, zwischen dem Diesseits und dem Jenseits. Lachesis-Menschen haben große Schwierigkeiten, zwischen den verschiedenen Bewusstseinsebenen – Über- und Tagesbewusstsein – hin und her zu pendeln. Die Übergänge bereiten ihnen unbewusst Probleme.

Lachesis-Kinder sind geistig sehr rege und besitzen ein ausgezeichnetes Gedächtnis. Dieses ermöglicht es ihnen, Dinge nur ein einziges Mal zu hören oder zu lesen und sich bei passender Gelegenheit daran erinnern zu können. Auf Grund dieser Begabung können sie es sich leisten, faul zu sein und dennoch gute Leistungen zu erzielen. Sie sind ehrgeizig und kreativ, wissbegierig und sprudeln vor Ideen über. Geistig macht sich die Erregung als extreme Gedankenfülle bemerkbar, und die Lachesis-Menschen brauchen als Ventil das Reden, um Druck ablassen zu können. Es steckt so viel in ihnen, das ausgedrückt werden muss, sie können ihre Gedanken nicht für sich behalten. Je stärker die Erregung auf der geistigen Ebene ist, desto unaufhörlicher wird der Redefluss. Sie reden dann ohne Punkt und Komma, überschlagen sich beim Reden, ihre Ideen und Gedanken werden immer sprunghafter und kommen zu keinem Abschluss mehr. Die Gesprächspartner werden zu stummen Statisten degradiert.

Bei weiterem Anstieg der inneren Spannung werden die Ideen immer phantastischer, es stellen sich Einbildungen, Visionen und Wahnideen ein. Die Ich-Bezogenheit und Selbstüberschätzung lässt sie dann nur noch über sich selbst sprechen. Die Worte sprudeln hastig aus ihrem Mund, oder sie lallen und stottern unzusammenhängend und albern. In ihrem Wahn können sie Phantome sehen, glauben von einem überstarken Zauber verhext zu sein, von Feinden verfolgt oder vergiftet zu werden. Sie sind überzeugt, ein großes Unrecht begangen zu haben, verdammt zu sein, besonders als Alkoholiker, unter einer unheilbaren Krankheit zu leiden, in der Luft schweben zu können oder in den Weltraum getragen zu werden oder gleich zu sterben.

VERLANGEN
* Kalte Luft, offene Fenster
* Zuvorkommen, bevorzugt sein
* Vergnügungen
* Ironie
* Beißen
* Nach Hause gehen
* Töten
* Sich abreagieren
* Menschen in Besitz nehmen

* Orakel befragen
* Zungenkuss

ABNEIGUNGEN
* Eng anliegende Kleidungsstücke am Hals
* Bewegung
* Enge, Berührung
* Hitze, Licht
* Bett
* Frauen, Heirat
* Geistige Arbeit, Lesen
* Rauchen
* Geschäfte
* Harmonie

MISSEMPFINDUNGEN
* Als ob das Gehirn nach außen herauskomme
* Ein Brotkrümel befinde sich im Hals; besser durch Räuspern
* Das Herz sei geschwollen
* Das Herz sei stehen geblieben
* Gefühl eines Flatterns im Kehlkopf
* Gefühl eines innerlichen Kitzelns
* Gefühl eines Wogens im Kopf
* Als ob sich ein Klumpen im Magen befinde
* Eine Kugel steige vom Magen in den Hals auf
* Als ob sich ein Klumpen im Enddarm befinde
* Als ob es einen Pflock aus dem Enddarm herausdrückt

SEXUALITÄT
* Wollüstiges Jucken der weiblichen Genitalien

SCHLAF
* Auf der rechten Seite, links ist oft unmöglich
* Erstickungsgefühl beim Einschlafen
* Geringes Schlafbedürfnis
* Hört alles im Halbschlaf
* Erwachen durch geringstes Geräusch
* Auffahren aus dem Schlaf wie durch Erstickungsgefühl

* Atemstillstand während des Schlafes

TRÄUME
* Erotisch
* Schlangen
* Phantastisch, visionär
* Albträume, Tod
* Merkwürdig
* Enge Rohre
* Gefahren
* Reisen
* Ermordet werden
* Geistige Anstrengung

FARBWAHL
* Gelb
* Weiß
* Blaurot
* Violett
* Helle Farben

BEVORZUGTE BERUFE
* Prediger, Missionar
* Kabarettist
* Redner, Demagoge
* Schauspieler
* Werbefachmann
* Druide
* Schriftsteller

TYPISCHE REDENSARTEN
* »Lange Rede, kurzer Sinn«
* »Lügen haben kurze Beine«
* »Lug und Trug«
* »Vielleicht, may be«
* »An die Kehle springen«
* »Des einen Hölle ist des anderen Paradies«
* »Was hab' ich nur angerichtet?«
* »Stirb und werde«
* »Spontan«

SPORTARTEN
* Salsa-Tanz

ÜBUNGEN
* Tantra
* Reinkarnationstherapie
* Meditation

Bärlapp
LYCOPODIUM CLAVATUM L.

Lycopodium clavatum ist eine von vielen Bärlapparten und steht unter Naturschutz. Themen des Mittels sind Minderwertigkeitsgefühle, Unsicherheit, Selbstüberschätzung, Feigheit und ein ausgeprägtes Freiheitsbedürfnis. Eine gute Außenwirkung in optischer Hinsicht und auf der Leistungsebene ist äußerst wichtig, um die Defizite zu verdecken.

Die Substanz

NAMEN
* Bärlapp, Keulen-Bärlapp
* Alpenmehl, Bärätäpli, Beerensamen, Blitzmoos, Blitzpulver, Chrampfchrut, Darmfraß, Denkkraut, Druidenfuß, Einklopfpulver, Erdmoos, Erdschwefel, Feldschwefel, Fieberkrankenstaub, Gäbeli, Gebell, Gichtmoos, Gürtelkraut, Hexenkraut, Hexenmehl, Katzenleiter, Kolben-Bärlapp, Krähenfuß, Krampfkraut, Liemle, Löwenfuß, Luuschrut, Moosfarn, Neungleich, Neunheil, Schlangenmoos, Schoßwurz, Schweißwurz, Seilkraut, Spreupulver, St. Johannisgürtel, Teufelsklauen, Tintenmehl, Trutenfußpulver, Vollenschübel, Waldstaub, Weingrün, Wolfsranke, Zigeunerkraut
* »Lycopodium« ist abgeleitet von den griechischen Worten lykos = »Wolf« und podion = »Füßchen« und soll auf die Ähnlichkeit zu einem Wolfsfüßchen hinweisen. Das lateinische Wort clava = »Klaue« charakterisiert die dicht beblätterten Zweige.
* Die deutsche Bezeichnung »Bärlapp« nimmt auf das Bild der Bärentatze Bezug: althochdeutsch lappa = »Tatze«.

FAMILIE
Lycopodiaceae, Bärlappgewächse

VORKOMMEN
Bärlapp wächst auf trockenen Heiden und Mooren, Gebirgswiesen und in Nadelwäldern in ganz Europa mit Ausnahme der Mittelmeerregionen bis auf 2300 Meter Höhe. Bärlapp steht in Deutschland, Österreich und der Schweiz unter Naturschutz.

AUSSEHEN
Die mehrjährige Pflanze kriecht schlangengleich mit meterlangen, dicht beblätterten Stängeln am Boden entlang. Die kleinen Blätter laufen in eine haarförmige Spitze aus, die Stängel verzweigen sich reichlich, sodass teppichartige Wuchsformen entstehen. Die aufsteigenden Triebe erreichen eine Länge von 10 bis 15 Zentimeter und enden in stimmgabelähnlichen, walzenartigen Fruchtähren als Sporenbehältern; diese benötigen vier bis sieben Jahre, um sich auszubilden. Die Sporen sind blassgelb, fühlen sich samtartig an, sind äußerst hart, geschmack- und geruchlos, wasserabweisend, sodass sie auf dem Wasser schwimmen, ohne nass zu werden.
Aus den Sporen bilden sich innerhalb von sieben Jahren weibliche und männliche Vorkeime, die männlichen sind beweglich. Es dauert weitere sieben Jahre, bis sich aus den Vorkeimen eine neue Pflanze entwickelt.

HAUPTINHALTSSTOFFE
Das Kraut enthält die giftigen Alkaloide Lycopodin, Selagin, Clavatin und Clavatoxin, die bei unsachgemäßer Dosierung Schleimhautreizungen, Krämpfe, Brechdurchfälle bis hin zum Koma bewirken können. Weitere Inhaltsstoffe sind fettes Öl, Hydrokaffeesäure, Polysaccharide wie Sporonin und Kieselsäure. Bärlauchkrauttee sollte bei der Dosierung von einer Tasse pro Tag nicht länger als drei Wochen getrunken werden.
Die Samen enthalten neben 50 Prozent fettem Öl die oben genannten Alkaloide in geringen Mengen, Hydrokaffeesäure, Sporonin und Saccharose.

GESCHICHTE
Die Bärlappgewächse sind vor fast 400 Millionen Jahren aus den Urfarnen der Erdmittelalters hervorgegangen. Damals stellten sie in Gestalt des Schuppen- und des Siegelbaumes über 30 Meter hohe Bäume dar, welche die damaligen Urwälder überragten. Gegen Ende der Karbonzeit, vor etwa 280 Millionen Jahren, starben diese riesigen Bäume

Bezüge zwischen der Substanz und ihrer Wirkung

Uralte Pflanze > Altes Aussehen schon bei Kindern

Ehemaliger Riese in den Urwäldern vor 300 Millionen Jahren, heute klein und unscheinbar > Widerspruch zwischen wirklicher und eingebildeter innerer Größe

Kleine Pflanze > Intelligente Männer, kleiner als 1,65 Meter

Schlangenmoos, am Boden dahinkriechend > Schlechtes Selbstbewusstsein, Minderwertigkeitsgefühle

Bei Waldspaziergängen trampeln die Menschen auf dem Bärlapp herum, ohne ihn zu bemerken > Lassen dies aus Schwächegefühl vermeintlich Stärkeren gegenüber zu, zu Hause aber patriarchalisch: nach oben buckeln, nach unten treten

Immergrün > Mögen Lodenkleidung und Trachten

Grüne Farbe > Hinweis auf Willensstärke und Verlangen nach Anerkennung

Ausdauernd, faktisch unzerstörbar; die Pflanze hat fast 400 Millionen Jahre überlebt

> Zähe, strebsame, ehrgeizige Menschen

Elastisch, anpassungsfähig > Geistig sehr gewandt

Glatt, geschmeidig > Sehr diplomatisch

Dürr > Abmagerung bei Jugendlichen und alten Leuten, von oben nach unten

Haltlos, sich festklammern am Boden > Brauchen die Nähe eines Menschen als Sicherheit

Sich immer wieder aufrichten > Stehaufmännchen, auch nach Tiefschlägen

Probleme mit der Fortpflanzung > Das Hauptmittel für Potenzstörungen bei Männern

Sechs bis sieben Jahre bis zur Sporenbildung > Heiraten meist spät

Lange Reifezeit der Pflanze > Brauchen lange, um erwachsen zu werden

Bärlappsporen sind trocken und wasserabweisend > Menschen, die eher humorlos sind

Bärlappsporen als Trennmittel zur Pillenherstellung > Oft bei Apothekern und Apothekenmitarbeitern vorkommend

Bärlappsporen zur Bestäubung von Kondomen > Abneigung gegen Kondome oder immer eines in der Tasche, um für einen Seitensprung gerüstet zu sein

Sympathiepulver, Bärlappsporen heimlich dem Kaffee eines anderen hinzufügen um dessen Sympathie zu gewinnen > Viele Lycopodium-Menschen möchten dem Partner heimlich ein homöopathisches Mittel verabreichen, damit der andere sich zum Besseren ändert

Sympathiepulver in den Kaffee > Lycopodium wirkt nicht bei gleichzeitigem Kaffeegenuss

Bärlappspore sieht unter dem Mikroskop wie ein Mercedes-Stern aus > Lieblingsfahrzeug

Bärlappsporen wurden um die Jahrhundertwende in der Fotografie als Blitzlicht oder im Theater zur Darstellung von Blitzen entzündet > Stehen gerne im Rampenlicht in Politik, Wirtschaft und Film

Die Bärlappsporen sind äußerlich extrem hart mit einem weichen Kern > Sensibilität und Gefühle sind durch einen harten Panzer vor der Außenwelt geschützt, dadurch große innere Distanz

aus. Überleben konnten die kleineren Bärlapparten, von denen die meisten in den Tropen vorkommen, und nur sechs Arten – darunter Lycopodium clavatum – in Europa.

VERWENDUNG

Die Germanen maßen dem Bärlapp Zauberkräfte zu.
Ähnlich Eichen kann Bärlapp Blitze anziehen. Deshalb wurde das Kraut früher von manchen Menschen nicht im Haus aufbewahrt. Bärlappsporen wurden früher zur Herstellung von Blitzlichern und Feuerwerk verwendet.

Lycopodium clavatum L.

Die Verwendung des Bärlapps erscheint in den medizinischen Büchern Europas erst im 16. Jahrhundert.

VOLKSHEILKUNDE
In der Volksheilkunde wird der Tee des Krautes als Kaltauszug empfohlen bei Blasenkatarrhen, Gicht, Harngrieß, Neigung zu Steinbildung, Prostatavergrößerung, Hodenschmerzen, Rheuma, Gelenkentzündungen, Wadenkrämpfen, Krampfaderschmerzen, Leberleiden und juckenden Ekzemen.
Die Bärlappsporen wurden ab dem 17. Jahrhundert als Wundpuder bei Wundsein, nässenden Ekzemen und offenen Beinen angewendet. Zu zehn Prozent mit Milchzucker vermischt, helfen sie bei chronischen Blasenleiden, Blasenschwäche, Koliken und Krämpfen in den Beinen.

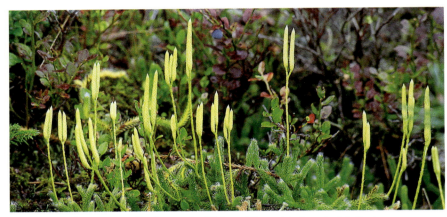

Lycopodium clavatum aus den Sporen der Bärlapp-Pflanze ist eines der häufigsten Konstitutionsmittel für Menschen in den westlichen Industrienationen.

BLÜTEZEIT
Reifezeit der Sporen: Juli und August
Das Kraut muss im Frühsommer bei sehr trockenem Wetter gesammelt werden. Es wird frisch oder getrocknet verwendet.

HOMÖOPATHISCHE ZUBEREITUNG
Die frischen Sporen werden im Mörser zerrieben, daraus wird die Urtinktur hergestellt.
Lycopodium wurde von Hahnemann geprüft.

Das Mittel

GRUNDTHEMEN DES MITTELS
* Innere Unsicherheit
* Rechthaberei
* Versteckte Unvollkommenheit
* Feigheit
* Ich-Überhöhung, Selbsterhöhung
* Selbstüberschätzung
* Hochmut
* Größenwahn
* Hochmut im Widerstreit mit Demut
* Ehemalige Größe
* Eigentliche Größe
* Macht
* Ohnmacht
* Potenz
* Denken
* Unterwürfigkeit
* Anpassung, Anpassungsfähigkeit
* Ehrgeiz
* Ehre, Ehrgefühl

Vergleichsmittel
Argentum nitricum, Arsenicum album, Chelidonium, Kalium carbonicum, Sulfur, Thuja; Acidum nitricum, Medorrhinum, Natrium muriaticum, Nux vomica

* Verstandesmenschen: Gefühl im Widerstreit mit dem Verstand
* Vernunft, Ratio
* Recht und Unrecht
* Überleben
* Bluff
* Wendehals, sein Fähnlein nach dem Wind hängen
* Unzerstörbarkeit
* Recht und Ordnung
* Gesetz
* Römisches Gesetz
* Prinzipienreiter

* Dreigliederung, Dreieck, drei
* Lau
* Herrensitz
* Den Kürzeren ziehen
* Maß, Maßstab, Plan
* Patriarch, Patriarchat
* Kompensation von Minderwertigkeitsgefühlen
* Ehrfurcht
* Narzissmus
* Stabilität im Widerstreit mit Labilität
* Glauben und Wissen
* Hochstapelei, Etikettenschwindel, Aufschneider
* Maske
* Mannhaftigkeit
* Männlichkeit
* Diplom
* Podium
* Abhängigkeit von Dingen
* Aalglatt

* Aufsteiger
* Verkappt
* Gscheitle
* Anti-Held
* Hierarchie
* Herrenpils
* Autorität
* Alleinherrschaft
* Aufgabe
* Erwachsenwerden
* Selbstwert
* Verantwortung
* Willensschwäche
* Verhärtung
* Graue Eminenz
* Neureich
* Wissenschaft
* Statussymbol
* Tarnung

ÄTIOLOGIE
* Ohnmacht gegen die Eltern
* Ungerechte Behandlung durch die Eltern
* Erwartungsspannung
* Vaterlosigkeit
* Abwesenheit des Vaters
* Plötzlicher Tod des Vaters
* Unterdrückter Zorn
* Zorn mit stillem Kummer
* Kränkung
* Demütigung
* Würdeverletzung
* Enttäuschung
* Schreck
* Abkühlung
* Sexuelle Exzesse
* Autoritäre Erziehung
* Niedergebrüllt werden
* Übermächtiger oder schwacher Vater
* Abwertung des Vaters durch die Mutter
* Belachte Gefühle
* Frühe Verantwortung
* Grobheit anderer
* Selbstüberhebung
* Uneinigkeit zwischen Vorgesetzten und Untergebenen
* Einatmen von Steinstaub

* Angst vor Versagen, Scheitern
* Wut
* Ärger

LEITSYMPTOME
* Rechtsseitige Erkrankungen oder Erkrankungen, die rechts beginnen und auf die linke Seite wechseln
* Allgemeine Verschlimmerung von 16 bis 20 Uhr oder von 15 bis 19 Uhr
* Schlechtes Selbstwertgefühl, geringes Selbstbewusstsein, oft durch Arroganz überspielt
* Kinder, die sich im Kindergarten und in der Schule wohlerzogen und liebenswert benehmen, zu Hause aber streitbar und tyrannisch sind
* Lampenfieber, Prüfungsangst
* Herrisches, tyrannisches, überhebliches Verhalten gegenüber der Familie und anderen Menschen, denen er sich überlegen fühlt, aber unterwürfig gegenüber höher gestellten oder autoritären Personen
* Weinen bei sentimentalen Ereignissen oder wenn man ihnen dankt
* Blähungen mit aufgetriebenem Bauch, Gurgeln und Rumpeln, besser durch Aufstoßen und Abgehen von Winden, schlimmer durch enge Kleidung und nach dem Verzehr selbst kleiner Nahrungsmengen
* Einseitige Kälte der Hände oder Füße
* Schmerzhafte Einrisse der Hornhaut an den Fersen
* Probleme oder gar Abneigung gegenüber dem anderen Geschlecht, Väter haben immer Probleme mit ihren Töchtern
* Nachtblindheit; besonders schlechtes Sehvermögen im Zwielicht
* Appetitstörungen: bei Appetitlosigkeit nimmt der Appetit während des Essens zu, bei Heißhunger fühlt man sich satt nach wenigen Bissen

* Nörgler, regt sich gerne wegen Kleinigkeiten auf
* Schlechtes Gedächtnis, besonders für Namen und Fremdwörter; Fremdwörter sind oft durch Buchstaben- oder Silbenumstellung kaum mehr erkenn- oder verstehbar

REAKTIONEN AUF NAHRUNGSMITTEL
Unverträglichkeit
* Kohl
Verlangen
* Negerküsse
* Süßigkeiten wie Gebäck, Kuchen, Schokolade, Pralinen
* Heiße Speisen und Getränke
* Oliven
* Olivenöl
* Herrenpils
* Pflaumenmus
* Austern
* Lauwarme Speisen und Getränke
* Abwechslungsreiche Speisen
Abneigungen
* Bereits nach wenigen Bissen gegen das Essen
* Roggen-, Schwarz- und Mischbrot
* Erbsen
* Bohnen
* Gekochte Speisen
* Kaffee
* Süßigkeiten
* Heiße Getränke
* Warme Speisen
Besserung
* Heiße Speisen
* Süßigkeiten
* Kalte und warme Getränke
Verschlimmerung
* Blähende Speisen
* Erbsen, Bohnen
* Kohl
* Zwiebeln
* Knoblauch
* Austern
* Kleine Mengen essen
* Peperoni
* Käse

Lycopodium clavatum L.

* Kalte Speisen
* Schokolade
* Süßigkeiten
* Wein
* Frisches Bier
* Anblick von Speisen
* Brot, Gebäck
* Milch
* Mehlspeisen
* Gelbe oder weiße Rüben
* Sardinen
* Sauerkraut
* Trockene Speisen

ALLGEMEINE MODALITÄTEN
Unverträglichkeit
* Enge Kleidung
* Widerspruch

Besserung
* Vormittags
* Nach Mitternacht
* Bettwärme
* Bewegung
* Gehen im Freien
* Abkühlung
* Kalte Luft
* Entblößen
* Kleidung lockern
* Nach dem Wasserlassen
* Mäßige Temperaturen
* Liegen auf der rechten Seite oder in Knie-Ellbogen-Lage
* Gebeugt gehen
* Gebeugt sitzen
* Bewegen erkrankter Teile
* Weinen

Verschlimmerung
* 16 Uhr
* 16 bis 20 Uhr
* Abends vor Mitternacht
* Morgens beim Erwachen
* Zwischen 4 und 8 Uhr früh im Frühjahr
* Erst rechts, dann links
* Halbseitig
* Kälte
* Kalte Luft
* Zugluft
* Essen bis zur Sättigung
* Übersättigung

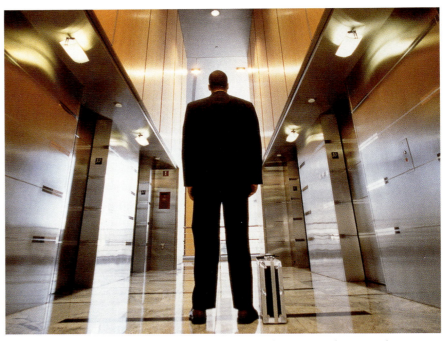

Groß erscheinen, um sich nicht klein zu fühlen: Das Selbstbewusstsein des Lycopodium-Menschen ist abhängig von seiner Wirkung auf seine Umgebung.

* Nach dem Essen
* Auslassen von Mahlzeiten
* Fasten
* Enge Kleidung
* Frühling
* Winter
* Zur Sommersonnenwende
* Warm einhüllen
* Warme Luft
* Zimmerwärme
* Überfüllte Zimmer
* Hitze
* Schwüles Wetter
* Sitzen
* Aufstehen
* Im Bett liegen
* Seitenlage
* Nach dem Liegen
* Lagewechsel
* Herumdrehen im Bett
* Geistige Anstrengung
* Berührung
* Druck
* Vollmond
* Abnehmender oder zunehmender Mond

* Zu Beginn der Bewegung
* Entblößen
* Vor der Periode
* Zu Beginn der Periode
* Ruhe
* Vermehrte Schleimabsonderung
* Wind
* Alleinsein
* Widerspruch
* Abwärtsbewegung
* Feuchtkalte Anwendungen
* Jeden dritten Tag in der Schwangerschaft
* Entbindung
* Dunkelheit
* Erbrechen
* Wenn sich ein Gewitter nähert
* Wetterwechsel von kalt nach warm
* Schneeluft
* Niesen
* Samenabgang
* Schlafmittel
* Aufrecht sitzen
* Sitzende Lebensweise
* Leistungsdruck

INDIKATIONEN

Bei Kindern

Hauptindikationen

* Kleinwüchsigkeit
* Legasthenie
* Blähungen bei Säuglingen, Drei-Monats-Koliken, am schlimmsten nach 16 Uhr
* Abmagerung bei schwächlichen Jungen, oftmals trotz Heißhunger
* Rechtsseitige Anginen und Halsschmerzen, welche meist durch warme, manchmal auch durch kalte Getränke besser werden
* Rechtsseitiger Leistenbruch
* Schiefhals bei Säuglingen
* Schlechte Verlierer
* Erkältungsneigung durch große Empfindlichkeit gegenüber Kälte und Zugluft
* Mangel an Selbstvertrauen
* Reizbarkeit mit Stoßen, Schlagen, Treten, Schimpfen und Schreien

Allgemeine Indikationen

* Gelbfärbung der Zähne
* Nägelkauen
* Ekzeme, nässende Hautausschläge, Krusten und Risse hinter den Ohren
* Rechtsseitige Mittelohrentzündung
* Gesteigertes sexuelles Verlangen
* Vorhautenge
* Rachitis
* Gehörminderung oder Verlust des Gehörs nach Scharlach

Bei Erwachsenen

Hauptindikationen

* Krampfadern in der Schwangerschaft, meist am rechten Bein
* Heftige Bewegungen des Fötus im Mutterleib, als ob dieser Purzelbäume schlüge
* Rechtsseitige Lungenentzündung, meist des unteren Lungenlappens, mit auffallender Nasenflügelatmung
* Haarausfall nach der Schwangerschaft, während der Stillzeit
* Hitzewallungen
* Rechtsseitige Ischialgie mit Verschlimmerung beim Liegen auf der schmerzhaften Seite
* Rasches Eintreten des Sättigungsgefühls, aber man hält sich nicht daran
* Gesteigerter Appetit bis Heißhunger, nächtliche Hungerattacken: Der Appetit nimmt während des Essens zu
* Bulimie
* Erweiterungen der Schlagadern
* Schrumpfung des Penis
* Schwäche nach Samenerguss
* Anhaltende innere Anspannung
* Neigung zu Leberflecken, die entarten können

Allgemeine Indikationen

* Rechtsseitiger Kropf
* Übersäuerung des Organismus
* Sodbrennen, saures Aufstoßen, besonders nach Süßigkeiten
* Leber- und Gallenerkrankungen mit dadurch bedingten venösen Stauungen
* Gicht
* Blutende Hämorrhoiden
* Nierensteine, meist in der rechten Niere, durch anhaltende Belastungen, Stress
* Rötlicher Sand im Urin
* Prostataentzündung, Prostatavergrößerung mit Rückenschmerzen, welche nach dem Wasserlassen besser werden
* Zysten und Tumore des rechten Eierstockes
* Herzklopfen, schlimmer abends im Bett, nach Überessen oder durch Verdauungsstörungen, Blähungen
* Husten mit trockenem Brennen und erschwerter Atmung, welche in Rückenlage zunimmt
* Verkrampfung von Nacken, Schulter und Rücken mit Verspannungen und Versteifung
* Rechtsseitige Schmerzen der Gesichtsnerven
* Schmerzunempfindlichkeit erkrankter Teile
* Früher Haarausfall
* Chronisches Müdigkeitssyndrom
* Schuppenflechte der Hände
* Entzündungen
* Fisteln
* Stuhl im Anfangsteil hart oder verstopft, dann weich oder flüssig
* Stinkender Fußschweiß
* Altersverfall

Der Mensch

PSYCHISCHE MERKMALE

Lycopodium ist ein tief wirkendes Konstitutionsmittel, das neben Natrium muriaticum in Mitteleuropa am häufigsten in Frage kommt.

Es ist in seinem Wesen ein typisch männliches Mittel, dennoch zeigt es auch bei Frauen und Mädchen gute Erfolge.

Die drei wichtigsten Wesensmerkmale der Lycopodium-Menschen sind Minderwertigkeitsgefühle, Feigheit und das Freiheitsbedürfnis.

Minderwertigkeitsgefühle

Das starke Minderwertigkeitsgefühl ist bedingt durch mangelnde väterliche Anerkennung bei Jungen bzw. mütterliche bei Mädchen und begleitet die Menschen ihr ganzes Leben hindurch. Sie fühlen sich schwach und unzureichend und sind innerlich extrem unsicher. Die Tendenz, ständig oder bei ernsten Angelegenheiten zu lächeln, ist ein Ausdruck hierfür. Die Betroffenen entwickeln zwei Möglichkeiten damit umzugehen, welche meist in sehr unterschiedlicher Gewichtung nebeneinander vorkommen oder sich abwechseln können:

> Menschen des ersten Typs spüren diesen Mangel, sind vorsichtig und sensibel, weich, scheu und introvertiert. Sie leiden unter zahlreichen Ängsten wie Platzangst, Angst um die Gesundheit, leiden zu müssen, bloßgestellt zu werden, vor dem Alleinsein. Sie empfinden aber auch Furcht vor Menschen und unerwarteten Reaktionen. Sie haben die Tendenz zum Einzelgänger.

> Menschen des zweiten Typs fallen durch ihr ausgeprägtes (aufgesetztes) Selbstbewusstsein auf. Sie verhalten sich sehr selbstbezogen, prahlerisch und scheinbar extrovertiert, denn sie geben in ihrem nach außen gerichteten Verhalten nichts von ihrem Innern preis. Sie bewegen sich gerne in Gesellschaft, übertreiben, lügen oder bluffen dort gerne, blähen sich mit angeblichen Leistungen und Erfolgen auf, zeigen ein Potenzgehabe, um sich Respekt und Achtung zu verschaffen. Ihr Selbstvertrauen steigt und fällt mit dem gesellschaftlichen Ansehen ihrer Persönlichkeit. Je mehr sie sich aufblähen, desto stärker sind oft ihre Verdauungsbeschwerden mit den lästigen Blähungen.

Sie wirken fähig und tüchtig, zielstrebig und tapfer, vertreten ihre Meinung mit Nachdruck und Bestimmtheit, ohne Widerspruch zu dulden. Sie haben immer eine Erklärung parat, lassen sich von der Meinung anderer nicht überzeugen und können keine Fehler eingestehen. Menschen, die von ihnen abhängig sind, wie auch ihre Angehörigen, behandeln sie gereizt, willkürlich oder auch tyrannisch; gegenüber höher gestellten oder neutralen Personen verhalten sie sich freundlich, charmant und zuvorkommend. Sie sind streitbar, müssen immer Recht haben und führen ihre Auseinandersetzungen gerne vor Gericht.

Feigheit

Das zweite wichtige Wesensmerkmal der Lycopodium-Patienten ist die Feigheit. Auf Grund ihrer inneren Distanz zu Dingen, Problemen und Menschen und ihrer geistigen Schnelligkeit und Wendigkeit spüren sie, dass sie immer die Wahl haben zwischen verschiedenen Möglichkeiten und deren Konsequenzen. Sie kennen den Preis der jeweiligen Alternative. Wegen ihrer inneren Unsicherheit vermeiden sie Auseinandersetzungen. Schwäche zu zeigen, Fehler gemacht zu haben, Ablehnung des anderen zu verspüren, erschüttern ihr dünnes Selbstbewusstsein. Daher reagieren sie oft feige.

Freiheitsbedürfnis

Das dritte Wesensmerkmal ist ein ausgeprägtes Freiheitsbedürfnis. Verantwortung und Verpflichtungen zu übernehmen, sich auf echte freundschaftliche Beziehungen oder eine Ehe einzulassen, bedeutet für Lycopodium-Menschen die Qual der Freiheitseinschränkung. Ehen werden oft nur eingegangen, wenn es den Status fördert oder wenn sich das verborgene Unterlegenheits- und Schwächegefühl durch die Nähe zu einem (noch) schwächeren Partner wandeln kann. Letzteres spiegelt sich häufig in Ehen mit Ausländern, Behinderten, Alkoholikern oder Drogenabhängigen wider. Lycopodium-Menschen binden sich jedenfalls nicht gerne, verlieren in festen Beziehungen meist bald das sexuelle Interesse oder ihre Potenz und sind einem außerehelichen Abenteuer nicht abgeneigt. Ihre Manneskraft kehrt dann meist zurück, denn dort können sie jederzeit gehen, und es besteht keine Gefahr, dass der andere hinter die Fassade blicken kann.

Typisch für ihre innere Distanz und auch das Freiheitsbedürfnis sind in längeren Beziehungen die Fälle, bei denen ein Partner zum Zigarettenholen geht und nicht mehr zurückkehrt. Beide Partner bräuchten dann in der Regel Lycopodium.

Sich in der Natur aufzuhalten ist ein Teil ihrer Freiheit. Bei Frauen ist es der eigene Garten, dessen Blumen natürlich die schönsten sind.

Krankheit wird als Freiheitsberaubung empfunden. Deshalb möchten sie so schnell wie möglich wieder gesund werden. Sie wenden sich bevorzugt der Schulmedizin zu, weil deren monokausale Denkweise und Oberflächlichkeit ihnen enspricht: Sie wollen schnelle, unproblematische Lösungen und können dort vortäuschen, dass sie keine Probleme haben und alles in Ordnung sei. Sie gehen bevorzugt zu medizinischen Kapazitäten.

In der homöopathischen Praxis fällt auf, dass die Patienten ihre Beschwerden gerne und ausführlich interpretieren. Sie geben dabei aber kaum Auskunft über sich selbst, zweifeln am Homöopathen, weil dieser so viel nachschlagen muss. Sie können sich ausgesprochen schlecht selbst beobachten und merken daher oft gar nicht, was sich während der Anwendung eines bestimmten homöopathischen Mittels verändert und verbessert hat. Im Krankheitsfall möchten sie gerne jemanden um sich haben, der sie umsorgt. Sie selbst können es jedoch überhaupt nicht leiden, sich um den erkrankten Partner zu kümmern oder wenn die Familie sie braucht. Dies schränkt ihre Freiheit zu sehr ein.

Für Lycopodium-Menschen ist es immer sehr wichtig, in der Öffentlichkeit ihr Gesicht zu wahren. Deshalb möchten sie wissen, was andere über sie denken. Sie bevorzugen eine konservative Erziehung und verbindliche Verhaltensmaßregeln (»Knigge«) oder passen sich an irgendwelche Trendsetter an, um nicht unangenehm aufzufallen. Ihre gefühlsmäßige Distanz bricht zusammen, wenn sie beschenkt werden, Komplimente erhalten oder ihnen gedankt wird. Dann werden ihre Augen feucht oder sie weinen vor Freude und Rührung.

GEISTIGE MERKMALE

Lycopodium-Typen sind Kopfmenschen. Sie sind intelligent, sehr schnell im Denken, geistig kreativ, besitzen eine schnelle Auffassungsgabe, ein gutes Gedächtnis und sind meist mathematisch begabt.

Sie empfinden Gefühl und Verstand als getrennt. Entweder können sie denken – was sie bevorzugen –, oder sie können fühlen und mitempfinden. Deshalb verhalten sie sich sehr kontrolliert, damit der Verstand dominieren kann.

Fühlen sie sich unter Erwartungsdruck oder haben sie Ärger, Kummer oder Probleme, lassen ihre geistigen Fähigkeiten nach. Bei Kindern fällt hier in der Vorschule das spiegelverkehrte Schreiben von Buchstaben und Zahlen auf. Dies kann sich dann in der Schule im gelegentlichen Auslassen oder Vertauschen von Buchstaben, Silben oder Worten zeigen, bis hin zur echten Legasthenie. Sie leiden unter Prüfungsangst und bevorzugen mündliche Prüfungen, weil sie sich, wenn die ersten Antworten stimmen, sicherer fühlen und dann gut in Fahrt kommen.

Bei Erwachsenen zeigen sich dann Fehler beim Sprechen, es fehlen ihnen die richtigen Worte, oder sie benutzen die falschen Worte. Besonders typisch ist das zeitweise nachlassende Gedächtnis. Es fällt ihnen dann schwer, sich an Namen und Gelesenes zu erinnern, sich auszudrücken, oder sie wissen plötzlich nicht mehr sicher, wie man das eine oder andere Wort schreibt. Ihr Gedächtnis leidet auch, wenn sie sich mit vielen Unwahrheiten umgeben, ständig Dinge abstreiten oder ein Doppelleben führen. Trotz ihrer geistigen Schärfe entgehen ihnen bestimmte Dinge. Sie sehen oft die Unterschiede zwischen den Menschen nicht, oder sie nehmen an anderen einige Dinge

kritisch wahr, sind sich selbst gegenüber aber betriebsblind. So können sie interessiert das Arzneimittelbild von Lycopodium lesen, ohne sich davon angesprochen zu fühlen, obwohl es ihr Konstitutionsmittel ist.

VERLANGEN

* Anerkennung, ohne es zuzugeben
* Macht
* Ernst genommen werden
* Beweisen, wie toll man ist
* Wichtig sein
* Sich wichtig machen
* Gesellschaft
* Ehre, Ehrgefühl
* Argumente, diskutieren
* Aufenthalt im Freien
* Respekt
* Sicherheit
* Andere mit einem Messer töten
* Rückendeckung, behütet sein
* Jugendlichkeit
* Genaue Erklärungen, Beweisbarkeit
* Alles durchschauen, Gewissheit
* Selbstständigkeit
* Alles kontrollieren
* Distanz
* Aufstehen
* Sich entblößen
* Fortschritt
* Führung
* Getragen werden
* Bei allen gut ankommen
* Sanfte Frauen
* Regeln

ABNEIGUNGEN

* Sich ausziehen
* Sex bei Männern
* Verantwortung
* Die eigenen Kinder, Familie
* Neues, Unvorhergesehenes
* Geistige Arbeit, Denken
* Zwang, Konventionen
* Unterordnung
* Tabak, Rauchen
* Sprechen
* Annäherung von Personen

* Schwäche zu zeigen
* Bart
* Bemuttert werden
* Sich schminken oder Parfum auftragen bei Frauen
* Undankbarkeit

MISSEMPFINDUNGEN
* Äußerliche Gefühllosigkeit
* Gefühl, schlaff zu sein
* Als ob es im Bauch blubbere
* Etwas bewege sich im Bauch auf und ab
* Ein harter Körper bewege sich im Bauch
* Eine Kugel rolle im Bauch
* Das Gehirn sei lose
* Gefühl eines Wogens im Kopf
* Gefühl des Kopfschüttelns bei festem Auftreten, beim Aufrichten
* Als ob die Zähne locker seien
* Das Blut stehe still
* Staub in den inneren Organen
* Als ob sich die Blase zusammenziehe
* Gefühl von Trockenheit in den Gelenken

SEXUALITÄT
* Vorzeitiger Samenerguss
* Fehlende oder unvollständige Erektion bei (gesteigertem) sexuellem Verlangen, der Penis bleibt klein und kalt
* Vermindertes sexuelles Verlangen bei Männern
* Unwillkürlicher Samenabgang
* Unvollständiger Samenerguss
* Übermäßige Erregbarkeit der Genitalien
* Späte Sexualität
* Frühe Impotenz
* Impotenz des Mannes bei seiner Ehefrau, aber nicht bei anderen Partnerinnen
* Fehlendes sexuelles Verlangen bei Frauen
* Gesteigertes sexuelles Verlangen bei Witwen, allein stehenden Frauen

* Häufiger Wechsel des Sexualpartners, häufiges Fremdgehen

SCHLAF
* Reden und Lachen im Schlaf
* Können nur auf der rechten Seite schlafen
* Erwachen wie durch Schreck
* Vergebliche Bemühungen zu gähnen
* Häufiges Erwachen durch Hunger oder sexuelle Erregung
* Schlaflosigkeit nach 4 Uhr, nach geistiger Anstrengung
* Schläfrigkeit während des Geschlechtsverkehrs

TRÄUME
* Lebhaft
* Schrecklich, wecken einen auf
* Unglück
* Prüfungen, Durchfallen
* Versagen
* Eifersucht
* Visionär
* Geschäfte
* Krankheit
* Bäume
* Wasser
* Schusswaffe
* Treppe
* Entlarvt werden
* Von einem schönen Tod

FARBWAHL
* Gelb
* Dunkelblau

BEVORZUGTE BERUFE
* Lehrer
* Rechtsanwalt, Richter
* Chef
* Chefarzt
* Manager, Funktionär
* Generalsekretär
* Diplomat, Botschafter
* Berater
* Prediger
* Homöopath
* Vereinsvorsitzender

* Totalversager
* Politiker
* Intellektueller
* Yuppie
* Hippie
* Beamter, Amtsperson
* Dirigent
* Oberkellner
* Unternehmensberater
* Schneider
* Arbeitgeber
* Freiberufler
* Diplom-; die Diplome hängen in den Büroräumen an der Wand
* Offizier
* Jäger, Förster
* Polizist
* Apotheker
* Bürgermeister
* Oberschwester
* Professor

TYPISCHE REDENSARTEN
* »Ich und der liebe Gott«
* »Kein Problem!«
* »Gleiches Recht für alle«
* »Recht und Ordnung«
* »Ich hab' Recht«
* »So lange du deine Füße unter meinen Tisch stellst …«
* »Sieht den Dorn im Auge des anderen, aber nicht den Balken im eigenen«
* »Man« (statt »ich« zu sagen)
* »Nach oben buckeln, nach unten treten«
* »Vertrauen ist gut, Kontrolle ist besser«
* »Auf dem Damm sein wollen«
* »Hosen runter!«
* »Basta!«
* »Widerstand ist zwecklos«
* »Mensch, ärger dich nicht«
* »Den Kürzeren ziehen«
* »Totalversager«
* »Wendehals, Radfahrer, Jasager, sein Mäntelchen nach dem Wind hängen«
* »Ich will, ich zuerst«
* »Am Anfang war das Wort«

Fassade der Stärke   195

Äußeres Erscheinungsbild

Bei Kindern
> Alt aussehende kleine Jungen
> Dünn mit fahler Haut, Hals und Arme sind besonders dünn
> Phasenweise Augenringe
> Geblähter Bauch
> Stirnrunzeln
> Stubenhocker: Kinder und Jungendliche bevorzugen Lesen, Computer und stille Beschäftigungen, statt im Freien zu spielen
> Scharfer Verstand, Klassenbester
> Altklug, Besserwisser, widersprechen oft
> Scheinbar selbstsicher

Bei Erwachsenen
> Gockelartig, affektiert; vornehm bis hochmütig
> Im Alter abgemagert und runzelig oder besonders jugendlich
> Mädchenhafte Frauen mit kleinem Busen

> Mittelgroß und dünn, auch kleinwüchsig
> Dicke Menschen mit extremer Fülle im Bereich von Hüften, Gesäß und Oberschenkeln
> Schmale Brust, gebeugte Schultern
> Meist knochiges Gesicht
> Denkerstirn mit tiefen Stirnfurchen, oft eine tiefe Längsfalte über der Nase
> Oft tiefe Furchen in den Wangen
> Gelbliche oder graue Hautfarbe
> Dünne, glatte Haare
> Spärliche Haare bei Frauen
> Hoch gewölbte Stirn
> Bildung von Geheimratsecken, dann frühzeitiger Haarausfall mit Glatzenbildung
> Frühes Ergrauen der Haare
> Ergrautes Haar in Flecken oder Streifen, hauptsächlich auf der rechten Kopfseite
> Starke Augenbrauen
> Spärliche Körperbehaarung, später Bartwuchs

> Bartträger: spezifisch ist der Spitzbart, auch Schnurrbart
> Ängstlicher Gesichtsausdruck
> Adler-, Hakennase
> Flatternde Nasenflügel bei Rührung, Erregung und im Krankheitsfall
> Skeptischer, prüfender Blick
> Kräftiger Händedruck, steife Bewegungen
> Schwache Muskulatur mit Muskelzittern bei Anstrengung
> Birnenförmige Figur: schmale Schultern, breite Hüften
> Aufgetriebener Bauch
> Leberflecke
> Beim Reden mit dem (Zeige-)Finger deuten
> Hosenträger tragen
> Halbbrille
> Boss-Kleidung, Lacoste-Hemden
> Schick
> Erotisch
> Ehrennadeln oder Orden tragen
> Fassade von Stärke

* »Esprit«
* »Am Popo der Welt«
* »Gscheitle«
* »Alle Welt soll's sehen«
* »Man gönnt sich ja sonst nichts«
* »Ja, aber«
* »Alle Wege führen nach Rom«
* »Schlappschwanz«
* »Speichellecker, Schleimer«
* »Schöne Worte, nichts dahinter«
* »Was geht mich mein Geschwätz von gestern an?«
* »Viel warme Luft um nichts«
* »Herrenmensch«
* »Alles unter einen Hut bringen«
* »Wissen ist Macht«
* »Alles ist toll, imposant«

* »Blendend, hervorragend«
* »Irren ist menschlich, aber nicht lycopodisch«
* »Der Klügere gibt nach«
* »Ein kluger Kopf«
* »Nach deutlich einzusehenden Gründen«
* »Wie Sie ja bereits wissen«
* »Wie Ihnen ja bereits bekannt sein dürfte«
* »Stark ist alleine der, der sich schwach zeigen kann«
* »Die Treppe rauffallen«
* »Angriff ist die beste Verteidigung«
* Frauenverachtende Witze
* »Zwei Zentimeter weniger und du wärst ein Mädchen geworden«

* »Man bekommt ihn einfach nicht klein«
* »Man muss nur wollen«
* »Reiß dich zusammen«

SPORTARTEN
* Abneigung gegen Sport
* Schach
* Monopoly
* Tischtennis

ÜBUNGEN
* Fußmassage
* Mensch, ärgere dich nicht
* Sakralmassage
* Zen
* Anderen die Füße waschen

Bittererde

MAGNESIUM CARBONICUM

Magnesiumkarbonat ist ein altes Heilmittel, es wurde früher als Magenmittel verwendet. Themen des Mittels sind Stress, Überforderung, allein gelassen sein, alles richtig machen

wollen und Angst vor Versagen. Die Folgen sind Schwäche, ausgelaugt sein, Unausgeglichenheit, Suche nach Unterstützung, aber das Gefühl, kein Recht darauf zu haben.

Die Substanz

NAMEN

* Magnesiumkarbonat, basisches Magnesiumkarbonat, Magnesiaweiß, Bittererde
* Magnesia alba
* »Magnesium« wurde von dem griechischen Wort »magnesie (lithos)« abgeleitet, das heißt übersetzt »Magnet(stein)«.

CHEMISCHE FORMEL

$MgCO_3$, $MgCO_3 \cdot Mg(OH)_2$

DICHTE

$1,74\ g/cm^3$ für elementares Magnesium
$2,9$ bis $3,1\ g/cm^3$ für Magnesit
$2,85$ bis $3,0\ g/cm^3$ für Dolomit

AUSSEHEN

Magnesium ist ein silberweißes, leicht verformbares und gut zu bearbeitendes Leichtmetall.
Magnesiumkarbonat ist ein weißes, in Wasser sehr schwer lösliches Pulver.
Basisches Magnesiumkarbonat ist ein weißes, lockeres, in Wasser unlösliches Pulver.
Magnesit oder Bitterspat ist ein weißes, auch gelbes, braunes bis schwarzes, meist durchscheinendes, glasglänzendes Mineral. Man unterscheidet den körnig-spätigen Kristall- oder Spat-Magnesit vom meist

schneeweißen, feinstkörnigen, mikrokristallinen Gel-Magnesit. Dolomit ist ein grauweißes, auch gelbes oder bräunliches kristalline Mineral aus meist dichten, körnigen Massen.

EIGENSCHAFTEN

Magnesium ist ein chemisches Element der zweiten Hauptgruppe des Periodensystems, der so genannten Erdalkalimetalle. Es steht zwischen dem Beryllium und dem Kalzium. Magnesium ist ein sehr reaktionsfähiges Metall und kommt daher nur in Form seiner Verbindungen vor. Es verbrennt bereits oberhalb $500\,°C$ an der Luft unter blendend weißem Licht zu Magnesiumoxid (MgO). Es besitzt eine hohe Affinität zu Sauerstoff und reagiert daher mit vielen Verbindungen, die Sauerstoff enthalten. Mit Wasser setzt es sich in der Kälte nur sehr langsam um, in der Hitze reagiert es jedoch explosionsartig. An feuchter Luft überzieht es sich mit einer grauen Oxidschicht, die es vor weiterem Angriff schützt. Es wird von Säuren und Lösungen saurer Salze gelöst. Gegen Laugen, besonders gegen konzentrierte, ist es beständig.
Magnesiumkarbonat geht in Wasser, welches viel gelöstes Kohlendioxid enthält, in das leichter lösliche

Bezüge zwischen der Substanz und ihrer Wirkung

Sehr reaktionsfreudiges Magnesium, träges Magnesiumkarbonat > Nach der Einnahme rücken die missachteten Bedürfnisse der Kindheit wieder ins Bewusstsein und können nicht mehr totgeschwiegen werden; dadurch Dankbarkeit fürs eigene Leben und Zunahme der Vitalität

Helles Licht > Bei Menschen, deren Leistung (Licht) von den Eltern nie gesehen wurde

Blitzlicht > Wie von einem Blitzlicht beleuchtet, wird die Kindheit wieder lebendig

Bittererde > Bitterer Mundgeschmack morgens

Herstellung von Farben, Pudern > Menschen mit schlechter Gesichtsfarbe, die etwas Rouge gebrauchen könnten

Magnesiumhydrogencarbonat $(Mg(HCO_3)_2)$ über, das für die temporäre Härte des Wassers mitverantwortlich ist.

Magnesiumkarbonat spaltet leicht Kohlendioxid ab und geht dabei in basisches Magnesiumcarbonat (MgCO$_3$. Mg(OH)$_2$) über, das auch Magnesia alba oder Magnesiaweiß genannt wird.
Dolomit besitzt die chemische Zusammensetzung MgCO$_3$. CaCO$_3$. Dolomite sind wegen ihrer relativ großen Porosität wichtige Erdöl- und Erdgasspeichergesteine.

Herkunft und Vorkommen
Magnesium ist am Aufbau der Erdkruste mit 1,95 Gewichtsprozenten beteiligt und steht damit in der Häufigkeit der chemischen Elemente an achter Stelle.
Magnesit und Dolomit kommen häufig mit anderen Karbonaten wie Kalzit und Siderit vor.
Kristall-Magnesit kann meist im Tagebau in Österreich, Russland, Korea, China und den USA abgebaut werden.
Gel-Magnesit wird in Österreich, Tschechien, Polen, Griechenland und Russland abgebaut.
Magnesiumkarbonat kommt in der Natur in Form der Minerale Magnesit und Dolomit vor.

Geschichte
Magnesium wurde erstmalig 1808 von Davy isoliert.

Verwendung
Elementares Magnesium findet wegen seines geringen Gewichtes im Flugzeugbau sowie wegen seines sehr hellen Lichtes beim Verbrennen als Blitzlichtpulver und in der Feuerwerkstechnik Verwendung.
Magnesit ist Rohstoff für die Gewinnung von Magnesium und Magnesiumverbindungen sowie für die Herstellung feuerfester Steine.
Magnesiumkarbonat spielt als Füllmittel in der Herstellung von Ziegelsteinen, Papier, Kunststoffen und Farben eine Rolle. Es wird außerdem in einigen schulmedizinischen Präparaten zum Abpuffern übermäßiger Magensäure eingesetzt, daneben als Bestandteil von kosmetischen und medizinischen Pudern.

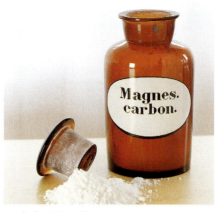

Nach der Behandlung mit Magnesium carbonicum soll sich beim Patienten eine Wende zu mehr Vitalität und Lebensfreude einstellen.

Homöopathische Zubereitung
Magnesiumkarbonat wird mit Milchzucker verrieben.
Magnesium carbonicum wurde von Hahnemann geprüft.

Das Mittel

Grundthemen des Mittels
* Stress
* Jagd
* Krampfhafte Suche nach dem Glück
* Leerer Akku
* Misserfolg
* Raubbau an sich selbst
* Zusammenbruch, Überarbeitung
* Energieversorgung
* Chlorophyll, Photosynthese
* Heimkind, Waisenkind, Waisenhaus
* Schlüsselkind
* Fehlzündung
* Stehimbiss
* Trockenschwimmen
* Alleinsein

Vergleichsmittel

Lycopodium, Nux vomica; Calcium carbonicum, Causticum, China, Hepar sulfuris, Natrium muriaticum, Silicea

* Reisen
* Feuerwerkskörper
* Wunderkerze
* Sternschnuppe

Ätiologie
* Brutkasten
* Mangel an Streicheln, körperlicher Zärtlichkeit und Berührung
* Künstliche Befruchtung
* Unproblematisch sein müssen
* Nichts darf schief gehen
* Hilfe brauchen, aber nicht bekommen
* Mangel an Grün
* Abkühlung
* Frühe Verantwortung
* Schlafmangel
* Streit in der Familie
* Beziehungsstress
* Die Eltern haben keine Zeit

Leitsymptome
* Meist Verlangen nach Fleisch, dann Abneigung gegen Gemüse
* Oder Verlangen nach Gemüse, dann Abneigung gegen Fleisch

198 *Magnesium carbonicum*

REAKTIONEN AUF NAHRUNGSMITTEL

Unverträglichkeit
* Muttermilch, Milch

Verlangen
* Saure und saftige Früchte, Äpfel, Obst
* Gemüse
* Zwieback, trockenes Brot, Butterbrot, trockene Speisen
* Stehimbiss
* Fastfood
* Fleisch, gepökeltes Fleisch
* Merkwürdige Speisen in der Schwangerschaft
* Fleischbrühe

Abneigungen
* Grünes Obst
* Salat
* Muttermilch
* Gemüse
* Brot, Butterbrot
* Artischocken
* Grüne Speisen
* Butter

Besserung
* Kalte Getränke
* Salz

Verschlimmerung
* Milch
* Gemüse, Kohl
* Fleischbrühe

ALLGEMEINE MODALITÄTEN

Besserung
* Frische Luft
* Bewegung, gehen
* Nach Stuhlgang

Verschlimmerung
* Vor oder während der Periode
* Um 3 Uhr früh oder von 3 bis 4 Uhr früh
* Zugluft
* Warme Speisen
* Während der Schwangerschaft
* Kälte
* Wetterwechsel
* Windiges Wetter
* Ruhe

INDIKATIONEN

Bei Kindern

Hauptindikationen
* Kind verweigert Muttermilch
* Schwierige Zahnung mit Durchfall
* Mangelhaftes Gedeihen des Säuglings: geringe Gewichtszunahme, mangelnde Entwicklung der Muskulatur, kann den Kopf nicht hochhalten
* Waisenhauskinder (Hospitalismus)

Allgemeine Indikationen
* Abmagerung bei Heißhunger
* Säuglingskoliken
* Stuhlbeschaffenheit wie Kitt, Lehm oder Plastilin
* Nägelkauen
* Chronische Mittelohrentzündung
* Chronische Mandelentzündung

Bei Erwachsenen

Hauptindikationen
* Durchfälle wie Froschlaich
* Saurer Geruch aller Absonderungen: Geschmack im Mund, Sodbrennen, Schweiß, Körpergeruch, Menstruation, Erbrochenes, Stuhl
* Lebererkrankungen mit weißlichem oder blassem Stuhl
* Herzinfarkt
* Menstruationsblutungen nur während der Nacht, tags Stillstand

* Chronisches Müdigkeitssyndrom mit geschwollenen Lymphknoten, Muskelschwäche und Neigung zu Eingeweidebrüchen
* Hautjucken; Verschlimmerung beim Auskleiden und durch warm baden

Allgemeine Indikationen
* Nervenschmerzen, speziell linksseitige Trigeminusneuralgie; besser durch Hitze, beim Gehen, durch Druck; schlimmer durch Zugluft
* Zahnschmerzen vor der Periode, während der Schwangerschaft, bei Wetterwechsel
* Zahnschmerzen bei Wetterwechsel
* Muskelkater
* Probleme mit den Weisheitszähnen
* Ausgeprägter Erschöpfungszustand, ohne es zu merken
* Morgendliches Unausgeruhtsein nach dem Erwachen, mindestens eine Stunde lang
* Große Müdigkeit nach dem Essen
* Übersäuerung des Organismus
* Kolikartige Bauchschmerzen mit Verschlimmerung nach Milch und nach dem Mittagessen
* Durchfall oder Verstopfung mit unverdauten, verfärbten, fettigen Stühlen
* Rückenschmerzen wie »zerbrochen«
* Erhöhte Cholesterinwerte
* Vorzeitige Wehen

Der Mensch

PSYCHISCHE MERKMALE

Magnesium-carbonicum-Menschen sind auf der körperlichen, seelischen und geistigen Ebene »sauer«, denn sie haben viel gelitten.

In ihrer Kindheit gibt es für die anderen immer Wichtigeres, als auf ihre Bedürfnisse einzugehen. Es mangelt an Fürsorge und Liebe, vor allem aber an dem Gefühl, willkommen zu sein. Die Kinder versuchen sich dann Anerkennung zu verdienen oder Respekt zu erzwingen, sie sind quengelig und aggressiv. Die häufigen Streitigkeiten der Eltern und deren mangelnde Fürsorge vermitteln ihnen die Überzeugung, lästig und in deren Augen nichts wert zu sein.

Diese Erfahrungen ziehen sich durch die ganze Kindheit und Jugend. Sie arbeiten fleißig und intensiv, sind nett und freundlich und werden immer wieder ausgenutzt. Hinzu kommen Schicksalsschläge, z. B. Beziehungen mit Alkoholikern.

Nach einer langen Leidensgeschichte fühlen sie sich schließlich ausgebrannt und sehnen sich nach Ruhe und Frieden.

Meist sind sie infolge ihres Erschöpfungszustandes still, zurückhaltend, ängstlich und wortkarg. Sie wirken oft derartig ausgelaugt und abgespannt, dass man meint, sie würden jeden Augenblick zusammenbrechen.

Der schlechte Allgemeinzustand in Verbindung mit der Überempfindlichkeit lässt sie zuweilen reizbar, übellaunig oder weinerlich erscheinen, wenn ihre Nerven zum Zerreißen angespannt sind. Bei Zorn können sie dann schnell explodieren.

Nach weiteren seelischen Belastungen können sie sich aus eigener

Äußeres Erscheinungsbild

> Grüne Augen
> Sehen aus, als hätten sie lange gelitten
> Erdig, kränkliches Aussehen
> Bleiches, fahles Gesicht
> Trockene, welke Haut
> Überdreht
> Schlaffe Muskulatur
> Moderne Kleidung

Kraft nicht mehr erholen: Es gelingt ihnen nicht mehr, sich selbst zu beruhigen und zu entspannen.

GEISTIGE MERKMALE

Wenn zu dem schlechten Allgemeinzustand noch eine ausgeprägte Schlaflosigkeit nach Mitternacht hinzukommt, lässt bei Magnesium-carbonicum-Menschen auch die Energie auf der geistigen Ebene bald nach. Trotz ihres Fleißes sind sie dann immer weniger in der Lage, ihr Arbeitspensum zu erfüllen. Auch ihr Geist ist dann »sauer« geworden.

VERLANGEN

* Frieden, Ruhe
* Grünpflanzen
* Bewegung in frischer Luft
* Kaltes oder eiskaltes Wasser

ABNEIGUNGEN

* Morgens beim Erwachen reden
* Arbeit, Geschäfte

MISSEMPFINDUNGEN

* Gefühl einer Spinnwebe im Gesicht
* Als ob der Hals auseinander gezogen wird
* Gefühl von Zerschlagenheit morgens beim Erwachen

SEXUALITÄT

* Erektionen bei fehlendem sexuellem Verlangen
* Unwiderstehliches sexuelles Verlangen bei Frauen

SCHLAF

* Schläfrigkeit beim Sprechen

TRÄUME

* Geld zählen
* Feuer, Räuber
* Von Verstorbenen
* Staubige Räume
* Historisches, Reisen
* Gefahr durch Überschwemmung
* Unwichtiges, Schwierigkeiten
* Zorn

FARBWAHL

* Lindgrün, grün: meist Abneigung gegen diese Farben

BEVORZUGTE BERUFE

* Allein erziehende Mutter
* Selbstständig
* Krankenpfleger

TYPISCHE REDENSARTEN

* »Zeit ist Geld«
* »Ich schaff' das alles nicht mehr«
* »Ich könnte Tag und Nacht schlafen«
* »Grüne Augen, Froschnatur, von der Liebe keine Spur«
* »Mach mal Pause!«
* »Nicht können gibt es nicht«
* »Armer, leidgeprüfter Mensch«

SPORTARTEN

* Kurzstreckenlauf
* Geräteturnen, Turnen

ÜBUNGEN

* Spaziergang im Grünen
* Sich Zeit nehmen
* Lichttherapie

Die Sykosis-Nosode

MEDORRHINUM

Medorrhinum wird aus Gonokokken-Eiter hergestellt. Gonokokken-Bakterien verursachen die Geschlechtskrankheit Gonorrhoe (Tripper). Medorrhinum ist die Nosode zu dem Miasma Sykosis, das auf die Gonorrhoe zurückzuführen ist. Zentrale Themen des homöopathischen Mittels sind Begierde, starke sexuelle Triebe, Maßlosigkeit und Sehnsucht nach Einheit und (auch körperlicher) Verschmelzung, um eine große innere Leere zu füllen.

Die Substanz

NAMEN

* Gonokokken-Eiter, Tripper-Nosode
* »Medorrhinum« stammt aus dem Griechischen: medo = »Glied«; rhein = »fließen«.
* »Gonorrhoe« stammt ebenfalls aus dem Griechischen: gonorroia = »Samenfluss«.
* »Gonokokken« wurde von den griechischen Wörtern gonae = »Abstammung, Same« und kokkos = »Kern« abgeleitet.

HERKUNFT UND VORKOMMEN

Die Geschlechtskrankheit Gonorrhoe wird hauptsächlich bei sexuellem Verkehr durch das Gonokokken-Bakterium Neisseria gonorrhoeae übertragen. Daneben ist aber auch eine Infektion über sämtliche anderen Schleimhautkontakte möglich. Diese Krankheit lässt sich heute mit immer höheren Dosen von Penicillinen behandeln. Die genaue homöopathische Anamnese zeigt jedoch, dass auch klinisch als geheilt geltende Tripper-Erkrankte eine typische Krankheitsdisposition besitzen, welche sie durch Vererbung oder Geschlechtsverkehr weitergeben können. Diese Disposition nennen die Homöopathen Sykosis.

Medorrhinum ist ein wichtiges Mittel, um einen Teil dieser Disposition und die dafür typischen Erkrankungen zur Ausheilung zu bringen. Es heilt den Geist der Tripper-Erkrankung.

Der Tripper verläuft bei Männern und Frauen recht unterschiedlich. Bei Männern macht sich nach zwei bis drei Tagen eine Harnröhrenentzündung bemerkbar, mit Brennen und Jucken in der vorderen Harnröhre und wässrigem, später eitrigem Ausfluss. Die Entzündung kann auch schnell auf Eichel und Vorhaut übergreifen. Nach etwa drei Wochen steigt die Entzündung in die hintere Harnröhre auf, was sich in häufigem, schmerzhaftem Wasserlassen mit Blutbeimengung gegen Ende, schmerzhaften Erektionen und Fieber ausdrückt. Die Infektion kann auch auf Prostata, Nebenhoden, Hoden, Samenstränge und Lymphknoten übergreifen. Typisch sind Verengungen der Harnröhre durch Vernarbungen. Wenn der Tripper innerhalb von ein bis zwei Monaten nicht zur Abheilung kommt, wird er chronisch mit folgenden Symptomen: Verklebung der Harnröhrenmündung (gießkannenartiger Harnstrahl), gelegentliches Kitzeln und Brennen in der Harnröhre und das

Bezüge zwischen der Substanz und ihrer Wirkung

Gonokokken sind paarweise auftretende, gegenüber liegende Bakterien > Tiefe Sehnsucht, aus der Zweiheit zur Einheit zu werden, mit dem starken Drang, auch physisch mit dem anderen zu verschmelzen

Gonorrhoe als Kavaliersdelikt > Das passiert schon mal, wie das Fremdgehen; man(n) weiß gar nicht recht, warum, aber es ist ja auch nicht weiter schlimm

Mit Hilfe des Ausflusses versucht sich der Körper zu reinigen > Das Auftreten von Ausfluss und anderen Absonderungen bessert die Beschwerden und das Befinden

Heimtückische Krankheit, man weiß nie bei schnellen Sexualkontakten, ob man sich infiziert > Ausleben von Lust und Sexualität ohne wirklichen Gefühlskontakt zum anderen

»Bonjourtröpfchen«, eine morgendliche milchige Absonderung. Letzteres bleibt hochinfektiös.
Bei Frauen ist der Verlauf von Beginn an chronisch und mit weniger Symptomen. Zu Beginn ist nur der Gebärmutterhals betroffen, was sich in gelbem Ausfluss äußert. Selten ist die Scheide selbst von der Infektion befallen, häufiger die Mastdarmschleimhaut und die Bartholinschen Drüsen. Als Komplikation können die gesamte Gebärmutter, Eileiter und Eierstöcke und das Bauchfell infiziert werden.
Durch Befall der inneren Geschlechtsorgane und Verklebung der Eileiter kann es bei beiden Geschlechtern zu einer Sterilität kommen.
Der gonorrhoische Ausfluss riecht oft wie Fischlake.
Als Begleiterscheinung entstehen häufig in der Nähe des infizierten Ortes, an den Geschlechtsteilen, in der Aftergegend, an den Lippen oder Augenlidern und an anderen feuchten Hautfalten spitze Feigwarzen oder spitze Kondylome. Diese sind fleischfarbene, blumenkohl- bis hahnenkammartige Wucherungen, die auf einem dünnen Stiel aufsitzen und meist in Gruppen auftreten.

Aussehen
Die Gonokokken-Bakterien (Neisseria gonorrhoeae) sind immer paarweise auftretende Kokken (Kugelbakterien).

Geschichte
Tripper ist nach wie vor eine der weltweit am meisten verbreiteten Geschlechtskrankheiten. Vor der Entdeckung des Penicillins wurde sie mit Silbernitrat-Injektionen behandelt.
Der römische Arzt Galen gab dieser Krankheit, die wahrscheinlich auch bereits im alten Ägypten und China vorkam, ihren Namen.

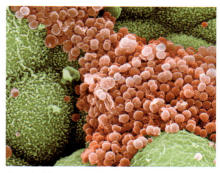

Gonokokken unter dem Elektronenmikroskop. Medorrhinum soll den »Geist« einer alten Gonorrhoe-Erkrankung zur Ausheilung bringen.

Homöopathische Zubereitung
Der Eiter aus dem Harn mehrerer an Gonorrhoe erkrankter, unbehandelter Männer wird in gereinigtem Wasser gelöst, anschließend verdünnt und verschüttelt.
Medorrhinum wurde von dem amerikanischen Arzt Swan geprüft und in Allens »Materia Medica of Nosodes« 1890 veröffentlicht.

Das Mittel

Grundthemen des Mittels
* Leidenschaft
* Begierde
* Trieb
* Vereinigung
* Zweiheit im Widerstreit mit Einheit
* Sehnsucht oder Suche nach der verlorenen Hälfte
* Eros
* Exzess
* Orgie
* Ekstase
* Überfluss
* Fülle
* Überschuss
* Üppig
* Alles Ausprobieren
* Erlebnishunger

Vergleichsmittel

Lachesis, Nux vomica, Sulfur, Thuja; Anacardium, Carcinosinum, Platinum, Pulsatilla, Tuberculinum

* Auskosten
* Nimmersatt
* Sucht
* Sehnsucht
* Übertreibung
* Ganzheit
* Gewebevergrößerung
* Intensität, Intensität statt Qualität
* Kraft
* Sturm, Wirbelsturm, Orkan
* Peinlichkeit

* Unreife
* Prostitution
* Freudenhaus, Bordell, Reeperbahn, St. Pauli, Bangkok
* Sexshop
* Sextourismus
* Whirlpool, Schwimmbad, Sex-Sauna
* Hafen-Milieu, Schiff, Seefahrer
* Wildsau
* Poona
* Phallus
* Magnum
* Potenz
* Eindringen
* Heimlichkeit, heimliche Genüsse
* Ausfluss
* Sperma
* Kavaliersdelikte

Medorrhinum

* Verkehrsdelikte
* Doppelwesen
* Enfant terrible
* Erwartungsangst
* Hingabe
* Lebensfreude
* Liebe
* Tantra
* Orgasmus
* Inzest, Inzest unter Geschwistern
* Perversion
* Verlangen nach Unschuld
* Selbsttäuschung
* Verteufelung
* Überspielen
* Unterschwellig
* Anmache

ÄTIOLOGIE
* Erwartungsspannung
* Gonorrhoe
* Alkoholismus des Vaters
* Bestrafung dafür, wie man ist
* Hilflosigkeit
* Schlechte Nachrichten
* Unterdrückte Absonderungen
* Abkühlung
* Alkoholmissbrauch in der Schwangerschaft
* Inzest
* Sexueller Missbrauch

LEITSYMPTOME
* Knie-Ellbogen-Lage
* Fischiger Geruch der Absonderungen im Genitalbereich
* Suchtneigung in jeder Richtung
* Wie ein Verhungernder durch die Straßen rennen, immer dem Gefühl der inneren Leere ausweichend
* Ausgeprägte Neigung, an den Fingernägeln, zuweilen sogar an den Fußnägeln zu kauen
* Anhaltendes Räuspern
* Große Empfindlichkeit der Fußsohlen
* Kann nicht auf Steinen oder Felsen laufen
* Jede Art von Ausfluss bessert das Befinden

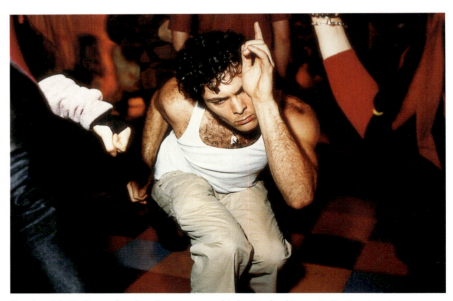

Durch wilde Partys und andere Exzesse versucht der Medorrhinum-Patient, seiner inneren Leere auszuweichen.

REAKTIONEN AUF NAHRUNGSMITTEL
Verlangen
* Orangen
* Orangensaft
* Eiswürfel
* Exotische Früchte und Speisen
* Campari Orange
* Buntes Eis bei Kindern, Wassereis
* Eiscreme
* Mandarinen
* Saures, grünes, unreifes Obst
* Helles Bier
* Fett
* Fleisch
* Fisch
* Aal
* Delikatessen
* Üppige Speisen
* Salz
* Leckerbissen mit Salz oder Saurem
* Saure Speisen und Süßigkeiten
* Saure Speisen und Salz
* Weizenbier mit Eiswürfeln

Abneigungen
* Schleimige Speisen wie Auberginen und Austern
* Hülsenfrüchte

Besserung
* Obstdiät

Verschlimmerung
* Unreifes Obst
* Alkoholische Getränke

ALLGEMEINE MODALITÄTEN
Besserung
* Auf dem Bauch liegen oder auf allen vieren
* Aufenthalt am Meer
* Im Meer baden
* Seeluft
* Nasses Wetter
* Abends
* Weinen
* Feuchtigkeit
* Absonderungen
* Nach Schlaf

Verschlimmerung
* 4 bis 16 Uhr
* Von Sonnenaufgang bis Sonnenuntergang, tagsüber
* Nasskaltes Wetter, Feuchtigkeit, Nebel
* Denken an die Beschwerden
* Während Gewitter
* Trockenes Wetter
* Zunehmender Mond

Die innere Leere auffüllen

INDIKATIONEN

Bei Kindern

Hauptindikationen

* Windeldermatitis
* Feuerrotes Ekzem an den Genitalien
* Feuerrotes Gesäß wie ein Pavian, mit scharf begrenzten Ausschlägen
* Nägelkauen, eventuell sogar an Fußnägeln
* Chronischer Schnupfen oder chronische Nebenhöhlenentzündungen, oft bereits im Säuglingsalter beginnend
* Chronische Mittelohrentzündungen; schlimmer links
* Frühe und auffallend gute Entwicklung von Wortschatz und Aussprache
* Frühzeitiges, starkes sexuelles Verlangen
* Sexualität unter Kindern
* Sexualität unter Geschwistern
* Blutarmut
* Heiße Füße: Die Kinder laufen gerne barfuß auf kalten Fußböden und decken die Füße nachts im Bett ab

Allgemeine Indikationen

* Eifersucht
* Geschwisterrivalität
* Angeborene Erblindung
* Minderwuchs
* Tierquälerei
* Grausamkeit

Bei Erwachsenen

Hauptindikationen

* Feigwarzen
* Warzen
* Asthma seit der Kindheit; Besserung bei einem Aufenthalt am Meer, in feuchter Luft und in Knie-Ellbogen-Lage
* Husten; Besserung in Bauchlage; Verschlimmerung durch süße Speisen und Getränke
* Angina pectoris, die bereits in jungen Jahren auftritt
* Schmerzhafte Magengeschwüre, die den Kranken um 2 Uhr früh wecken und nicht wieder einschlafen lassen
* Entzündung der Kniegelenke
* Arthrose der Kniegelenke

* Unterdrückte oder chemisch behandelte Gonorrhoe-Erkrankung in der Vorgeschichte des Patienten oder seiner Eltern
* Chronische Scheiden-, Harnröhren- oder Blasenentzündungen, besonders wenn diese nach Verkehr mit einem neuen Sexualpartner auftreten
* Erkältungsneigung
* Starke Schwellungen der Fußgelenke

Allgemeine Indikationen

* Schnupfen mit reichlichem, brennendem Schleim, der den Rachen hinunterläuft, und häufigem Niesen, oftmals Übergang in eine Nebenhöhlen-Entzündung; besser in Meeresluft und in Bauchlage; schlimmer in der Kälte, bei feuchtem Wetter, tagsüber
* Kälte der Nasenspitze und der Brustwarzen
* Prostatavergrößerung
* Prostata-Entzündungen mit Schmerzen im Unterleib und in den unteren Wirbelsäulen-Abschnitten, Enddarm oder Hoden sowie Fieber und Ausfluss
* Hoden- und Nebenhoden-Entzündungen mit faulig oder fischig riechendem Ausfluss und Impotenz
* Juckende Herpes-Bläschen an den Genitalien, die aufplatzen und schmerzhafte Geschwüre hinterlassen
* Warzen an den Genitalien
* Starke, übel riechende Periode mit gelblichem, fischig riechendem Ausfluss, druckempfindlichen Brüsten oder Brustwarzen und Sterilität
* Reiter-Syndrom: Bindehaut-, Harnröhren- und Gelenkentzündung
* Harnröhren- und Blasenerkrankungen mit Brennen und Prickeln beim Wasserlassen, oft auch mit eitrigem Ausfluss, blutigem Urin und ständigem Harndrang; besser durch Knien auf allen vieren, Bauchlage, abends; schlimmer beim Wasserlassen und bei Bewegung
* Ohnmacht beim Wasserlassen
* Ekzem am Darmausgang
* Sehnenscheidenentzündungen und chronisch verlaufende Gelenkentzündungen mit großer Empfindlichkeit gegen Kälte und Nässe
* Handwaschzwang

Der Mensch

PSYCHISCHE MERKMALE

Medorrhinum ist ein Mittel für Menschen, die zwischen Extremen hin- und herpendeln. Ihre körperlichen und schulischen Leistungen schwanken zwischen »sehr gut« und »ungenügend«, ihre Gefühle zwischen leidenschaftlicher Liebe und Hass, ihre geistigen Fähigkeiten zwischen brillant und dumpf. Aus Verlangen nach bestimmten Dingen kann Abneigung werden. Dies kann bis zu einer Sucht nach extremen Erfahrungen führen: Alkohol, Drogen, Sex, Gewalttätigkeit.

Medorrhinum-Menschen sind in einem Elternhaus aufgewachsen, in dem Gefühle keine Rolle spielten. Als Kinder waren sie gefühlsmäßig und auch sonst oft auf sich selbst gestellt und mussten alleine mit ihren Problemen zurechtkommen. Sie haben gespürt, dass sie ihren Eltern oft zu viel waren. Sie mussten alle möglichen Wünsche erfüllen, für die sie noch viel zu jung waren, bis hin zum Inzest.

Medorrhinum-Kinder besitzen oftmals eine leidenschaftliche Struktur, stürzen sich ohne Angst in neue Erfahrungen. Sie neigen zu Verhaltensstörungen mit übermäßiger Aggressivität.

Als Erwachsene wirken Medorrhinum-Menschen gehetzt. Sie fühlen sich ängstlich, isoliert und unerfüllt. Die schmerzhafte Leere in ihrem Inneren drängt nach Erfüllung. Zu den Menschen in ihrer Umgebung besitzen sie wegen ihrer Verschlossenheit, Härte und Selbstbezogenheit oft wenig innere Verbindung. Auf der anderen Seite sind sie sehr empfänglich für Schönheit, speziell für schöne Körper, und sehr leidenschaftlich. Beim Beschreiben ihrer Beschwerden kommen ihnen leicht

Äußeres Erscheinungsbild

> Kräftige, warme, saftige Menschen
> Wie ein Sturm
> Großer, rundlicher Kopf
> Breites Gesicht mit birnenförmiger, knochiger Kontur und gerader Nase
> Große, etwas geschwollene Unterlider, »Schweinsäuglein«
> Lange Augenwimpern
> Verträumter Augenausdruck
> Volle, sinnliche Lippen
> Dicke, gewellte Haare
> Elektrostatisch aufgeladene Haare
> Fischartiger Geruch
> Laut
> Zwillinge
> Charismatisch
> Einschmeichelnde, weiche Stimme
> Exotisch
> Hawaii-Shirt
> Knallige, grelle Farben
> Enge Radfahrerhosen in knalligen Farben

die Tränen. Entweder hilflos ihrer Impulsivität ausgesetzt oder in Erwartung schlimmer Ereignisse, bauen sie starke innere Spannungen auf.

Dieses Hin-und-Her-Pendeln zwischen zwei Extremen bereitet ihnen nicht nur viel Stress, sondern sie entwickeln auch ein starkes Verlangen, zu einer Einheit zu gelangen. Dies versuchen sie meist auf der körperlichen Ebene zu erreichen – im Sex – statt auf der geistigen. In der Sehnsucht, mit einem anderen Menschen zu verschmelzen, können sie eine enorme Triebhaftigkeit ent-

wickeln. In Ehen führt dies immer wieder zu Seitensprüngen, in extremen Fällen machen sie auch vor Inzest und Perversionen nicht Halt. Medorrhinum-Menschen fühlen sich am Morgen besonders schlecht, tagsüber sind sie ärgerlich und launisch, nach Einbruch der Dämmerung werden sie fröhlich und mobil. Es gibt auch introvertierte Medorrhinum-Menschen, die ihre Aggressivität und Triebhaftigkeit unterdrücken und sehr schüchtern und zurückhaltend wirken. Damit schädigen sie sich auf allen drei Ebenen: Sie werden körperlich immer schwächer, träger und anfälliger, psychisch immer mehr überempfindlich, reizbar und weinerlich, geistig vergesslich, dumpf und verwirrt.

Im fortgeschrittenen Erkrankungsstadium empfinden sie eine innerliche Wildheit oder Wüstheit. Sie empfinden starke Schuldgefühle, bereuen aus Angst vor der Strafe Gottes alle ihre Missetaten und hoffen dadurch ihre Seele vor der Hölle zu retten. Wenn sie keinen Ausweg mehr sehen, suchen sie den Freitod durch Erschießen.

GEISTIGE MERKMALE

Medorrhinum-Patienten sind große Zweifler und erwarten von der Zukunft nichts Gutes. Sie würden am liebsten das Rad der Zeit anhalten, weil ihnen die ständigen Veränderungen Unruhe, Angst und Druck machen. Die Zeit vergeht ihnen aber auch zu langsam, weil nach ihrem Empfinden zu viele Dinge in einem bestimmten Zeitraum passieren konnten.

Medorrhinum-Menschen werden in ihrer Arbeit durch Termindruck völlig blockiert. Eile steigert die innere Spannung derart, dass sie nur noch sprunghaft versuchen, der Aufgabe nachzukommen. Sie handeln schnell und unüberlegt. Weil ihr Geist dem Handeln hinterherhinkt, können sie verschiedene Arbeiten oder Arbeitsgänge nicht aufeinander abstimmen, verlieren immer wieder den Faden und geben meist auf, ohne die Arbeit zum Abschluss gebracht zu haben. Sie stehen dann nur noch zerstreut herum.

Der Verfall auf der geistigen Ebene kann zu einer extremen Gedächtnisschwäche führen. Sie können sich weder Namen noch Begriffe merken, vergessen sogar ihren eigenen Namen.

Im Wahn erscheint ihnen alles unwirklich und sonderbar, sie sehen in Tieren Personen, glauben, dass jemand hinter ihnen sei oder hinter ihnen spreche, hören Schritte hinter sich oder meinen, dass ihr Kopf berührt wird. Sie können sich aber auch von seltsamen Gestalten, Toten oder Ratten verfolgt fühlen.

VERLANGEN
* Dampfbad
* Lustempfinden, Hingabe
* Intensität
* Vereinigung
* Unreifes
* Pornos
* Erlebnisse
* Exotisches, Paradies
* Meer
* Partys
* Bewunderung
* Berührung; jeden küssen
* Unreife Partner, unschuldige Opfer, Jungfrauen, Unschuld
* Rausch
* Stimulantien, Rauschmittel, Kokain
* Schneller Tod

ABNEIGUNGEN
* Verantwortung
* Berührung
* Verzicht

MISSEMPFINDUNGEN
* Gefühl von Kälte an hervorstehenden Stellen wie Nase, Ohren und Glied
* Wildes Gefühl im Kopf
* Das Auge sei vorgewölbt
* Gefühl eines Klumpens im Kehlkopf
* Das Herz sei geschwollen

SEXUALITÄT
* Sexualität, Gruppensex
* Fehlende Erektion
* Geilheit
* Neigung zu Pornographie
* Frühe Sexualkontakte
* Hemmungslose Sexualität
* Unverbindliche sexuelle Kontakte
* Sexuelle Anziehung durch Kinder

SCHLAF
* In Bauchlage oder Knie-Ellbogen-Lage

TRÄUME
* Meer, Sturm
* Orgie, Gruppensex, tierischer Sex
* Mafia
* Verfolgung, bedroht werden, erwischt werden
* Etwas heimlich tun
* Verkommene, versiffte Wohnung
* Wasser, Welle, Fluss
* Feuer
* Gespenster
* Hafenviertel
* Krankheit, Schmerzen
* Schwimmbad
* Meerjungfrau
* Vergewaltigt werden
* Zuhälter

FARBWAHL
* Orange
* Giftgrün
* Knallig, grell, bunt
* Schillernd

BEVORZUGTE BERUFE
* Marktschreier, Markthändler

* Händler, Schausteller
* Prostituierte
* Seemann
* Entertainer
* Großzügige Mäzene
* Geschichtenerzähler
* Guru
* Betreiber von Badeanstalten, Saunas, Bademeister
* Urologe
* Fernsehprediger
* Hellseher, Medium

TYPISCHE REDENSARTEN
* »Fuck you«
* »Wildsau«
* »Affengeil, geil«
* »Süß«
* »Kraftvoll«
* »Das macht mich total an«
* »Allen Mädchen treu«
* »Das Leben ist köstlich«
* »Weniger ist mehr«
* Schlüpfrige Witze
* »Gigantisch, riesig«
* »Ich will alles und zwar sofort«
* »Man muss einfach nur wollen!«
* »Die Energie folgt dem Gedanken«
* »Ich spür's im Urin«
* »Die Kraft, die ich lebe, ist nur ein Drittel der Kraft, die ich in mir spüre!«
* »Es geht mir dreckig«
* »Der Kavalier genießt und schweigt«
* »Wie die Nase eines Mannes, so ist auch sein Johannes«
* »Und dann zieh'n wir mit Gesang in das nächste Restaurang«

SPORTARTEN
* Surfen

ÜBUNGEN
* Körpertherapie nach Wilhelm Reich
* Tantra
* Urschrei-Therapie
* Bioenergetik
* Dynamische Meditation

Quecksilber
MERCURIUS SOLUBILIS

Mercuris solubilis ist die Zubereitungsform von Quecksilber, welche in der Homöopathie am häufigsten verwendet wird. Wichtigste Themen des Mittels sind das Verlangen nach absoluter Ehrlichkeit und Offenheit, was durch die Realität zwangsläufig enttäuscht wird. Hinter einer überheblichen Fassade verbergen sich verdrängte Gefühle, Unsicherheit, Empfindlichkeit und Ruhelosigkeit, was sich in Aggressionen und Wutausbrüchen äußern kann.

Die Substanz

NAMEN
* Lösliches Quecksilber
* »Mercurius« bedeutet »dem römischen Gott Merkur zugeordnet«. Merkur war der Gott des Handels, den Namen bekam die Substanz wegen ihrer Beweglichkeit.
* »Solubilis« heißt »löslich« und bezieht sich auf die homöopathische Zubereitung.
* Die deutsche Bezeichnung Quecksilber bedeutet »lebendiges Silber«. Es kommt von dem althochdeutschen Wort »quecksilbar«, welches eine Lehnübersetzung des mittellateinischen argentum vivum = »lebendiges Silber« ist.
* Die griechische Bezeichnung für Quecksilber ist »Hydrargyrum«, das heißt »wässriges Silber«.

CHEMISCHE FORMEL
Hg (vom griechischen Wort Hydrargyrum)
$NH_2Hg_2NO_3 . Hg . HgO$ für Mercurius solubilis

DICHTE
13,55 g/cm³

AUSSEHEN
Reines Quecksilber ist bei Zimmertemperatur eine silberweiße, stark glänzende metallische Flüssigkeit.

Bezüge zwischen der Substanz und ihrer Wirkung

Merkur > Mit dem römischen Gott des Handels, des Verkehrs, der Ärzte, Diebe und Heilpraktiker hat der Mercurius-solubilis-Mensch viele Gemeinsamkeiten

Instabil > Überempfindlich gegenüber vielen Veränderungen in der Umgebung

Reaktionsfreudig > Können sich Reizen nicht entziehen

Tödlich giftig beim Verdunsten > Können den Behandler das Fürchten lehren

Nicht greifbar, unkontrollierbar > Sind durch eine aggressive Haltung, die ihnen oft selbst nicht bewusst ist, im persönlichen Umgang unbequem und unangenehm; man will diesen Menschen loswerden und möglichst wenig mit ihm zu tun haben

Geruch- und geschmacklos > Unerkannt bleiben hinter einer Fassade von Normalität und Konservativität

Verwittert nicht > Nie alt werden, Menschen mit ewiger Jugend

Thermometer > Empfindliche Reaktionen wie ein lebendes Thermometer auf geringe Temperaturveränderungen mit Verschlechterung des Befindens

Zinnober, das wichtigste Mineral zur Quecksilbergewinnung, ist rot bräunlich mit durchscheinendem Diamant- bis Metallglanz, vollkommen spaltbar mit spröden Bruchstellen. Die Kristalle sind klein und selten, würfel- oder prismenförmig gelegentlich eingesprengt. Die Stücke sind körnig oder derb.

Mercurius solubilis ist ein graues, körniges Pulver.

EIGENSCHAFTEN
Der Schmelzpunkt liegt bei −38,9°C, der Siedepunkt bei 356,6°C. Quecksilber ist das einzige Metall, das bei Raumtemperatur flüssig ist. Es ist ein Element der zweiten

Nebengruppe des Periodensystems nach Zink und Kadmium. Quecksilber ist geruch- und geschmacklos.

Infolge seiner großen Oberflächenspannung bildet es sehr leicht Tropfen, die die Tendenz haben, zu großen Tropfen zusammenfließen. Bei Erschütterung oder Stoß zerfallen die Tropfen in viele kleine Kügelchen.

Quecksilber dehnt sich bei Erwärmung sehr gleichmäßig aus, darum wird es in Thermometern verwendet.

Bei normaler Temperatur an der Luft ist es beständig, in Gegenwart von Verunreinigungen überzieht es sich rasch mit einem dünnen, dunkelgrauen Oxidfilm. Oberhalb von 300 °C reagiert es mit Sauerstoff zu Quecksilberoxid (HgO).

Quecksilber ist beständig gegen verdünnte Säuren, mit Ausnahme der Salpetersäure; von konzentrierten oxidierenden Säuren wird es gelöst. Es ist sehr verbindungsfreudig und in der Lage, zahlreiche Metalle aufzulösen. Die sich dabei bildenden Legierungen sind die Amalgame.

Mit zahlreichen Nichtmetallen, besonders mit den Halogeniden Chlor und Jod sowie dem Schwefel bildet Quecksilber Salze. Andere Quecksilberverbindungen wie das Knallquecksilber ($Hg(CNO)_2$) besitzen eine derartige innere Spannung, dass sie schon bei Erschütterung explodieren.

Anorganische und organische Quecksilberverbindungen sowie die Quecksilberdämpfe sind sehr giftig, die beiden letzteren werden in hohem Maße vom menschlichen Organismus resorbiert.

HERKUNFT UND VORKOMMEN

Quecksilber kommt selten gediegen in Form fein verteilter Tröpfchen vor. Der Zinnober (HgS) ist das wichtigste Mineral zur Quecksilbergewinnung. Die Vorkommen liegen oft in der Nähe von Vulkanspalten und heißen Quellen in Spanien, der Ukraine, USA, China, Italien, Algerien und der Türkei.

GEWINNUNG

Zinnoberhaltige Erze werden angereichert und in Retorten bei 400 bis 700 °C abgeröstet. Die entweichenden quecksilberhaltigen Dämpfe werden in Vorlagen kondensiert und gereinigt.

GESCHICHTE

In Ägypten um 1500 v. Chr. und in China um 1000 v. Chr. war der Zinnober als einziges quecksilberhaltiges Mineral bekannt. Aus ihm wurden die Pigmentfarbe und das reine Metall gewonnen.

Für Paracelsus und die Alchemisten spielte Quecksilber wegen seiner außergewöhnlichen Eigenschaften eine große Rolle. Sie gaben ihm den Namen »Mercurius« auf Grund seiner Beweglichkeit und Flüchtigkeit.

Die Bezeichnung »Quacksalber« stammt aus der Zeit, als Ärzte und die Vorgänger der heutigen Heilpraktiker quecksilberartige Salben gegen die Hautausschläge der Syphilis und andere Hauterkrankungen mischten.

VERWENDUNG

In der Technik wird Quecksilber benötigt zur Herstellung von Thermometern, Barometern, Manometern, Thermostaten und Quecksilber-Dampflampen (Leuchtstoffröhren), anorganischen und organischen Verbindungen und Amalgamen, außerdem zur Gewinnung von Gold und Silber. Es dient auch als Grundstoff für Schiffsfarben, seltener für Porzellanfarben, als Beizmittel für Leder und Filz und als Kontrastverstärker in der Fotoindustrie. Wegen seiner hohen Giftigkeit wird es immer mehr durch andere Substanzen ersetzt. Die Produktion von Quecksilber-Zink-Batterien wurde inzwischen drastisch reduziert.

Quecksilbersalze wurden in Deutschland jahrzehntelang – bis 1982 – zum Beizen von Saatgut verwendet.

Paracelsus und den Alchemisten gelang es, durch alchemistische Zubereitungen aus Quecksilber Heilmittel gegen die Syphilis herzustellen. Dieses Prinzip wurde von der damaligen Medizin und noch bis ins 19. Jahrhundert übernommen. Gegen die Geschwüre der Syphilis-Kranken wurden äußerlich die grauen Salben mit Calomel (Hg_2Cl_2), innerlich andere Quecksilberverbindungen wie Sublimat ($HgCl_2$) wegen ihrer antibiotischen Wirkungen eingesetzt. Die Behandelten erlitten schwere Vergiftungen.

In der Zahnheilkunde wird das Silberamalgam seit der Mitte des 19. Jahrhunderts wegen seiner guten Verarbeitungsmöglichkeit als Füllmaterial eingesetzt. Entgegen der offiziellen Stellungnahmen werden bei den meisten Menschen mit Silberamalgam-Füllungen ständig Quecksilber-Ionen freigesetzt, was in vielen Fällen eine schleichende, chronische Quecksilbervergiftung hervorruft, die nur selten als solche erkannt wird.

In der heutigen Medizin werden Quecksilber-Verbindungen in Desinfektionsmitteln und als antibakterieller Konservierungsstoff in Augentropfen und Impfstoffen eingesetzt.

Quecksilber ist für den menschlichen Organismus ein hochgiftiges Schwermetall. Es schädigt die Zellen auf vielfältige Weise. Im menschlichen Körper wird es in Leber, Nieren, Milz, Hoden, bestimmten bös-

artigen Tumoren, im Zentralnervensystem und auch im Gehirn gespeichert.
Eine akute Quecksilbervergiftung äußert sich in metallischem Geschmack im Mund, vermehrter Speichelproduktion, Verätzungen der Mundschleimhaut und der Magen-Darm-Schleimhaut, Übelkeit, blutigen Brechdurchfällen sowie akutem Nierenversagen.
Die chronische Quecksilbervergiftung macht sich bemerkbar durch eine große Mattigkeit und Schläfrigkeit, Kopf- und Nackenschmerzen, Lockerung gesunder Zähne, Ausbildung eines dunklen Saums am Zahnfleischrand, Schädigungen des Zentralnervensystems mit Taubheitsgefühlen, Bewegungs-, Sprach- und Gedächtnisstörungen.
Auch psychische und geistige Veränderungen wie Ängste, Erregungszustände, Depressionen sowie Delirien werden beobachtet.

Homöopathische Zubereitung

Quecksilber wird in Salpetersäure aufgelöst. Dabei fällt ein graues Pulver aus, das abfiltriert, getrocknet und mit Milchzucker verrieben wird, bis es löslich ist, sodass es bis zur gewünschten Potenz verdünnt werden kann.
Mercurius solubilis wurde von Hahnemann geprüft und veröffentlicht.

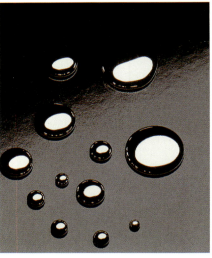

Quecksilber ist als einziges Metall bei Raumtemperatur flüssig. Bei Erschütterung zerfallen die Tropfen in kleine Kügelchen.

Das Mittel

Grundthemen des Mittels
* Direktheit
* Konfrontation
* Wahrheit
* Suche nach der Wahrheit
* Ehrlichkeit
* Streben nach Wahrhaftigkeit
* Gerechtigkeit
* Vermittlung, Kommunikation, Austausch
* Freiheit oder Tod
* Rebellion
* Revolution
* Extreme
* Intensität
* Kompromisslosigkeit
* Anarchie, R.A.F., autonome Gruppen, Hausbesetzung, Widerstand gegen Freiheitseinschränkung, Freiheitskampf, Krieg für Freiheit
* Betrug, Verrat am Heiligsten
* Grenzüberschreitung, Verbindung zwischen Diesseits und Jenseits
* Vermittler zwischen Himmel und Hölle
* Askese

Vergleichsmittel

Arsenicum album, Medorrhinum, Pulsatilla, Syphilinum, Tuberculinum; Alumina, Hepar sulfuris, Natrium muriaticum, Nux vomica, Silicea

* Erkenntnis, Klarheit
* Totale Hingabe
* Sich angenommen fühlen
* Idealismus
* Kampf
* Geballte Faust
* Schwert, Messer, Waffe
* Brand, Feuer
* Kamikaze
* Stierkampf
* Tod
* Ausdehnung im Widerstreit mit Erstarrung
* Instabilität
* Ekstase
* Freundschaft
* Männerfreundschaft bis in den Tod

* Homosexualität
* Aids
* Ideenreichtum
* Individualität
* Misstrauen
* Neugier
* Heiler im Widerstreit mit Hehler oder Dealer
* Massenmörder
* Massaker

Ätiologie
* Unerwünschtheit
* Betrug
* Betrogene Mütter
* Enttäuschung
* Ungerechtigkeit
* Sexuelle Exzesse
* Scharlach
* Impfung
* Syphilis
* Arsenvergiftung
* Chronische Bleivergiftung
* Überdosierung oder fälschliche Einnahme von Schwefel-, Eisen- und Jodpräparaten

Konfrontation um jeden Preis

Leitsymptome

- Allgemeine Verschlimmerung sowohl durch Hitze als auch durch Kälte
- Starker Speichelfluss, besonders nachts im Bett, oft blutig
- Zahneindrücke am Zungenrand
- Metallischer Mundgeschmack
- Selbstmord durch Hungerstreik
- Selbstmordattentate
- Schwitzt ständig ein wenig
- Allgemeine Verschlimmerung durch Schwitzen
- Durchfälle mit grünlichem, schleimigem Stuhl und scharfen Schmerzen bei der krampfartigen Entleerung
- Grünliche Farbe des Urins
- Nächtliche Knochenschmerzen
- Beschwerden durch Temperaturschwankungen, sensibel wie ein Thermometer

Reaktionen auf Nahrungsmittel

Empfindungen
- Ständig hungrig

Verlangen
- Butterbrot
- Brot
- Kalte Getränke
- Flüssige Nahrung
- Zitronen
- Milch
- Bier
- Lebendes essen

Abneigungen
- Butter
- Kaffee
- Fett
- Gruyère-Käse
- Kräftig schmeckende Käse
- Salz
- Fleisch
- Muttermilch
- Süßigkeiten
- Wein
- Weinbrand

Besserung
- Kalte Getränke

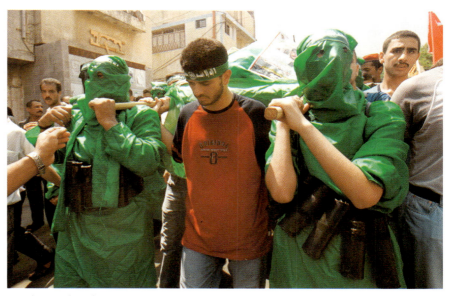

Aus dem Streben des Mercurius-Patienten nach unbedingter Wahrhaftigkeit kann eine kompromisslose Bereitschaft zur Gewalt entstehen.

- Saure Speisen
- Milch

Verschlimmerung
- Pflaumen
- Süßigkeiten
- Geschwefelter Wein
- Zucker
- Alkohol
- Heiße Speisen
- Kaffee
- Kartoffeln
- Milch

Allgemeine Modalitäten

Besserung
- Liegen auf der linken Seite
- Gemäßigte Temperaturen
- Ruhe
- Beim Einschlafen
- Nach Schlaf
- Vorsichtiges Streicheln
- Gebeugtes Sitzen
- Beugen erkrankter Teile

Verschlimmerung
- Alles
- Abends
- Nachts
- Sonnenuntergang bis Sonnenaufgang
- Liegen auf der rechten Seite
- Im Bett liegen
- Bettwärme
- Während Schlaf
- Bewegung
- Wetterwechsel von warm nach kalt
- Trockenes Wetter
- Abkühlung
- Berühren von kalten Gegenständen
- Leichte Berührung
- Einatmen kalter Luft
- Frische Luft, warme Luft
- Während Schwitzen
- Nach dem Trinken
- Während der Schwangerschaft
- Vermehrte Schleimabsonderung
- Künstliches Licht
- Tageslicht
- Nase schnäuzen
- Niesen
- Alleinsein
- Feuchtkalte Anwendungen
- Vollmond
- Federbett
- Herbst
- Ofenwärme
- Aufrechtes Sitzen

INDIKATIONEN

Bei Kindern

Hauptindikationen

* Häufiges nächtliches Erwachen
* Erkältungsneigung
* Blutarmut
* Mandelentzündung
* Chronische Mittelohrentzündung mit meist dünnflüssigem, gelbem oder gelbgrünem, blutigem Sekret, das übel riecht und schmerzhaft aggressiv ist
* Stottern
* Speichelfluss im Schlaf
* Mundsoor
* Diphtherie
* Rachitis
* Vorhautenge

Allgemeine Indikationen

* Verweigerung der Muttermilch
* Schwieriges Zahnen mit Durchfall
* Verhaltensauffälligkeiten: unbändig, wild, gewalttätig, unsozial
* Aphthen
* Entzündungen der Mundschleimhaut
* Chronischer Schnupfen mit grünlichen Absonderungen
* Polypen
* Chronische Akne, die leicht Eiter absondert und Narben hinterlässt
* Angeborene Syphilis

Bei Erwachsenen

Hauptindikationen

* Aids
* Entzündungen des Dickdarms
* Stinkender Mundgeruch
* Zahnfleischentzündungen, Parodontose
* Zahnwurzelabszesse
* Gutartige Knochenauswüchse
* Fieber mit hohen Temperaturen, reichlichem übel riechendem Schweiß, Drüsenschwellungen, Nerven- und drückenden Kopfschmerzen; besser in der Ruhe und bei mittleren Temperaturen; schlimmer nachts, bei Temperaturwechsel, durch Hitze, Schwitzen, Liegen auf der rechten Seite

* Hautjucken mit Verschlimmerung in der Hitze, durch Bettwärme und durch Schwitzen
* Oberflächliche Hautgeschwüre, die die Tendenz haben, sich auszubreiten
* Stinkende Hautausschläge
* Blutende Hautausschläge
* Reichliche, saure Nachtschweiße
* Schwarzfärbung äußerer Körperteile
* Zittern der Unterlippe
* Zittern der Hände mit Verschlimmerung beim Schreiben oder Essen
* Schwächezustände durch Schwitzen
* Schwächezustände nach Stuhlgang

Allgemeine Indikationen

* Chronische Eiterungen
* Abszesse
* Zahnfleischbluten
* Ausfallen gesunder Zähne
* Zahn- oder Halsschmerzen, die sich bis ins Ohr erstrecken
* Langsam heilende Wunden
* Eiternde Wunden
* Geschwüre in Mund und Rachen
* Akute und chronische Entzündungen des Rachens mit schmutzig aussehendem Zungenbelag und Speichelfluss
* Nebenhöhlenentzündungen mit grünlichem Eiter, Borkenbildung und Schmerzen, die sich auf Zähne oder Ohren ausdehnen können; besser in der Ruhe, bei mittleren Temperaturen; schlimmer durch Hitze oder Kälte, Liegen auf der rechten Seite, Schwitzen
* Lymphknotenschwellungen
* Bulimie
* Knochenbrüchigkeit
* Herzklopfen mit Furcht
* Überempfindlichkeit der Vorhaut oder Gefühllosigkeit des Penis
* Juckender Scheidenausfluss
* Brennender Scheidenausfluss
* Weiße Bläschen am Penis, die zu Geschwüren werden können
* Weiße Flecke am Hodensack
* Häufige Ohnmachten, durch Druck in die Taille oder Geräusche

Bedürfnis nach Freiheit 211

Der Mensch

PSYCHISCHE MERKMALE

Das wesentliche Merkmal im Leben von Mercurius-solubilis-Menschen ist die Labilität.

Sie kommen mit einem großen Bedürfnis nach Freiheit auf die Welt und brauchen eine Atmosphäre des absoluten Vertrauens und Angenommenseins. Sie erwarten, dass alle Menschen offen und ehrlich sind, sie so annehmen, wie sie sind. Sie glauben, dass es nur eine Wahrheit gibt. Sie sind offen und direkt, reden frei heraus, sie sind gerecht, dabei aber auch schonungslos und gelegentlich rücksichtslos.

Auch bei sehr klaren Eltern kommt es im Laufe der Zeit zu Situationen, in denen sie nicht offen und ehrlich gewesen sind, Abmachungen nicht eingehalten haben oder sich selbst widersprochen haben. Doch es ist für Mercurius-solubilis-Kinder besonders wichtig, dass die Eltern authentisch sind. Sie spüren es sofort, wenn das Gesagte und die dazugehörigen Gesten oder Stimmungen nicht übereinstimmen (»double-binds«). Kaum ein anderer Menschentyp kann so klar und wahrhaftig sein, wie es Mercurius-solubilis-Menschen von anderen und sich selbst verlangen. Sie können Falschheit und Scheinharmonie nicht vertragen.

Der erste Widerspruch im Kontakt mit den Eltern ist der Stich mit dem Messer in die Brust, der Same des Misstrauens ist gesät. Die Kinder wollen von nun an genau wissen, ob jemand authentisch ist, ob das, was er sagt, mit dem übereinstimmt, was er tut. Sie provozieren ihre Eltern und alle anderen Menschen in ihrer Umgebung, allein um der Wahrheit und der Wahrhaftigkeit willen. Je mehr Vertrauensbrüche

Äußeres Erscheinungsbild

> Eckiges Gesicht
> Widerspenstige Haare
> Kurzhaarfrisur oder kahlköpfig
> Buschig-gerade oder zusammengewachsene Augenbrauen
> Durchdringender, eindringlicher, stechender Blick
> Hagere Nase
> Übel riechender Mundgeruch
> Gesicht und Haut blass und fleckig, durchscheinend
> Feuchte Aussprache
> Unangenehmer Körpergeruch
> Ernster oder gleichgültiger Gesichtsausdruck, hinter dem sich die Gefühle und die Unruhe verbergen
> Intellektueller Typus
> Jugendlich
> Erotische Erscheinung
> Schwarzes Leder
> Schwarze Rollkragenpullover

durch mangelnde Offenheit, Ehrlichkeit und das Gefühl, nicht angenommen zu sein, sie erleben, desto mehr steigert sich ihre Empfindlichkeit gegenüber äußeren Reizen. Sie werden immer labiler, je unfähiger sie sind, mit ihren Impulsen flexibel umzugehen.

Prinzipiell nehmen sie sich dann zurück, sind reserviert und in sich gekehrt, zuweilen auch misstrauisch. Die zurückgehaltenen Gefühle können jedoch zu gewalttätigen Impulsen führen. Auf Vertrauensbrüche reagieren sie aggressiv, sie richten ihre Wut schnell und ohne

zu überlegen nicht nur gegen deren Verursacher, sondern gegen jeden, der nur den Verdacht eines inneren Widerspruchs weckt. Wenn sie jemand beleidigt, würden sie am liebsten sofort zuschlagen und könnten diesen Menschen sogar töten, auch wenn es sich um geliebte Personen handelt.

Um sich und ihre Umwelt zu schützen, bauen sie sich allerdings oft eine Fassade der Normalität und der Korrektheit auf. Mercurius-solubilis-Menschen haben ein Bedürfnis nach tiefer Übereinstimmung mit dem Gegenüber. Wenn sie spüren, dass die Person, mit der sie gerade reden, nicht mit ungeteilter Aufmerksamkeit zuhört, werden sie unfähig zu sprechen. Deshalb fühlen sie sich oft in homosexuellen Beziehungen wohler.

Als Kind fürchten sie sich vor nichts, strotzen vor Energie und treten offen und selbstsicher in die Welt. Es gibt für sie kein Hindernis, sie möchten alles ausprobieren. Aus dem Gefühl heraus, dass ihnen nichts passieren kann, haben sie absolut keine Angst. Sie möchten alles herausholen, was möglich ist. Sie möchten es wissen: Ja oder nein; geht es oder geht es nicht? Sie sind hart im Nehmen, körperliche Schmerzen sind ihnen nicht wichtig. Doch durch ihre innere Unruhe und Nervosität, gepaart mit der Eigenart, auf den kleinsten Reiz wie ein Thermometer zu reagieren, erschöpfen sich ihre Kraftreserven. Lachen und Weinen können sich dann schnell abwechseln.

Um sich gegenüber störenden Einflüssen zu schützen, tauschen sie ihre einstige Offenheit und Furchtlosigkeit gegen ein ängstliches und sehr eingeschränktes Leben. Je nach ihrem energetischen Zustand müssen sie immer intoleranter, diktatorischer und sturer werden, um möglichst viele störende Einwirkungen auf ihr Leben zu unterbinden. Zuletzt fühlen sie sich nur noch von Feinden umgeben.

Die stärksten Ängste entwickeln sie bezüglich ihrer geistigen Gesundheit und gegenüber Erkrankungen in der Familie. Sie können sich vor Aids, vor Dieben und Bettlern und Gewitter fürchten.

Bei zunehmender Schwermut werden sie ihrem Leben gegenüber gleichgültig und fürchten, eines Tages Selbstmord zu begehen. Wenn sie ein offenes Fenster, ein Messer oder ein scharfes Werkzeug sehen, entsteht in ihnen sofort der Impuls, sich auf diese Weise zu töten.

Geistige Merkmale

So wie der römische Gott Merkur als Götterbote zwischen der Welt der Götter und der Welt der Menschen hin- und herpendelt, um zu vermitteln, so tut dies auch der Geist der Mercurius-solubilis-Menschen.

Ihr Geist kann leicht und schnell hin- und herwechseln zwischen der Welt der Träume und der wirklichen Welt, zwischen Intuition und kühler Logik, zwischen mystischen und praktischen Interessen, zwischen einem Leben nach dem Lustprinzip und strenger Enthaltsamkeit, zwischen Optimismus und Pessimismus, zwischen Moralismus und Opportunismus.

Sie sind scharfe Beobachter, einfallsreich und geistesgegenwärtig, wissbegierig und intelligent. Offen für alles Neue treten sie unbekannten Dingen furchtlos mit Verwunderung, Staunen und Ehrfurcht entgegen.

Dieses Hin-und-Her-Pendeln sowie ihre Angewohnheit, tausend Dinge auf einmal zu tun, schwächen mit der Zeit ihre Energie. Wenn sie merken, dass ihr Geist nachlässt, sind sie sehr besorgt. Sie geraten dann in Eile und Hektik, um all ihren Verpflichtungen nachzukommen.

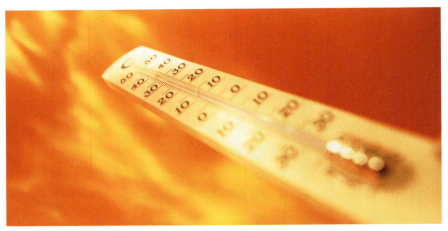

Wie ein hochempfindliches Fieberthermometer reagiert der Mercurius-Patient auf feinste Veränderungen in seiner Umgebung.

Allmählich können sie neue Eindrücke nicht mehr verarbeiten und haben Angst davor, von diesen überflutet zu werden. Sie werden abweisend, um Fremdeinflüsse abzuwehren, möchten sich immer weniger auf Neues einlassen, werden unzufrieden, aber auch albern und argwöhnisch.

Bei zunehmender Geistesschwäche lässt das Gedächtnis nach. Sie können nur noch langsam antworten. Es kann so weit kommen, dass sie ihre Verwandten nicht mehr erkennen, ihre eigene Schrift nicht mehr lesen können. Schließlich ist ihr Geist benommen, verwirrt und stumpfsinnig.

Oftmals werden aber in der Jugend die Weichen bereits in eine andere Richtung gestellt. Bei starker innerer Verwundung sind sie geistig langsam und oft schwer von Begriff. Auf Grund ihrer Impulsivität fällt es ihnen schwer, Gedankengänge zu entwickeln und gegeneinander abzuwägen.

Sie können ihre Langsamkeit und ihre Defizite nur bedingt durch Fleiß wettmachen, deshalb finden sich unter Hauptschülern viele Mercurius-solubilis-Jugendliche. Wegen ihres direkten, spontanen, impulsiven wie auch aggressiven Verhaltens gelten sie als schwierig. Wird ihr Lerneifer nicht anerkannt oder verlieren sie die Sympathien der Lehrer, bricht ihr Leistungsvermögen zusammen, sie verlassen die Schule dann oft ohne Abschluss. Wenn sie aus gescheiterten Beziehungen kommen und man sie auch dort loswerden will, landen viele von ihnen in Erziehungsheimen.

Heftige Schlägereien unter Jugendbanden sind typisch. Sie erhalten immer härtere Strafen auf ihre Provokationen und können dadurch auch straffällig werden.

Verlangen

* Angenommen werden
* Erkenntnis, Klarheit
* Klärung
* Aufrichtigkeit
* Klare Anweisungen
* Gerechtigkeit
* Beißen
* Andere Menschen, den Partner zu töten bei Widerspruch, wegen einer geringen Beleidigung beim Anblick eines Messers

* Weglaufen
* Zerstörung
* Streit, Konfrontation
* Reisen
* Lecken der Lippen
* Mit dem Penis in die Scheide eindringen
* Angesprochen werden
* Alles berühren
* Jugendlichkeit
* Gähnen

ABNEIGUNGEN
* Heuchelei, Lüge, Falschheit
* Täuschung, Verheimlichung
* Herumschwafeln
* Unklarheit
* Familienmitglieder, Menschen
* Kompromisse
* Scheinharmonie
* Ungerechtigkeit
* Spaßen
* Sprechen
* Verpackungen
* Widerspruch

MISSEMPFINDUNGEN
* Gesicht oder Haut seien kalt
* Die Zähne seien locker
* Gefühl eines Fremdkörpers im Hals
* Gefühl von Verwachsungen in der Brust
* Gefühl einer Herzschwäche
* Das rechte Bein sei zu kurz

SEXUALITÄT
* Exzessives sexuelles Verlangen
* Lästige, schmerzhafte, nächtliche Erektionen
* Vorzeitiger Samenerguss
* Erektionen bei kleinen Jungen
* Mit den Genitalien spielen
* Neigung zur Homosexualität oder Bisexualität
* Verlangen nach hartem Sex
* Sehnsucht, bei einem totalen Orgasmus zu explodieren
* Fehlendes sexuelles Verlangen bei Kälte des Hodensackes

SCHLAF
* Leichtes Erwachen durch leise Geräusche oder Erschütterungen
* Erwachen durch Juckreiz
* Hört alles im Halbschlaf

TRÄUME
* Atombombenkatastrophe, Atomkrieg, brennende Welt
* Furchtlos bei Gefahr
* Feuer, Wasser
* Freiheit
* Tod, Gewalt, Mord
* Waffen, Schießerei
* Spiralförmiger Abgrund
* Lebende Leichen
* Messer
* Kämpfer, Söldner
* Räuber
* Reisen
* Mongolen
* Samurai
* Tiere
* Zombies
* Halbkugeln
* Kettensäge
* Beim Sex sterben
* Gruppensex
* Sex und Krieg

FARBWAHL
* Rot-schwarz
* Gelb
* Orange
* Hellgrün

BEVORZUGTE BERUFE
* Schlauer Händler, gerissener Händler
* Hehler
* Betrüger
* Zuhälter
* Vermittler
* Kurier
* Kurierdienst
* Glücklicher Postbote
* Heiler, Heilpraktiker, Quacksalber
* Kämpfer, Krieger
* Widerstandskämpfer, Terrorist, Selbstmordattentäter
* Zahnarzt, Arzt
* Diebe, Gangster, Mafioso
* Stierkämpfer
* Artist, Jongleur

TYPISCHE REDENSARTEN
* »Denn keines anderen sei, wer ein Selbst sein kann« (Paracelsus)
* »Alles oder Nichts«
* »Total«
* »Auf den Punkt bringen«
* »Vive la morte, vive la révolution«
* »Lieber den Tod als des Fronherren Brot«
* »Sieg oder Tod«
* »Ruckzuck«
* »Geschwind«
* »Tausend Dinge auf einmal tun«
* »Tausend Gedanken haben«
* »Vor Liebe brennen«
* »Ich fürchte nichts, ich erwarte nichts, ich bin frei«
* »Markieren«
* »Merken, merkwürdig«
* »Einer bleibt auf der Strecke«
* »Ich mach' dich platt«
* »Es muss getan werden«
* »Es wissen wollen«
* »Wer näher als einen Meter an mich herankommt, greift mich an«
* »Angriff ist die beste Verteidigung«
* »Die anderen brauchen ja nur einen, auf den sie draufschlagen können«
* »Immer, wenn du denkst, es geht nicht mehr, fängt es erst richtig an«
* »Die Spreu vom Weizen trennen«
* »Dem Tod ins Auge schauen«
* »Mitten ins Schwarze treffen«

SPORTARTEN
* Kampfsport
* Karate
* Kendo, Schwertfechtkunst, Schwertkampf

ÜBUNGEN
* Auge-in-Auge-Meditation
* Feuerlauf
* Bioenergetik

Kochsalz

NATRIUM MURIATICUM

Natrium chloratum ist eine weitere Bezeichnung für dieses Mittel, bei dem es sich im Grunde um schlichtes Kochsalz handelt. Themen des Mittels sind Enttäuschung, Trauer,

Leid, Unglück, Demütigung, Zurückweisung, schließlich Resignation und Rückzug. Ursache ist das Verbot, seine Gefühle zu zeigen, wodurch sie auch nicht verarbeitet werden.

Die Substanz

NAMEN

* Kochsalz, Meersalz, Steinsalz, Halit, Natriumchlorid
* Das in der Natur vorkommende Mineral Soda oder Natriumkarbonat wurde im alten Ägypten »Natrun« genannt. Über »Natron« als Name für Natriumhydrogenkarbonat entstand später »Natrium« als Bezeichnung für das Metall.
* »Muriaticum« geht zurück auf das lateinische Wort »muria«, dies bedeutet »Salzlake«.
* Der Beiname »chloratum« wurde von dem griechischen chloros = »gelblich grün« abgeleitet.
* »Halit« geht auf das griechische Wort halos = »Salz« zurück.
* »Salz« stammt von dem lateinischen sal = »Salz«.

CHEMISCHE FORMEL

NaCl (Kochsalz)

DICHTE

Natrium: 0,97 g/cm³
Chlor: 3,21 kg/m³
Halit: 2,1 bis 2,2 g/cm³

AUSSEHEN

Natrium ist ein silberweißes Leichtmetall.
Chlor ist ein bei Normaltemperatur gelbgrünes Gas.
Kochsalz ist eine weiße, grob- oder feinkörnige kristalline Substanz.
Halit ist ein farbloses, durch Verunreinigungen rötliches, gelbes, graues oder bläuliches, würfelförmiges, selten auch faseriges Mineral.

EIGENSCHAFTEN

Natrium ist ein Element der ersten Hauptgruppe des Periodensystems, der Alkalimetalle. Der Schmelzpunkt liegt bei 97,8 °C, der Siedepunkt bei 882,9 °C. Es ist ein sehr weiches, leicht schneid- und pressbares, silberweißes Metall, das elektrischen Strom und Wärme gut leitet und sehr reaktionsfreudig ist. An feuchter Luft überzieht es sich rasch mit einer graubraunen Natriumhydroxid-Schicht (NaOH). Beim Erhitzen an der Luft verbrennt es mit gelber Flamme zu Natriumperoxid (Na_2O_2). Chlor ist ein Element der siebten Hauptgruppe der Periodensystems, der Halogene, nach Fluor und vor Brom. Der Schmelzpunkt liegt bei −101 °C, der Siedepunkt bei −34,05 °C. Es ist ein stechend riechendes Gas, das sich unter Druck leicht verflüssigen lässt. Es löst sich leicht in Wasser und setzt sich dabei in Salzsäure (HCl) und hypochlorige Säure (HOCl) um. Es gehört nach dem Fluor zu den reaktionsfähigsten Elementen und setzt sich mit fast allen anderen Elementen, vor allem aber mit Metallen, oft unter starker Wärmeentwicklung oxidierend um. Kochsalz besitzt einen salzigen Geschmack und ist nur wegen seiner Beimengungen von Kalzium- und Magnesiumchlorid feuchtigkeitsanziehend. Daneben enthält es je nach Raffinationsgrad verschiedene Spurenelemente. Es bildet farblose, in Wasser sehr leicht lösliche Kristalle.

HERKUNFT UND VORKOMMEN

Natrium kommt in der Natur in mineralischen Verbindungen vor, als Silikat, Chlorid, Karbonat, Nitrat, Sulfat und in Borax, außerdem im Meerwasser. In der Häufigkeit der Elemente der Erdkruste liegt es an sechster Stelle.
Chlor kommt in großem Umfang in Form von Chloriden vor, in mächtigen Lagerstätten und auch im Meerwasser.
Kochsalz kommt in der Natur als Steinsalz, in Solen, Salzseen und im Meerwasser vor. Steinsalz tritt in Form von Salzstöcken in ausgedehnten Lagerstätten in fast allen geologischen Systemen auf, zum Beispiel in Oberbayern, Niedersachsen, Sachsen-Anhalt, Österreich, Frankreich, Polen und in den amerikanischen Südstaaten.

Bezüge zwischen der Substanz und ihrer Wirkung

Das Meer befindet sich in ständiger Bewegung > Bewegen sich gerne körperlich, Bewegungen im Gefühlsbereich machen Angst

Unterschiedliche Kochsalzkonzentrationen haben Auswirkung auf die Meeresströmungen, ebenso wirken sie auf den Säftefluss zwischen Zelle und dem Raum außerhalb der Zelle > Wassereinlagerung: Ödembildung oder Austrocknung bei gestörtem Kochsalz-Haushalt

Salzstöcke sind eingetrocknete Salzseen > Durch viel Leid eingetrocknete Gefühle und Tränen fließen nach Natriummuriaticum-Gaben wieder, der Seelenschmerz löst sich, die Betroffenen können wieder weinen

Ohne ihren Kochsalz-Gehalt würden die Meere von unten her gefrieren, weil es die

Beweglichkeit der Wassermoleküle steigert > Erstarrung von innen heraus, im Gefühlsbereich

Kochsalz ist lebensnotwendig, aber keiner weiß es mehr zu schätzen, weil es spottbillig ist > Mangel an Wertschätzung

Kochsalz ist unverzichtbar, aber materiell wertlos > Machen sich durch Tragen von viel Verantwortung unverzichtbar, fühlen sich dabei aber wertlos

Stein > Ebenso hart können die Betroffenen durch Leid werden

Kleine Körnchen > Grieskörnchen auf der Haut

Pökeln, konservieren von Fleisch und Fisch > Konservieren ihre Gefühle, können nicht vergessen und schwer vergeben

Zieht Feuchtigkeit an, hält Wasser zurück > Hören gerne

anderen Menschen zu, die Kummer haben, halten dabei aber ihren eigenen zurück

Geschmack verstärken, Würze > Die Gefühle sind das Salz in der Suppe des Lebens

Konzentrierte Salzlösung schmeckt bitter > Verbitterung

Wer Essen beim Kochen versalzt, ist verliebt, gefühlsmäßig aus dem Gleichgewicht geraten > Oft im Stillen in andere Menschen verliebt, die gar nichts davon wissen

Salz verschütten bringt Ärger, Streit > Haben viel Ärger in sich aufgestaut, der dann bei Nichtigkeiten zum Ausdruck kommt

Salzkrusten auf der Haut > Krustige Hautausschläge

Jeans werden in Salzwasser gelegt, damit sie enger werden > Tragen häufig hautenge Röhrenjeans

GEWINNUNG

Kochsalz wird gewonnen, indem man (a) das in Bergwerken abgebaute Steinsalz vermahlt oder (b) gesättigte Sole in flachen Siedepfannen verdampft. Meersalz wird gewonnen, indem man große, flache Becken in Küstennähe der Sonne und dem Wind aussetzt, bis das Wasser verdunstet ist. Durch Verkochen über 60 °C erhält man das Grobsalz, das vor allem für industrielle Anwendungen gebraucht wird, durch Raffinieren das feinkörnige Speise- oder Tafelsalz.

GESCHICHTE

Natrium wurde 1807 von Davy dargestellt.
Chlor wurde erstmals 1774 von Scheele gewonnen.
Salz war bis ins Mittelalter eine wichtige Handelsware, um die auch Kriege geführt wurden. Den römischen Beamten und Soldaten wurde ein Teil ihres Gehaltes oder Salärs als Salzration gezahlt. In vielen Kulturen ist Salz auch heute noch Gegenstand der Verehrung. Der biblische Ausspruch vom »Salz der Erde« ist dafür ebenso ein Beispiel

wie der Brauch, zum Einzug Salz und Brot zu schenken.

VERWENDUNG

Natrium dient als Ausgangsmaterial zur Herstellung vieler technisch wichtiger Verbindungen. Es wird als Katalysator verwendet, in der Metallurgie zur Reindarstellung schwer reduzierbarer Metalle, für Natriumdampflampen und als Kühlmittel.
Chlor findet Verwendung in der Herstellung zahlreicher anorganischer und organischer Chlorverbindungen wie Lösungsmittel, Polychlorierte

Biphenyle, Kunststoffe (PVC), Insektizide, Desinfektionsmittel, Kampfstoffe und Arzneimittel.
Isotonische Kochsalzlösungen werden von der pharmazeutischen Industrie als Infusionen bei Flüssigkeitsverlusten und als Grundlage für Augentropfen und Injektionslösungen eingesetzt.
Koch- und Steinsalz verwendet man zum Salzen und Konservieren von Speisen, als Viehsalz und in der chemischen Industrie als Rohstoff zur Gewinnung von Natrium- und Chlorverbindungen.

VOLKSHEILKUNDE

In der Volksheilkunde werden Auflagen mit angefeuchtetem Salz bei Entzündungen im Kopf-, Hals- und Gelenkbereich verwendet. Kochsalz-Lösungen dienen zur Pflege der Nasenschleimhäute und zur Behandlung von Nebenhöhlenentzündungen, Salzbäder werden zur Ausleitung und zur Umstimmung bei Hauterkrankungen eingesetzt.
In der Naturmedizin wird die Verwendung von Stein- oder Kristallsalz dem fast reinen Tafelsalz vorgezogen. Stein- oder Kristallsalz enthält zahlreiche Spurenelemente, wodurch es für den menschlichen Organismus wertvoller ist, außerdem wirkt es weniger aggressiv als das Tafelsalz.

HOMÖOPATHISCHE ZUBEREITUNG

Steinsalz wird in kochendem Wasser gelöst, abfiltriert und verdunstet. Der Rückstand wird entweder in Wasser gelöst und potenziert oder mit Milchzucker verrieben.
Natrium muriaticum wurde von Hahnemann geprüft.

Das Mittel

GRUNDTHEMEN DES MITTELS

* Trauer, konservierte Trauer
* Psychischer Missbrauch
* Passion, chronisches Unglück
* Tragik, Dramatik
* Leiden, darben
* Opferrolle
* Verlust
* Liebesverlust, verschmähte Liebe
* Verhärtung durch Zurückhaltung von Gefühlen, Versteinerung
* Konservierung
* Meer der Gefühle, Kiste auf dem Meeresgrund
* Mauerblümchen, hässliches Entlein
* Salzsäule
* Versalzen
* Wasser
* Trockenheit
* Träne
* Helferrolle
* Nähe-Distanz-Problem
* Sexueller Missbrauch
* Selbstbestrafung
* Zurückhaltung
* Sehnsucht
* Vater-Tochter- oder Mutter-Sohn-Beziehung
* Täter-Opfer-Beziehung

Vergleichsmittel

Aurum, Ignatia, Sepia; Causticum, China, Kalium carbonicum, Phosphorus, Staphisagria

* Anhaften, festhalten
* Verlassenheit
* Auftauen
* Genussunfähigkeit
* Versteinerung

ÄTIOLOGIE

* Kummer
* Alte Enttäuschung
* Enttäuschte Liebe
* Kränkung, Verachtung, Demütigung, verletzte Ehre, Entrüstung
* Zorn mit stillem Kummer
* Tod eines geliebten Menschen
* Trennung
* Unerwünschtheit als Kind
* Internat
* Erstgeborener
* Grobheit anderer
* Anwendung von Chinin-Präparaten
* Scheidung der Eltern
* Karge emotionale Nahrung

* Vaterlosigkeit
* Abwesender oder unerreichbarer Vater
* Sexueller Missbrauch
* Übersehen werden
* Schlechte Nachrichten
* Verletzungsschock
* Sexuelle Erregung
* Blutverlust
* Unterdrückter Fußschweiß
* Verlassenwerden der Mutter durch den Vater während der Schwangerschaft

LEITSYMPTOME

* Beschwerden durch Kummer und enttäuschte Liebe
* Trotz Leid und Traurigkeit unfähig zu weinen
* Kopfschmerzen, als ob Hämmer auf den Kopf schlagen, oder meist rechtsseitige Migräne mit Sehstörungen; besser durch Liegen in einem dunklen, ruhigen Raum, durch Druck auf die Augen, durch Schwitzen, durch kalte Anwendungen; schlimmer um 10 Uhr oder von 10 bis 15 Uhr, durch Licht, Sonne, Lesen, vor oder nach der Periode, durch Geräusche

Freude und Trauer

* Heuschnupfen
* Herpesbläschen an den Lippen, Mundwinkeln, Nasenflügeln, im Gesicht und am Kinn
* Leicht tränende Augen; Verschlimmerung im Freien und durch Wind, beim Husten, beim Lesen
* Abendliches Asthma mit Verschlimmerung zwischen 17 und 19 Uhr
* Rückenschmerzen mit Besserung beim Liegen auf einer harten Unterlage oder durch Gegendruck mit der Faust oder einem Buch
* Sonnenallergie
* Unfähigkeit, in Gegenwart anderer Wasser zu lassen

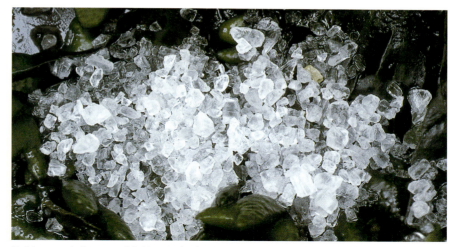

Natrium muriaticum – schlichtes Kochsalz – ist ein typisches Konstitutionsmittel für Menschen in den westlichen Industrienationen.

REAKTIONEN AUF NAHRUNGSMITTEL

Verlangen
* Saure Speisen und Salz
* Salz in der Schwangerschaft
* Bittere Speisen und Getränke
* Kassler, Sauerkraut
* Brot
* Essig
* Fisch, salziger Fisch
* Schokolade, Schoko-Pudding
* Suppen
* Austern
* Mehlspeisen
* Eiskalte Getränke
* Mineralwasser mit Kohlensäure
* Sekt
* Schwarzer Pfeffer
* Alt-Bier, Guiness
* Verbrannte Speisen oder verbrannter Toast
* Gepökeltes
* Trockenobst
* Knoblauch

Abneigungen
* Brot
* Hühnchen
* Essen mit Hunger
* Fett
* Schleimige Speisen
* Salz
* Saftiges
* Obst, Gemüse
* Essen während der Schwangerschaft
* Kaffee
* Öl
* Austern

Besserung
* Heiße Speisen

Verschlimmerung
* Mehlspeisen
* Salz
* Brot
* Reis
* Olivenöl
* Schweinefleisch
* Milch
* Bittere Getränke
* Honig
* Gurken
* Strenge Rohkost

ALLGEMEINE MODALITÄTEN

Besserung
* Liegen, Liegen auf der rechten Seite, Liegen auf harter Unterlage
* Während und nach Schwitzen
* Leerer Magen, nüchtern sein
* Allein sein
* Meeresluft
* Kalt baden
* Weinen
* Sich gegen etwas lehnen
* Nasses Wetter
* Zuschauerrolle

Verschlimmerung
* Trost
* 10 oder 11 Uhr, 4 bis 8 Uhr
* Periodisch
* Anstrengung
* Aufenthalt in der Sonne
* Sonnenlicht
* Wärme, schönes Wetter, heißes Wetter
* Wetterwechsel von kalt nach warm
* Heiß baden, Erwärmung, Erhitzung
* Vor der Periode
* Erzählen der Symptome
* Nach dem Essen
* Während der Schwangerschaft
* Sonne und Meer, Meeresluft
* Weinen
* Vollmond
* Pubertät
* Musik
* Nach Mittagsschlaf
* Kleiderdruck
* Herumdrehen im Bett
* Frühling
* Seitwärts beugen
* Entblößen einzelner Teile, Abkühlung der Gliedmaßen, Berühren von Kaltem

INDIKATIONEN

Bei Kindern

Hauptindikationen

* Verzögerte Sprachentwicklung
* Spätes Gehenlernen
* Nägelkauen
* Beißen
* Neurodermitis
* Erkältungsneigung
* Blutarmut
* Abmagerung, auch bei Heißhunger
* Kopfschmerzen bei Schulkindern
* Bulimie
* Anorexie
* Lippenherpes

Allgemeine Indikationen

* Eifersucht unter Kindern
* Geschwisterrivalität
* Bettnässen
* Erkältungen und Schnupfen mit reichlichem, klarem Schleim wie rohes Eiweiß und mit häufigem Niesen zu Beginn, in der Folge trockener, abgehackter Husten
* Kloßgefühl im Hals
* Introvertiertheit
* Erzählt nichts von sich
* Traurigkeit während der Pubertät

Bei Erwachsenen

Hauptindikationen

* Multiple Sklerose
* Haarausfall im Genitalbereich bei Männern und Frauen
* Juckreiz
* Mangel an Tränenflüssigkeit
* Kopfschmerzen durch Kummer, zuvor oft Taubheitsgefühl im Gesicht, an den Lippen oder den Gliedmaßen
* Geschwüre im Mund, am Zahnfleisch oder der Zunge
* Kropf
* Landkartenzunge (Lingua geographica, Zunge mit Verdickungen der Schleimhaut)
* Unfruchtbarkeit
* Mit Bewusstlosigkeit einhergehende Krämpfe gegen Ende der Schwangerschaft

Allgemeine Indikationen

* Fehlende Periode
* Unregelmäßigkeit der Periode
* Entzündungen
* Abszesse
* Zahnfleisch- und Gaumenentzündungen
* Mundgeruch, oft mit ausgeprägt bitterem Mundgeschmack
* Schwindel mit ausgeprägter Übelkeit und der Neigung, besonders nach links zu fallen; schlimmer während der Schwangerschaft, durch Tee, beim Blick in die Ferne
* Häufige Anfälle von geistiger Abwesenheit
* Blutarmut nach Blutverlust
* Weißer Bluthochdruck
* Magengeschwüre nach Kummer oder belastenden Konflikten
* Knacken der Gelenke
* Weißliche Krusten auf der Kopfhaut
* Hautausschläge am Haaransatz
* Abschälen der Haut an den Fingerspitzen
* Blutende Hämorrhoiden; Verschlimmerung bei Verstopfung oder hartem Stuhl
* Risse am Darmausgang
* Stressbedingtes Einnässen
* Chronische Nierenentzündungen
* Herzklopfen, oft bis in den Hals hinauf; Verschlimmerung abends, beim Liegen auf der linken Seite, durch Lärm
* Leukämie
* Morbus Hodgkin
* Überempfindlichkeit der Lippen, sie schmerzen beim Küssen
* Wiederaufbrechen alter Wunden und Narben
* Überempfindlichkeit der Scheide
* Chronische Trockenheit der Scheide
* Gebärmuttervorfall
* Schwächezustände durch Gespräche, Säfteverlust, Selbstbefriedigung, nach Ärger, Sex, Samenabgang
* Muskelschwäche
* Höhenkrankheit
* Gesichtsneuralgie nach Malaria-Behandlung oder Chinin-Einnahme
* Malaria
* Malaria in der Familienanamnese

Der Mensch

PSYCHISCHE MERKMALE

Das Wesen der Natrium-muriaticum-Menschen ist geprägt durch Bitterkeit, welche sie still und zurückgezogen erscheinen lässt.

Der natürliche Umgang mit Freude, vor allem aber mit seelischen Schmerzen, ist in unserem heutigen Industriezeitalter tief greifend gestört. Dies ist die Grundlage für die Entwicklung des Natrium-muriaticum-Wesens, weshalb dieser Konstitutionstyp am häufigsten in den westlichen Industrienationen vorkommt.

Es gibt eine Reihe typischer Faktoren, durch die sich Menschen von frühester Kindheit an zu dieser Persönlichkeit entwicklen.

> Entbehrungen in der Kindheit an Zuneigung und Fürsorge. Wird in der Kindheit zu viel Gewicht auf Pflicht und Verantwortung, Gehorsam und Disziplin gelegt, wird die kindliche, spielerische, sinnliche und emotionale Seite des Kindes unterdrückt. Um frühzeitig selbstständig zu werden, wendet es sich praktischen Dingen zu, ist verantwortungsvoll und beweist viel Verständnis und innere Stärke. Dadurch wird es von den Eltern noch weniger umhegt, hat es dies doch gar nicht nötig.

> Ältere Geschwister, die viel Verantwortung tragen müssen: Auch hier müssen Kinder zu früh stark sein.

> Das Aberziehen spontaner Gefühle: Eltern, welche selbst emotional vertrocknet, ständig unterschwellig traurig oder angespannt sind, halten die natürlichen, wechselhaften Gefühlsregungen ihrer Kinder nicht aus.

> Psychischer Missbrauch: Dieser funktioniert am besten zwischen

Äußeres Erscheinungsbild

Bei Kindern

> Horizontale Linie in der Mitte der Oberlider
> Ernstes Gesicht
> Maskuline Mädchen
> Wohlerzogen und geistig frühreif

Bei Erwachsenen

> Schuppen am Haaransatz, dicke weiße Schuppen
> Häufig asch- bis dunkelblonde Haarfarbe
> Blasse, leicht glänzende Gesichtshaut
> Rot geränderte oder wässrige Augen

> Meerkatzenmund
> Riss in der Mitte der Unterlippe
> Langer, dünner Hals, hervorstehende Schlüsselbeine
> Vorgestreckter Kopf
> Verdorrt
> Starkes Untergewicht oder starkes Übergewicht
> Bei kräftigem Körperbau oft birnenförmige Statur
> Bei Frauen oft starke Behaarung im Gesicht und am Körper
> Niednägel
> Schlicht
> Geschmacklos in der Kleiderwahl
> Zu enge Kleidung tragen

Mutter und Sohn und zwischen Vater und Tochter. Der jeweilige Elternteil fühlt sich einsam, vom Partner unverstanden und isoliert. Mit dem gegengeschlechtliche Kind füllt er die Leere in der Partnerschaft. Diese Kinder werden unbewusst als Antidepressivum missbraucht. Dieses Drama findet in allen Familien statt, in denen die Kinder wichtiger als der Partner sind.

> Ein weiterer Aspekt des psychischen Missbrauchs ist die überfürsorgliche und erdrückende Elternliebe. Mutter oder Vater verknüpfen ihr Befinden mit den Aktionen des Kindes (»Wenn du dieses oder jenes machst, bin ich traurig!«). Als Folge hiervon fühlt sich das Kind ständig schlecht und schuldig.

Aus diesen Gründen sind Natrium-muriaticum-Kinder gefühlsmäßig enorm verletzlich. Sie können Menschen nicht mehr unbekümmert und vorbehaltlos gegenübertreten. Sie

fühlen sich unverstanden und ausgenutzt, können diese Gefühle aber nicht zuordnen, weil vordergründig ihre Welt in Ordnung scheint und es ihnen an nichts mangelt. Sie können nicht mehr unterscheiden zwischen wirklichen und eingebildeten Demütigungen. Sie sind verständnisvoll und selbstständig, wagen es nicht mehr, existentielle Bedürfnisse zu äußern, aus Angst vor weiterer Zurückweisung. Sie lassen sich nicht trösten, denn um Trost anzunehmen, müssten sie ihr Herz öffnen und das haben sie inzwischen fest verschlossen.

Diese Kinder konnten nicht lernen, ihre Erfahrungen und Gefühle zu verarbeiten, denn mit ihren Bezugspersonen konnten sie nicht darüber sprechen. Daher sind sie nachtragend und erinnern sich mit einer Art Elefantengedächtnis an alle zurückliegenden Demütigungen, Kränkungen und Zurückweisungen. Auf diese Weise sammeln sich eine

Menge Ärger, Wut, Hass und Trauer in ihrem Innern.
Es gibt auch Natrium-muriaticum-Kinder, die sehr rebellisch sind. Sie fühlen sich extrem verletzt, haben aber weniger Angst, sich auszudrücken.
Den meisten Natrium-muriaticum-Kindern wie auch den typischen Erwachsenen ist es aber ein großes Bedürfnis, ihre Mitmenschen und sich selbst vor Demütigungen und Verletzungen zu bewahren. Sie können sich gut in andere einfühlen und haben sehr viel Verständnis und Respekt für deren Gefühle. Dabei vermeiden sie allzu viel gefühlsmäßiges Engagement, obwohl sie sich nach Zuneigung sehnen.
Die Angst vor neuen Verletzungen bestimmt ihr Beziehungsleben. Unbewusst wählen sie oft Partner, auf die sie sich nie ganz einlassen müssen. So gehen sie Beziehungen zu verheirateten Menschen ein, zu Partnern, die weit entfernt leben oder immer wieder für längere Zeit ins Ausland müssen. Auf diese Weise wählen sie einen Abstand, der wenig Reibung aufkommen lässt und damit ihre alten Wunden schont. Außerdem schmerzt der Verlust einer solchen Beziehung weniger. Auch wenn sie den Mut zu einer festen Beziehung oder Ehe haben, fühlen sie sich in dieser oft unglücklich und ungeliebt. Auf Grund ihres schlechten Selbstwertgefühls fällt es ihnen sehr schwer, um etwas zu bitten. Forderungen zu stellen überfordert sie völlig.
Wenn Kontakte zu intensiv oder bedrohlich werden, entwickeln die Natrium-muriaticum-Menschen den Wunsch nach Einsamkeit. Sie möchten sich in sich zurückziehen, sich den anderen gegenüber verschließen, um im Alleinsein unangenehmes Vergangenes zu verarbeiten oder still und verzweifelt vor sich

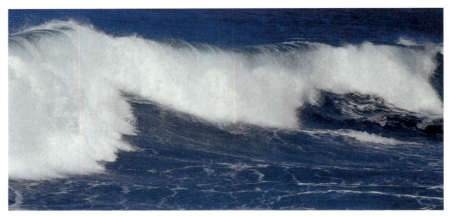

Angst vor (neuen) seelischen Verletzungen hindert viele Natrium-Patienten daran, sich aufs »Meer der Gefühle« hinauszuwagen.

hin zu leiden. Eine andere Methode, ihre Gefühle weitgehend zu unterdrücken, bietet die Beschäftigung mit vernünftigen und praktischen Themen, sie stürzen sich in die Arbeit oder in diverse ehrenamtliche Tätigkeiten. Joggen und Rennradfahren sind vor allem bei Männern bewährte Strategien.
Dennoch bewirkt die Unterdrückung der Gefühle in ihnen eine anhaltende Spannung. Sie werden schnell ungeduldig und sind oft kurz angebunden. Sie können auch launisch mit starken Stimmungsschwankungen sein, dann treten ihre verschiedenen körperlichen Beschwerden in den Hintergrund. Natrium-muriaticum-Menschen neigen zu Opferrollen. Oft leben sie jahrelang in unglücklichen Beziehungen. Sie sind zu verschlossen, um mit ihrem Partner das Problem bereinigen zu können, aber auch zu loyal, um die Beziehung zu beenden. Kommt es zu Belastungen oder Auseinandersetzungen, können sie sehr hysterisch reagieren.
Sie neigen dazu, sich selbst zu tadeln und zu bestrafen. Nägelkauen, die Nagelhaut abbeißen, Anorexie und Bulimie, Alkohol- und Drogensucht sind mögliche Ausdrucksformen hierfür.

Bewirkt die Einsamkeit anfangs eine Erleichterung in ihrem psychischen Befinden, geht sie doch im Laufe der Zeit in Pessimismus und Depressionen mit Lebensüberdruss über. Parallel dazu entwickeln sie eine übermäßige Angst um ihre Gesundheit. Weitere Ängste bestehen davor, glücklich zu sein (wegen der zu erwartenden, darauffolgenden Enttäuschung), vor Verabredungen, Gesellschaften, vor Insekten, Männern, Dieben, Gewitter und der Dunkelheit. Die Ängste erscheinen gepaart mit Traurigkeit.

Geistige Merkmale
Natrium-muriaticum-Menschen sind gewissenhaft und fleißig. Sie besitzen ein gutes Gedächtnis und können sich auch lange zurückliegende Ereignisse genau merken. Sie pflegen Brieffreundschaften.
Je mehr sie mit ihren Gedanken bei vergangenen, unangenehmen Ereignissen verweilen, je mehr oder länger ihre innere Spannung anhält, umso mehr wird ihr Geist geschwächt. Sie werden unkonzentriert, verwirrt und zerstreut, schließlich stumpf und gleichgültig. Sie vergessen, was sie gerade sagen oder schreiben wollten, haben Probleme sich auszudrücken oder

sagen Dinge, die sie gar nicht beabsichtigt hatten.

Die Kontrollfunktionen ihres Verstandes sind aber derart stark, dass es selbst in fortgeschrittenen Stadien ihrer Krankheit selten und dann auch nur anfallsweise zu Wahnvorstellungen kommt.

VERLANGEN
* Zuneigung
* Einsamkeit
* Traurige, melancholische Musik
* Traurige Geschichten

ABNEIGUNGEN
* Anwesenheit von Fremden
* Geschlechtsverkehr bei Frauen
* Trost
* Geistige Arbeit
* Psychotherapie
* Rauchen
* Sprechen
* Gesellschaft in der Schwangerschaft
* Aufstehen

MISSEMPFINDUNGEN
* Gefühl eines Klumpens, Kloßes, Fremdkörpers im Hals
* Die Augen würden zusammengezogen
* Gefühl von innerlicher Schwere
* Gefühl eines Haares auf der Zunge
* Das Gehirn sei lose
* Gefühl einer Luftblase im Ohr
* Das Gesicht sei geschwollen
* Die Brust sei mit etwas überzogen
* Gefühl eines Klumpens im Enddarm
* Gefühl von Ameisenlaufen an der Eichel
* Das Knie sei bandagiert

SEXUALITÄT
* Schmerzhafter Geschlechtsverkehr bei Frauen durch Trockenheit der Scheide
* Abneigung gegen Geschlechtsverkehr bei Frauen seit einem kummervollen Erlebnis
* Anhaltende, schmerzhafte Erektionen bei vermehrtem Verlangen
* Übermäßige Erregbarkeit der Genitalien
* Neigung zum Masturbieren
* Schmerzhafte Scheidenkrämpfe
* Sex ohne Genuss
* Unfreiwillige Samenabgänge
* Fehlende Erektion bei vermehrtem sexuellem Verlangen
* Zu früher/zu später Samenerguss
* Verlangen, während des Sexes Kraftausdrücke zu benutzen

SCHLAF
* Auf der linken Seite oder zur Wand hin in Seitenlage
* Schlafwandeln
* Schlaflos durch Kummer, nach traurigen Ereignissen des Tages, wegen unangenehmer Dinge aus der fernen Vergangenheit
* Schlaflos durch Lebhaftigkeit
* Krampfhaftes Gähnen
* Beim Lesen einschlafen
* Schweißausbrüche beim Träumen
* Erwachen durch Zusammenfahren

TRÄUME
* Salzwüste, Wüste
* Durst, verdursten
* Meer
* Ängstlich
* Schrecklich
* Phantastisch
* Räuber: schläft nicht ein, solange das Haus nicht durchsucht ist
* Mord, Kämpfen
* Geistige Anstrengung
* Dinge verändern sich
* Wiederholungsträume
* Weinen

FARBWAHL
* Weiß
* Rosa
* Niemals Schwarz

BEVORZUGTE BERUFE
* Helferberufe
* Psychotherapeut, Psychoanalytiker
* Beichtvater
* Sprechstundenhilfe
* Barkeeper
* Missionar
* Mönch, Nonne
* Offizier

TYPISCHE REDENSARTEN
* »Ihr seid das Salz der Erde«
* »Ich will nur dein Bestes«
* »Ich hasse dich, verlass mich nicht«
* »Man muss ihnen jede Bitte vom Gesicht ablesen«
* »Ich bekomme ja eh nicht, was ich brauche«
* »Ein Indianer kennt keinen Schmerz«
* »Ein richtiger Junge weint nicht«
* »Da bleibt kein Augen trocken«
* »Das geht mir an die Nieren«
* »Hoffentlich sieht mich keiner!« (in Gesellschaft, beim Tanzen)
* »Sieht denn keiner, wie ich leide?«
* »Wenn ich trinke, liebe ich alle Menschen«
* »Salz in die Wunde streuen«
* »Askese ist der Triumph über die Bedürftigkeit«
* »Zur Salzsäule erstarren«
* »Jemandem die Suppe versalzen«
* »Gesalzene Preise, Rechnung«
* »Salz in der Suppe«
* »Fass ohne Boden«
* »Gebrochenes Herz«
* »Alles unter einen Hut bringen«
* »Depressionen leicht gemacht«

SPORTARTEN
* Joggen

ÜBUNGEN
* Salzbad
* Nonverbale Therapien
* Tai-Chi
* Romantische oder tragische Filme ansehen und Rotz und Wasser heulen

Brechnuss

NUX VOMICA

Strychnos nux vomica ist eine weitere Bezeichnung für die Brechnuss. Die Samen des Baumes enthalten Strychnin und sind hochgiftig. Thema des Mittels sind Ehrgeiz, Leistung, Habsucht, Gier, innere Spannung und Ungeduld. Bei Widerständen sind die Reaktionen aggressiv und jähzornig. Stress wird mit maßlosem Verhalten und Suchtmitteln bekämpft.

Die Substanz

NAMEN
* Brechnuss
* Brauntaler, Krähenaugen, Stychninbaum
* Mit »strychnos« wurden im alten Griechenland verschiedene Arten von Nachtschattengewächsen bezeichnet. Dieser Gattungsname wurde irrtümlicherweise für den Brechnussbaum übernommen.
* Der Name des Mittels kommt aus dem Lateinischen: nux = »Nuss« und vomere = »brechen«.

FAMILIE
Loganiaceae, Brechnussgewächse

VORKOMMEN
Der Brechnussbaum wächst im tropischen Südostasien, in Indien, Burma, Malabar, Ceylon, Vietnam bis nach Nordaustralien und ist auch in Westafrika kultiviert.

AUSSEHEN
Der 10 bis 15 Meter hohe Baum mit aschgrauer Rinde besitzt rundlich-eiförmige, glänzend grüne, drei- bis fünfnervige Blätter. In der kalten Jahreszeit entstehen weiße Blüten mit widerlichem Geruch. Aus dem zweifächerigen Fruchtknoten bildet sich eine kugelige, derbschalige, graugelbe, bis sechs Zentimeter dicke Beere mit weißem, gallertigem Fruchtfleisch und zwei bis fünf hellgrauen, scheibenförmigen, knopfartigen, etwa zwei Zentimeter breiten, sehr harten und bitteren Samen.

HAUPTINHALTSSTOFFE
Brechnuss enthält die Indolalkaloide Strychnin, Brucin, Vomicin und verschiedene Nebenalkaloide; das Iridoidglykosid Loganin; Bitterstoffe; Cholin.
Bereits 0,02 Gramm des pulverisierten Samens führen zu einer akuten Strychnin-Vergiftung mit plötzlich eintretenden Krämpfen der Skelettmuskeln. Die Muskeln der Wirbelsäule ziehen sich derart zusammen, dass der steife Körper nach hinten überstreckt einen Bogen bildet und auf Kopf und Fersen ruht. Der Tod erfolgt durch Ersticken auf Grund der Verkrampfung von Brustmuskeln und Zwerchfell sowie einer späteren Lähmung des Atemzentrums.

GESCHICHTE
Die Einwohner Südostasiens verwendeten die pulverisierten Samen zum Fischfang als »Tollköder«: Das Pulver wurde mit Brot zu Kugeln geformt und ins Wasser geworfen, die Fische waren nach dem Verzehr schlagartig gelähmt.

Bezüge zwischen der Substanz und ihrer Wirkung

Strychnin als Krampfgift > Beschwerdebilder, bei denen der Kranke sich nach rückwärts überstreckt

Robuster, kompakter, kräftiger Baum > Ebensolcher Körperbau

Harte Schale, weicher Kern > Wesen

Brechmittel > Übelkeit und Erbrechen

Bitteres Fruchtfleisch > Bitterer Mundgeschmack, vor allem morgens und während des Essens

Explosiver Same, innere Spannung > Cholerisches Temperament

Immergrüne Pflanze > Große Vitalität und Kraft

Pfeilgift > Kann Dinge exakt auf den Punkt bringen, nutzt diese Gabe oft, andere zu tadeln oder fertig zu machen

Das Mittel der Gestressten 223

VERWENDUNG

Arabische Ärzte verwendeten die Brechnuss bereits im 11. Jahrhundert n. Chr., machten sie aber erst im Mittelalter in Europa bekannt. In sehr kleinen Dosen wurde der pulverisierte Samen wegen seiner appetit- und verdauungsanregenden, harntreibenden und nervenanregenden Wirkung gegen die Pest eingesetzt, in hohen Dosen als Rattengift.

VOLKSHEILKUNDE

Zubereitungen aus dem Brechnussbaum galten als wichtiges Heilmittel bei lähmungsartigen Zuständen, speziell der Beine, bei Keuchhusten, Asthma und Wechselfieber. Wegen der unerwünschten Nebenwirkungen ist sie heute bei uns nicht mehr im Gebrauch. In Indien wird die Rinde gegen Cholera verabreicht, in Nepal bei Menstruationsproblemen, Tollwut und Lähmungen.

HOMÖOPATHISCHE ZUBEREITUNG

Getrocknete, reife Samen werden mindestens fünf Tage mit Alkohol angesetzt. Die Lösung wird filtriert, verdünnt und verschüttelt.
Nux vomica wurde 1805 von Hahnemann geprüft.

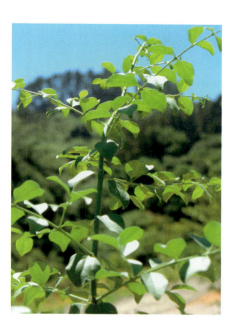

Heftig wie die Wirkung des Inhaltsstoffes Strychnin sind die Krankheitsbilder, die der Nux-vomica-Patient entwickelt.

Das Mittel

GRUNDTHEMEN DES MITTELS

* Ehrgeiz
* Leistung, verbissen
* Macher
* Eile, fix
* Ärger, HB-Männchen
* Spannung im Widerstreit mit Entspannung, innere Spannung, Druck, Platzen
* Krampf
* Habsucht, Gier
* Macht
* Ernst der Lebens
* Arbeit, Sucht, Arbeitssucht
* Streit
* Stau
* Durchzechte Nacht, Alka Seltzer

ÄTIOLOGIE

* Zorn
* Zu viel Arbeit
* Geistige Arbeit
* Zu viel Essen
* Stress, Überreizung
* Zugluft, Klimaanlage
* Schlafmangel

Vergleichsmittel

Aurum, Chamomilla, Ignatia, Medorrhinum, Sepia, Sulfur; Anacardium, Calcium carbonicum, Carcinosinum, Lycopodium

* Medikamentenmissbrauch: Abführ-, Schmerz-, Schlaf-, Beruhigungs-, Aufputschmittel
* Abkühlung
* Rausch
* Stimulantien
* Drogenmissbrauch
* Nachtschwärmerei, sexuelle Exzesse
* Eifersucht
* Verachtung
* Zeitverschiebung beim Reisen
* Übersättigung mit Reizen, Dauerberieselung
* Enttäuschter Ehrgeiz
* Enttäuschung, Entrüstung, Kränkung
* Nässe des Kopfes
* Stromschlag
* Uneinigkeit zwischen Vorgesetzten und Untergebenen

LEITSYMPTOME

* Große Ungeduld: hassen es, in einer Warteschlange anzustehen oder in einem Verkehrsstau festzustecken
* Arbeitssucht mit zwanghafter Arbeitswut
* Blasenentzündung mit ständigem Harndrang und Entleerung kleiner Mengen; besser durch Hitze oder ein warmes Bad
* Rückenschmerzen und Steifigkeit im Lendenwirbelbereich durch Zugluft
* Verdauungsstörungen nach Unterdrückung von Ärger und anderen Gefühlen, infolge des Missbrauchs von Aufputsch- und Arzneimitteln oder nach schweren Speisen
* Verstopfung mit ständigem, ergebnislosem Stuhldrang, die Entlee-

rung kleiner Mengen verschafft nur kurzzeitige Erleichterung
* Verstopfung auf Reisen
* Schüttelfrost während des Fiebers, wenn man sich unter seiner Decke bewegt
* Niesen und Schnupfen morgens beim Erwachen oder beim Aufstehen

REAKTIONEN AUF NAHRUNGSMITTEL
Verlangen
* Alkohol, Bier, Cognac
* Kaffee mit Cognac, Kaffee, Kaffeebohnen
* Coca-Cola
* Fleisch
* Fett
* Fastfood
* Gewürzte Speisen mit Chili, Curry
* Jede Art von Stimulantien
* Unverdauliches, Kalk
* Kalte Speisen
* Sahne

Abneigungen
* Bier, besonders helles Bier
* Fleisch
* Kaffee
* Getränke, Wasser
* Essen mit Hunger, nach wenigen Bissen
* Müsli, Ökonahrung
* Brot
* Warme Speisen

Besserung
* Warme Getränke
* Heiße Speisen
* Milch
* Kaffee

Verschlimmerung
* Kaffee, schwarzer Tee
* Alkohol, Bier, Wein, Cognac
* Kleine Mengen essen
* Gewürzte Speisen, Pfeffer, Salz, Chili, Curry
* Kalte Speisen, Eis
* Stimulantien, Ingwer
* Brot
* Milch

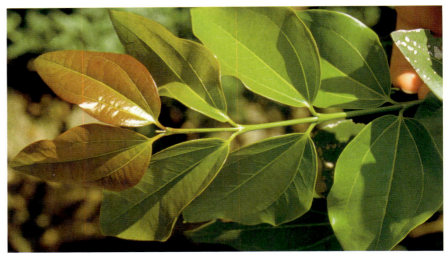

Schädlich wie das Gift der Brechnuss ist auch die Lebensweise des Nux-vomica-Patienten.

ALLGEMEINE MODALITÄTEN
Besserung
* Wärme, Ofenwärme, Bettwärme
* Warme Luft, Zimmerluft
* Nach Stuhlgang
* Ruhe
* Kleidung lockern
* Erwärmung
* Liegen im Bett, auf der Seite, links
* Aufrecht sitzen
* Nasses Wetter
* Beschäftigung
* Nach (kurzem) Schlaf, guter Schlaf
* Magnetisieren
* Abends
* Feuchte Anwendungen
* Sich strecken
* Nach Wutausbruch

Verschlimmerung
* Morgens nach dem Erwachen, nach Mitternacht, 2 bis 5 Uhr
* Alle vier Wochen
* Kälte, kalte Luft, Eintreten in ein kaltes Zimmer
* Winter, trocken-kaltes Wetter
* Rauchen, Tabakrauch
* Rechte Seite
* Schlafmittel
* Entblößen, entkleiden
* Abkühlung, besonders der Füße
* Geistige Überanstrengung
* Nach Ausschweifungen

* Nach dem Essen, Frühstück, schnell essen
* Nach dem Trinken, hastig trinken
* Kleiderdruck
* Haare schneiden, Berührung der Haare
* Sitzende Lebensweise
* Schlafmittel
* Während und nach der Periode
* Während der Schwangerschaft, Entbindung
* Unterdrückter Schnupfen, vermehrte Schleimabsonderung
* Sprechen anderer Personen
* Nach Stuhlgang
* Tageslicht
* Musik
* Gähnen, Niesen
* Bewegung
* Herumdrehen im Bett
* Liegen auf der rechten Seite
* Aufregung, Erregung
* Erbrechen
* Ermahnungen
* Langer Schlaf
* Wetterwechsel von warm nach kalt, Temperaturwechsel
* Sitzen auf kaltem Untergrund, gebeugt sitzen
* Während Sex
* Während Schwitzen
* Schneeluft

INDIKATIONEN

Bei Kindern

Hauptindikationen

* Nabelkoliken bei Säuglingen mit wütendem Durchdrücken des Rückens
* Nabelbruch oder linksseitiger Leistenbruch
* Stockschnupfen bei Neugeborenen
* Verstopfung bei Neugeborenen
* Krampfneigung der Kinder nach Wutausbruch der stillenden Mutter
* Keuchhusten mit Kopfschmerzen, als ob die Schädeldecke zerspringen wollte
* Eifersucht und Neid
* Nervosität, Reizbarkeit, Streitsucht und Hyperaktivität
* Erkältungsneigung
* Übelkeit nach dem Essen
* Häufige, kolikartige oder stechende Bauchschmerzen; besser durch warme Getränke oder Wärme, nach Stuhlentleerung; schlimmer nach dem Essen, durch Kälte
* Vermehrtes sexuelles Verlangen

Allgemeine Indikationen

* Speikinder, erbrechen Muttermilch
* Aggressivität gegen die Eltern; beschimpfen meist den gleichgeschlechtlichen Elternteil, speziell in der Pubertät
* Kopfschmerzen durch zu viel Essen
* Träge Verdauung mit hartem, schmerzhaftem Stuhl und Furcht vor der nächsten Darmentleerung
* Rückenschmerzen
* Heuschnupfen, auch mit Asthma
* Schlechte Verlierer, da sehr ehrgeizig

Bei Erwachsenen

Hauptindikationen

* Morgendliche Erschöpfung und Schwäche
* Nerven- oder Kreislaufzusammenbruch durch Überarbeitung, Missbrauch von Stimulantien oder ausschweifenden Lebenswandel
* Große Empfindlichkeit gegenüber Stimulation: Licht, Lärm, Gerüche, Ärger, Erotik
* Kater-Beschwerden
* Grippe oder fiebrige Erkrankungen mit hohem Fieber, heftigem Schüttelfrost und Muskelschmerzen; schlimmer durch jede Bewegung, die die Luft unter der Bettdecke in Bewegung versetzt
* Magenschmerzen mit dem Gefühl eines Steins im Magen, ein bis zwei Stunden nach dem Essen auftretend; besser durch warme Getränke, Wärme, warme Anwendungen; schlimmer durch Wut, enge Kleidung
* Extreme Reizbarkeit, mit Verschlimmerung vor der Periode bei Frauen
* Krampfartige Beschwerden nach kleinsten Reizen
* Übersäuerung des Organismus
* Ohnmachtartige Schwäche, auch nach Samenabgang
* Ohnmacht durch Gerüche, während der Entbindung bei jeder Wehe, während der Schwangerschaft, durch Schmerzen, nach Schreck, Zorn, in einer Menschenmenge, beim Betrachten von Blut
* Rückenschmerzen, muss sich vom Liegen aufrichten, um sich umdrehen zu können; schlimmer nachts im Bett, bei Fieber, während des Stuhldrangs
* Plötzlicher Hexenschuss durch leichte Bewegung, nach Beischlaf
* Ischiasbeschwerden durch Pressen beim Stuhlgang
* Verstopfung mit erfolglosem Stuhldrang
* Verfrühte, unregelmäßige oder zu starke Periode mit Krämpfen, Ohnmachtsneigung und Übellaunigkeit vor der Periode; besser durch Wärme, warme Kompressen, festen Druck auf den betroffenen Bereich; schlimmer durch Lärm, stimulierende Mittel
* Erschöpfung, häufiger Harndrang, Taubheit in den Armen und Krämpfe in den Beinen, Verstopfung und morgendliche Übelkeit während der Schwangerschaft
* Zahnschmerzen nach Plombieren

Allgemeine Indikationen

* Kopfschmerzen und Migräne; schlimmer durch Lärm, Licht, geistige Anstrengung, Ärger, Augenbewegung, Stimulantien, stürmisches Wetter, vor der Periode, am Wochenende

INDIKATIONEN (FORTSETZUNG)

* Allergie gegen Katzenhaare
* Niesen bei Ärger, Zorn
* Asthma; besser bei feuchtem Wetter; schlimmer durch Anstrengung, nachts, um 3 oder 4 Uhr früh, am Morgen, durch trockene Kälte
* Trockener Kitzelhusten; besser in Seitenlage und durch warme Getränke; schlimmer abends, nach Mitternacht, während des Fiebers, in Rückenlage
* Blutarmut nach Blutung
* Herzklopfen nach Kaffee, durch geistige Anstrengung, Ärger, Erregung
* Magengeschwür bei cholerischen, arbeitswütigen Menschen
* Übelkeit und Erbrechen; Verschlimmerung durch Wut, Alkohol, Zigarettenrauch, während der Periode, der Schwangerschaft
* Leberentzündung als Folge einer Infektion oder von Alkoholmissbrauch
* Schmerzhafte Hämorrhoiden mit Besserung durch Wärme, nach dem Stuhlgang

* Nierenbeckenentzündung
* Nierenkoliken durch Nierensteine
* Durchfall nach alkoholischen Getränken, durch Zugluft, nach Stillen
* Durchfall im Wechsel mit Verstopfung
* Krampfadern in der Schwangerschaft
* Schnupfen durch Klimaanlage, durch Einwirkung von trockener, kalter Luft, Zugluft
* Fließschnupfen bei Tag, besonders in warmen Räumen, und verstopfter Nase nachts, abwechselnd ist immer ein Nasenloch verstopft; besser in frischer Luft
* Zuckungen, Tics, Zittern und Muskelkrämpfe an beliebigen Körperstellen
* Stark blutende Wunden, alte Wunden brechen wieder auf
* Lähmung nach Zorn
* Schluckauf bei Schwangeren
* Schlaflosigkeit in der Schwangerschaft durch Wadenkrämpfe

Der Mensch

PSYCHISCHE MERKMALE

Nux-vomica-Menschen sind leidenschaftlich und sentimental. Sie besitzen eine Herrschernatur mit einem Willen zur Macht und der Fähigkeit, diese selbstsicher auszuüben. Sie sind überwiegend männlich, wobei sich das seit der Emanzipation der Frauen immer mehr ändert.

Tief geprägt wurden Nux-vomica-Menschen meist durch eine Konkurrenz mit dem gleichgeschlechtlichen Elternteil, dem sie es selten recht machen konnten und von dem sie kaum Anerkennung erhielten. Dadurch sind sie von dem Ehrgeiz beseelt, es besser zu machen, weiter zu kommen oder erfolgreicher zu sein als Vater oder Mutter. Ihr Selbstwert ist an Leistung gekoppelt. Sie haben gelernt, Wut und Schmerz über ihr mangelndes Angenommensein in Kraft und Ehrgeiz umzuwandeln, den Treibstoff für ihre Erfolge. Ihre ausgeprägte Aggressivität zeigt sich dann vorrangig in Aktivität, Schnelligkeit, schnellem Autofahren, Entscheidungsfreude, Perfektionismus, ihren Süchten und ihrer sexuellen Begierde. Wenn sie sich nicht auf diese Weise ausagieren können oder in ihrer Freiheit eingeschränkt werden, bricht die alte Wut oft unvermittelt hervor: Sie geraten außer sich, wenn sie mit ihrem Auto in einem Stau feststecken; sie reißen sich das Hemd von Leib, wenn ein Knopf sich nicht öffnen lässt; sie knallen den Telefonhörer auf die Gabel, wenn die Leitung beim Gesprächspartner besetzt ist; sie neigen zu heftiger Kritik, Wortgefechten, Beschimpfungen oder Handgreiflichkeiten, wenn sie sich in ihrer Aktivität behindert fühlen. Bereits Nux-vomica-Kinder sind auffallend reizbar, ruhelos und streitsüchtig. Sie werden wütend und jähzornig, wenn ihnen etwas nicht auf Anhieb gelingt. Sie möchten immer die Ersten sein, in der Schule zeigen sie ein extremes Konkurrenzverhalten bezüglich ihrer Noten und im Sport. Sie können keine Fehler zugeben, Kritik weder aushalten noch annehmen und sind schlechte Verlierer. Sie müssen die Besten oder Schnellsten sein. Jungen haben bereits Interesse an Kriegsbüchern und Biographien von Generälen oder von Menschen, die sich vom Tellerwäscher zum Millionär hochgearbeitet haben.

Mit der Pubertät nehmen Neid und Eifersucht zu, immer häufiger kommt es zu Streit mit Geschwistern oder begabteren Klassenkameraden oder ganz allgemein um die Gunst der attraktiven Jungen oder Mädchen. Als Jugendliche rebellieren sie fortwährend gegen den gleichgeschlechtlichen Elternteil, motzen unflätig und nörgeln, besonders dann, wenn sie sich in ihren Gefühlen nicht rücksichtsvoll genug behandelt fühlen. Aus Protest neigen Jungen dann auch zum Stehlen. Auf der anderen Seite sind sie meist sehr fair sich selbst und anderen Jugendlichen gegenüber. Sie sind gerne Anführer oder Leiter von Jugendgruppen und können die anderen Jugendlichen mit Autorität, Fairness, Kraft und Einfallsreichtum gut führen. Oft zeigen sie auch Interesse und Begabung für erfolgreiche, kommerzielle Geschäfte. Nux-vomica-Jugendliche beginnen frühzeitig mit dem Rauchen oder mit dem Konsum von Drogen, weil sie mit gefühlsmäßigen oder in ihrem Umfeld herrschenden Missklängen oder Enttäuschungen nicht zurechtkommen können. Auf eine verständnislose oder feindliche Umgebung reagieren sie offen aggressiv.

Je mehr sich die Nux-vomica-Erwachsenen in ihren Gefühlen unzulänglich oder überfordert fühlen, desto mehr nehmen die inneren Spannungen und ihr verstecktes Minderwertigkeitsgefühl zu. Als Folge dessen entwickeln sie einen übertriebenen Ehrgeiz, eine enorme Arbeitswut, ein ausuferndes Pflichtbewusstsein (was jedoch nicht sich selbst und den familiären Bereich umfasst) und andere zwanghafte Verhaltensweisen. Diese Eigenschaften und ihr starkes Bedürfnis nach Freiräumen führen sie meist in berufliche Selbstständigkeit oder

Äußeres Erscheinungsbild

Bei Kindern
> Ängstlicher Gesichtsausdruck
> Unausstehlich

Bei Erwachsenen
> Glatte Haare
> Längliches Gesicht mit scharfen Zügen
> Blasse Gesichtshaut und dunkle Augenringe
> Neigung zum Stirnrunzeln
> Durchdringender, dennoch entwaffnender Blick
> Oft spitze Nase
> Festes Kinn
> Schlank, drahtig, oft muskulös
> Oft überdurchschnittlich groß
> Angespannte Körperhaltung
> Erotisch
> Gepflegte, elegante Erscheinung
> Unwillkürliche Bewegungen der Hände zum Mund
> Kettenraucher

leitende Positionen. Als Chef sind sie sehr genau, perfektionistisch und autoritär. Sie haben große Stimmungsschwankungen, nörgeln und kritisieren gerne. Man kann es ihnen schlecht recht machen. Kritik und Widerspruch nehmen sie übel und reagieren beleidigt. Sie sind überzeugt, die Einzigen zu sein, die wissen, wo es langgeht.

Heiraten ist für sie schwer, weil sie dadurch ihre Freiheit verlieren. Selbstständige, kraftvolle, dynamische und erotische Partner können sie gut achten und akzeptieren. Diesen bleiben sie auch meist treu. Fühlen sie sich dem Partner überlegen, verhalten sie sich dominant,

gebieterisch, stur und geizig. Für die aufregenden Stunden des Privatlebens besitzen sie dann meist Geliebte.

Da sie tagsüber fieberhaft arbeiten, müssen sie den Verlust an Lebensqualität am Abend nachholen. Wenn sie nicht spirituell veranlagt sind, was selten der Fall ist, geben sie sich abends ihrer Genusssucht hin. Auch hierin sind sie maßlos. Die Ausschweifungen aller Art bringen ihrem Organismus keine Entlastung, sondern schwächen ihn noch mehr. Magen und Nerven streiken als Erste. Sie neigen dann dazu, eine Fülle von Arzneimitteln zu benutzen, um möglichst schnell wieder zu funktionieren, was auf ihre schlechte Eigenverantwortung hinweist. Trotz ihres Erfolges machen sie sich viele Sorgen um ihre Geschäfte, anstatt über sich selbst und ihren Zustand. Wenn sich die Dinge anders als in ihren Vorstellungen entwickeln, fühlen sie sich unmittelbar entkräftet und ausgelaugt. Unerwartete, positive Entwicklungen rufen ebenso schnell euphorische Stimmungen und Energieschübe hervor.

Wenn sie hypochondrische Ängste um ihre Gesundheit spüren, lesen sie medizinische Bücher. Ansonsten haben sie Ängste wegen ihres Berufes, wegen der Meinungen anderer, um andere. Sie fürchten sich vor dem Tod, vor Unglücken, zu erblinden, Geld auszugeben aus Sorge um die Zukunft, so zornig zu werden, dass sie jemanden töten könnten. Obwohl sie langsam immer mehr abbauen, halten sie verbissen an ihrem zwanghaften Arbeitsalltag fest. Reizbar und cholerisch reagieren sie immer unangemessener auf Kleinigkeiten. Sie vertragen kaum mehr Musik, Licht, Stimmen, Geräusche und Gerüche. Sie möchten nur noch ihre Ruhe haben, werden faul

Nux vomica

und entwickeln eine Abneigung gegen ihren Beruf und jegliche Kontakte.
Wenden sie ihre Aggressionen nach innen, stellen sich Depressionen mit Selbstmordgedanken ein. Sie sprechen dann häufig über ihre Selbstmordabsichten. Sie möchten sich erschießen, meistens mangelt es ihnen jedoch an Mut dazu.
Lenken sie ihre Aggressionen nach außen, sind sie zu Grausamkeiten, kriminellen Handlungen und Amokläufen fähig.

GEISTIGE MERKMALE
Nux-vomica-Menschen sind bereits als Kinder intelligent, tüchtig, geschickt, von schneller Auffassungsgabe, ideenreich, wortgewandt, unternehmungslustig und wettbewerbsorientiert. Sie sind bereits sehr früh zu der Überzeugung gelangt, dass harte Arbeit zum Erfolg führt. Sie können ihre Energie gut konzentrieren, häufig auf eine derart unauffällige Art und Weise, dass dies für sie selbst und andere unerkannt bleibt.
Als Erwachsene sind Arbeit, Fleiß und Leistung die Dreh- und Angelpunkte in ihrem Leben. Sie sind zwanghaft und besessen davon, im Leben, was für sie gleichbedeutend mit dem Beruf ist, weiterzukommen. Sie sind ausgesprochen zielorientiert. Es schmeichelt ihnen sehr, wenn man ihnen immer mehr Verantwortung und anspruchsvollere Arbeiten zuteilt. Dabei treiben sie sich zu immer größeren Höchstleistungen an, leisten schier Unmenschliches, werden zum Opfer ihres eigenen Ehrgeizes und brechen schließlich völlig erschöpft zusammen. Je früher sie begonnen haben, sich mit Stimulantien (Kaffee, Nikotin, Aufputschmittel, Sex, Alkohol, Schlaf- und Beruhigungs-, Potenzmittel) zu dopen, desto krasser und schwer wiegender der Zusammenbruch.
Geistig zeigen sich dann Konzentrationsmängel, besonders beim Rechnen und eine zunehmende Verwirrung. Es stellen sich verschiedenartige Wahnideen ein, Alkoholiker verfallen oft hoffnungslos dem Wahnsinn.

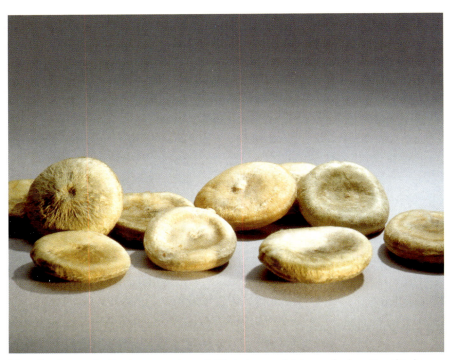
Die reifen Samen der Brechnuss werden mit Alkohol angesetzt, bevor das homöopathische Mittel aus dem Absud hergestellt wird.

VERLANGEN
* Stimulantien
* Medikamente, Abführmittel, Aufputschmittel, Beruhigungsmittel
* Sich hinlegen
* Schlagen, spucken
* Ruhe
* Entspannung
* Aktivität mit Ruhelosigkeit
* Gehalten werden
* Kräftige Massage
* Kämpfen
* Fernsehen
* Medizinische Bücher lesen
* Dinge zerbrechen
* Amok laufen, Menschen mit einem Messer zu töten, geliebte Menschen zu töten
* Plötzlicher Impuls, wegen einer geringen Beleidigung Menschen zu töten

ABNEIGUNGEN
* Geistige Anstrengung, literarische Arbeit
* Rauchen
* Gesellschaft, antworten, sprechen
* Bewegung
* Störungen
* Nörgelei
* Schlamperei
* Langsamkeit, Laschheit
* Dummheit, Inkompetenz
* Kritik
* Kalte Luft
* Menschen, die eigenen Kinder
* Aufstehen
* Entblößen
* Lesen
* Licht

MISSEMPFINDUNGEN

* Gefühl eines lästigen innerlichen Kitzelns
* Gefühl innerlicher Schwere
* Gefühl von Herzschwäche
* Gefühl eines Steines oder Klumpens im Magen
* Als ob sie plötzlich Durchfall bekommen
* Gefühl von Trockenheit in den Gelenken
* Das Gehirn sei lose bei heißem Wetter
* Die Zähne seien locker
* Die Zunge sei geschwollen
* Gefühl eines Prickelns in den weiblichen Genitalien
* Als ob die Därme herab- oder herausfallen

SEXUALITÄT

* Vermehrtes sexuelles Verlangen, leicht erregt
* Fehlende Erektion
* Lästige, schmerzhafte, dauerhafte Erektionen
* Unfreiwillige Samenabgänge nach ausschweifendem Leben, beim Träumen, nach Onanieren, während Liebkosungen, bei Berührung durch eine Frau, bei Anwesenheit einer Frau
* Unwillkürlicher Orgasmus bei Frauen
* Erektion endet vor dem Beischlaf
* Krampf der Gebärmutter oder des Darmausgangs beim Orgasmus
* Neigung zu Selbstbefriedigung
* Schneller Sex
* Sex für Karriere

SCHLAF

* Schläfrigkeit während des Tages mit Verschlimmerung durch Essen, Sitzen, Fernsehen
* Gähnen, Gähnen bei verletztem Ehrgefühl
* Schlaflos ab 3 oder 4 Uhr morgens, kann dann nicht mehr einschlafen
* Schlaflos durch Gedankenzudrang, nach Zorn, durch Probleme in der Arbeit oder nicht erledigte Aufgaben
* Schwitzen beim Träumen
* Morgens unausgeschlafen
* Schlaflos nach Alkohol, wenn betrunken

TRÄUME

* Ängstlich
* Erotisch
* Arbeit, Geschäft, beschäftigt sein
* Ärger, Zorn
* Streitigkeiten
* Unglück, Unfall
* Geistige Anstrengung, nachdenken
* Krankheit
* Von einem Hund oder einer Katze verfolgt werden
* Eile
* Visionär
* Unwichtiges
* Ekelhaft
* Läuse
* Eine hervorragende geistige Arbeit leisten
* Verstümmelung
* Ungeziefer

FARBWAHL

* Grün
* Hellblau
* Helle Farben

Abneigungen

* Dunkle Farben
* Rot
* Schwarz

BEVORZUGTE BERUFE

* Manager
* Entkräfteter Geschäftsmann
* Börsenmakler
* Geschäftemacher
* Fluglotse
* Reporter
* Journalist
* Freizeitindustrie
* Vertreter
* Taxifahrer
* Workaholic
* Freiberufler
* Werbefachmann

TYPISCHE REDENSARTEN

* »Halten sie mich nicht von der Arbeit ab«
* »Schnell«
* »Fix, zackzack!«
* »Dalli, dalli!«
* »Na wird's bald!«
* »Diese Trödelei macht mich ganz wahnsinnig«
* »Kruzifix!«
* »Unter Druck sein«
* »Immer noch ein Eisen im Feuer haben«
* »Ich bin im Stress«
* »Keine Diskussionen!«
* »Basta!«
* »Ich könnte platzen, ich platze gleich«
* »Auf einem Pulverfass sitzen«
* »Ihm brennt die Sicherung leicht durch«
* »Jetzt reicht's«
* »Das bringt mich auf die Palme«
* »Das Haar in der Suppe finden«
* »Ihn stört die Fliege an der Wand«
* »Mit dem falschen Bein aufgestanden sein«
* »Welcher Trottel hat das wieder gemacht?«
* »Ernst des Lebens«
* »Das Leben ist beschissen«
* »Zum Kotzen!«
* »Zeit ist Geld«
* »Wie kann man nur so rücksichtslos sein?«
* »Der Zweck heiligt die Mittel«
* »Mir ist jedes Mittel recht«
* »Harte Schale, weicher Kern«

SPORTARTEN

* Tischfußball

ÜBUNGEN

* Neurolinguistisches Programmieren (NLP)
* Kalt duschen mit Trockenbürsten

Steinöl
PETROLEUM

Die Grundlage für Petroleum ist Rohöl, das unter großem Druck aus verrotteten Pflanzen und Tieren entstanden ist. Themen des Mittels sind Versteinerung, Tod, Leblosigkeit, Potenz, *Stärke, Leistung, Erfolg. Innerliche Schwäche wird durch Imponiergehabe überdeckt. Gefühle werden ignoriert – die eigenen wie auch die anderer Menschen.*

Die Substanz

NAMEN
* Steinöl, Erdöl, Rohöl, Kerosin, Lampenöl
* Die Bezeichnung »Petroleum« setzt sich aus dem griechischen petros = »Stein, Felsen« und dem lateinischen oleum = »Öl« zusammen. Petroleum war bei uns früher die Bezeichnung für Rohöl oder Erdöl. Heute versteht man darunter eine bestimmte Fraktion (Bruchteil) des Rohöls, das Kerosin.
* Kerosin wurde von dem griechischen Wort keros = »Wachs« abgeleitet.

CHEMISCHE FORMEL
Alkane: C_nH_{2n+2} (vorwiegend mit 10 bis 13 C-Atomen)
Ringförmige Alkane: C_nH_{2n} (im Molekül)

DICHTE
Rohöl: 0,78 > 1,0 g/cm³

AUSSEHEN
Erdöl, Rohöl oder Steinöl ist dünn- bis zähflüssig und strohgelb bis schwarzbraun gefärbt.
Kerosin ist eine klare, farblose, dünnflüssige ölige Flüssigkeit.

EIGENSCHAFTEN
Kerosin ist eine durchdringend riechende Flüssigkeit, die einen Siede-

Bezüge zwischen der Substanz und ihrer Wirkung

Massengrab verstorbener Meerestiere > Vor lauter Ehrgeiz über Leichen gehen

Leblose organische Materie mit hohem Energiegehalt > Kraftvolle Menschen mit teilweise abgestorbenem emotionalem Empfinden

Unter Druck gebildet > Menschen mit starkem, meist selbst auferlegtem Leistungsdruck

Unangenehmer Geruch > Hautausdünstungen mit unangenehmem Geruch

Der penetrante Geruch haftet an Gegenständen und Lebensmitteln, ist dann fast nicht mehr loszubekommen > Ebenso ergeht es allen Menschen mit der Petroleum-Thematik, wenn sie täglich Erdöl und dessen Produkte benutzen

Einatmen von Petroleum-Dämpfen > Übelkeit

Durchdringender Geruch mit schleichender Ausbreitung > Gerüchte penetrieren eine Firma, ein System

Die Raffination von Erdöl ergibt verschiedene Fraktionen (Bruchteile) > Fühlen sich aufgeteilt in zwei Arme, zwei Beine

Ölquellen in der Wüste, Meer- oder Salzwüste > Karge, gefühlsarme verstandesorientierte Menschen

Ölquelle = Geldquelle > Geld als Machtmittel ist diesen Menschen besonders wichtig

Kraftstoff für Autos, Schiffe, Flugzeuge > Reiseübelkeit

Grundstoff der chemischen Industrie > Ekzeme oder Hautrisse nach Hautkontakt mit Chemikalien

Petro-, chemische, pharmazeutische Industrie, Autoindustrie und Formel 1 arbeiten unter Hochdruck gegen die Konkurrenz > Existenzdruck in Beruf, Familie, Beziehungen

punkt zwischen 150 und 250 °C aufweist und leicht entflammbar ist.

Vorkommen
Große Erdölvorkommen befinden sich auf der arabischen Halbinsel, in den USA und Russland, in Afrika und Südamerika sowie in der Nordsee.

Gewinnung und Hauptinhaltsstoffe
Rohöl ist ein flüssiges, natürlich vorkommendes Gemisch aus Kohlenwasserstoffen und Kohlenwasserstoffderivaten, das unter dem Eigendruck der Lagerstätte oder mit mechanischen Hilfen gefördert werden kann. Es hat sich in der Erdkruste aus den verrotteten Überresten von Pflanzen und Tieren aus prähistorischen Zeiten durch Hitze und Druck gebildet.
Rohöl enthält flüssige, aber auch gelöste gasförmige und feste Kohlenwasserstoffe, daneben auch bis zu sieben Prozent Schwefelverbindungen, Stickstoffverbindungen und komplizierte kolloide Stoffe, welche in Spuren Nickel, Vanadium und andere Metalle enthalten können.
Durch fraktionierte Destillation kann das Rohöl in verschiedene Verbindungen nach ihrer Leichtigkeit und Flüchtigkeit aufgeteilt werden: Erdgas, Benzin, Kerosin, leichtes und schweres Heizöl, Schmieröl, Paraffin und Teer.

Geschichte
Natürlich an der Erdoberfläche auftretendes Erdöl und das nach Verdampfen der flüchtigen Anteile zurückbleibende Bitumen wurden bereits vor etwa 4000 Jahren genutzt.
Die alten Chinesen bohrten nach Erdöl und verwendeten es für Beleuchtungszwecke. In Mesopotamien diente Bitumen unter anderem als Bindemittel für Mörtel und zum Abdichten der Planken im Schiffsbau.
Das Quirinöl gilt als das erste genutzte mitteleuropäische Erdöl. Von 1430 an wurde es von Tegernseer Mönchen als Heilmittel vertrieben.
Bukarest war um 1857 die erste europäische Großstadt, deren Straßenlaternen mit Petroleum betrieben wurden. In den USA fand 1859 die erste wirtschaftlich bedeutende Bohrung in Pennsylvania statt, die ein regelrechtes Ölfieber auslöste und die industrielle Nutzung des Erdöls einleitete.

Verwendung
Erdöl ist nicht nur für die Petroindustrie als Treibstoff und Schmiermittel, sondern vor allem auch für die chemische Industrie ein unverzichtbarer Rohstoff: Aus Erdöl werden Kunststoffe, Düngemittel, Waschmittel, Lacke, Weichmacher, Schädlingsbekämpfungsmittel,

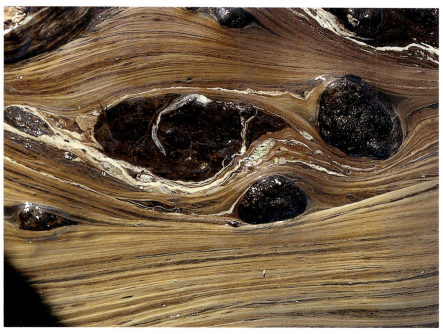

Erdöl und seine Produkte sind aus unserer industrialisierten Welt nicht mehr wegzudenken.

Lösungsmittel, Frostschutzmittel, Farbstoffe, Süß- und Geschmacksstoffe, Sprengstoffe und chemische Arzneistoffe hergestellt.
Kerosin wird inzwischen in erster Linie zum Antrieb von Flugzeugtriebwerken verwendet, in geringem Umfang auch heute noch als Lampenöl für Beleuchtungszwecke und zur Gewinnung anderer Kohlenwasserstoffe.

Volksheilkunde
In der Volksheilkunde werden Einreibungen mit Petroleum bei Frostbeulen, zur Wundbehandlung, bei Rheumatismus und bei Prellungen empfohlen.

Homöopathische Zubereitung
Petroleum (Kerosin) wird aus gereinigtem Rohöl durch Destillation hergestellt, mit Schwefelsäure verdünnt und verschüttelt.
Petroleum wurde von Hahnemann geprüft.

Petroleum

Das Mittel

Grundthemen des Mittels
* Mangel an Betroffenheit
* Versteinerung
* Gewinn
* Potenz
* Erdölkonzerne
* Auto
* Autoverfolgungsjagd
* Straßenverkehr
* Leblosigkeit
* Abgestorbene Lebewesen
* Petroleumlampe
* Golfkrieg
* Aktiengesellschaften
* Konzerne
* Effektivität
* Abspaltung von Gefühlen
* Leistung, Hochleistung, Hochdruck
* Wettrennen
* Technik
* Formel 1
* Bohrinsel
* Leere
* Petrodollar
* Profit
* Machbarkeit
* Macht
* Profitgier

Vergleichsmittel

Graphites; Calcium carbonicum, Psorinum, Rhus toxicodendron, Sulfur

* Dallas, Denver-Clan
* Fraktionierung
* Urvergangenheit
* Lynchjustiz
* Schnelligkeit
* Fortschritt
* Feuer
* Explosion

Ätiologie
* Abkühlung
* Ärger
* Reisen
* Unterdrückter Hautausschlag

Leitsymptome
* Entsetzliche, belastende Trockenheit der Haut, auch noch so viel Schmieren von Salben oder Cremes hilft nicht
* Reiseübelkeit mit heftigem Erbrechen, kaltem Schweiß, starken drückenden Schmerzen im Hinterkopf und dem Gefühl eines kalten Steins im Magen; nach dem Anhalten wird es dem Betroffenen schnell besser; nach dem Erbrechen kann er bald wieder essen und trinken; schlimmer durch Bewegung
* Genitalherpes, der sich zum Darmausgang und zu den Schenkeln hin ausbreitet
* Ekzem in Verbindung mit Herpes-Ausschlag
* Reisekrankheit in Verbindung mit Ekzem

Reaktionen auf Nahrungsmittel
Verlangen
* Weinbrand
* Bier
* Launenhafte Gelüste

Abneigungen
* Fett
* Fleisch
* Heiße Speisen

Verschlimmerung
* Blähende Speisen
* Kohl
* Sauerkraut
* Erbsen
* Bohnen
* Alkohol

Allgemeine Modalitäten
Besserung
* Warmes, trockenes Wetter

Verschlimmerung
* Morgens
* Winter
* Kaltes Wetter
* Fahren im Zug, Auto, Schiff
* Vermehrte Schleimabsonderung
* Unterdrückte Hautausschläge
* Geistige Anstrengung
* Liegen mit tief liegendem Kopf
* Vor und während Unwetter

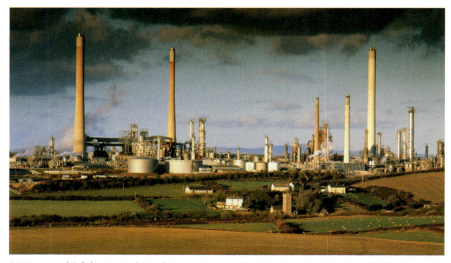

Leistung und Erfolg wie in der Industrie prägen auch das Leben des Petroleum-Patienten.

INDIKATIONEN

Bei Kindern

Hauptindikationen

* Schwerhörigkeit bei Schnupfen
* Heißhunger ohne Gewichtszunahme
* Hunger nachts
* Hunger nach Stuhlgang oder Durchfall
* Trockene, rissige und juckende Haut mit dicken empfindlichen Krusten, besonders schlimm in den Hautfalten, auf der Kopfhaut, an den Nasenflügeln, hinter den Ohren, am Darmausgang und an der Leiste

Allgemeine Indikationen

* Asthma, begleitet von starkem Ekzem
* Gehörgangsentzündung
* Rechts- oder linksseitige Mittelohrentzündung mit Verschlimmerung beim Schlucken, während der Periode
* Ständiges Hungergefühl trotz Übelkeit und Erbrechen

Bei Erwachsenen

Hauptindikationen

* Blutige Schrunden an Händen und Fingerspitzen
* Schrunden in den Handflächen (seltener)
* Hautjucken mit Kratzen, bis die Haut roh ist, und anschließendem Kältegefühl der Haut; schlimmer nachts, durch Bettwärme
* Trockenes Ekzem an den Händen von Arbeitern, Schreinern oder Friseuren, die mit teer- oder petroleumhaltigen Substanzen arbeiten
* Neigung zu Verrenkungen der Gelenke
* Langsame Wundheilung
* Hartnäckige, belastende Schuppenflechte mit großen Stellen sich schuppender und entzündeter Haut
* Gürtelrose
* Brennende oder stark juckende Frostbeulen an Händen und Füßen; besser bei trockenem Wetter; schlimmer bei nasskaltem Wetter, bei Berührung
* Jucken in der hinteren Hälfte der Harnröhre, besonders bei Gonorrhoe, die den Patienten besonders nachts zur Verzweiflung treibt und ihn nicht schlafen lässt

Allgemeine Indikationen

* Hinterkopfschmerzen, die sich zum Scheitel und zur Stirn ausbreiten, mit einem Schweregefühl wie Blei und starker Empfindlichkeit der Kopfhaut gegen Kälte oder Berührung; Besserung durch Druck gegen die Schläfen
* Schwindel mit Übelkeit; schlimmer durch Bewegung, beim Aufwärtsblicken, Aufrichten, Bücken, in Kopftieflage, beim Schaukeln
* Trockener Husten mit zähem Schleim und Räusperzwang; schlimmer im Winter, nachts, beim Hinlegen
* Bluthochdruck
* Schneidende Schmerzen in der Harnröhre, Nachtröpfeln
* Durchfall in Verbindung mit Juckreiz am Tage
* Durchfall nach Kohlgemüse
* Wundmachende, juckende, schwächende Absonderungen an Kopf, Achselhöhlen, Händen, Füßen und Geschlechtsteilen
* Nässende Hautausschläge an der Haut-Schleimhaut-Grenze
* Hautausschlag und Feuchtigkeit im Genitalbereich, am Hodensack und an der Innenseite der Schenkel
* Übel riechender Achsel- und Fußschweiß, selbst bei kaltem Wetter
* Herpesbläschen und Wundsein im Damm-Bereich
* Schlecht und langsam heilender, komplizierter Knochenbruch
* Mundgeruch nach Knoblauch
* Schwäche und Gemütssymptome durch Einatmen petrochemischer Dämpfe
* Aufgesprungene Nasenflügel oder Augenwinkel
* Chronische Verstopfung der Ohren und Gehörverlust
* Splitterartige Schmerzen in der Ferse, schlimmer im Gehen und Stehen
* Chronische Verhärtungen der Unterkiefer- und Unterzungenspeicheldrüsen
* Magen- und Darmkatarrhe mit schleimigen Durchfällen, die sich nachts bessern und am Tage verschlimmern; das ständige Hungergefühl treibt den Kranken zum Essen, obwohl dies Magenschmerzen verursacht

Der Mensch

Psychische Merkmale

Erdgas, Benzin, Diesel, Kerosin, Teer und die Produkte der chemischen Industrie sind unverzichtbare Bestandteile unseres Lebens geworden. Bei vielen Produkten, seien es Kunststoffe, Zusätze zu Nahrungsmitteln oder Düngemittel, ist uns die Herkunft gar nicht mehr bewusst. Durch den täglichen Kontakt nehmen Erdöl und seine Produkte auch Einfluss auf unsere Psyche und den Zeitgeist. Darum kann für viele Menschen Petroleum ein geeignetes Zwischenmittel darstellen.

Petroleum-Menschen fühlen sich in ihrem Inneren sehr schwach. Deshalb entwickeln sie einen starken Ehrgeiz und müssen sich immer wieder beweisen, dass sie besser, schneller, klüger sind als andere. Sie benötigen schnelle Autos, am liebsten Sportwagen, und streben nach Machtpositionen als Ausdruck ihrer Potenz. Doch wenn sie an einer Angelegenheit oder einem Problem gefühlsmäßig beteiligt sind, funktioniert ihr Verstand nicht mehr, und sie fühlen sich wieder schwach. Rücksichtnahme und Mitgefühl verunsichern sie in ihrer vorwärts drängenden Energie. Ihre große Furcht ist: Wenn sie einen Moment innehalten oder Gefühle zeigen, könnte der Konkurrent das Rennen machen. Sie haben sich selbst zu ständigem Erfolg verdammt.

Aus dieser Einstellung entwickeln sie zum Selbstschutz eine schwere Gefühlsstörung. Es betrifft sie nicht mehr, wie es anderen Menschen geht, ob sie anderen durch ihre Strategie, Art oder Lebensweise Leid zufügen, ob es anderen gut oder schlecht geht. Sie haben ihre Gefühle ganz oder teilweise abgespalten. Was auf der anderen Straßenseite passiert, betrifft sie nicht, wenn sie gemütlich in ihrem Auto oder in einem Restaurant sitzen. Um so mehr gilt dies für Probleme, die auf die eine oder andere Weise »weit entfernt« zu sein scheinen. Kriege und Hungersnöte in anderen Erdteilen, Umweltprobleme, Naturkatastrophen, all die schlechten täglichen Nachrichten, die anderen Menschen schwer zu schaffen machen können, gehen an Petroleum-Menschen scheinbar spurlos vorbei.

Sie möchten cool sein und nehmen ihrem und dem sie umgebenden Leben gegenüber die Zuschauerrolle ein. Wenn es unangenehm wird, zappen sie weiter oder schalten einfach ab. Dies gelingt ihnen derart gut, dass sie kaum Ängste entwickeln.

Was sie vom Leben oder vom Fernseher aufnehmen, bleibt gefühlsmäßig unbeantwortet.

Dieser emotionale Stau kann zu Bluthochdruck führen, für den sich keine organische Ursache finden lässt.

Petroleum-Menschen sind meist angespannt, neigen zu Gereiztheit, sind aufbrausend und streitbar, meckern häufig an anderen herum. Sie schimpfen und fluchen heftig beim Autofahren, wenn sie das Gefühl haben, von »lauter Idioten« umgeben zu sein, die sie aufhalten.

Äußeres Erscheinungsbild

> Helles Aussehen, oft blond
> Wunde Fingerspitzen
> Rissige Haut
> Schlanke Figur
> Machogehabe
> Ruhig, cool, kontrolliert

Ihre Aggressivität leben sie auch auf dem Gaspedal aus. Oft in Eile rasen sie mit Bleifuß über die Straßen und fühlen sich von allen anderen Autofahrern in ihrem Fortkommen behindert.

Unter Alkoholeinfluss werden sie leicht zornig und streitsüchtig.

Geistige Merkmale

Petroleum-Menschen sind oft sehr verstandesbetont, nüchtern, öde, sachlich und gefühlsarm. Dabei sind sie allerdings in jeder Hinsicht außerordentlich effektiv. Sie sind nach außen korrekt und angenehm zurückhaltend. Sie lieben es, zu operationalisieren, also mit Vernunft zu Werke gehen. Sie möchten mit möglichst kleinem Einsatz eine möglichst große Wirkung oder einen optimalen Profit erzielen. Es ist ihnen sehr wichtig, schnell vorwärts zu kommen, mit dem Auto oder Flugzeug, wie auch beruflich. Dazu nutzen sie jede Chance, werden rücksichtslos und gehen notfalls »über Leichen«.

Sie neigen selten zu Beschwerden auf der geistigen Ebene. Wenn sie längere Zeit angespannt sind, werden sie unentschlossen und vergesslich. Wenn sie verwirrt sind, können sie sogar in vertrauter Umgebung die Orientierung verlieren und sich nicht mehr zurechtfinden. Sie können besessen sein von der Vorstellung, sich beweisen zu müssen. Im Wahn haben sie die Überzeugung, ihr Körper läge doppelt vor, sie hätten drei Arme oder Beine oder ihr Körper sei zweigeteilt. Sie können auch die Überzeugung besitzen, dass ihr Körper nicht ganz ihnen gehöre, dass jemand neben ihnen läge oder dass ihr Tod nahe bevorstünde.

Verlangen
* Schnell Auto fahren
* Rasen
* Bewunderung
* Angesehen werden
* Macht
* Omnipotenz
* Töten
* Fortschritt

Abneigungen
* Denken
* Fühlen

Missempfindungen
* Gefühl einer innerlichen Schwere
* Gefühl von etwas Lebendigem im Kopf

Sexualität
* Unfreiwillige Samenabgänge durch sexuelle Erregung, bei Liebkosungen
* Überempfindlichkeit der Brustwarzen gegen Liebkosungen oder Berührung, auch nur durch die Kleidung, wenn es der Frau gesundheitlich schlecht geht

Träume
* Auto
* Verfolgungsjagd
* Autoverfolgungsjagd
* Autorennen
* Achterbahn
* Reisen
* Unangenehm
* Ängstlich
* Mord
* Visionär

Farbwahl
* Petrol

Bevorzugte Berufe
* Rennfahrer
* Konzernmanager
* Militärstratege, der 100 Meter neben einem Kinderkrankenhaus eine Rakete einschlagen lässt
* Geschäftsführer von Warenhaus-Ketten, Hotels, kirchlichen Organisationen
* Rettungswagenfahrer
* Tankstellenpächter
* Brennstoffhändler
* Fernfahrer
* Bomberpilot

Typische Redensarten
* »Rücksichtslos«
* »Nicht bremsen, durchfahren«
* »Plattfahren«
* »Nach mir die Sintflut«
* »Kaltblütige Rache«
* »Operationalisieren«
* »Mit welchen Mitteln komme ich am schnellsten voran?«
* »Zeit ist Geld«
* »Wer das Geld hat, hat die Macht, und wer die Macht hat, hat das Recht!«
* »Seine Großmutter verkaufen«
* »Was soll ich denn fühlen?«
* »Bitte keine Namen (nennen)«
* »Konkurrenz ohne Rücksicht auf andere«
* »Der Zweck heiligt die Mittel«
* »Auge um Auge«
* »Ich finde ...«
* »Das finde ich geil«
* »Da steh' ich voll drauf!«
* »Es muss alles vollständig ...«
* Manta-Witze
* »Gnadenlos«
* »Wer bremst, ist feige.«

Sportarten
* Autosport, Rennsport
* Motorradrennen

Übungen
* Langsam Auto fahren und die Landschaft wahrnehmen
* Sich täglich mehrfach laut sagen: Wir haben diese Welt nicht von unseren Eltern geerbt, sondern von unseren Kindern ausgeliehen
* Seine Gefühle wahrnehmen und zulassen

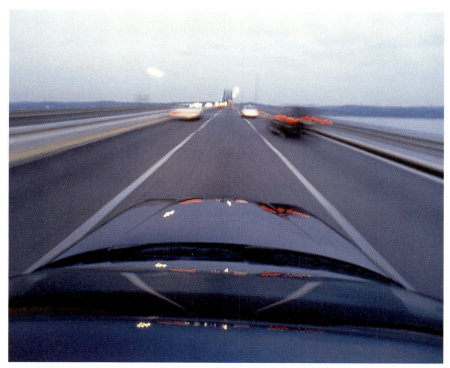

Petroleum-Menschen haben »Benzin im Blut«. Schnelles Autofahren ist ihnen ein Lebenselixier.

Weißer Phosphor

PHOSPHORUS

Phosphor leuchtet im Dunkeln und ist schnell entflammbar. Dementsprechend sind Phosphor-Typen leuchtend, spritzig, extrovertiert. Aber es fehlt ein Selbstschutz, der die Umwelt

auf einer gesunden Distanz hält, was zu Abhängigkeit führen kann. Durch Verdrängen der dunklen, negativen Gefühle kann die positive Energie zu einer zerstörerischen werden.

Die Substanz

NAMEN
* Weißer oder gelber Phosphor
* Das griechische »phosphoros« bedeutet »lichttragend«.
* Das lateinische Wort für »Lichtbringer« ist »lucifer«, das sich zusammensetzt aus lux = »Licht« und ferre = »tragen, bringen«.
* Luzifer war ursprünglich die Bezeichnung für den Morgenstern, aber auch gleichzeitig der Beiname des Teufels, des von Gott abgefallenen Engels. Mit dieser Figur hat der Phosphorus-Mensch einige Gemeinsamkeiten.

CHEMISCHE FORMEL
P (Phosphor)

DICHTE
Weißer Phosphor: 1,82 g/cm³
Roter Phosphor: 2,2 g/cm³
Schwarzer Phosphor: 2,25 bis 2,69 g/cm³

AUSSEHEN
Weißer, gelber oder farbloser Phosphor besitzt eine bei Zimmertemperatur weiße bis hellgelbe, wachsartig durchscheinende Masse.
Violetter Phosphor ist eine klare, rote, violettstichige Substanz, die in monokline, gut spaltbare Tafeln kristallisiert.
Schwarzer oder metallischer Phosphor bildet eisengraue kleine Kristalle.
Roter Phosphor ist ein rotes, amorphes oder feinkristallines Pulver.

EIGENSCHAFTEN
Phosphor ist ein Element der fünften Hauptgruppe des Periodensystems, nach dem Stickstoff und vor dem Arsen.
Elementarer Phosphor tritt in drei kristallinen Formen als weißer, violetter und schwarzer Phosphor sowie in einer amorphen Form als roter Phosphor auf.
Weißer Phosphor ist chemisch sehr

Bezüge zwischen der Substanz und ihrer Wirkung

Aus Knochen hergestellt > Rachitis und andere Knochenerkrankungen

Weißer Phosphor und roter Phosphor > Leuchtend, begeisternd, sich verströmen und träge, niedergeschlagen, gleichgültig

Weich und formbar > Durch Umwelteinflüsse sehr stark beeinflussbar

Instabil, reagiert bereits mit Luft bei Zimmertemperatur > Sehr empfindlich gegenüber atmosphärischen Schwankungen wie bei Gewitter und Wetterwechseln, gegenüber Elektrosmog, Handys, Überlandleitungen

Leicht entflammbar > Liebe und Mitgefühl sind leicht entflammbar

Brennen > Viele brennende Beschwerden

Der »Lichttragende« > Menschen mit hell leuchtender Ausstrahlung

Blendendes Licht > Menschen, die notfalls auch blenden, um viel Bewunderung zu erhalten

Entzündet sich bei Reibung > Sehr empfindlich gegenüber Reibungen und Spannungen in Beziehungen

Phosphoreszierend im Dunkeln > Dunkelheit fasziniert und beflügelt die Phantasie, weckt aber auch viele Ängste

reaktionsfreudig. Mit dem Sauerstoff der Luft reagiert er leicht zu Phosphorpentoxid (P$_2$O$_5$). Ein Teil der bei der Oxidation frei werdenden Energie wird als Licht abgestrahlt. Auf dieser Reaktion beruht das Phosphoreszieren, das Leuchten des weißen Phosphors im Dunkeln. An der Luft kann er sich selbst entzünden, deshalb wird er unter Wasser aufbewahrt und behandelt. In Wasser ist er unlöslich, in manchen Lösungsmitteln wie Schwefelkohlenstoff (CS$_2$) gut löslich. Seine Dämpfe sind sehr giftig.

Violetter Phosphor entsteht beim ein- bis zweiwöchigen Erhitzen von weißem Phosphor auf 550 bis 620 °C. Er besitzt eine komplizierte Kristallstruktur mit einem Schichtgitter, in dem die Phosphor-Atome röhrenförmig verknüpft sind.

Schwarzer Phosphor bildet sich augenblicklich aus weißem Phosphor durch Anwendung extrem hohen Drucks bei 200 °C oder durch mehrtägiges Erhitzen auf 380 °C in Gegenwart von metallischem Quecksilber und Impfkristallen aus schwarzem Phosphor. Sein Kristallgitter setzt sich aus Doppelschichten von Phosphor-Atomen zusammen. Er besitzt eine gute Wärme- und elektrische Leitfähigkeit. Seine chemischen Eigenschaften ähneln denen des roten Phosphors.

Roter Phosphor entsteht bei längerem Erhitzen von weißem Phosphor auf 450 bis 550 °C unter Luftabschluss. Er entzündet sich erst oberhalb von 300 °C und ist wesentlich weniger reaktionsfähig als weißer Phosphor. Mit starken Oxidationsmitteln explodiert er schon beim Verreiben. Er ist nicht giftig.

HERKUNFT UND VORKOMMEN

Phosphor kommt in der Natur nirgendwo elementar vor, sondern vor

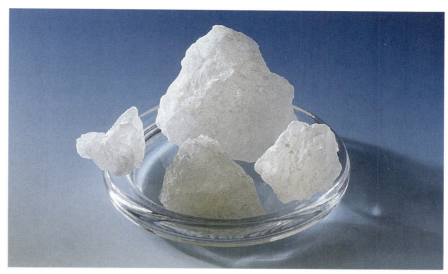

Heftig wie weißer Phosphor reagiert der Phosphorus-Patient auf jede Art von äußeren Reizen.

allem in Form von Phosphaten. Die wichtigsten sind Apatit (Ca$_5$[F|(PO$_4$)$_3$]) und Phosphorit (Gemenge aus verschiedenen Varietäten des Apatits). Fundorte liegen in der Oberpfalz, in Österreich, Russland, Schweden, Mexiko, Simbabwe, USA und Brasilien.

GEWINNUNG

Technisch wird weißer Phosphor durch Reduktion von Kalziumphosphaten mit Koks unter Zusatz von Quarzsand im Elektroofen bei Temperaturen zwischen 1300 bis 1400 °C gewonnen. Er kommt dann in Stangen gegossen in den Handel.

GESCHICHTE

Phosphor wurde 1669 von dem Alchemisten Brand entdeckt. Als Element erkannt wurde er 1743 von Markgraf.

VERWENDUNG

Weißer Phosphor wurde nach 1669 zur Herstellung von Feuerwerkskörpern und Zündhölzern verwendet. Nach 1845 wurde er durch den ungiftigen roten Phosphor ersetzt. Weißer Phosphor dient zur Herstellung von Phosphorverbindungen aller Art, zur Herstellung von Brandbomben, Erzeugung künstlichen Nebels, als Bestandteil einiger Legierungen. Organische Phosphorverbindungen finden Anwendung als Insektizide und Kampfgase.

In der Medizin wurde Phosphor bis zum 19. Jahrhundert zur Behandlung von Kopfschmerzen, Lungenentzündung, Masern, Rheuma, Malaria und Epilepsie verabreicht.

Die akute Vergiftung mit weißem Phosphor zeigt sich in Erbrechen und Durchfall. Nach einigen Tagen treten Leberschädigungen und Störungen des Zentralnervensystems auf.

Die chronische Vergiftung durch das Einatmen von Phosphor-Dämpfen führt vor allem zu Knochenschäden, meist im Bereich des Unterkiefers.

HOMÖOPATHISCHE ZUBEREITUNG

Aus Knochen und Holzkohle wird weißer Phosphor hergestellt. Dieser wird in Alkohol gelöst, gefiltert und potenziert.

Phosphorus wurde von Hahnemann geprüft.

Das Mittel

GRUNDTHEMEN DES MITTELS
* Begeisterung, flammende Begeisterung, Faszination
* Licht und Schatten
* Durchdringung
* Liebe, verschwenderische Liebe
* Ausstrahlung, strahlen, ätherisch
* Mitgefühl
* Licht
* Ausbreitung
* Narzissmus
* Verhärtung
* Star, Show
* Blitz, Feuer
* Sternschnuppe, Komet
* Strohfeuer
* Tantra
* Blut
* Luzifer
* Phosphorbombe, Brandbombe, Napalm
* Sucht, Ecstasy
* Sehnsucht
* Offenheit
* Ekstase, Eros, Erotik
* Schein, Scheinwelt
* Brüderlichkeit
* Einswerden
* Kontakt
* Verführung
* Träumerei
* Grenzenlosigkeit
* Ideal
* Hochspannung
* Form
* Finsternis

ÄTIOLOGIE
* Schlafmangel
* Schreck
* Kummer
* Narkose
* Sexuelle Exzesse
* Blitz, Donner
* Abkühlung
* Verletzungsschock
* Stromschlag, Elektroschock

Vergleichsmittel

Argentum nitricum, Arsenicum album, Causticum, Pulsatilla, Sepia; Medorrhinum, Rhus toxicodendron, Sulfur, Thuja, Tuberculinum

* Eiterung
* Drüsenverletzung
* Sorgen
* Verachtung
* Eifersucht
* Unterdrückter Hautausschlag bei Masern
* Arsenvergiftung

LEITSYMPTOME
* Nasenbluten mit hellrotem, flüssigem Blut, beim Naseschnäuzen, häufiger bei Kindern, mit dem Alter abnehmend
* Enormer Durst auf kalte Getränke

REAKTIONEN AUF NAHRUNGSMITTEL
Empfindungen
* Nachts großer Durst

Verlangen
* Schokoladeneis, Eiscreme
* Sekt
* Kalte Getränke, kalte Speisen
* Salz
* Saure Speisen und Salz
* Gewürzte Speisen
* Wein
* Erfrischendes, Gurken
* Schokolade
* Launenhafte Gelüste
* Kalte Milch
* Käse
* Trockener Reis
* Espresso
* Hühnchen
* Rohes Fleisch
* Zucker

* Weinbrand, Whisky
* Brausegetränke

Abneigungen
* Obst
* Warme Getränke
* Warme Speisen
* Knoblauch, Zwiebeln
* Gekochte Milch
* Fisch, salziger Fisch
* Kaffee
* Süßigkeiten, Nachspeisen, Gebäck
* Essen mit Hunger
* Bier
* Tomaten
* Kartoffeln
* Gemüse
* Tee, Kaffee
* Brot, Butter
* Austern
* Mehl

Besserung
* Kalte Getränke, kalte Speisen
* Essen

Verschlimmerung
* Heiße Getränke, heiße Speisen
* Warme Speisen, warme Getränke
* Salz
* Gewürzte Speisen
* Kleine Mengen essen
* Knoblauchgeruch
* Milch
* Sauerkraut
* Butter
* Buchweizen
* Gebäck

ALLGEMEINE MODALITÄTEN
Besserung
* Nach kurzem oder längerem Schlaf
* Liegen auf der rechten Seite, auf der Seite liegen, auf dem Bauch liegen
* Reiben
* Magnetisieren, Handauflegen auf die betroffene Stelle
* Magnetismus
* Dunkelheit, Abenddämmerung

- Beim Erwachen
- Absonderungen
- Nach Trinken
- Trost
- In Ohr oder Nase bohren
- Kalt baden, Gesicht waschen
- Aufrecht sitzen
- Vorsichtiges Streicheln

Verschlimmerung
- Morgens, abends, nachts
- Links, rechts oben und kreuzweise links unten
- Wetterwechsel, Temperaturwechsel
- Abkühlung, Kälte
- Alleinsein

- Liegen auf dem Rücken oder links
- Liegen im Bett
- Vor oder nach dem Essen, lange nach dem Essen
- Tageslicht, künstliches Licht
- Erregung
- Lachen
- Beim Erwachen
- Annäherung von Personen
- Schnell gehen
- Alle Mondphasen
- Pubertät
- Vor Schlaf
- Wind, windiges Wetter
- Sitzen

- Nach Stuhlgang
- Sprechen
- Vermehrte Schleimabsonderung
- Feuchtkalte Anwendungen
- Nasswerden der Füße
- Vorfreude
- Vor und während Gewitter
- Elektrizität
- Lagewechsel, Herumdrehen im Bett
- Hunger
- Zu Beginn der Periode
- Schneeluft
- Samenabgang
- Überfülltes Zimmer

INDIKATIONEN

Bei Kindern

Hauptindikationen
- Schlafstörungen durch häufiges nächtliches Erwachen, kommen zu den Eltern ins Bett
- Zu schnelles Längenwachstum bei Jugendlichen
- Blutarmut
- Wiederkehrende Atemwegsinfekte, jede Erkältung schlägt auf die Bronchien
- Lungenentzündungen, meist linksseitig, mit Druckgefühl auf der Brust, brennendem Schmerz beim Husten, auch Bluterbrechen
- Anhaltender Kitzelhusten; besser im Sitzen oder Liegen auf der rechten Seite; schlimmer durch kalte Luft, kalte Getränke, Anstrengung, Lachen, Reden, Temperaturveränderung, Wetterwechsel, flach liegen oder Liegen auf der linken Seite
- Vermehrtes sexuelles Verlangen
- Verrenkungen
- Rachitis
- Polypenbildung

Allgemeine Indikationen
- Spätes Gehenlernen
- Rasche Abmagerung
- Schwäche der Augen nach Überanstrengung
- Zunahme der Kurzsichtigkeit in der Pubertät
- Häufige geistige Abwesenheit
- Albinismus
- Schneller Sonnenbrand

Bei Erwachsenen

Hauptindikationen
- Elektrostatische Aufladungen, bekommen an allen Gegenständen elektrische Schläge
- Starke Blutungsneigung aus allen Körperöffnungen durch Mangel an Blutplättchen
- Häufig blaue Flecke
- Knochenauswüchse
- Hitzewallungen mit Verschlimmerung durch jede Gefühlserregung
- Nachtschweiß
- Magengeschwüre mit Erbrechen von hellrotem oder kaffeesatzartigem Blut
- Magenschleimhautentzündung mit Übelkeit und Erbrechen; besser durch kalte Getränke, aber zurückkehrend, sobald sich die Flüssigkeit im Magen erwärmt hat
- Gesteigerter Appetit oder Heißhunger, auch nachts, vermehrt bei Kopfschmerz und während des Fiebers
- Schmerzvolle Herzenge; besser durch kalte Getränke; schlimmer durch Stress, Liegen auf der linken Seite
- Nasenbluten bei Ausbleiben der Periode
- Gebärmuttermyome mit hellroten Blutungen
- Zysten und Tumore der Eierstöcke, meist linksseitig
- Sehstörung nach Stromschlag
- Stimmverlust

INDIKATIONEN (FORTSETZUNG)

* Leicht blutende Wunden, Wiederaufbrechen
* Brennende Schmerzen
* Taubheit der Finger, besonders morgens beim Erwachen
* Ohnmacht durch Gerüche, durch Blumengeruch, nach Schreck, durch Hunger, beim Husten

Allgemeine Indikationen
* Blutarmut nach Blutverlust
* Fistelbildung
* Hämangiome
* Heiserkeit durch Überanstrengung der Stimme
* Herzklopfen mit Verschlimmerung durch Aufregung, Anstrengung, Liegen auf der linken Seite, beim Aufstehen
* Knochenschmerzen
* Heuschnupfen
* Multiple Sklerose mit Taubheit und Schwäche in den Beinen
* Schwindel oder Drehschwindel
* Schlaganfall mit Halbseitenlähmung
* Kopfschmerzen; besser durch Schlaf, Kälte, im Freien
* Psychische Veränderungen nach Narkosen
* Grüner Star

* Entzündung des Sehnervs, Netzhautablösung, Netzhautblutung
* Brennen zwischen den Schulterblättern
* Rückenschmerzen mit Besserung durch Bewegung, Hitze, Massage
* Sterilität bei übermäßigem sexuellem Verlangen
* Empfindungslosigkeit der Scheide
* Bleistiftstühle
* Blutende Hämorrhoiden
* Stichwunden
* Tuberkulose in der Vorgeschichte des Patienten oder in der Familie
* Chronische Bronchitis
* Bösartige Tumore
* Diabetes mellitus
* Hepatitis
* Starke oder nicht enden wollende Blutungen nach Zähneziehen
* Stumpfe Zähne, abbrechende Zähne
* Häufiges Zahnfleischbluten
* Entzündung des Kieferknochens nach Wurzelbehandlung
* Durchblutungsstörungen
* Schwächezustände durch Säfteverlust, Hunger, Bewegung, Stillen, nach Sex, Selbstbefriedigung

Der Mensch

PSYCHISCHE MERKMALE

Der Phosphor-Mensch ist geprägt von einem Mangel an persönlichen Grenzen.

In der Säuglingszeit ist jedes Kind eins mit seiner Umgebung, besonders mit der Mutter. Im Laufe der Kinderjahre entwickelt sich der Intellekt, welcher sich wie ein Filter zwischen die unmittelbare Erfahrung der Umwelt und das Ich schiebt. Die eigene Identität wird dadurch geformt, dass mithilfe des Intellekts Hunderte von Grenzen und Bedingungen aufgebaut werden. Damit kann sich das Kind zu

seiner Umgebung bewusst in Beziehung setzen und sich selbst wahrnehmen. Dieser Prozess hat beim Phosphor-Mensch gar nicht oder nur teilweise stattgefunden. Er ist nur unzureichend zentriert und geerdet.

Dadurch sind bereits für Phosphor-Kinder Umwelteinflüsse wie auch sinnliche Eindrücke lebendiger und direkter, weil sie nicht im normalen Maße durch den Verstand gefiltert werden. Wie ein Barometer reagieren sie auf jede Veränderung in ihrer Umgebung. Angenehme Eindrücke können sie entzücken, unan-

genehme Mitleid oder Ängste auslösen wie bei keinem anderen Menschen-Typ.

Phosphor-Kinder sind sensibel, frühreif und sehr offen. Es fällt ihnen leicht, zu anderen Kindern und Erwachsenen Kontakt herzustellen. Sie gehen so unvoreingenommen und vertrauensselig auf Fremde zu, dass sie gefährdet erscheinen, ent- oder verführt zu werden. Neben Phasen des Rückzuges möchten sie viel Gesellschaft haben, oftmals, um dann im Mittelpunkt zu stehen. Immer wieder haben sie starke Ängste. Sie fürch-

Empfindsam wie ein Barometer

ten, dass ihren Eltern etwas zustoßen könnte. Sie machen sich auch schnell Sorgen, wenn sie selbst oder ein Familienmitglied krank werden. Phosphor-Menschen sind im überwiegend gesunden Zustand spritzig wie ein guter Sekt und extrovertiert. Mit Enthusiasmus suchen sie sich schöpferische und künstlerische Tätigkeiten. Auf Grund der mangelnden Abgrenzung fühlen sie sich mit Menschen sehr verbunden und in Gesellschaft sehr wohl. Um sich von den intensiven Eindrücken zu erholen, brauchen sie aber auch Rückzugs- oder kurze Schlafphasen. Es fällt ihnen leicht, gefühlsmäßige Verbindungen zur Gesamtheit ihrer Umgebung aufzubauen, doch in Partnerschaften sind sie oft beziehungsunfähig. Denn um sich partnerschaftlich ergänzen zu können, muss jeder seine Hälfte wahrnehmen und abgrenzen können. Je schwächer das Ich der Phosphor-Menschen ausgeprägt ist, desto schwieriger wird jede partnerschaftliche Beziehung. Sie laufen ständig Gefahr, in Abhängigkeit zu geraten. Dadurch nehmen sie entweder eine Opfer- oder eine Helferrolle ein. Grundsätzlich sind sie herzlich, liebe- und ausdrucksvoll, freundlich, angenehm und freigiebig, kontaktfreudig und verschmust. Sie besitzen ein intensives Mitgefühl, sind optimistisch und stehen gerne im Mittelpunkt. Sie können leichtgläubig und leicht zu beeinflussen sein und neigen zur Oberflächlichkeit.
Ihre größte Schwäche besteht darin, dass sie ein dauerhaftes Hochgefühl erreichen möchten. Sie möchten nur noch das Verliebtsein, das Einssein, das Licht, das Gute, die Ekstase, das Schöne, das Sinnliche, erregende Erotik. Je mehr sie daran festhalten, desto mehr müssen sie das andere aus ihrem Leben verdrängen: das Abgeschnittensein, die Einsamkeit,

Äußeres Erscheinungsbild

Bei Kindern
> Rote Wangen
> Große, leuchtende Augen
> Feine, oft blonde Haare
> Lange Wimpern
> Sommersprossen
> Schmale Brust oder Trichterbrust
> Durchscheinende Haut
> Unschuldiger Blick
> Neigung zum Erröten
> Engelhaft lieb
> Grazil
> Werden gerne fotografiert
> Betrachten sich gerne und oft im Spiegel

Bei Erwachsenen
> Roter Bart
> Blaue Flecke
> Dreieckige Gesichtsform mit spitzem Kinn und breiter Stirn
> Spitzbübisch
> Meist seidig glatte Haare von hellbrauner oder rötlicher Farbe

> Großer Mund mit fein geschwungenen Lippen
> Auffallend große Zähne
> Heisere Stimme
> Helle, seidige Haut
> Hoch gewachsen, schlank, feingliedrig
> Angenehme bis hinreißende Erscheinung
> Bezaubernde Ausstrahlung, Charisma
> Sonnig
> Schöner Mensch
> Locker entspannte Haltung mit müheloser Grazie
> Seltener große, schlanke Frauen mit gebeugten Schultern oder leicht nach hinten stehenden Schulterblättern
> Schlanke Hände, feingliedrige Finger
> Hände ringen
> Füße auf dem Stuhl
> Farbige, helle Kleidung
> Tragen gerne Seide
> Geschmackvoll
> Torkeliger, auffallend unsicherer Gang

das Dunkel, das Böse, Dumpfheit, Zerstörung und schwarze Mächte. Dieses Verdrängen und die mangelnde Auseinandersetzung mit diesen Themen bildet die Grundlage für die vielfältigen Ängste der Phosphor-Menschen. Verstärkt wird dieser Effekt, wenn sie sich mehr und mehr nach außen abschotten und somit ihr Licht nicht mehr ausstrahlen, sondern für sich behalten. Ihre blockierte, gute Energie wird zu einer zerstörerischen: Die Folge sind Autoimmunkrankheiten wie Multiple Sklerose und Diabetes, aber auch viele andere Erkrankungen und Ängste. Sie neigen dann auch zu Alkohol und Drogen wie Kokain

oder Ecstasy. Die Sinnlosigkeit des Unterfangens, das Böse zu verdrängen, wird ihnen trotz der Misserfolge nicht bewusst. Stattdessen gehen sie oft dazu über, das vermeintlich Böse zu bekämpfen. Sie sind der Überzeugung, dass nach dessen Zerstörung oder Vernichtung der ursprüngliche paradiesische Zustand wiederhergestellt werden kann. Somit werden sie selbst, ohne es zu merken, zu einem Vertreter des Bösen und schädigen oftmals neben dem eigenen Leben auch das anderer.
Die Ängste der Kindheit vor dem Alleinsein, vor Dunkelheit, vor Donner und Blitz, um die Angehörigen

und vor Krankheiten werden durch die Verdrängungsprozesse wieder stärker. Zudem können sie jede andere Angst entwickeln, vor dem Tod, vor der Zukunft, dass etwas Schlimmes geschieht, vor Gespenstern, Einbrechern, Insekten oder Naturkatastrophen. Sie haben Angst sich zu verlieren, können diese Empfindung jedoch nicht zuordnen. Auch die Angst wahnsinnig zu werden kann aufflackern.
Bei einer anderen Form des negativen Phosphor-Zustandes bleiben die Betroffenen ihrer Umwelt liebevoll zugetan. Doch alle auf sie einstürmenden Eindrücke und Energien hinterlassen Spuren. Ihr starkes Mitgefühl beschert ihnen dann je nach Gegenüber viel Freude oder auch extremes Leid. Dies laugt sie sehr aus, und sie verlieren zunehmend ihre Fähigkeit, sich durch Schlaf schnell zu regenerieren. Weil sie sich selbst nicht wahrnehmen können, fühlen sie sich nirgends zugehörig. Sie fühlen sich verloren wie eine Nussschale auf einem Fluss. Sie werden dann gleichgültig, auch gegenüber ihren Angehörigen, und antriebslos, bleiben aber auf das Mitgefühl ihrer Umgebung angewiesen. Mit ihren Schlafstörungen und der Appetitlosigkeit können sie in tiefe Depressionen versinken. Phosphor-Menschen sind oft nicht nur hellsichtig, sondern sie können sich auch in den Seelenzustand anderer Menschen einfädeln. Sie nehmen dann Dinge und Informationen in den Tiefen der anderen wahr, die sie jedoch mangels eigener Erdung restlos überfordern können.

Geistige Merkmale

Phosphor-Menschen besitzen eine große Begeisterungsfähigkeit. Voller Ideen und mit geschärften Sinnen begreifen sie schnell. Konzentriert

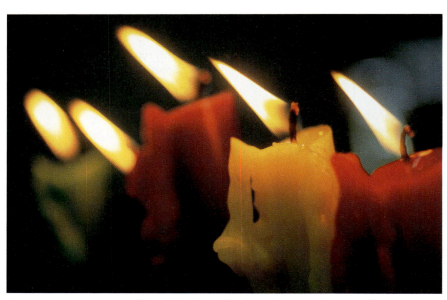

Vom raschen Brennen zum stillen Licht: Meditation kann die innere Ruhe des Phosphorus-Patienten wiederherstellen.

zu lernen fällt ihnen oft schwer, weil sie sehr leicht in Tagträume abdriften.
Wenn die mangelnde Abgrenzung bestehen bleibt und die Ängste irgendwann nachlassen, richtet sich die krank machende Energie auf die geistige Ebene.
Sie sind dann zunehmend in Gedanken versunken und werden sehr schreckhaft, weil sie jede äußere Einwirkung aus ihrem Zustand herausreißt. Ihre Verstand wird langsam, sie werden vergesslich und zerstreut. Es fällt ihnen schwer zu antworten, sie müssen immer länger nachdenken, bevor sie etwas sagen können. Diesen Zustand versuchen sie oft durch stundenlanges Meditieren abzuwehren.
Schließlich können sie stumpfsinnig werden mit einigen typischen Wahnideen. So glauben sie, das ewige Licht oder die ewige Freude zu sein, dass die Flamme der Erleuchtung durch sie hindurchgegangen ist, ihre Finger seien Daumen. Sie halten sich für großartig oder adelig, auch für hässlich, hören

Stimmen, sehen Gesichter oder Dinge, die aus einer Ecke kommen. Sie glauben auf einer Bühne zu stehen, auf einer entfernten Insel zu sein oder bezichtigen sich selbst obszöner Handlungen, die sie gar nicht begangen haben.

Verlangen
* Mitgefühl
* Gesellschaft
* Liebe
* Zuwendung, Bestätigung
* Sympathie, geliebt werden
* Schönheit, Ästhetik, schöne Atmosphäre
* Kontakt, Körperkontakt
* Streicheln und gestreichelt werden, kuscheln, Berührung, Massage
* Küssen
* Magnetisierung
* Fasten
* Abheben, schweben, Hochgefühl, Einswerden
* Flirten
* Berühmt werden, Rampenlicht, Bühne, andere faszinieren
* Bewunderung
* Bilder von sich

- Fliegen
- Musik
- Nackt sein
- Rauchen
- Lachen
- Kerzen
- Sorglosigkeit
- Töten
- Ecstasy

ABNEIGUNGEN
- Denken, geistige Arbeit
- Sprechen
- Schatten
- Harte Anstrengung
- Hässliches
- Strenge, Langeweile
- Rauchen
- Elektrizität
- Erdkontakt

MISSEMPFINDUNGEN
- Äußerliche Gefühllosigkeit
- Gefühl von innerlicher Völle oder Schwere
- Gefühl eines innerlichen Kitzelns oder Kribbelns
- Gefühl eines müden Kopfes
- Als ob die Haut lose herabhänge
- Als ob die Augen müde seien
- Hitze oder Leere im Kopf
- Das Gehirn komme nach außen heraus
- Man werde an den Haaren gezogen
- Gefühl von Watte im Hals
- Als ob Fleisch in den Kehlkopf hineinhinge
- Als ob Blasen innen aufsteigen und nach außen drängen
- Gefühl von Leere in der Brust
- Gefühl von Leere im Magen
- Gefühl eines Prickelns in den weiblichen Genitalien
- Der Darmausgang sei wie offen

SEXUALITÄT
- Leicht erregbares sexuelles Verlangen
- Übermäßige Erregbarkeit der Genitalien
- Sex als Lieblingsbeschäftigung
- Sexuelle Manie
- Sexsucht, häufig wechselnde Sexualpartner
- Lästige, heftige Erektionen, Tag und Nacht
- Fehlende Erektionen bei sexuellem Verlangen, durch Enthaltsamkeit
- Unterdrücktes sexuelles Verlangen bei Frauen
- Vorzeitiger Samenerguss
- Unfreiwilliger Samenabgang beim Flirten, während Liebkosungen, nachts, nach Sex

SCHLAF
- Bei gutem Schlaf sehr erfrischt
- Schläft auf der rechten Seite; meist unfähig, auf der linken Seite zu schlafen
- Schläfrigkeit
- Schlafwandeln, leichter Schlaf
- Nur bei Licht schlafen können

TRÄUME
- Mit Schweißausbrüchen
- Viele Träume
- Lebhaft, aufregend, ängstlich
- Anhaltend
- Erfolglose geschäftliche Anstrengungen
- Schwierigkeiten
- Schmerzen
- Historisch
- Blut
- Schreckliche Albträume
- Faszinierende Atomkriege
- Von Tieren gebissen werden
- Von schwarzen Tieren oder von Walen gefressen werden
- Zorn
- Verbrennen
- Geistige Anstrengung

FARBWAHL
- Gelb
- Rosa
- Weiß
- Niemals Schwarz

BEVORZUGTE BERUFE
- Künstler
- Masseur
- Magnetiseur, Mesmerist
- Pazifist
- Schauspieler
- Schriftsteller
- Verkäufer
- Kellner
- Guter Lehrer

TYPISCHE REDENSARTEN
- »Liebe ist das Einzige, was zunimmt, wenn man es verschwendet«
- »Vor Liebe überströmen«
- »Feuer und Flamme sein«
- »Sich verströmen«
- »Wie ein Strohfeuer«
- »Rasch entflammt, schnell verbrannt«
- »Sich die Finger an einer Sache verbrennen«
- »Don't worry, be happy«
- »Die ganze Welt vor Glück umarmen mögen«
- »Hände ringen«
- »Ihm geht ein Licht auf«
- »Er ist bestimmt keine Leuchte«
- »Toll, wunderbar«
- »Blendend«
- »Ein Schmetterling, der schwerelos von Blüte zu Blüte flattert«
- »Zisch«

SPORTARTEN
- Akrobatik
- Tanzen
- Aerobic
- Handball

ÜBUNGEN
- Lichtmeditation
- Jonglieren
- Heilmagnetismus
- Reiki
- Tantra
- Fußreflexzonenmassage
- Eurythmie
- Qi-Gong

Platin
PLATINUM METALLICUM

Platinum wird in der Homöopathie seit langem für gynäkologische Beschwerden verordnet. Es ist ein Mittel, das weit häufiger Frauen als Männer brauchen. Zentrale Themen sind Überheblichkeit, Arroganz, Herrschsucht, Maßlosigkeit in allen Bereichen, extreme Sexualität und Manipulation. Ursache sind Enttäuschungen und die Angst, verlassen zu werden.

Die Substanz

NAMEN
* Platin
* Der Name »Platinum« wurde von dem spanischen Wort plata = »Silber« abgeleitet, weil man es anfangs irrtümlich für Silber hielt.

CHEMISCHE FORMEL
Pt (Platin)

DICHTE
21,45 g/cm³

AUSSEHEN
Platin ist ein stahlgraues, silbrig glänzendes Edelmetall.
Cooperit (PtS) ist ein bräunliches bis graues, metallisch glänzendes Mineral.
Sperrylith (PtAs$_2$) ist ein zinnweißes, stark metallisch glänzendes kubisches Mineral, in kleinen Kristallen vorkommend.

EIGENSCHAFTEN
Platin steht in der achten Nebengruppe des Periodensystems hinter Nickel und Palladium.
Es ist an der Luft und gegen nicht oxidierende Säuren beständig. Es ist wie Gold in Königswasser (Mischung aus konzentrierter Salz- und Salpetersäure im Verhältnis 3:1) löslich und wird von geschmolzenen Alkalien wie Natrium in Gegenwart von Sauerstoff angegriffen. Bei höheren Temperaturen reagiert es auch mit Silizium, Phosphor, Arsen, Antimon, Schwefel, Selen, Blei und anderen Schwermetallen. Es besitzt eine gute elektrische, aber eine mäßige Wärmeleitfähigkeit. Ähnlich wie Palladium absorbiert es große Mengen von Wasserstoff.

HERKUNFT UND VORKOMMEN
Platin ist ein auf der Erdkruste sehr seltenes Edelmetall. Es kommt fast ausschließlich gediegen vor, vermischt mit anderen Metallen der achten Nebengruppe, den so genannten Platin-Metallen. In Meteoriten und im Erdkern vermutet man wesentlich höhere Konzentrationen.
Mineralisch gebunden kommt Platin als Cooperit und als Sperrylith vor. Die bedeutendsten Vorkommen sind in Südafrika und Äthiopien, im Ural und Sibirien. Daneben wird Platin auch in Nord- und Südamerika sowie in Australien gefunden.

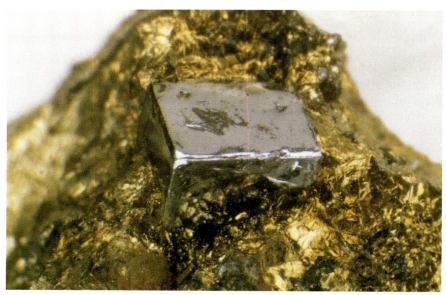

Rein, edel und kostbar ist Platin. Sein stiller, unnahbarer Glanz steht aber auch für Stolz und kühle Arroganz.

Bezüge zwischen der Substanz und ihrer Wirkung

Silberweiß > Kühl, leblos, kalt abweisend

Eines der schwersten Metalle > Gefühl, dass Tonnen auf einem liegen

Löslich nur in Königswasser > Wahnvorstellung, in den eigenen Adern fließe königliches Blut

Kostbar, edel, teuer > Sich als mehr wert und außergewöhnlich oder auch als wertlos empfinden

Absolut rein > Steht mit dem Absoluten in Berührung

Exklusiv > Trägt gerne exklusive Kleidung

Verborgener Wert > Will erkannt werden

Keine Verbindungen mit anderen Stoffen eingehen, deshalb Verwendung als Katalysator > Wirkt einfach nur durch sein Dasein, seine Aura von Schönheit, ohne dabei etwas zu verlieren, ohne selbst davon gebunden zu werden; verändert, ohne selbst der Veränderung unterworfen zu sein

Hoher Schmelzpunkt > Die erstarrten Gefühle sind schwer zum Schmelzen zu bringen

Material des Urmeters > Misst alles an seinem Maßstab

Spannring: das einzige Metall, das auf Grund seiner inneren Spannung einen Edelstein ohne Fassung halten kann > Hält den Partner durch seine Spannung fest wie in einem Spinnennetz

Hohe innere Spannung > Hohe innere Anspannung

aus dem Gefühl heraus, nicht genug zu bringen und zu schaffen

Kalt, kühl > Ausstrahlung des Platin-Menschen

Schmuck > Trägt gerne Platin-Schmuck

Ehrfurcht gebietend > Umgibt sich durch ein übersteigertes Ich-Gefühl mit dem bedauernden Herabblicken auf andere mit der Aura einer königlichen Hoheit

Unangreifbar für Säuren, beständig gegen alles außer Königswasser > Sich nicht auf Beziehungen einlassen können, nur ein Prinz kann die hohen Ansprüche erfüllen

Stiller Glanz > Stolz

Unbeteiligt > Unnahbarkeit, platonische Liebe

GEWINNUNG

Nach der Anreicherung der Platinerze werden zuerst die unedlen Begleitmetalle entfernt, dann werden durch geeignete Methoden die anderen Platin-Metalle abgetrennt. Dabei wird ein Reinheitsgrad von 99,999 Prozent erreicht.

GESCHICHTE

Die ersten historischen Platinfunde stammen aus den Gräbern ägyptischer Pharaonen von ca. 2000 v. Chr. Den Urbewohnern Südamerikas war Platin bereits vor der Landung des Kolumbus bekannt. In Europa wurde Platin erstmals 1557 von Scaliger beschrieben. Eingehend charakterisiert wurde es

1750 durch die britischen Forscher Watson und Brownrigg. In Russland prägte man im 19. Jahrhundert Münzen aus Platin, das damals noch keinen großen Wert hatte.

VERWENDUNG

Platin wird (auch in Form von Legierungen) für die Herstellung von Schmuck und Münzen verwendet, außerdem für chirurgische Instrumente, chemische Geräte, elektrische Schaltkontakte, Eichmaße, Thermometer, Elektroden, korrosionsbeständige Apparateteile und Katalysatoren in der chemischen Industrie. Vor allem für die Herstellung von Schwefel- und Salpetersäure hat es große Bedeutung. Es

kommt immer dann zum Einsatz, wenn Korrosion und chemische Reaktion vermieden werden soll. In den katalytisch wirksamen Schichten der Autokatalysatoren wirken Platin, Rhodium oder andere Platin-Metalle.
In der Medizin des 19. Jahrhunderts wurde Platin zur Syphilis-Behandlung eingesetzt.

HOMÖOPATHISCHE ZUBEREITUNG

Platinkörner werden in Säure erhitzt, gewaschen und getrocknet, anschließend mit Milchzucker verrieben.
Platinum wurde von Hahnemanns Schülern Staph und Gross geprüft.

Das Mittel

GRUNDTHEMEN DES MITTELS
* Maßlosigkeit
* Wert, Kostbarkeit
* Verborgener Wert
* Spannung
* Treppe
* Absolutes im Widerstreit mit Relativem
* Reinheit
* Exklusivität, Stil
* Hochmut, Demut
* Hochachtung im Widerstreit mit Verachtung
* Idealbild im Widerstreit mit Selbstbild
* Eifersucht
* Homosexualität
* Maß, Maßstab, verschobenes Maß
* Treppe
* Katalysator
* Überspannt
* Vermessen
* Stolz
* Adel, Prominenz
* Graue Eminenz
* Verachtung
* Selbsterhöhung im Widerstreit mit Selbsterniedrigung
* Wunsch im Widerstreit mit Realität
* Maske
* Beziehungslosigkeit
* Nähe im Widerstreit mit Distanz
* Isolation
* Verlassenheit
* Schwerreich
* Egozentrik
* Ehrgeiz
* Geltungsbedürfnis
* Idealismus
* Macht
* Himmel im Widerstreit mit Erde
* Stummer Hilfeschrei
* Luftschlösser
* Krone
* Schmuck
* Vogelperspektive
* Spottdrossel

Vergleichsmittel
Aurum, Lycopodium, Medorrhinum, Nux vomica; Belladonna, Ignatia, Lachesis, Natrium muriaticum, Sepia, Sulfur

ÄTIOLOGIE
* Unterdrückte Begabung, unterdrückte Genialität
* Angeborene Genialität, angeborene Besonderheit
* Demütigung, Verachtung, Würdeverletzung, Erniedrigung
* Verletzter Stolz
* Unglückliche Liebe
* Enttäuschte lesbische Liebe
* Zorn, mit Schreck, Angst
* Verfrühte spirituelle Erlebnisse
* Früher Verlust der Eltern, der Mutter, des Vaters, eines geliebten Menschen
* Überschätzung durch die Eltern, Anbetung durch Eltern
* Geringschätzung, Ablehnung
* Selbstüberhebung
* Unangenehme erste sexuelle Erfahrungen
* Sexueller Missbrauch
* Verlust der Stellung, sozialer Abstieg
* Sexuelle Erregung
* Chronische Bleivergiftung

LEITSYMPTOME
* Hochmütige, von sich selbst eingenommene Menschen mit affektiertem Gehabe
* Extreme Überempfindlichkeit des Genitalbereichs, während der Periode kann die Frau keine Binde ertragen
* Wechsel der Symptome zwischen geistiger und körperlicher Ebene oder zwischen geistiger und Gefühlsebene

REAKTIONEN AUF NAHRUNGSMITTEL
Empfindungen
* Hastiges, gieriges Essen
* Ausgefallene Essgewohnheiten

ALLGEMEINE MODALITÄTEN
Besserung
* Aufstehen
* Sex
* Sonne, Licht, im Freien
* Nasses Wetter
* Weinen

Verschlimmerung
* Abends
* Halbseitig
* Wärme
* Sitzen, im Liegen, nach dem Liegen
* Sich strecken
* Wenn nüchtern
* Trockenes Wetter
* Mitleid, Trost
* Freundliche Ermahnungen
* Zu Beginn der Periode
* Nach hinten beugen

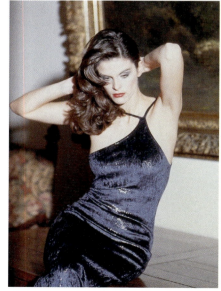

Platinum-Patientinnen können eine große innere Kälte entwickeln, die sie mit ihrer Sexbesessenheit zu besiegen suchen.

INDIKATIONEN

Bei Kindern

Hauptindikationen

* Geringschätzige Beschimpfungen der Eltern
* Gesteigertes sexuelles Verlangen

Allgemeine Indikationen

* Eifersucht
* Kontaktarmut
* Frühes Masturbieren, sehr frühe sexuelle Aktivität
* Bulimie

Bei Erwachsenen

Hauptindikationen

* Unverträglichkeit der Berührung der Beine untereinander im Schlaf
* Taubheits- oder Kältegefühl im Wechsel mit Nervenschmerzen im Bereich von Kopf und Gesicht, besonders um Wangenknochen oder an den Lippen; besser bei Bewegung; schlimmer bei sanften Berührungen, nach hinten beugen
* Blutarmut, Bleichsucht
* Schmerzlosigkeit erkrankter Teile
* Abneigung gegen Kinder
* Sonnenbrand
* Überempfindlichkeit oder Taubheitsgefühl der Genitalien bei Männern und Frauen
* Gebärmutterkrämpfe

* Hitzewallungen
* Scheidenjuckreiz, Scheidenpilzerkrankungen
* Schwäche während Stuhlgang

Allgemeine Indikationen

* Eierstockentzündungen nach Sex
* Erstarrung der Muskulatur, Verspannungen durch sexuelle Erregung
* Wochenbettdepression
* Eierstockzysten, meist linksseitig
* Bösartige Geschwulste im Bereich von Gebärmutter, Eierstöcken, Hoden und äußeren Genitalien
* Sterilität bei Frauen mit übermäßigem Verlangen
* Ohnmacht während Sex
* Kopfschmerz mit Zusammenschnürungsgefühl, der langsam beginnt und endet
* Nervenschmerzen im Gesicht, die mit Taubheitsgefühlen abwechseln
* Schmerzlose Gesichtslähmung
* Taubheitsgefühl im Kopfbereich während sexueller Erregung, vor allem in den Zähnen
* Verstopfung; schlimmer auf Reisen, während der Periode, während der Schwangerschaft
* Zittern bei kleinster Anstrengung, bei Angst und Zorn
* Gemütssymptome und körperliche Beschwerden im Wechsel

Der Mensch

PSYCHISCHE MERKMALE

Die psychischen Merkmale der Platinum-Menschen sind typisch für Frauen. Darum ist Platinum ein Mittel, das sehr viel häufiger Frauen als Männern verordnet wird.
Die Platinum-Frau spürt, dass ihre Seele besonderer oder eher herausragender Natur ist. Sie ist sehr stolz auf ihre Person. Wenn dieses Selbstbewusstsein durch einen Kummer erschüttert wird und sie sich minderwertig und klein fühlt, baut sie sich auf, indem sie andere klein und schlecht macht. Dadurch fühlt sie sich wieder größer. Wir sehen hier den hochmütigsten aller Arzneimitteltypen.
Im positiven Zustand handelt es sich um kraftvolle, selbstsichere, zähe und gründliche Menschen, die trotz ihrer außerordentlichen Gefühlstiefe beherrscht reagieren.
Viele Platinum-Kinder sind überheblich und kontaktarm. Sie reden oft nur mit ihren Eltern, ihre Arroganz und Besserwisserei ist für die Umwelt schwer zu ertragen. Erwachsenen gegenüber verhalten sie sich gerne ablehnend und scheinen zuweilen auf diese herabzuschauen. Durch ihre vorzeitige Geschlechtsreife in Verbindung mit einer intensiven Ausstrahlung oder magnetischen Anziehungskraft kommt es häufig bereits im Kindesalter zu sexuellen Beziehungen. Die Platinum-Frau stellt an sich selbst und an ihre Mitmenschen,

besonders an ihre Partner sehr hohe Ansprüche, welche sich meist nicht umsetzen lassen. Aus ihrer Einsamkeit heraus, bemüht um Unabhängigkeit, wendet sie sich der Selbstbetrachtung zu. Gelegentlich in Tränen auszubrechen erleichtert ihren Zustand.

Ihre Gefühlstiefe und ihr romantisches Wesen bringen sie dazu, sich mit ganzem Herzen, idealisierend und oft auch blind in ihre sexuellen Beziehungen zu stürzen. Dabei wird sie von einem gewaltigen sexuellen Verlangen getrieben. Sie wirkt sehr verschlingend, und nach einem anfänglichen Hochgefühl empfindet sich ihr Partner bald als Opfer. Wenn sie ihre Leidenschaft nicht ausleben kann, entwickelt sie heftige Wut mit gewalttätigen Mordimpulsen. Besonders stark stimuliert sie dabei der Anblick eines Messers. Sie kann ihre gewalttätigen Impulse auch auf andere projizieren, und in ihr entstehen dann Ängste, einer Gewalttat zum Opfer zu fallen oder dass dem Partner etwas zustoßen könnte.

Schließlich trennt sie zwischen romantischer Liebe und Sexualität. Sie versucht, den Gefühlsmangel durch Sexualität aufzufüllen. Sie ist nur noch an Sex um des Sexes willen interessiert, um beim Orgasmus ihre ungeheuren Spannungen abzubauen. Diese Sexualität befriedigt sie jedoch nicht. Den Mangel an Qualität in ihrer Sexualität versucht sie durch besonders häufigen Verkehr, dann auch mit allen möglichen Spielarten und Perversionen auszugleichen. Sie erscheint nymphoman.

Die Platinum-Frau neigt zu extremen Stimmungsschwankungen. Sie kann sehr fröhlich sein und ausgelassen singen, lachen oder tanzen. Nach einer kleinen Missempfindung ist sie untröstlich, weint oder wird

Äußeres Erscheinungsbild

> Dunkles Aussehen
> Lebhafte Augen
> Volle Lippen
> Aufrecht, wie eine schöne Statue
> Edel, exklusiv, vornehm
> Gepflegt, hübsch
> Elegant, schlichte Eleganz
> Erotische Ausstrahlung, sinnliche Aura
> Beherrscht, distanziert, erhaben, unnahbar
> Selbstsicher
> Arrogant, affektiert, geckenhaft, hochmütig
> Einschüchternd, unerbittlich
> Kühl, kalt
> Wasserstoffblonde Haare
> Tragen immer Sonnenbrille

sehr zornig bis hin zu Mordgelüsten. Sie kann bei Freude weinen und über ernste Angelegenheiten oder bei Wut lachen. Sie lebt in Extremen und geht immer aufs Ganze, bis an ihre äußersten Grenzen.

Manipulationen verschaffen ihr eine scheinbare Sicherheit. Wenn sie ihre Macht und Kontrolle loszulassen versucht, fühlt sie sich sofort bedroht. Ihre tief sitzenden Ängste kommen schnell an die Oberfläche. Neben der Angst, verlassen zu werden, und vor dem Tod, fürchtet sie sich davor, auf verschiedenste Weise ermordet zu werden, sozial abzustürzen, zu verhungern oder erniedrigt zu werden, vor Männern, Gespenstern und der Hölle, vor Ohnmachten und verrückt zu werden. In der Kontrolle fühlt sie sich vor Krisen sicher.

GEISTIGE MERKMALE

Die Wechselhaftigkeit der Platinum-Patientin zeigt sich auch in ihren

Symptomen. Ein Wechsel von der körperlichen auf die geistige Ebene zeigt sich beispielsweise in einem Verschwinden gynäkologischer Beschwerden und dem Auftreten der Empfindung, ein Körperteil sei übertrieben groß. Wenn diese Wahnidee nachlässt, kehren die gynäkologischen Beschwerden zurück. Sind Gefühls- und geistige Ebene im Wechsel betroffen, dann geht z. B. das Taubheitsgefühl im Gesicht in die Furcht über, das Gesicht sei verzerrt.

Im gesunden Zustand ist sie geistig sehr rege und wach, vielseitig interessiert und mit ihrem meist breit gefächerten Wissen gebildet. Sie ist sprachgewandt und sprachbegabt. Die Platinum-Frau geht nicht auf fremde Toiletten und weigert sich, Kinder in diese Welt zu setzen.

In ihrer Selbstüberschätzung reagiert sie auf Kränkungen und Enttäuschungen mit Stolz, Arroganz und Überlegenheitsgefühlen. Gegenteilige Meinungen lässt sie hochmütig oder mit einem verächtlichen Lächeln zu, ist es doch unter ihrer Würde, sich damit auseinander zu setzen. Ferner bestärken diese gewöhnlichen Meinungen sie in ihrem Gefühl der eigenen Großartigkeit und Besonderheit. In dieser Phase wird sie auch zerstreut und vergesslich, sie verweilt gerne bei vergangenen, unangenehmen Erlebnissen. Nach stärkeren Kränkungen schmiedet sie Rachepläne.

Im Laufe der Zeit führt die Selbstüberschätzung zu Sinnestäuschungen. Sie hat das Gefühl, dass bestimmte Teile ihres Körpers an Größe oder Umfang zugenommen hätten oder dass Menschen bzw. Gegenstände in ihrer Umgebung geschrumpft seien. Sie kann das Gefühl der Vergrößerung auch in der Weise wahrnehmen, dass sie meint, eine Bandage würde die ent-

Stolz und Hochmut 249

sprechenden Körperteile einengen. Im Endstadium der Krankheitsentwicklung auf der geistigen Ebene entwickelt die Platinum-Patientin eine echte Geisteskrankheit. Stand die Selbstüberschätzung bisher im Vordergrund, dann verfällt sie einem Größenwahn. Wenn das Ausleben ihrer Sexualität bisher Vorrang für sie hatte, entwickelt sie nun eine aggressive sexuelle Manie.

VERLANGEN
* Sich von anderen abheben
* Erkannt werden
* Echte Liebe, bedingungslose Liebe
* Echte Freundschaft
* Masturbieren
* Vergleichen, sich beweisen
* Kostbarer Schmuck
* Ruhm, Ehrerbietung, Macht
* Begehrt sein, beliebt sein
* Buße tun
* Ebenbürtiger Partner
* Das eigene Kind, den geliebten Partner, geliebte Menschen töten
* Verlässlichkeit
* Ordnung, Perfektion
* Streicheln
* Klavier spielen

ABNEIGUNGEN
* Mittelmaß
* Bitten
* Bedürfnisse zeigen
* Sprechen
* Trost
* Lesbische Frauen
* U-Bahn fahren
* Unehrlichkeit
* Niedere Arbeit
* Körperfülle

MISSEMPFINDUNGEN
* Äußerliches Kribbeln
* Innerliches Ameisenlaufen
* Wollüstiges Prickeln oder Jucken der Genitalien
* Das Kinn sei kalt
* Die Genitalien seien bandagiert

* Die Beine seien bandagiert
* Die Zunge sei dick
* Das Herz sei eiskalt
* Das Gesicht sei auf einer Seite ganz kalt

SEXUALITÄT
* Häufiges Masturbieren
* Nymphomanie
* Mit dem besten Freund/der besten Freundin des Partners fremdgehen
* Überempfindliche Genitalien
* Neigung zu Homosexualität
* Heftiges Verlangen mit Zittern
* Zu leichte, heftige, lästige Erektion
* Vorzeitiger Samenerguss
* Schmerzhafter Beischlaf bei Frauen
* Unwillkürlicher Orgasmus bei Frauen
* Vermehrtes sexuelles Verlangen während der Entbindung, im Wochenbett
* Hemmungslose Sexualität
* Sex statt Liebe
* Sexuelle Perversionen
* Sexueller Verkehr mit Tieren

SCHLAF
* Auseinander gespreizte Beine im Schlaf
* Schlaflosigkeit durch Erektionen

TRÄUME
* Treppen
* Gott sein
* Fliegen, alles aus der Vogelperspektive sehen
* Schwierige Landung
* Flugzeugkatastrophe
* Massai
* Schmutzige Toilette
* Berggipfel

FARBWAHL
* Grau, hellgrau
* Silberweiß

BEVORZUGTE BERUFE
* Chefsekretärin
* Pilot, Flugbegleiter

* Hotelrezeption
* Kurtisane, Edelnutte
* Domina
* Jetset

TYPISCHE REDENSARTEN
* »Unter meinem Niveau«
* »Absolut«
* »Gehobene Gesellschaft«
* »Ich spüre Verachtung gegenüber Menschen, die an Konventionen kleben«
* »Mein Leben ist von Stolz geprägt«
* »Ich habe Probleme, um Hilfe zu fragen, ich mag nicht betteln«
* »Gabe ist Aufgabe«
* »Ich bin sehr gespannt«
* »Das ist spannend«
* »Die Lösung ist ganz einfach, das ist ganz einfach«
* »Kontakt mit dem Absoluten«
* »Die absolute Beziehung suchen«
* »Ich hatte in meinem Leben 70 Männer«
* »Damit geb' ich mich nicht ab«
* »Meine Nachbarn sind so primitive Menschen«
* »Das Teuerste ist gerade gut genug«
* »Meine beiden größten Wünsche sind: ein Geldbeutel, der nie leer wird, und besser auszusehen«
* »Die Fäden in der Hand halten«
* »Runter kommen sie immer«
* »Vornehm geht die Welt zugrunde«
* »Ich musste immer etwas beweisen, immer etwas Besonderes sein«
* »Von meiner Jugend an habe ich mich zusammengerissen«
* »Ich weine nicht leicht, nur in Wut, wenn ich die Fassung verliere«
* »Wenn andere erzählen, was sie alles bewerkstelligen, fühle ich mich wertlos oder bekomme ein schlechtes Gewissen«

ÜBUNGEN
* Sich erden
* Gartenarbeit
* Toiletten säubern

Die Psora-Nosode
PSORINUM

Psorinum ist die Nosode zu dem Miasma Psora. Diesem Miasma liegt die so genannte Krätze zugrunde, eine Hauterkrankung, die durch Parasiten verursacht wird. Psorinum wird aus der Flüssigkeit der Krätzebläschen auf der Haut gewonnen. Themen des Mittels sind Hoffnungslosigkeit, Elend, Armut, Mangel an Selbstwert und Eigenliebe. Genuss und Vergnügen sind verboten und müssen bestraft werden.

Die Substanz

NAMEN
Krätze-Nosode

HERKUNFT UND VORKOMMEN
Die Krätze oder Skabies ist eine durch die Krätzmilbe (Sarcoptes scabiei) hervorgerufene, hoch ansteckende Hautkrankheit. Sie wird meist durch Kontaktinfektion von Mensch zu Mensch oder durch von Milben befallene Bettwäsche und Kleidungsstücke übertragen.
Die befruchteten Weibchen bohren in die Hornschicht zarter Hautregionen wie Achselfalten, Handgelenk-Gänge, Ellbeugen oder Genitalien, in denen sie Kot und Eier ablegen und so Entzündungen mit starkem Juckreiz bewirken. Es entstehen mit Flüssigkeit gefüllte Bläschen. Durch Kratzen treten Infektionen mit nässenden oder eiternden Ekzemen und örtliche Lymphknotenentzündungen auf. Bei allergischer Reaktion und Immunschwäche kann es zu ausgedehnten, borkenartigen Hautveränderungen kommen.

AUSSEHEN
Das Weibchen der Krätzmilbe erreicht eine Länge von bis zu 0,4 Millimeter.

GESCHICHTE
Die Krätze wird mit Unsauberkeit und mangelnder Hygiene in Verbindung gebracht. Hahnemann war davon überzeugt, dass sich die Krankheit auch nach Abheilung der Krätzebläschen auf tiefer gelegene Organe ausbreite und dort eine tief sitzende Störung hervorrufe. Deshalb bezeichnet er die Folgen einer Krätzeerkrankung als Psora und machte diese zu seinem ersten Miasma.

Bezüge zwischen der Substanz und ihrer Wirkung

Ausscheidungsprodukte der Milbe verursachen in der Haut Entzündungen mit Juckreiz > Stoffwechselprodukte des Körpers, welche nicht über die Ausscheidungsorgane entfernt werden können, lagern sich in der Haut des Betroffenen ab und verursachen dort Entzündungen mit Juckreiz

HOMÖOPATHISCHE ZUBEREITUNG
Die Flüssigkeit der Krätzebläschen wird mit einer Spritze entnommen, sterilisiert, in gereinigtem Wasser gelöst, verdünnt und verschüttelt. Psorinum wurde von Hahnemann geprüft.

Das Mittel

GRUNDTHEMEN DES MITTELS
* Mangel
* Äußere Armut
* Innere Armut
* Hoffnungslosigkeit
* Verzweiflung

Vergleichsmittel

Acidum nitricum, Arsenicum album, Calcium carbonicum, Sulfur; Hepar sulfuris, Petroleum, Phosphorus

* Elend
* Dürre
* Aussatz, Lepra
* Pessimismus
* Unterfunktion
* Mangel an Lebenskraft

Ein Mangel an Lebensqualität

- Angst
- Passivität
- Schmutz, Dreck
- Ungeziefer
- Urübel
- Erbsünde
- Ewige Anklage
- Unterschwelligkeit
- Obdachlosigkeit, sozialer Abstieg
- »Penner«
- In einem Loch leben, auf der Straße leben
- Grindig
- Verlaust

Ätiologie
- Krätze
- Unterdrückter Schweiß
- Erwartungsspannung
- Impfung
- Schwere Erkrankungen in der Kindheit, wie z. B. Lungenentzündung
- Abkühlung
- Klimaanlage

Leitsymptome
- Unerklärliches Wohlbefinden einen Tag vor Ausbruch einer Krankheit
- Wohlbefinden am Tag vor einem Migräne-Anfall
- Muss das ganze Jahr über einen warmen Hut oder eine Pelzmütze tragen
- Husten oder Bronchitis mit Kurzatmigkeit oder Ermüdung; besser im Liegen, insbesondere in Rückenlage mit ausgebreiteten Armen; schlimmer im Freien, durch Kälte, durch kalte Getränke
- Hautausschläge in den Gelenkfalten

Reaktionen auf Nahrungsmittel
Verlangen
- Holzkohle
- Flaschenbier
- Fusel

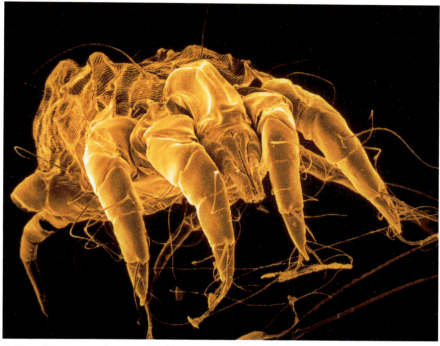

Krätzemilben verursachen Hautkrankheiten, aus denen sich das Psora-Miasma entwickelt.

Abneigungen
- Schweinefleisch
- Tomaten

Besserung
- Kalte Getränke

Verschlimmerung
- Milch
- Saure Speisen
- Saures Obst
- Fleisch
- Mehlspeisen
- Kaffee

Allgemeine Modalitäten
Besserung
- Nach Schweißabsonderung
- Absonderungen
- Nasenbluten
- Kalt baden
- Warme Räume
- Sommer
- Verstopfung
- Auf dem Gesicht und auf dem Bauch liegen
- Liegen mit weit ausgestreckten Armen

Verschlimmerung
- Nachts
- Kälte, kalte Luft, Winter
- Im Freien
- Zugluft
- Windiges Wetter
- Vor einem Sturm
- Eintreten in ein kaltes Zimmer
- Wetterwechsel, besonders von kalt nach warm
- Herannahen eines Gewitters
- Waschen
- Federbetten
- Beim Bergabfahren in Auto, Zug oder Flugzeug
- Während des Schwitzens
- Unsauberkeit
- Samenabgang
- Hunger
- Fasten
- Unterdrückung von Hautausschlägen, Schweiß, Absonderungen
- Hitze
- Kälte

INDIKATIONEN

Bei Kindern

Hauptindikationen
* Abmagerung trotz vielem Essen
* Stark juckende, krustige oder schuppende Hautausschläge hinter den Ohren, im Nacken, im Gesicht, auf der Kopfhaut
* Aphthen

Allgemeine Indikationen
* Schwierige Zahnung mit Durchfall
* Nächtliche Unruhe, werfen sich im Bett umher
* Durchfälle
* Polypen
* Rachitis
* Eiterpickel im Gesicht, am Hals und Haaransatz bei Jugendlichen
* Nabelvereiterung
* Erkältungsneigung
* Eigensinn, die Umgebung ärgernd
* Wolle-Unverträglichkeit

Bei Erwachsenen

Hauptindikationen
* Juckende Hautausschläge, man muss kratzen, bis es blutet; Verschlimmerung nachts, durch Erhitzen, in der Bettwärme
* Chronischer Juckreiz; schlimmer im Frühjahr, in der Wärme, beim Ausziehen von Kleidung
* Allgemeine Unterfunktion
* Leichte Unterdrückbarkeit von Hautausschlägen, Schweiß und Absonderungen
* Allergien gegen alles
* Hausstaubmilbenallergie

* Heuschnupfen
* Asthma mit Besserung durch Abspreizen der Arme und im Liegen
* Erkältungsneigung
* Reizdarm mit aufgeblähtem Unterbauch, mit dem Gefühl, sich nicht vollständig entleeren zu können, mit übel riechenden, schäumenden, dunklen, auch blutigen Stühlen; besser bei mittleren Temperaturen; schlimmer frühmorgens, bei Kälte, Hitze, nach Kaffee
* Gesteigerter Appetit nachts oder während der Schwangerschaft

Allgemeine Indikationen
* Übel riechende, stinkende Absonderungen
* Ausgeprägte Frostigkeit, trägt im Sommer Pelzmantel
* Kopfschmerzen mit Besserung durch Essen und Verschlimmerung bei Hunger, durch unterdrückte Ausschläge, durch Zugluft, im Freien
* Chronische übel riechende Absonderungen aus den Ohren
* Herpesbläschen der Lippen
* Schmerzhafte, eitrige Gerstenkörner
* Herzklopfen mit Verschlimmerung im Liegen auf der linken Seite
* Knochenerweichung
* Schwache Lebenskraft
* Schnelles Ermüden
* Schwäche durch Schwitzen
* Schwäche durch Fahren, durch Gespräche
* Träger Stoffwechsel
* Mangelnde Ausscheidung von Giftstoffen

Der Mensch

PSYCHISCHE MERKMALE

Psorinum-Menschen sind meist in einer Familie groß geworden, in der Ordnung, Pflicht, Verantwortung und Regeln einen übermäßigen Stellenwert besessen haben und in der Sinnlichkeit, Vergnügen und Genuss keine Berechtigung besaßen. Immer dann, wenn sie sich als Kinder von dieser Strenge lösten und Spaß hatten, wurden sie bestraft oder mussten ihr Vergnügen in irgendeiner Weise büßen. Aus dieser Erfahrung heraus können sie sich nicht selbstverständlich die Erlaubnis geben, die schönen Momente und Seiten des Lebens in vollen Zügen und ungestraft zu genießen. Daraus erwächst ein ausgeprägter Mangel an Selbstwert und Eigenliebe. Psorinum-Kinder lassen sich schnell einschüchtern, verhalten sich unauffällig und unscheinbar und wirken etwas verwahrlost, weil sie nicht auf ihr Äußeres achten. Sie neigen dazu, sich ständig und für alles zu entschuldigen. Ihre Minderwertigkeitsgefühle werden oft noch durch die Erfahrung verstärkt, dass sich andere Kinder oder Erwachsene nicht mehr an sie erinnern können oder ihren Namen vergessen.

Wenn Psorinum-Menschen sich dann als Erwachsene einem Genuss hingeben, können sie sich diesen nicht wirklich zugestehen und werden von Schuldgefühlen heimgesucht. Sie erwarten dann mit solcher Intensität eine gerechte Strafe, dass sie sich unbewusst selbst bestrafen, und zwar über die negativen äußeren Ereignisse, die sie mit ihrer Erwartung anziehen: Je intensiver die Schuldgefühle, desto härter die Strafe.

Sie leben immer stärker in der Überzeugung, dass sie für jeden glücklichen Moment in ihrem Leben anschließend büßen müssen. Sie meiden dann Freuden jeder Art, um das nachfolgende bittere Ende zu vermeiden. Dieses Selbstbeschneiden führt zu einer wachsenden Bedrücktheit, die sie körperlich schwächt und aus der juckende Hautbeschwerden hervorgehen.

Die Angst vor Strafe und die Hautausschläge mindern ihre Lebensqualität und lassen sie in ihrer Lebensgestaltung immer passiver werden. Sie werden von Ängsten um ihre Gesundheit befallen und sie fürchten sich vor Wohlstand und Armut, vor Krebs, vor Unheil, vor dem Tod, davor zu versagen und vor der Zukunft im Allgemeinen. Es handelt sich um tief sitzende, qualvolle Angstzustände mit Ruhelosigkeit.

Die schlechten Aussichten machen sie sehr traurig, hoffnungslos, starr, einsam und verlassen, depressiv, treiben sie zur Verzweiflung. Sie hadern mit ihrem Schicksal, weil sie im Leben so schlecht wegkommen.

Äußeres Erscheinungsbild

> Kopfform wie eine umgekehrte Pyramide, nach unten spitz
> Kopfgrind
> Einzelne weiße Haarsträhnen
> Trockene, verfilzte Haare
> Spärlicher Bartwuchs
> Hilfe suchender Blick
> Unauffällig, unscheinbar, penetrant
> Bestialischer Geruch, aashaft, wie von Verwesung, wie faule Eier
> Ungewaschen, schmutzig aussehend, auch wenn gerade frisch gewaschen
> Abgetragene Kleidung
> Dicke Kleidung oder Pelzmantel im Sommer

GEISTIGE MERKMALE

Psorinum-Patienten haben bezüglich ihrer Lebensverhältnisse resigniert. Sie sind davon überzeugt, in Armut, mit einem unangemessenen Job und in bescheidenen bis minderwertigen Wohnverhältnissen leben zu müssen. Sie verharren in ihrem Zustand. Wenn es ihnen kurzzeitig besser geht, ziehen sie sich wieder auf das zurück, was war. Sie scheinen Enttäuschungen zu erwarten und sind unfähig, in weiter gefassten Begriffen zu denken.

Es fällt ihnen schwer, etwas zu beginnen, weil sie davon überzeugt sind, dass das ganze Unterfangen ohnehin keinen Zweck hat.

Eine ihrer Wahnideen ist, dass ihr Kopf vom Rumpf abgetrennt sei. Sie glauben, durch den Juckreiz wahnsinnig zu werden, fühlen sich von Gott verlassen, von Geistern bedrängt, als Opfer der Umstände und unheilbar krank.

VERLANGEN
* Warme Kleidung im Sommer
* Sich kratzen
* Beistand, Gesellschaft, halten diese aber nicht aus
* Kopfbedeckungen, Mützen
* Rückzug, sich entziehen

ABNEIGUNGEN
* Baden
* Frische Luft
* Sex bei Männern
* Autofahren, Zugfahren, Fliegen

MISSEMPFINDUNGEN
* Gefühl eines Klumpens im Hals
* Als ob die Därme herunterhängen

SEXUALITÄT
* Fehlende Erektion bei vermehrtem sexuellem Verlangen

SCHLAF
* Schlaflosigkeit durch Zweifel
* Schlaflos durch Juckreiz
* Schlafsucht

TRÄUME
* Voller Sorgen
* Motten, Ungeziefer
* Exkremente auf Toiletten

BEVORZUGTE BERUFE
* Gebrauchtwarenhändler
* Verlierertyp, Looser

TYPISCHE REDENSARTEN
* »Fressen«
* »Miesepeter«
* »Stinker«
* »Muffig«
* »Abgenutzt«
* »Looser«
* »Arme Sau«
* »Kommt auf keinen grünen Zweig«
* »Bekommt keinen Fuß auf den Boden«

ÜBUNGEN
* Sich wehren

Küchenschelle
PULSATILLA VULGARIS MILL.

Weitere lateinische Namen dieses Mittels sind Pulsatilla pratensis Mill. und Anemone pulsatilla L. Die Küchenschelle wird in der Volksmedizin nicht mehr verwendet, da sie hochgiftig ist. In der Homöopathie gibt es jedoch zahlreiche Anwendungsbereiche. Zentrale Themen der zarten Pflanze sind Zärtlichkeit, Hingabe, ein starkes Bedürfnis nach Aufmerksamkeit und Nähe bis hin zur Abhängigkeit und Selbstaufgabe.

Die Substanz

NAMEN
* Küchenschelle, Wiesenküchenschelle, Kuhschelle, Haberblume, Heura-Schlaufa, Kuhschellenkraut, Merzeglogge, Osterblume, Osterglocka, Schlafblume, Tagschläferle, Windblume, Wolfspfote
* Der Gattungsname »Pulsatilla« wurde von dem lateinischen Wort pulsare = »schlagen« abgeleitet, weil die nickenden Blüten vom Wind hin- und hergeschlagen werden. Aus dem Lateinischen stammen auch die Beinamen vulgaris = »einfach« und pratensis = »Wiesen-«.
* Der deutsche Name lautete eigentlich »Kühchenschelle«, weil man in der Form der Blüte eine kleine Kuhglocke sah.

FAMILIE
Ranunculaceae, Hahnenfußgewächse

VORKOMMEN
Die Küchenschelle wächst auf trockenen, sonnigen Gras- und Wiesenflächen, in Steppenheiden, an Hängen, in lichten Wäldern und auf kalkhaltigen Böden

AUSSEHEN
Die mehrjährige Pflanze hat einen derben, senkrecht im Boden stehenden, vielköpfigen Wurzelstock, der eine Pfahlwurzel in tiefere Erdschichten treibt. Aus ihm treiben zeitig im Frühjahr eine Blattrosette und ein bis mehrere aufrechte Blütenstängel von 20 bis 40 Zentimeter Länge. Die Laubblätter sind langgestielt, vierteilig gefiedert mit unregelmäßig tiefen Einschnitten, in der Jugend stark behaart. Am Ende des silberweiß behaarten Stängels steht eine große, seidig behaarte, dunkel- oder hellviolette, glockenförmige Blüte mit drei sitzenden Hüllblättern und zahlreichen gelben Staubgefäßen. Die zahlreichen Fruchtknoten mit ihren langen, fadenförmigen Griffeln bilden kugelige Köpfchen, die sich zu geschwänzten Nussfrüchtchen verlängern und durch den Wind fortgetragen werden.

BLÜTEZEIT
Von März bis Mai in den Tälern, im Frühsommer in den Bergen

HAUPTINHALTSSTOFFE
Anemonin, Protoanemonin und Pulsatillakampfer als giftige Inhaltsstoffe; Saponine; Glykoside; Gerbstoffe; Harze

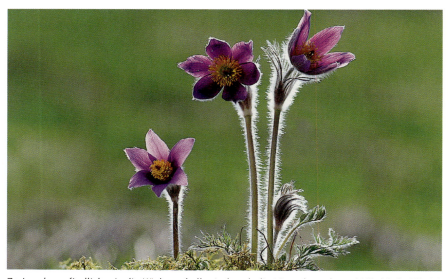

Zart und empfindlich wie die Küchenschelle sind auch die Menschen, deren Mittel Pulsatilla ist.

Bezüge zwischen der Substanz und ihrer Wirkung

Pusteblume: Die Samen werden »vom Winde verweht« > Sich gut an fremde Gegenden, Städte und Menschen anpassen können

Same und Pflanze besitzen trotz ihrer Zartheit guten Halt im Boden > Starke religiöse Verankerung

Wächst in Gruppen > Brauchen ein Gegenüber, leben nicht gerne allein

Vor dem Erblühen pflanzlicher Pelz mit sanfter weicher Behaarung > Leichte, pelzartige Behaarung der Kinder am Rücken

Die feine, samtartige Behaarung lädt zum Streicheln ein > Großes Bedürfnis nach Kuscheln, Streicheln

Besitzt durch die sanft-weiche Behaarung ein geringes Wärmebedürfnis > Abneigung gegen Hitze, warme, stickige Räume

Mit der feinen Behaarung nimmt sie jedes Lüftchen wahr > Nehmen jede Stimmung wahr

Die Blüten lassen sich von mäßigem Wind elastisch hin- und herschaukeln > Wankelmütige Stimmung

Legt sich bei starkem Wind am Boden an > Passen sich stark an, um Spannungen oder Auseinandersetzungen zu vermeiden

Sich biegen, aber nicht beugen > Sind nachgiebig, finden aber immer wieder ihre Form

Liebt mildes Wetter > Mildes Temperament

Gedeiht am besten bei leichtem, frischem Frühlingswind > Verlangen nach frischer Luft

Bei starker Sonnenbestrahlung wird sie welk > Erschlaffung und Erschöpfung in der Sonnenhitze

Gedeiht auf trockenen Böden > Durstlosigkeit

Blüht im April > Wechselhaftes Gemüt wie das Aprilwetter: Sonnenschein und Weinen wechseln schnell

Blüht in enger Nachbarschaft zu Eis und Schnee > Mögen es kühl

Gesenkte, weichhaarige Blüte > Schüchternheit

Glockenförmige Blüte > Tragen gerne glockenförmige Röcke oder Kleider

---

Bereits nach einem Hautkontakt mit der Pflanze können allergische Reizungen auftreten, beim Zerschneiden entweicht ein beißender Dunst, der Augen, Nase, Mund und Lippen reizt.
Bei der Einnahme treten brennende Zungen- und Halsschmerzen auf, außerdem kann es zu Durchfall, kolikartigen Leibschmerzen, Schwindel, Ohnmacht, Entzündungen von Haut, Augen- und Nasenschleimhäuten sowie schließlich zu Kollapszuständen kommen.
Wird die Pflanze getrocknet, verliert sie ihre Giftigkeit, da sich die giftigen Inhaltsstoffe zersetzen. Getrocknet kommt ihr Charakter als Heilpflanze zur Geltung.

GESCHICHTE

Nach der griechischen Sage ist die Pulsatilla aus den Tränen der Venus entstanden, mit denen sie den schönen Jüngling Adonis beweinte.

VERWENDUNG

Hippokrates verwendete die Küchenschelle bei spärlicher Menstruation und hysterischen Zuständen mit reichlichem Weinen, Dioskurides gab sie bei Augenbeschwerden.
In den Kräuterbüchern des 16. Jahrhunderts wurde die Verwendung, besonders der Wurzel, gegen die Pest, gegen Gift und Bisse giftiger Tiere gepriesen.

VOLKSHEILKUNDE

In der Volksheilkunde wurde die Küchenschelle zur Behandlung von Schnupfen, Linsentrübungen, Geschwüren, Zahnkaries und Depressionen eingesetzt. Wegen ihrer starken Giftigkeit und der Schwierigkeiten in der Handhabung und Dosierung wird sie kaum mehr verwendet.

HOMÖOPATHISCHE ZUBEREITUNG

Die frische, blühende Pflanze wird mit dem Wurzelstock zerkleinert, in Alkohol extrahiert, verdünnt und verschüttelt.
Pulsatilla wurde 1805 von Hahnemann geprüft.

256 *Pulsatilla vulgaris Mill.*

Das Mittel

GRUNDTHEMEN DES MITTELS

* Hingabe
* Zärtlichkeit
* Bedürftigkeit
* Heirat
* Bindung
* Bindungsabhängigkeit, Haltlosigkeit
* Fruchtbarkeit, Empfängnis, Schwangerschaft
* Mutter, Mutterliebe, Liebe
* Hunger nach Liebe, nach Anerkennung
* Harmonie
* Wechselhaftigkeit, Aprilwetter
* Glucke
* Kuhglocke
* Küche
* Maria, Marienkind
* Eifersucht
* Empfänglichkeit
* Familie
* Nähren
* Frühling
* Festhalten
* Busen
* Backfisch
* Elastizität
* Keuschheitsgürtel
* Landmädchen, Landfrau
* Gebärmutter
* Volle Speisekammer
* Mild
* Pusten
* Kuhfladen
* Futterneid

ÄTIOLOGIE

* Viel Kritik, wenig Anerkennung
* Unterbewertung und systematischer Missbrauch des Weiblichen
* Stiller Kummer
* Enttäuschung, Kränkung
* Gefühlserregung, Zorn, Schreck
* Ablehnung durch den Partner oder des Kindes durch den Partner während der Schwangerschaft

Vergleichsmittel

Argentum nitricum, Mercurius solubilis, Natrium muriaticum, Phosphorus, Sulfur; Barium carbonicum, Capsicum, Lycopodium, Medorrhinum, Sepia, Staphisagria

* Eifersucht
* Erwartungsspannung
* Unterdrückte oder nicht gelebte Sexualität
* Masern, unterdrückter Hautausschlag bei Masern
* Säfteverlust
* Schwefel-Anwendungen
* Chinin-Einnahme
* Übermäßige Freude
* Eile
* Verlassen des Elternhauses durch die Kinder
* Operative Entfernung von Eierstöcken, Gebärmutter, Totaloperationen
* Sexuelle Ablehnung während der Schwangerschaft
* Nachtschwärmerei, sexuelle Exzesse
* Allopathische, symptomenunterdrückende Behandlungen
* Einnahme von Eisenpräparaten
* Einatmen von Steinstaub
* Erfrierung
* Unterdrückter Fußschweiß
* Verletzungen durch Erschütterung
* Nasse Füße
* Verdorbener Fisch, verdorbenes Fleisch

LEITSYMPTOME

* Weinen, während man über seine Probleme spricht
* Akute und chronische Mittelohrentzündungen
* Mundtrockenheit ohne Durst

* Heuschnupfen mit laufender Nase, Niesen und tränenden Augen; besser durch Schwimmen in kaltem Wasser oder kalt duschen; schlimmer in der Sonnenhitze, abends, im warmen Zimmer
* Durstlosigkeit
* Empfindung, als würde kaltes Wasser über den Rücken gegossen
* Periode unregelmäßig, veränderlich, zu kurz, verspätet oder ausbleibend, leicht unterdrückbar mit Niedergeschlagenheit, Weinerlichkeit und Stimmungsschwankungen sowie einem großen Bedürfnis nach Trost und Zuwendung; besser durch sanfte körperliche Betätigung, Mitgefühl, Weinen; schlimmer abends, durch Hitze
* Besserung vieler Beschwerden während der Schwangerschaft
* Aufblühen und große Leistungsfähigkeit während der Schwangerschaft
* Erkrankungen bei verwitweten oder allein stehenden Menschen durch Mangel an Geschlechtsverkehr

REAKTIONEN AUF NAHRUNGSMITTEL

Empfindungen
* Wählerisch beim Essen

Verlangen
* Butter bei sonstiger Abneigung gegen Fett; Kinder naschen die Butter pur
* Kalte Speisen
* Gummibärchen
* Cremekuchen, Napfkuchen
* Speiseeis
* Schmand, Sahne und Schlagrahm
* Käse
* Erdnussbutter
* Unbestimmt, launenhafter Appetit
* Apfelsaft, Apfelsaft-Schorle
* Eier, besonders hart gekochte

Hunger nach Liebe 257

* Erfrischendes
* Süßigkeiten, Schokolade
* Hering
* Gewürze
* Brot
* Heiße Getränke, heiße Limonade, Tee
* Stärkungsmittel
* Apfelwein, Cidre

Abneigungen
* Fett
* Schweinefleisch
* Obst
* Fleisch
* Warme Speisen und Getränke
* Butter
* Getränke, Wasser
* Brot
* Eier
* Gebäck
* Öl

Besserung
* Kalte Speisen
* Essig

Verschlimmerung
* Fett, Öl
* Schweinefleisch
* Brot, Schwarzbrot
* Butter, Butterbrot
* Pfannkuchen, Mehlspeisen
* Gehaltvolle, schwere Speisen
* Eier
* Gefrorenes, Eis
* Gebäck
* Geschwefelter Wein
* Warme Speisen
* Heiße Getränke, warme Getränke
* Obst
* Apfelsaft
* Frisches Bier
* Austern
* Essig, saure Speisen
* Kartoffeln
* Milch
* Fleisch, Fisch
* Kohl
* Salat
* Sauerkraut
* Schokolade, Süßigkeiten
* Zwiebeln

ALLGEMEINE MODALITÄTEN
Besserung
* Trost
* Abkühlung, Entblößen
* Schwangerschaft
* Frische Luft, kalte Luft, milder Wind, kühles, frisches Wetter
* Umhergehen im Freien
* Feuchte Anwendungen, kalt baden
* Langsame Bewegung, fortgesetzte Bewegung
* Langsames Gehen
* Druck
* Absonderungen
* Liegen auf dem Rücken oder rechts

Verschlimmerung
* Morgens beim Erwachen, abends, Abenddämmerung, nachts
* Zimmerwärme, abgestandene Luft, Bettwärme, Ofenwärme
* Warm einhüllen
* Erhitzung
* Zwielicht
* Aprilwetter
* Sommer
* Aufenthalt in der Sonne, Sonnenlicht
* Entbindung
* Durcheinander essen, Überessen
* Vor oder während der Periode, bei unterdrückter Periode
* Während der Schwangerschaft, beim Stillen (Mutter)
* Im Klimakterium
* Wenn die Kinder aus dem Haus gehen
* Zu Beginn und nach der Bewegung
* Schnelles Gehen, Laufen
* Erbrechen
* Lagewechsel
* Liegen, links liegen, mit tief liegendem Kopf
* Liegen auf der schmerzlosen Seite
* Vor Fieber
* Nase schnäuzen
* Nasswerden der Füße, Abkühlung der Füße

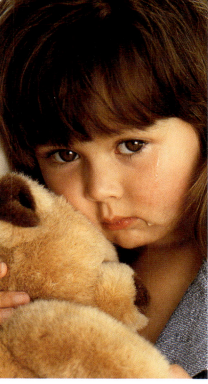

Pulsatilla-Kinder flüchten sich in stilles Weinen, wenn das Leid zu groß wird.

* Stehen
* Im Schlaf
* Reiben
* Rasieren
* Während Stuhlgang
* Wind, Zugluft
* Vollmond
* Jeden zweiten Abend, jede zweite Nacht, jeden zweiten Tag
* Alle zwei Wochen
* Feuchtwarme Anwendungen
* Heiße Bäder, Sauna
* Temperaturwechsel, Wetterwechsel von kalt nach warm
* Nach hinten beugen
* Dunkelheit
* Erzählen der Beschwerden
* Nasswerden des Kopfes
* Pubertät
* Gebeugtes Sitzen
* Schneeluft
* Schlafmittel

INDIKATIONEN

Bei Kindern

Hauptindikationen

* Schnupfen bei Säuglingen
* Kinderkrankheiten
* Häufiges nächtliches Erwachen, mit dem Wunsch, bei der Mama zu schlafen
* Schnupfen mit dickem, mildem, gelbem oder grünlichem Sekret; besser in frischer Luft, schlimmer am Morgen und in warmen Räumen
* Pulsierende Ohrenschmerzen, Mittelohrentzündung bei Schnupfen, öfter rechtsseitig
* Fieber ohne Durst
* Schwerhörigkeit bei Schnupfen, nach Mittelohrentzündung
* Bindehautentzündungen
* Husten und Bronchitis

Allgemeine Indikationen

* Eifersucht
* Anhaltendes Fremdeln, Schüchternheit
* Heimweh
* Auf den Schnuller nicht verzichten können
* Krankheiten durch Abwesenheit der Mutter
* Chronische Verstopfung der Nase
* Nabelvereiterung
* Hodenhochstand
* Übelkeit und Erbrechen nach Kindergeburtstagen, nach Durcheinanderessen, nach Eisessen
* Rachitis
* Ekzeme mit Juckreiz und Verschlimmerung nachts und durch Hitze

Bei Erwachsenen

Hauptindikationen

* Veränderlichkeit der Symptome, Fehlen von Regelmäßigkeiten im Beschwerdemuster
* Pulsierende oder von innen nach außen drückende Kopfschmerzen, oft während der letzten Stunden der Periode auftretend
* Migräneartige Kopfschmerzen mit Übelkeit und Erbrechen
* Bindehautentzündung mit Juckreiz, Tränenfluss und Schmerzen in den Augen; besser durch kalte Anwendungen
* Entzündungen der Nasennebenhöhlen mit Berührungsempfindlichkeit und stechenden Schmerzen, die auf der rechten Seite des Gesichtes beginnen und umherwandern
* Geruchs- und Geschmacksverlust durch chronischen Schnupfen
* Allergisches Asthma
* Erschwerte Atmung
* Drohende Fehlgeburt
* Krampfadern
* Blasenentzündungen nach Sitzen auf kalten Flächen oder Tragen von feuchter Badebekleidung
* Wandernde Gelenkschmerzen
* Hitzewallungen
* Sonnenbrand
* Ohnmachten in warmen und stickigen Räumen
* Hitzegefühl in den Füßen
* Große Empfindlichkeit gegenüber allopathischen Medikamenten

Allgemeine Indikationen

* Schwangerschaftsübelkeit
* Fehllage des Kindes vor der Geburt, Steißlage
* Übertragene Schwangerschaften
* Scheinschwangerschaften, Milchfluss
* Kälteschauer vor oder während der Periode
* Starke Behaarung bei Frauen, Bartwuchs
* Magen- und Verdauungsbeschwerden nach fetten oder schweren Speisen
* Schwindel; besser durch Hinlegen
* Herzklopfen mit Furcht; schlimmer nachts
* Knochenauswüchse, Empfindlichkeit der Knochen
* Offene Verletzungen, eiternde Wunden
* Langsame Heilung nach Knochenbrüchen
* Unwillkürlicher Harnabgang
* Vergrößerung der Prostata, Prostataentzündung
* Hodenschwellung, Hodenentzündung, Nebenhodenentzündung
* Brustdrüsenentzündung, Knoten in der Brust
* Gebärmuttervorfall
* Unfruchtbarkeit durch verklebte Eileiter
* Endometriose
* Rückenschmerzen vor der Periode, bei unterdrückter Periode, während der Wehen
* Schweiß nur auf einer Körperseite
* Erfrierungen, Frostbeulen
* Zahnschmerzen; besser durch Kälte

Der Mensch

Psychische Merkmale

Pulsatilla-Menschen verkörpern das weibliche Prinzip: spontane Gefühle und damit Veränderlichkeit, Hingabe und Mutterliebe. Sie sind sehr emotional, sentimental und mitfühlend, außerdem sehr kontaktfreudig und auf ein Gegenüber orientiert. Sie brauchen viel Unterstützung, und in ihrem Umfeld oder im religiös-spirituellen Bereich gibt es meist eine starke Figur, die in ihrem Leben eine große Rolle spielt. Pulsatilla-Kinder sind lieb, anhänglich und offen, was man ihren großen, treuherzigen Augen ansehen kann. Sie sind meist gehorsam und pflegeleicht, aber auch schüchtern und hängen sehr an der Mutter, oft sprichwörtlich, indem sie in neuen Situationen am Rockzipfel oder Hosenbein der Mutter hängen. Sie benötigen viel Aufmerksamkeit und Zuwendung, verlangen viel getragen, liebkost und gestreichelt zu werden. Wenn sich die Mutter von ihnen abwendet, den Raum verlässt, bei Zurechtweisung, bei Kritik oder wenn sich fremde Menschen nähern, beginnen sie schnell zu weinen.

Derart abhängig von Aufmerksamkeit sind sie etwas selbst- und eifersüchtig. Wenn sie das Gefühl haben, zu wenig beachtet und umsorgt zu werden, fragen sie: »Mama, hast du mich lieb?« Die Eifersucht betrifft den Vater und vor allem die Geschwister. Die Konkurrenz zum Vater zeigt sich besonders abends: Sie möchten lange Geschichten erzählt bekommen und im Bett der Eltern schlafen. Um ihr Anliegen zu verstärken, haben sie Angst vor Gespenstern und vor schlechten Träumen.

Pulsatilla-Kinder verändern sich

Äußeres Erscheinungsbild

Bei Kindern

> Blonde Haare
> Blaue oder grüne Augen
> Nach außen gebogene Wimpern
> Sommersprossen
> Rundes Gesicht
> Helle oder blasse Haut, oft mit blonder Behaarung
> Schüchtern
> Leichtes, plötzliches Erröten und Erblassen
> Mindestens einen Schnuller mit sich tragen
> Zarte Buben
> Sehr mädchenhafte Mädchen, die am liebsten Kleider tragen
> Puppenmutter

Bei Erwachsenen

> Blonde oder hellbraune Haare
> Feuchte, glitzernde Augen
> Rote, sinnliche, volle Lippen
> Leichtes Erröten
> Hüftlange Haare
> Barocke Figur, voller Busen
> Krampfadern
> Venenzeichnung an den Fersen
> Körperbehaarung bei Frauen
> Unbeholfener Gang, manchmal wie eine galoppierende Kuh
> Wie ein gerupftes Huhn
> Dirndl oder Blümchenkleider, altmodische Kleidung
> Birkenstockschuhe
> Latzhosen bei Männern

---

meist sehr, wenn kleinere Geschwister auf die Welt kommen. Anfangs und wenn sie selbst keine Kleinkinder mehr sind, sehen sie das Ganze noch recht positiv, weil sie ihr Geschwisterchen als Puppe ansehen. Wenn sie aber bemerken, dass das Geschwisterchen ebenfalls viel Aufmerksamkeit benötigt, erkranken sie leicht an Husten, Schnupfen und Mittelohrentzündungen oder regredieren, indem sie wieder einnässen, einen Schnuller brauchen, nicht mehr selbstständig essen können etc. Bei Dingen oder Ereignissen, die ihnen unangenehm sind, bekommen sie kurz vorher Bauchschmerzen. Sie sind öfter launisch, trotzig, gereizt und wechselhaft. Der Hauptauslöser für die ausgeprägte Krankheitsanfälligkeit liegt meist in einem Mangel an Anerkennung und einem Übermaß an Nörgeln oder Kritik durch die Eltern.

Pulsatilla-Kinder sind keine guten Esser, sie bevorzugen Essen und Milch kalt, naschen Butter, mögen oft kein Obst, Fleisch, Fett, haben wenig Durst und lehnen Hausschuhe ab. Wenn an diesen Eigenarten andauernd herumgenörgelt wird oder die Kinder umerzogen werden sollen, sind Schnupfen mit nachfolgender Mittelohrentzündung und Gehörverlust eine typische Folge. In der Pubertät tun sie sich schwer mit dem Reiferwerden. Sie erscheinen lange kindlich. Stimmbruch und Monatsblutung erscheinen spät und mit auffallender Unsicherheit. Auch jetzt benötigen sie es, intensiv umsorgt zu werden. Wenn dies bei Mädchen durch die Mutter, bei Jungen durch den Vater nicht gegeben ist, besitzen sie oft eine schlechte Einstellung zu sich und ihrem Geschlecht. Sie sind scheu und erröten sehr leicht, besonders gegenüber dem anderen Geschlecht. In dieser Schüchternheit steckt aber auch ein Schuss Koketterie. Das Verlassen des Elternhauses fällt ihnen schwer, sie leiden oft unter Heimweh.

Auch erwachsene Pulsatilla-Menschen wirken oft kindlich und schüchtern, sanft und gutmütig, lieb und bescheiden. Sie passen sich ihrer Umgebung schnell an und ordnen sich demütig unter, um Auseinandersetzungen zu vermeiden. Sie lassen sich sowohl von ihren Gefühlen als auch von anderen Menschen leicht beherrschen oder beeinflussen, sie neigen zu Selbstmitleid und Opferrollen. Sie sind sehr abhängig von der Meinung anderer und tun viel dafür, nicht ins Gerede zu kommen. Bei Schwierigkeiten und Widerständen sind sie schnell entmutigt. Manchmal versuchen sie, ihr Gegenüber oder die Situation durch Tränen aufzuweichen, doch sie weinen auch leicht bei Freude und Trauer, bei Schreck, oder wenn sie über ihre Beschwerden berichten. Ihr Wunsch dabei ist immer, dass man sich liebevoll und vollständig um sie kümmert. Menschen oder Tieren in Not gilt ihr ganzes Mitgefühl.

Ihr Bedürfnis nach gefühlsmäßiger Sicherheit, Geborgenheit und Zuneigung ist extrem groß. Sie nehmen eine Fremdbestimmung durch andere in Kauf, weil ihnen diese ein Gefühl der Sicherheit gewährleistet. Dennoch fürchten sie immer wieder, gekränkt, beleidigt oder gedemütigt zu werden, Heim und Geborgenheit zu verlieren, verlassen zu werden. Sie ängstigen sich allein im Haus, nachts, im Dunkeln, um ihre Familie, in Gewölben, Kirchen und Kellern und um ihr Seelenheil. Sie fürchten sich vor dem anderen Geschlecht, vor nackten Männern, Gespenstern, vor Hunden, einen

Schlaganfall zu erleiden oder geisteskrank zu werden.

Es schwächt sie auch in ihrem Selbstausdruck, dass sie durch die Anpassung an andere ihre eigenen Wünsche und Bedürfnisse schlecht spüren, nach vielen Jahren gar nicht mehr kennen. Sie erhoffen sich vom Partner, dass dieser weiß, was sie brauchen oder was für sie gut ist. Je mehr sich Pulsatilla-Menschen anpassen und unterwerfen, desto unauffälliger werden sie. Dadurch fühlen sie sich nicht wahrgenommen und vernachlässigt, was sie unzufrieden macht. Mit Traurigkeit und Tränen möchten sie Aufmerksamkeit und Trost ihrer Mitmenschen gewinnen. Klettenartig versuchen sie oft, sich an Bezugspersonen zu binden oder diese festzuhalten, neben Weinen ist Jammern eine bevorzugte Methode. Nach Kränkungen können sie sehr depressiv werden und können dann versuchen, sich zu ertränken.

Pulsatilla-Männer sind sehr liebenswürdig, zärtlich und besorgt, besitzen jedoch eine gewisse Angst vor Frauen, was in Schüchternheit oder Herzklopfen bis hin zu einer Abneigung gegen Frauen oder in Homosexualität zum Ausdruck kommen kann. Falls sie heiraten, suchen sie eine starke Partnerin, die sie gut umsorgt oder bemuttert. Auf ihre Kinder sind sie manchmal neidisch, besonders während der Stillzeit.

GEISTIGE MERKMALE

Pulsatilla-Kinder sind recht unsicher und wissen nicht, was sie wollen. Sie fragen oft um Erlaubnis und Rat, übernehmen viele Dinge kritiklos. In ihrer Haltlosigkeit und der Unsicherheit, was richtig und was falsch ist, neigen Pulsatilla-Menschen dazu, sich Autoritäten, Führern, religiösen und spirituellen Lehrern unterzuordnen. Sie sind gefährdet,

die Ansichten ihrer Leitfiguren kritiklos zu übernehmen. Sie sind oft gierig nach Ratschlägen, damit ihnen eigene Entscheidungen abgenommen werden. Typisch ist auch das Sammeln von weisen oder religiösen Sprüchen, welche sie sichtbar in ihrer Wohnung platzieren. Lassen ihre geistigen Kräfte nach, sind sie verwirrt, geistesabwesend und sehr zerstreut. Besonders auffallend sind Wortfindungsstörungen. Später können sich dann auch fixe Ideen herausbilden, z.B. dass sie sündig seien oder dass Sexualität sündhaft sei. Besonders nach Kränkungen oder im Klimakterium können sie auch schreckliche Visionen und Wahnideen entwickeln. Schließlich können sie geistig völlig stumpf werden, mit Gleichgültigkeit, Teilnahmslosigkeit und vorzeitigen geistigen Alterungsprozessen.

VERLANGEN

* Zärtlichkeit, streicheln, getragen und liebkost werden, schmusen
* Schwangerschaft
* Bindung, Halt, Anlehnung
* Weinen
* Großfamilie, Familie
* Liebe, Liebesbeweise
* Hochzeit
* Aufenthalt im Freien, milder Wind
* Happy-End
* Bei Angst Kleidung lockern und Fenster öffnen
* Anerkennung
* Stetige Zuwendung
* Hingabe, sich einlassen
* Sich entblößen
* Langsam getragen werden
* Harmonie, gemütliche Atmosphäre
* Körperkontakt, kuscheln
* Offene Fenster, frische Luft
* Massage
* Medizinische Bücher lesen
* Plüschtiere
* Sich verstecken
* Unbestimmtes

ABNEIGUNGEN
* Das andere Geschlecht
* Sprechen, besonders bei Traurigkeit
* Alles
* Streit
* Geistige Arbeit
* Geschäfte
* Rauchen
* Sauna

MISSEMPFINDUNGEN
* Gefühl eines Steines im Bauch
* Gefühl eines Blubberns im Bauch
* Gefühl einer innerlichen Schwere
* Von einem Band innerlich zusammengeschnürt zu sein
* Gefühl von Trockenheit in den Gelenken
* Gefühl eines Haares im Auge
* Eine Absonderung hänge über dem Auge und müsse weggewischt werden
* Gefühl eines Gluckerns im Kopf
* Gefühl von Schwefeldämpfen im Hals beim Husten
* Speisen seien in der Speiseröhre hängen geblieben
* Gefühl eines Klumpens im Magen
* Die Knochen seien geschwollen
* Die inneren Organe seien mit Pelz bedeckt
* Die Scheide sei zusammengeschnürt

SEXUALITÄT
* Anhaltende schmerzhafte Erektion
* Vermehrtes sexuelles Verlangen während der Schwangerschaft
* Häufige Erektionen mit Abgang von Prostatasekret
* Neigung zu Homosexualität
* Mit den Genitalien spielen
* Unfreiwillige Samenabgänge nachts, nach Onanieren
* Scheidenkrämpfe
* Abneigung gegen Geschlechtsverkehr bei besonders strengen moralischen oder religiösen Überzeugungen

SCHLAF
* In Bauchlage oder in Rückenlage, die Arme unter dem Kopf verschränkt oder über dem Kopf, die Beine angezogen
* Schlaflos durch ein bestimmtes Lied oder eine Passage daraus, die einem nicht mehr aus dem Kopf geht
* Schlaflos durch Gedankenzudrang, durch immer denselben Gedanken
* Schlaflos durch Lebhaftigkeit, durch Unbehaglichkeit
* Schreien im Schlaf
* Löffelchenstellung
* Will beim Schlafen zu zweit nur eine Decke haben
* Einschlafstörung wenn alleine
* Schläft gerne nackt
* Nächtliches Erwachen mit Erschrecken und nicht wissen, wo man ist

TRÄUME
* Schwangerschaft
* Heirat
* In der Gebärmutter sein
* Embryo, ein Embryo sein
* Geld, Gold
* Ängstliche Träume, nach Kränkung
* Verworren
* Maria
* Unglücke
* Kuh
* Schwarze Tiere, Hunde
* Nackte Männer
* Geschäfte des Tages
* Unzusammenhängend
* Voller Sorgen
* Unwichtiges
* Eier legen

FARBWAHL
* Gelb
* Wechselnde Farben
* Erdfarben
* Rosa

BEVORZUGTE BERUFE
* Mutter
* Hauswirtschafterin

* Hebamme
* Koch
* Landfrau
* Kindergärtnerin
* Krankenpfleger
* Krankenschwester
* Gärtner
* Mütterliche Prostituierte
* Kellner

TYPISCHE REDENSARTEN
* »Himmelhoch jauchzend – zu Tode betrübt«
* »Mal so, mal so«
* »Trautes Heim, Glück allein«
* »Hast du mich noch lieb?«
* »Ich bin soo allein!«
* »Nahe ans Wasser gebaut haben«
* »Einen aufgelösten Eindruck machen«
* »Doofe Kuh«
* »Spontan«
* »Wie würdest du dich entscheiden?«
* »Was würdest du an meiner Stelle tun?«
* »Steht mir dieser Rock, diese Bluse, dieses Kleid?«
* »Darf ich dies, darf ich jenes?«
* »Nicht auf eigenen Beinen stehen können«
* »Kann ich etwas für dich tun?«
* »Wie kannst du mir das antun?«
* »Das Zarte wird das Schwache besiegen«

SPORTARTEN
* Aikido
* Schwimmen

ÜBUNGEN
* Bauchtanz
* Standardtänze, Tanzen, afrikanische Tänze
* Massage
* Gartenarbeit
* Leibarbeit
* Muhen
* Kneipp'sche Güsse
* Reiki

Giftefeu

Rhus toxidodendron L.

Der giftige Rhus Toxidodendron wird seit langem in der Volksmedizin bei Hautirritationen und auch bei rheumatischen Erkrankungen eingesetzt. Besonders bei Menschen

mit inneren seelischen Beklemmungen und starkem Bewegungsdrang, die sich hohem Druck ausgesetzt fühlen, kann dieses Mittel Linderung bringen.

Die Substanz

Name
* Giftefeu, Giftsumach
* Rhus wurde vom griechischen rheo = fließen abgeleitet, als Hinweis auf den beim Anritzen des Stammes ausfließenden gelblichweißen Milchsaft; toxicodendron stammt von den beiden griechischen Wörtern toxicon = Pfeilgift und dendron = Baum, um auf die Giftigkeit der Pflanze hinzuweisen.

Familie
Anacardiaceae, Sumachgewächse

Herkunft und Vorkommen
* Nordamerika, besonders in den wärmeren Gegenden von Virginia und Georgia
* Ostasien

Aussehen
Der Giftefeu ist ein bis zu 1 Meter großer Strauch, an dessen etwas verdrehten Stängeln dreiteilige Blätter an fingerlangen Stielen wachsen. Die Form der Blätter ist eiförmiglanzettlich, deren Größe 8 bis 15 Zentimeter, die Oberseite von dunkelgrüner, die Unterseite von hellgrüner Farbe. Im Herbst färben sich die Blätter goldgelb bis scharlachrot. Die reichlich behaarten Rispen besitzen eine weiß-grünliche Farbe

Bezüge zwischen der Substanz und ihrer Wirkung

Giftig bei Berührung > Reizbarkeit der betreffenden Menschen

Die Pflanze kommt auch in der Wuchsform als Liane vor und klammert sich dann an größere Gewächse wie Bäume an > Sich an andere Menschen anlehnen und anklammern

Die Pflanze gedeiht am besten bei feuchtwarmem Klima > Feuchte Wärme bessert am deutlichsten die Beschwerden

Etwas verdrehter Stamm > Heilmittel, wenn Menschen sich durch ungeschickte Bewe-

gungen ihre Wirbelsäule verdreht oder verrenkt haben

Verdrehter Stamm > Gefühl als seien die Muskeln der Wirbelsäule verdrillt und verkürzt

Sumachgewächse färben sich im Herbst orange bis scharlachrot > Wichtiges Heilmittel bei Scharlach

Die behaarten Blätter nehmen jeden Windhauch wahr > Extreme Zugluftempfindlichkeit

Variable Wuchsform und Erscheinungsbild > Rhus toxicodendron hilft Menschen jeder Altersstufe und beiderlei Geschlechts gleichermaßen

und blühen blattachselständig im Juni. Im Anschluss daran reifen gelbe, kugelige, glänzende, etwa erbsengroße Früchte.
Bei Verletzungen der Pflanze tritt ein gelblich-weißer Milchsaft aus, der sich an der Luft schwarz verfärbt, hochgiftig ist und schwerste Hautreizungen verursacht.
Die Wuchsform der Pflanze sowie Größe und Behaarung der Blätter

sind je nach Standort und Klima sehr variabel; der Giftefeu kann auch als mannshoher Strauch oder als meterlange Liane erscheinen.

Hauptinhaltsstoffe
Urushiol (früher auch Toxidendrol genannt) im Milchsaft als phenolische Verbindung bewirkt über Hautkontakt oder auch durch Ausdünstungen des Strauches in der

Blütezeit schwerste Hautreizungen und rheumatische Beschwerden. Daneben enthält die Pflanze Fisetin, Gerbstoffe, Gallusgerbsäure, Harz und ätherische Öle sowie giftige Glykoside

Geschichte

Im 18. Jahrhundert beobachtete ein Arzt, wie ein Patient, der versehentlich die Blätter des Giftefeu berührt hatte, von seinem Herpes am Handgelenk geheilt wurde. Grundstücke in Nordamerika, auf denen der Giftsumach vorkam, galten früher als kaum verkäuflich, weil bekannt war, dass deren Bewohner an Rheuma und Hautentzündungen erkrankten.

Vergiftungen

Nach Berühren der Pflanze kommt es zu Hautrötungen mit unerträglichem Juckreiz und Brennen. Es treten Bläschen oder Blasen auf, die nach dem Aufplatzen eine klare, farblose Flüssigkeit freisetzen und sich entzünden. Gleichzeitig schwillt das Gesicht an, Muskeln und Gelenke schmerzen. Oft tritt auch Fieber auf, verbunden mit Gedächtnisschwäche und Delirien. Spuren des Giftes in den Augen hinterlassen schwerste Entzündungen von Horn- und Bindehaut, welche infolge einer Hornhauttrübung zur Erblindung führen können. Eine versehentliche Einnahme der Blätter bewirkt schwere Koliken und blutige Durchfälle, die den Tod herbeiführen können.

Verwendung

Die Pflanze wurde in der Volksheilkunde bei Rheuma angewandt. Die Indianer Nordamerikas verwendeten den Giftsumach bei Hautausschlägen und nervösen Lähmungen.

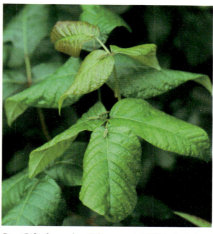

Der Giftefeu oder Giftsumach hilft bei vielen rheumatischen Erkrankungen.

Homöopathische Zubereitung

Die Urtinktur wird aus den frischen, jungen Trieben mit Blättern hergestellt. Rhus toxicodendron wurde von Hahnemann geprüft.

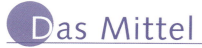

Das Mittel

Grundthemen des Mittels
* Bewegungsfreiheit
* Bewegungsdrang
* Kampf gegen Hindernisse, Begrenzungen, Freiheitsberaubung
* Bewegungseinschränkung
* Laufstall
* DDR, Westberlin als Gefängnis, Laufstall
* Goldener Käfig
* Tretmühle, in Verpflichtungen eingesperrt
* Überanstrengung
* Verfestigung, Verhärtung, Steifheit
* Aktivität
* Gefangenschaft, Gefängnis
* Familiäre Zwänge, Sippenzwang, Kaste
* Reisen
* Scheintod
* Anspannung, Ruhelosigkeit

Vergleichsmittel

Arsenicum album, Phosphorus, Tuberculinum; Calcium carbonicum, Apis

Ätiologie
* Feuchte Kälte, Kälte
* Abkühlung, Durchnässung
* Überanstrengung, Leistungssport
* Gitterbett, Laufstall: auf Menschen nicht spontan zugehen können oder nicht weglaufen können, frustrierter Zuwendungs- und/oder Fluchtimpuls, frühe Isolationserfahrung
* Bewegungseinschränkung, ständige Eingrenzung
* Verletzung, Verrenkung
* Missbrauch oder Misshandlung durch Familienangehörige mit Erfahrung der Ausweglosigkeit
* Zugluft
* Bedrohung, Folter
* Unterdrückter Schweiß, Abkühlung nach Schwitzen
* Bergsteigen
* Finanzieller Verlust
* Kinderheim
* Konzentrationslager
* Mangelnde Aufwärmung oder mangelndes Dehnen vor Sport
* Feuchte Bettwäsche, feuchte Wohnungen

Leitsymptome
* Rheumatische Erkrankungen der Gelenke, Kapseln, Muskeln, Sehnen, Bänder, Knochen und der Nervenscheiden mit morgendlicher Steifheit und Verschlimmerung durch Kälte,

Nässe, in der Ruhe, bei Bewegungsbeginn; Wärme, warme Anwendungen, trockenes Wetter und fortgesetzte Bewegung bessern.

* Bei Verstauchungen, Verrenkungen, Verheben, Zerrungen und Quetschungen (neben Arnika) mit nachfolgender Erschlaffung des Band- und Halteapparates der Gelenke. Infolge ihres intensiven Bewegungsdranges können die Betroffenen die erkrankten Bereiche nicht schonen, was oft zu einer Chronifizierung der Beschwerden führt.
* Schmerzen von Kreuz, Ischias und linker Schulter nach Verheben oder Überanstrengung mit Steifheitsgefühl, Bewegungsdrang und Verschlimmerung durch Ruhe und Stillsitzen, während Wärme, warmes Duschen, anhaltende Bewegung bessern. Massagen und Liegen auf harten Unterlagen werden als wohltuend empfunden.
* Steifes Genick nach Zugluft oder kaltem Wind. Der Kranke streckt sich oder bewegt den Kopf immer wieder, um sich Erleichterung zu verschaffen, ansonsten kann sich die Verspannung auf den Hinterkopf ausdehnen und starke Kopfschmerzen auslösen. Verschlimmerung, wenn der Kranke gereizt ist, durch Kaltwerden oder Feuchtigkeit, Besserung durch Wärmezufuhr.
* Grippale Infekte oder Virusgrippen infolge Unterkühlung oder Durchnässung mit Glieder- oder Rückenschmerzen und Zerschlagenheitsgefühl; Unruhe und Bewegungsdrang trotz Schwäche und Zerschlagenheitsgefühl, der Patient findet nur kurzzeitig nach Lagewechsel Erleichterung. Schneller Fieberanstieg mit Benommenheit und Schwindel, schlimmer im Stehen, körperliche Unruhe. Die Zungenspitze zeigt oft ein rotes Dreieck. Lymphknotenschwellung.

* Krankheiten nach Durchnässung: Kopf-, Gliederschmerzen, Durchfälle, Nesselsucht, rheumatische Beschwerden, Blasen- oder Prostata-Entzündungen, Unterbrechung oder Ausbleiben der Monatsblutung, Heiserkeit mit ausgeprägtem Drang, sich zu bewegen oder sich zu strecken. Bei Überanstrengung Zerschlagenheitsgefühl und Mattigkeit.
* Fersensporn
* Beschwerden oft linksseitig oder von links nach rechts wandernd.

REAKTIONEN AUF NAHRUNGSMITTEL

Verlangen
* Äpfel
* Kalte Milch
* Milchprodukte
* Leckerbissen, herzhafte Speisen
* Austern
* Stärkungsmittel

Abneigung
* Alkohol, Bier, Wein
* Suppen
* Brot
* Essen bereits nach wenigen Bissen

Besserung
* Heiße Speisen
* Warme Getränke
* Milch

Verschlimmerung
* Kalte Getränke, besonders bei Erhitzung
* Kalte Speisen
* Alkoholische Getränke, Bier
* Brot
* Gurken, saure Speisen
* Tee

ALLGEMEINE MODALITÄTEN

Besserung
* Trockene Wärme, Bettwärme, Ofenwärme, Wärmflasche, warme Luft, Erwärmung, heiße Bäder, feuchtwarme Anwendungen
* Bewegung, fortgesetzte Bewegung erkrankter Teile, körperliche Anstrengung, Gehen

* Lagewechsel
* Liegen auf dem Rücken, Sitzen in aufrechter Haltung
* Sich gegen etwas Hartes lehnen, auf Hartem liegen
* Ausatmen
* Strecken leidender Teile, Dehnen
* Während und nach dem Schwitzen
* Nach Stuhlgang
* Beschäftigung
* Nasenbluten

Verschlimmerung
* Wetterwechsel, Temperaturwechsel
* Zugluft, kalter Wind, stürmisches Wetter
* Abkühlung, Abkühlung einzelner Körperteile, Entblößen, Ausziehen
* Feuchtkalte Anwendungen, kalt baden, Nasswerden
* Herbst, Winter, feuchte Kälte, kalte Luft, Nebel, nasskaltes Wetter
* Kaltwerden einer einzigen Extremität
* Berührung von kalten Gegenständen
* Anfängliche Bewegung erkrankter Körperteile
* Erschütterung
* Haare schneiden
* Liegen in Seitenlage
* Links oben und kreuzweise rechts unten
* Abnehmender Mond, Neumond
* Morgens beim Erwachen
* Ruhe, Entspannung
* Beengung
* Druck auf die schmerzlose Seite
* Herumdrehen im Bett
* Periodische Beschwerden jedes Jahr
* Gespräche
* Musik
* Schneeluft, Annäherung eines Gewitters
* Gebeugtes Sitzen, Überkreuzen der Beine
* Zähne zusammenbeißen

INDIKATIONEN

Bei Kindern

Hauptindikationen

* Kinderkrankheiten: Windpocken, Masern, Mumps (oft linksseitig), Scharlach
* Nesselsucht
* Verstauchungen

Allgemeine Indikationen

* Schlafstörungen: Beim Einschlafen wirft sich das Kind lange Zeit hin und her; am nächsten Morgen ist das Bett durchwühlt; nach Eintritt des Schlafes kann es zu Bettnässen kommen
* Phimose
* Rachitis, Kinderlähmung
* Geschwollene Ohrläppchen

Bei Erwachsenen

Hauptindikationen

* Muskelverletzungen
* Sehnenscheidenentzündung
* Herpes-Erkrankungen
* Entzündungen der Haut, Ekzeme und Nesselsucht mit scharlachroter Verfärbung und Schwellung der Haut, unerträglichem Juckreiz und Brennen, welche sich durch kaltes Wasser verschlimmern; heißes, fast siedendes Wasser bewirkt Linderung.
* Juckreiz, besser durch sehr heißes Wasser
* Verhärtungen, Steifheit
* Schmerzhafte Steifigkeit der Nackenmuskeln nach Schleudertrauma
* Entzündungen der Speiseröhre nach Verätzungen
* Sonnenbrand

Allgemeine Indikationen

* Sportlerherz mit Taubheitsgefühl im linken Arm
* Angina pectoris mit Schmerzen im linken Schulterblatt
* Schmerzunempfindlichkeit erkrankter Körperteile
* Stichwunden, Weichteilverletzungen
* Tennisellbogen
* Langsame Wundheilung
* Kopfschmerzen infolge starker Verspannungen in der Halswirbelsäule mit Steifheitsgefühl
* Kopfschmerzen durch Wetterwechsel, nach Nasswerden, nach Baden im Meer
* Morgendliche Halsschmerzen, welche nach warmen Getränken abklingen

* Knacken von Kiefer und Gelenken
* Heiserkeit infolge Überanstrengung der Stimme oder nach Nasswerden
* Schnupfen nach Nasswerden oder bei Schneeluft
* Reizhusten oder morgendliche Halsschmerzen, die durch Singen und Sprechen nachlassen
* Niesanfall bei Zugluft
* Lähmungsgefühle nach Entbindungen oder nach fiebrigen Erkrankungen
* Lähmungen der rechten Körperseite
* Einschlafstörungen: der müde und erschöpfte Patient wird im Bett immer unruhiger und wälzt sich hin und her
* Kieferverrenkung nach Gähnen oder Küssen
* Dumpfe Kopfschmerzen mit Ohrensummen
* Kopfschmerzen nach jeder Erkältung oder bei nebligem Wetter
* Hautausschläge auf dem Kopf, welche zu Haarausfall führen
* Hautausschlag auf der Nasenspitze
* Gerstenkörner der Unterlider
* Abszesse der Achsellymphknoten und der Ohrspeicheldrüsen
* Das Kiefergelenk renkt sich leicht aus
* Bindehautentzündungen bei Erkältungen oder bei nasskaltem Wetter
* Speichelfluss, manchmal auch blutig
* Trockener Husten beim Frieren oder im Bett
* Lungenentzündung mit stechenden Schmerzen, hohem Fieber mit Gliederschmerzen und Unruhe bei Besserung des Allgemeinbefindens durch Bewegung
* Gebärmuttervorfall nach körperlichen Anstrengungen, besonders nach Heben
* Extrem starke Monatsblutungen nach Überanstrengung
* Schmerzhafte Entzündungen der Prostata mit Stuhldrang, die sich durch Umhergehen bessern
* Periodisch auftretende Fieber und Frostschauer
* Schmerzen in der Lendenwirbelsäule, als sei diese abgebrochen
* Achillessehnen-Entzündungen nach Wanderungen, Radtouren oder Tanzen
* Entzündung der Knochenhaut und der Knochen, oft periodisch auftretend
* Ruhelosigkeit der Beine, im Sitzen oder im Bett

Der Mensch

PSYCHISCHE MERKMALE

»Sich rühren statt spüren« heißt der Leitsatz (Leidsatz?) des Rhus toxicodendron-Menschen. Nahezu alle Menschen, die dieses Mittel benötigen, haben bestimmte Kindheitsphasen im Laufstall und/oder im Gitterbett zugebracht. Beide behindern die individuelle Freiheit des Kindes. Spontane Gefühle oder Gefühle überhaupt können kaum zum Ausdruck gebracht werden. Dies zeigt sich bei vielen Kindern und Jugendlichen in einer ausgeprägten inneren Unruhe und Anspannung, welche den Eltern oft erst in Ruhepausen – im Sitzen oder beim Schlafen – auffällt. Mangelndes Einfühlungsvermögen von Elternhaus oder Schule bewirkt eine gewisse Reizbarkeit, welche sich zur Boshaftigkeit steigern kann, und lässt schnell die Diagnose ADS oder hyperkinetisches Syndrom aufkommen.

Rhus-toxicodendron-Menschen sind in frühen Stadien aktiv, sehr lebhaft, freundlich, herzlich und dennoch distanziert, witzig sowie recht schlagfertig und meist gern in Gesellschaft. Fleiß, Zuverlässigkeit und Konzentrationsfähigkeit sind neben dem Verantwortungsgefühl ihre Tugenden. Dabei verhalten sie sich ehrgeizig, sachlich und zurückhaltend.

Später oder als Erwachsene sind sie ernste, unermüdliche und harte Arbeiter, ungeduldig, immer von der inneren Unruhe und Erregung sowie dem starken Verantwortungsgefühl angetrieben.

Im Erwachsenenalter, bevorzugt um die Lebensmitte herum, findet das mangelnde Fließen der Gefühle seinen körperlichen Ausdruck in vielfältigen rheumatischen Beschwer-

Äußeres Erscheinungsbild

Bei Kindern

> Kinderkrankheiten mit Hautausschlägen
> Kinder im Laufstall
> Kinder mit kaum zu bremsendem Bewegungsdrang
> Ruhelose und gereizte Jugendliche mit Verhaltensstörungen (ADS)

Bei Erwachsenen

> Oft blasses, eingefallenes Gesicht mit Augenringen und spitzer Nase, auch rote Hautfarbe möglich
> Dunkles Aussehen
> Aufgeschossen, dünn, sehnig
> Lippenherpes, rissige Mundwinkel
> Tief gefurchte Zunge, oftmals mit bräunlichem Belag und roter Zungenspitze
> Nervöses, angespanntes, ruheloses Verhalten, dessen

sich der Betreffende meist nicht bewusst ist: Arme und Beine sind beim Sitzen dauernd in Bewegung; trommelt mit den Fingerspitzen auf der Stuhllehne herum
> Knacken der Kiefer- und anderer Gelenke bei Bewegung, beim Gehen
> Tragen von Halstüchern oder Rollis, auch im Sommer, um die empfindliche Nackenpartie gegen Verkühlen zu schützen
> Wegen der Steifigkeit ihres Nackens drehen sie sich oft mit dem ganzen Oberkörper, wenn sie den Kopf drehen wollen
> Fährt auch in der Sommerhitze mit geschlossenen Fenstern im Auto
> Watschelgang nach langen Autofahrten
> Auf- und Abgehen beim Telefonieren, bei schwierigen Gesprächen

den. Mit dem typischen großen Durst bemüht sich der Körper, möglichst lange die Giftstoffe zur Ausscheidung zu bringen.

In späteren Krankheitsstadien verhält sich dieser Mensch gefühlsmäßig ebenso steif wie auf der körperlichen Ebene. Er wird misstrauisch, verdrießlich und depressiv. Die Überzeugung, vergiftet zu werden, verdichtet sich immer häufiger. Mit den Jahren schwellen eine unerklärliche Unzufriedenheit sowie ein massiver Ärger in ihm an, hervorgerufen durch die nicht wahrgenommenen oder unterdrückten Bedürfnisse als Folge des sich Opferns für andere Menschen und gute Zwecke.

Je mehr er sich selbst unter Druck setzt, desto heftiger kann sich die Vorstellung entwickeln, jemanden umbringen zu müssen.

Wenn er sich Frustration und Schmerz nicht eingestehen kann, entwickeln sich aus diesem verdrängten Konflikt oft die typischen brennenden Hautausschläge, die von unerträglichem Juckreiz begleitet werden.

Die Angstzustände erscheinen bevorzugt nachts im Bett oder verschlimmern sich nachts. Gefühle der Traurigkeit überfallen ihn, er muss weinen und weiß nicht, warum. Bei Lebensüberdruss stellen sich Selbstmordgedanken ein.

GEISTIGE MERKMALE

Wenn der Patient seine wichtigsten Lebensziele erreicht hat (meist um die Lebensmitte), neigt er dazu, in seinen traditionellen Ansichten, seinen Gewohnheiten und Prinzipien sowie einem übertriebenen Verantwortungsgefühl zu erstarren. Innerlich eigensinnig und intolerant, zwingt er sich äußerlich unerbittlich zur Arbeit oder zu Sportarten wie Joggen und Wandern. Oft wirkt er dabei wie ein Roboter. Geistige Beweglichkeit, Frische und Schwung für neue Ideen lassen nach, rosten ein. Hartnäckige (die Verspannungen im Nackenbereich sind für diese Menschen typisch) und quälende Gedanken stellen sich zunehmend ein, die er nicht mehr abschalten kann und die ihm den Schlaf rauben können. Je unbeweglicher seine innere Einstellung, desto leichter kommt es bei seinen vielfältigen körperlichen Betätigungen zu Verletzungen wie Zerrungen oder Verstauchungen.

Auf dieser Ebene entwickelt der Patient mit den Jahren eine zunehmende geistige Starre und Fixiertheit. Gewissenhaftigkeit, höchste moralische und Vollkommenheitsansprüche bestimmen sein Leben. Auch hierbei, wie oft im körperlichen Bereich, überfordert er sich.

VERLANGEN
* Bewegung, Lagewechsel
* Grenzen einreißen
* Getragen werden
* Sich strecken, dehnen
* Aufstehen, dirigieren
* Konflikte austragen
* Stress

ABNEIGUNGEN
* Begrenzung
* Baden, sich waschen
* Geistige Arbeit, literarische Arbeit
* Sprechen, Stille

MISSEMPFINDUNGEN
* Gefühl innerlicher Völle, Schwere
* Gefühl innerer Verklebungen
* Kälte in den Blutgefäßen, der Haut
* Gefühl, das Gehirn sei lose
* Als seien die Muskeln im Nacken zusammengedreht
* Als liege ein Zentnergewicht im Nacken oder auf den Schultern
* Innerliches Ameisenlaufen
* Gefühl von Verwachsungen in der Brust
* Trockenheit innerer Organe
* Gefühl, an den Haaren gezogen zu werden
* Schwellung im Hals
* Gefühl von Herzschwäche
* Gefühl, ein Brett oder einen Balken vor dem Kopf zu haben, wie betäubt oder betrunken zu sein
* Gefühl eines Klumpens im Magen
* Gefühl lockerer Zähne
* Gefühl, etwas rolle im Arm nach unten
* Gefühl von Nadeln oder Vibrationen in den Füßen

SEXUALITÄT
* Schmerzhafter Beischlaf (Frauen)
* Vermehrtes sexuelles Verlangen
* Erektionen vor dem Wasserlassen

SCHLAF
* Gähnen, auch ohne Müdigkeit
* Zerschlagenes Erwachen
* Ruheloser Schlaf, findet in keiner Lage Ruhe und Entspannung
* Ängstliche Träume
* Redet im Schlaf von seinen beruflichen Problemen
* Ruft im Schlaf um Hilfe

TRÄUME
* Ängstlich, lebhaft
* Querfeldein durch die Gegend zu streifen, von langen Spaziergängen
* Berge übersteigen zu müssen
* Reisen, Rudern
* Von Geschäften, von der Arbeit
* Bei Apothekern oder deren Mitarbeitern, dass sich die Großhandelskisten bis zur Decke stapeln
* Von großen Anstrengungen
* Feuer
* Unwichtiges
* Verletzungen
* Früher Gehörtes oder Gelesenes

FARBWAHL
* Grün

BEVORZUGTE BERUFE
* Bewährungshelfer

TYPISCHE REDENSARTEN
* »Wer rastet, der rostet«
* »Ich muss ständig etwas tun«
* »Sich regen bringt Segen«
* »Unermüdlich, pausenlos«
* »Ich habe viele Verpflichtungen«
* »Jetzt erst recht«
* »Kein Geld der Welt bringt mich in kaltes Wasser«
* »Etwas in Bewegung setzen«
* »Wie in einem Laufrad«
* »Stets das Gesicht wahren«
* »Haltung bewahren bis ins Grab, auch wenn es weh tut«
* »Ich breche (im Kreuz) ab«
* »Ich bin die Beherrschung selbst«
* »Ich reiße mich immer zusammen«
* »Da muss ich durch«
* »Die Zähne zusammenbeißen«
* »Vorbildlich«
* »Ich schaff' das schon«
* »Erst die Arbeit, dann das Vergnügen«
* »Der verharrt stur auf seinen Meinungen«
* »Tradition ist Tradition«
* »Ohne Fleiß keinen Preis«
* »Roboter«

SPORTARTEN
* Wandern, Joggen
* Marathonlauf
* Golf

ÜBUNGEN
* Abgeben, delegieren

Tintenfisch
SEPIA OFFICINALIS

Die Tinte des Tintenfischs wird als Pigment für Künstlerfarben und Tusche verwendet. Die meisten Sepia-Typen sind Frauen. Themen sind Weiblichkeit, Unabhängigkeit, Emanzipation, Probleme mit der Frauenrolle. Ob Karrierefrau oder Ehefrau und Mutter – sie neigen dazu, sich von ihren Aufgaben erschlagen zu fühlen und finden nur schwer Zugang zu sich selbst. Dies kann sich in unterschiedlichen Krankheitsbildern zeigen.

Die Substanz

NAMEN
* Tintenfisch, Seekatze, gemeiner Tintenfisch, gemeine Tintenschnecke
* »Sepia« ist griechisch und heißt übersetzt »Tintenfisch«.

FAMILIE
Sepioidea (Tintenfische)
Die Familie der Tintenfische gehört mit etwa 80 Arten zu der Gattung der Kopffüßler (Cephalogpoda), einer Gruppe der schalentragenden Weichtiere.

HERKUNFT UND VORKOMMEN
Der gemeine Tintenfisch lebt im Mittelmeer und im östlichen Atlantik.

AUSSEHEN
Die Sepien bestehen aus einem länglichen trichterförmigen Eingeweidesack mit einem seitlichen Flossensaum, welcher auf seiner Hinterseite eine tiefe Mantelhöhle bildet, die neben den Kiemen die After-, Harn- und Geschlechtsöffnung enthält. Der deutlich abgesetzte Kopf mit zwei großen, dunklen, hoch entwickelten Linsenaugen trägt acht kurze und zwei lange Fangarme, die in Taschen zurückgezogen werden können. Die Gesamtlänge kann bis zu 65 Zentimeter betragen.
Mit Hilfe der Muskulatur der Mantelhöhle kann das Meerwasser durch ein bewegliches Rohr, das aus der Mantelfalte herausragt, hindurchgepresst werden und so die Tintenfische nach dem Rückstoßprinzip rückwärts katapultieren. Bei Gefahr wird dabei auch der Inhalt des Tintenbeutels entleert, der das umgebende Meerwasser rasch wie eine dunkelbraune Wolke trübt. So können sich die Tintenfische den Blicken ihrer Feinde (Haie, Wale, Robben, Menschen) entziehen.
Die ursprünglich äußere Schale wurde durch Überwachsung nach innen verlagert und zu einem Kalkschulp reduziert.
Fische, Krebse und Weichtiere werden mit den Saugnäpfen der Fangarme ergriffen, zu dem in ihrer Mitte liegenden Mund geführt und dort mit den kräftigen, papageienschnabelartigen Kiefern und der Reibzunge zerkleinert.
Tintenfische haben sehr leistungsfähige Augen, und ihr Gedächtnis

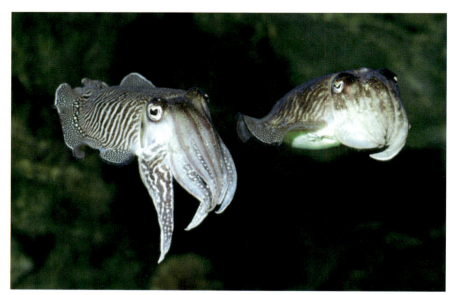

Aus der Tinte des Tintenfisches wird das homöopathische Heilmittel Sepia hergestellt.

Tarnen und täuschen

Bezüge zwischen der Substanz und ihrer Wirkung

Kopffüßler > Kopfbetonte Menschen

Seekatze > Geschmeidige, schnelle, anmutige Bewegungen

Große dunkle Augen > Erstes Erkennungsmerkmal

Scharfer, harter Mund und Reibezunge > Können mit Worten sehr verletzen und können dies genießen

Zehn Fangarme > Besitzergreifendes Wesen und Habgier

Tentakel mit Saugnäpfen zum Festsaugen an der Beute, können diese z. B. von einem Taucherbein nicht mehr lösen, müssen dann totgeschlagen werden > Kommen von ihren

Partnern, auch wenn sehr unglücklich in der Beziehung, nicht mehr los; werden dadurch selbst zu Opfern

Pigmentzellen in der Haut zur Anpassung an die Umwelt > Pigmentstörungen und Hautverfärbungen

Tarnung > Oft nicht leicht als Sepia-Menschen erkennbar, da sehr verletzt und verletzlich, wenn nicht die Härte zum Vorschein kommt

Tintentaktik > Eine treffende Bemerkung im Raum stehen lassen und verschwinden, der andere ist erst mal beschäftigt

Die Sicht vernebeln > Sich durch Vernebelung schützen

Bewegung durch Rückstoß > Man kann sich nicht vorwärts, aufeinander zu bewegen

Schneller Rückzug > Schutz durch Flucht nach rückwärts, brauchen immer wieder zuverlässige Rückzugsmöglichkeiten und ihre Ruhe

Schillernd > Erotisch, anmutig

Unfassbar, ungreifbar > Haben etwas Unnahbares an sich

Säubert ständig seine Behausung > Hohe Ansprüche an Sauberkeit und Haushalt

Leben allein und zurückgezogen > Angst, dass Partneroder Elternschaft sie versklaven oder von ihrer Verwirklichung abbringen könnten

Besamung ohne Intimkontakt > Distanzierter Sex

Verlässt die Brut > Familie als große Belastung empfinden

und ihre Lernfähigkeit sind bemerkenswert. Sie lernen auch durch Nachahmung von Artgenossen. Durch spezielle Pigmentzellen in ihrer Hautoberfläche können sie sich, speziell bei Erregung oder Bedrohung, ihrer Umgebung farblich anpassen.
Zur Fortpflanzung überträgt das Männchen mit einem spezialisierten Arm sein Sperma in die Mantelhöhle oder in eine Tasche in der Mundregion des Weibchens. Dieses befestigt die befruchteten Eier dann an Steinen oder Pflanzen.
Sepien leben meist in Küstennähe auf dem Meeresboden, können sich im Meeressand eingraben oder suchen sich höhlenartige Behausungen.

HAUPTINHALTSSTOFFE
Die Tinte besteht aus einem Gemisch von Sepiamelanin, Schwefel und Kalksalzen.

GESCHICHTE
Die Ärzte im griechischen Altertum gaben die Tinte bei Gonorrhoe und Nierensteinen.

VERWENDUNG
Das Fleisch und die Fangarme des gemeinen Tintenfisches sind ein geschätztes Lebensmittel, die Rückenschale (Schulp) gelangt als Wetzstein für Ziervögel in den Handel.
Die getrocknete Tinte wird bereits seit Jahrhunderten als Pigment für Künstlerfarben verwendet.

Sepia ist auch die Bezeichnung für ein braun- bis grauschwarzes Pigment, welches aus dem getrockneten Sekret des Tintenbeutels gewonnen wird, das in Alkalien gelöst und in Salzsäure gefällt wird. Seit etwa 1775 wird diese Sepia zur Herstellung von Tuschen für Feder- und Pinselzeichnungen verwendet.

HOMÖOPATHISCHE ZUBEREITUNG
Die Tinte wird getrocknet und mit Milchzucker verrieben.
Sepia wurde 1834 von Hahnemann geprüft, nachdem ihm bei einem befreundeten Maler, der häufig an seinen sepiagetränkten Pinseln leckte, Depressionen und Teilnahmslosigkeit aufgefallen waren.

Das Mittel

GRUNDTHEMEN DES MITTELS
* Würde, Würde als Frau, Stolz
* Würdeverletzung, Entwürdigung
* Weiblichkeit
* Amazone
* Anerkennung als Frau
* Ablehnung der eigenen Weiblichkeit
* Schutz der eigenen Grenzen, Abgrenzung
* Sexueller Missbrauch
* Emanzipation, Frauenbewegung, Matriarchat
* Männlichkeit im Widerstreit mit Weiblichkeit
* Vater
* Verhärtung
* Stillstand der Durchblutung, Erschlaffung
* Abtreibung
* Nähe im Widerstreit mit Distanz
* Unantastbarkeit, Unnahbarkeit
* Tarnung
* Schutz durch Flucht
* Autonomie
* Reizung
* Frigidität

ÄTIOLOGIE
* Entwürdigung, Würdeverletzung, Demütigung, verletzte Ehre, Erniedrigung
* Sexueller Missbrauch, Vergewaltigung – auch bei Jungen
* Verletzte Weiblichkeit, Abwertung als Frau
* Vaterlosigkeit bei Jungen
* Schwacher Vater
* Männliche Brutalität
* Ungerechtigkeit
* Abkühlung
* Entbindung
* Selbstbefriedigung
* Unterdrückter (Fuß-)Schweiß
* Säfteverlust
* Grenzverletzung
* Abtreibung

Vergleichsmittel
Acidum phosphoricum, Carbo vegetabilis, Carcinosinum, Natrium muriaticum, Nux vomica, Pulsatilla; Acidum nitricum, Ignatia, Petroleum, Thuja

* Erziehung von Mädchen zu Jungen
* Sex als Pflichterfüllung, Sexualobjekt sein
* Sexuelle Exzesse
* Überlastung durch Hausarbeit
* Masern
* Klavierspiel
* Chinin-Behandlung
* Unerwünschte Schwangerschaft
* Entwürdigende gynäkologische Behandlung

LEITSYMPTOME
* Unwillkürliches Weinen ohne zu wissen warum
* Schneidende, verletzende Worte an die Familie, oft gefolgt von Reue; dabei feine Intuition, was die Schwächen anderer angeht
* Überforderte Mütter, die bei der geringsten Störung ihre Kinder anschreien, zuweilen auch schlagen
* Leeregefühl im Magen, welches sich durch Essen nicht bessert
* Schwangerschaft mit Übelkeit und Erbrechen, Ausfluss und Abneigung gegen Geschlechtsverkehr und den Ehemann

REAKTIONEN AUF NAHRUNGSMITTEL
Verlangen
* Tintenfisch
* Sauerkraut
* Äpfel
* Gurken
* Schokolade
* Sauer eingelegtes Gemüse
* Saure Speisen und Süßigkeiten, Leckerbissen und Saures
* Wein
* Weinbrand, Whisky

Abneigungen
* Fleisch
* Alles
* Fett
* Essen, wenn man daran denkt oder in der Schwangerschaft
* Salz
* Brot, besonders in der Schwangerschaft
* Anblick oder Geruch von Speisen
* Schweinefleisch

Besserung
* Kalte Getränke, kaltes Wasser
* Kalte Speisen

Verschlimmerung
* Milch
* Schweinefleisch
* Tee
* Kalte Getränke
* Butter
* Brot
* Kleine Mengen essen
* Geruch von (gekochten) Speisen
* Gehaltvolle Speisen
* Essig, saure Speisen
* Fisch
* Kalbfleisch
* Kartoffeln
* Alter Käse
* Buchweizen
* Geschwefelter Wein

ALLGEMEINE MODALITÄTEN
Besserung
* Tanzen
* Alleinsein, bei Abneigung gegen Gesellschaft
* Körperliche Anstrengung
* Sport bis zur Erschöpfung
* Schnell gehen, laufen
* Reiten
* Nach dem Essen
* Jede beliebige Beschäftigung

* Beim Erwachen
* Nach Schlaf
* Beine übereinander schlagen, Überkreuzen der Glieder
* Aufstehen
* Beugen des erkrankten Gliedes, Bewegung erkrankter Glieder
* Nachmittags
* Abends
* Wärme
* Frische Luft
* Liegen auf der rechten Seite
* Liegen auf der schmerzhaften Seite
* Liegen auf einer harten Unterlage
* Aufrecht sitzen
* Bei Einsetzen der Periode
* Kleidung lockern
* Absonderungen
* Gehalten werden
* Erregung
* Während Gewitter
* Nasses Wetter
* Tabakrauch

Verschlimmerung
* Trost
* Morgens und abends
* 10 bis 11, 14 bis 16 oder 15 bis 17 Uhr
* Periodisch, alle vier Wochen (auch bei Männern und nicht menstruierenden Frauen)
* Nach Sex, häufiger Geschlechtsverkehr
* Vor der Periode, aber auch während und danach
* Während der Schwangerschaft
* Fehlgeburt
* Abtreibung
* Feuchtwarmes, schwüles Wetter
* Kalte Luft
* Fahren im Auto, Zug oder Schiff
* Geistige oder körperliche Anstrengung
* Abkühlung, besonders des Kopfes
* Stillen (Mutter)
* Liegen im Bett
* Liegen auf der linken Seite
* Beim Erwachen
* Nass werden
* Baden

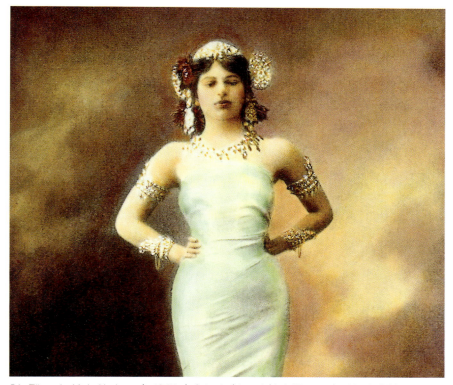

Die Tänzerin Mata Hari wurde 1917 als Spionin hingerichtet. Sie war das Musterbild einer Sepia-Patientin.

* Atmen
* Einatmen kalter Luft
* Berührung
* Beugen nach hinten, Strecken leidender Teile
* Kalte Luft
* Kälte
* Eintritt in ein kaltes Zimmer
* Kalter Wind
* Sitzen
* Stehen
* Gehen
* Während und nach Schwitzen
* Samenabgang
* Zu Beginn des Schlafes
* Leerer Magen
* Nach Essen
* Ans Essen denken
* Reiten
* Reiben
* Licht
* Künstliches Licht
* Musik

* Fieber
* Feuchtkalte Anwendungen
* Kleiderdruck
* Druck auf die schmerzlose Seite
* Anwesenheit von Fremden
* Erbrechen
* Erwärmung
* Erhitzung
* Annäherung von Gewitter
* Frühling
* Meeresluft
* Zähne zusammenbeißen
* Überfüllte Räume
* Menschenansammlungen
* Widerspruch
* Weinen
* Gespräche, sprechen
* Vollmond
* Neumond
* Einatmen von Tabakrauch
* Schlafmittel
* Keller
* Niesen

INDIKATIONEN

Bei Kindern

Hauptindikationen

* Milchunverträglichkeit
* Häufiges nächtliches Erwachen
* Säuglings- und Kinderkrankheiten
* Risse und Hautausschläge hinter den Ohren
* Erkältungsneigung
* Husten mit Besserung im Sitzen und Verschlimmerung nachts und im Liegen

Allgemeine Indikationen

* Bettnässen, meist vor 22 Uhr
* Neurodermitis
* Schwieriges Zahnen mit Durchfall
* Akne am Kinn

Bei Erwachsenen

Hauptindikationen

* Schwangerschaftsübelkeit
* Fehlgeburten, speziell fünfter bis siebter Monat
* Meist linksseitige Migräne mit Erbrechen; besser durch frische Luft; schlimmer vor oder während der Periode
* Linksseitige Kopfschmerzen, besonders über dem linken Auge mit Übelkeit und Schwindel; besser nach Schlaf; schlimmer durch Fasten, Liegen auf der linken Seite, vor oder während der Periode, während des Klimakteriums
* Aufgesprungene Lippen und Risse in den Mundwinkeln oder in der Mitte der Unterlippe
* Gelblich-braune, schmetterlingsförmige Flecken an Stirn, Nasenrücken und Kinn
* Hauterkrankungen mit verdickter und pergamentartiger Haut
* Plötzliche Ohnmachten, während Fieber, beim Knien in der Kirche, in überhitzten Räumen, während der Periode, in der Schwangerschaft, nach Sex, beim Autofahren oder Reiten, durch Nasswerden
* Morgendliche Müdigkeit und Erschöpfung
* Prämenstruelles Syndrom
* Schmerzhafte Regelblutungen, spärliche und verfrühte Regel, Ausbleiben der Periode
* Scheideninfektionen
* Herpesbläschen im Genital- oder analen Bereich
* Juckreiz im Genitalbereich infolge Ausflusses

* Warzen an den Genitalien
* Beschwerden der Wechseljahre mit Hitzewallungen, die von unten nach oben aufsteigen, Schweißausbrüchen wie von warmem Wasser übergossen und anschließendem Frösteln
* Einnässen unter Stress
* Mangelhafte Durchblutung von Fingern und Zehen mit Blässe, Kälte und Schmerzen
* Seelische und körperliche Erschöpfung mit Schmerzen in den Seiten, Rucken in den Muskeln und Muskelschwäche
* Verdauungsprobleme mit Blähungen, Druckempfindlichkeit und Leeregefühl im Bauch, Verstopfung und dem Gefühl eines Klumpens oder Pflockes im Enddarm; besser durch Sport, Tanzen; schlimmer bei Erschöpfung, durch Liegen auf der linken Seite

Allgemeine Indikationen

* Lippenherpes
* Haarausfall
* Entzündungen, Abszesse
* Risse und Schrunden an den Händen
* Allergie gegen Pferdehaare
* Ringflechte
* Weiße, pigmentarme Flecken auf der Haut
* Fehlfunktionen der Schilddrüse, Kropf
* Erschlaffung der Organe: Gebärmuttervorfall, Gebärmuttersenkung durch Bänderschwäche, Verstopfung ohne Stuhldrang
* Spärliche Bildung von Muttermilch
* Schwächezustände durch Säfteverlust wie Schwitzen, Stillen, Samenabgang, nach Sex
* Rückenschmerzen vor/während der Periode
* Kreuzschmerzen mit Besserung durch harten Druck, Liegen auf harter Unterlage
* Kollapszustände nach Missbrauch von Drogen, Alkohol, sexueller Energie
* Übelkeit und Schwäche nach chemotherapeutischer Behandlung
* Drohender Schlaganfall
* Knochenerweichung
* Überempfindlichkeit oder Unempfindlichkeit der Scheide
* Prostata-Entzündung
* Männliche Körperbehaarung bei Frauen

Der Mensch

PSYCHISCHE MERKMALE

Sepia-Menschen sind in der Mehrzahl Frauen. Ihr hauptsächliches Wesensmerkmal ist ein großes Unabhängigkeitsbedürfnis.

Sie haben in der Kindheit Grenzverletzungen bis zum sexuellen Missbrauch erlebt, die Abhängigkeit der Mutter vom Vater, bei der sich die Mütter in einer Opferrolle befanden, und eine mangelnde Wertschätzung der Eltern untereinander. Oft waren sie der Augapfel des Vaters, mussten dafür aber viel leisten und verloren dadurch außerdem die Liebe der Mutter. Sie lehnen unterschwellig sich selbst und einen Teil ihrer Weiblichkeit ab. Sie sind sehr verletzt worden, und da sie äußerst nachtragend sind, tragen sie den alten Schmerz mit sich und bleiben sehr empfindlich und verletzlich. Von ihrer Mutter isoliert fühlen sie sich als Frau zu schwach, um eine typische Frauenrolle einzunehmen – Geliebte, Ehefrau oder Mutter. Je nachdem, welche Rollen in ihrer Erinnerung negativ besetzt sind, kommt es zu unterschiedlichen Ausprägungen des Sepia-Typs. Grundsätzlich besitzen Sepia-Frauen ein starkes Pflichtgefühl und sind sehr treu. Dadurch laufen sie Gefahr, in privaten Beziehungen abhängig zu werden. Ihre eigenen egoistischen Impulse in der Kindheit sind auf eine Weise unterdrückt worden, dass sie nun automatisch meinen, immer für den anderen etwas tun und sich selbst zurücknehmen zu müssen.

Schwangerschaften empfinden sie überwiegend als unangenehme Verpflichtung und Freiheitsberaubung. Daher neigen sie zu Fehlgeburten und zahlreichen Schwangerschaftsbeschwerden. Oftmals erscheint für sie eine Abtreibung als einzige Lösung, was sie noch tiefer verletzt und ihnen danach die Möglichkeit gibt, noch mehr Hassgefühle gegen Männer zu entwickeln.

Eine große Gruppe von Sepia-Frauen strebt nach Unabhängigkeit. Diese Frauen sind egoistisch, karrierebewusst und suchen ihre Selbstverwirklichung im Beruf. Sie wirken unnahbar und verhärtet, besitzen maskuline Züge. Frauen dieser Gruppe sind oft lesbisch.

Eine zweite größere Gruppe von Sepia-Frauen lebt nur die Rolle der Ehefrau und Mutter. Sie lehnen den Teil der Frau und der Geliebten ab. Sie sind oft übergewichtig und fühlen sich so sehr von ihren Pflichten als Ehefrau und Mutter eingenommen, dass ihnen der Kontakt zu ihren eigenen Bedürfnissen abhanden gekommen sind. Immer wieder vom Familienleben überfordert, sind sie unzufrieden, weil sie auf zu viel Lebensfreude verzichten müssen. Sie weinen vor Erschöpfung, schreien zuweilen ihre Kinder an oder schlagen diese. Infolge ihrer Erschöpfung, der Angst vor weiteren Schwangerschaften und der Erwartungshaltung ihres Ehemannes verlieren sie jegliches sexuelles Interesse. Die Sexualität wird für sie zur Pflicht, dafür hassen oder verachten sie ihre Ehemänner. Über

Äußeres Erscheinungsbild

Bei Kindern
> Große, schöne, meist dunkle Augen
> Sommersprossen
> Reserviert und verschlossen
> Jungenhafte Mädchen
> Burschikos
> Bereits als Kind lieber Hosen tragend

Bei Erwachsenen
> Zwei Erscheinungsformen:
>> Groß, dünn, langer Hals, flachbrüstig, schmale Hüften, eckiges, hartes Gesicht, lange dünne Nase, auch Hakennase
>> Rundlich, beleibt, von Sorgen gezeichnetes Gesicht, abgearbeitet
> Meist dunkelbraune oder schwarze Haare, oft lang oder sehr kurz getragen
> Dunkle, eindrucksvolle, ehrfurchtsgebietende Augen
> Stolzer oder scharfer Blick, beobachtender Blick, vorwurfsvoller Blick
> Gelber Nasensattel
> Gelbliche oder grünliche Hautfarbe
> Pigmentstörungen: braune Hautfärbung um den Mund herum
> Muttermale im Gesicht und am Körper bei hellhäutigen Frauen, weiße Flecken bei dunkelhäutigen
> Schlanke, auch knochige Figur mit schmalen Hüften, dünnen Gliedmaßen, Fingern und Zehen; im fortgeschrittenen Alter sind Sepia-Menschen dann aber sehr oft übergewichtig
> Männliche Züge bis vermännlicht
> Oft starke Körperbehaarung
> Diskretes Benehmen
> Übergeschlagene Beine
> Erotisch, aber unantastbar; attraktiv, elegant

eine Vielzahl gynäkologischer Beschwerden können sie sich schließlich dem Mann verweigern. In ihrem Unglück entwickeln sie eine immense Arbeitswut und Putzfimmel. Dabei übernehmen sie sich noch hoffnungsloser.

Eine dritte kleine Gruppe ist die der weisen Frauen. Diese besitzen einen starken Kontakt zu ihrem Körper und der Erde, sind hellsichtig und haben etwas Hexenhaftes. Sie sind oft Kräuterfrauen, Hebammen oder Heilerinnen und lieben die Zurückgezogenheit. Wie die erste Gruppe empfinden auch sie es als Vergeudung, ihre Zeit mit Mann und Familie zu verbringen.

Zwei weitere kleine Gruppen sind die der Tänzerinnen und Geliebten. Beide kultivieren jeweils zwei Rollen, suchen in diesen ihre Selbstverwirklichung und bewahren sich in Beziehungen größtmögliche Unabhängigkeit. Frauen, die zu der Gruppe der Tänzerinnen gehören, sind oft lesbisch.

Sepia-Ehefrauen brauchen Abstand zu ihren Mitmenschen, Freiräume zum Ausleben persönlicher Bedürfnisse, und der Partner muss ihre Eigenständigkeit respektieren. Dazu gehören z. B. ein eigenes Zimmer, Weiterbildungsmöglichkeiten, ein eigenes Bankkonto und Auto und der Verzicht des Partners auf selbstverständliche Erwartungen. Werden diese Bedürfnisse nicht erfüllt, bildet sich der unzufriedene Typus der Mutter und Ehefrau heraus.

Die Schwierigkeit, die verschiedenen weiblichen Rollen nebeneinander einzunehmen, in Verbindung mit einer Tendenz zur männlichen Ausprägung, wirkt sich hormonell aus. Sepia-Frauen besitzen meist zu wenig weibliche und zu viel männliche Hormone. Als Folge davon ist die Konzentration der weiblichen und männlichen Hormone ziemlich ausgeglichen, woraus sich der Stillstand der Körperfunktionen mit nachfolgender Erschlaffung ergibt. Das kann sich auch seelisch und geistig bemerkbar machen.

Auf der seelischen Ebene zeigt sich dies als Abstumpfung und Gleichgültigkeit. Die Frauen können dann weder Lebensfreude noch Zuneigung empfinden. Sie weinen unaufhörlich und möchten am liebsten sterben.

Sie haben große Angst vor Abhängigkeit, Demütigungen und Verletzungen. Sie können sich auch vor Begegnungen fürchten, vor Armut und Verhungern, vor Gewitter, Ratten und dem Tod.

Sie können auch unter großen Schuldgefühlen wegen vergangener Abtreibungen leiden.

Die beste Möglichkeit, Körper, Seele und Geist in Fahrt zu bringen, ist intensive körperliche Bewegung, am besten das Tanzen, was für Sepia-Menschen das Lebenselixier darstellt. Es finden sich viele Sepia-Frauen in Fitness-Studios, speziell in reinen Frauen-Studios. Dort können sie auch am besten die angestauten negativen Impulse abarbeiten. Wenn ihnen diese Möglichkeiten fehlen, erscheinen sie hart, lieblos und verletzend, abweisend bis bissig und sehr zornig bei Widerspruch, haben an allem etwas auszusetzen und tadeln gerne.

Geistige Merkmale

Geistig klare Sepia-Frauen besitzen ein intuitives Wissen um die Schwächen ihrer Mitmenschen und können dies sehr treffend und verletzend einsetzen, wenn sie sich selbst verletzt oder in ihrer Würde nicht geachtet fühlen.

Da sie nachtragend sind, verweilen sie in Gedanken häufig bei vergangenen unangenehmen Erfahrungen. Sepia-Frauen sind feministisch und kämpfen für die Gleichberechtigung und Achtung der Frauen.

Je mehr sie das Gefühl haben, sich in einer ausweglosen Situation zu befinden, desto mehr versuchen sie sich über Pflichtgefühl und Disziplin zu stabilisieren. Dafür verwenden sie teilweise auch strenge Meditations- und Yoga-Formen oder inbrünstiges Beten. Sich einem Guru zu verschreiben oder der Rückzug ins Klosterleben sind für Sepia-Frauen gute Möglichkeiten, familiären Erwartungen zu entgehen.

Die Erschlaffung auf der geistigen Ebene macht sich zuerst als Konzentrationsstörung bemerkbar, später als Vergesslichkeit und Geistesabwesenheit, schließlich als geistige Schwerfälligkeit.

Im Wahn fühlen sie sich entwürdigt und als Opfer, ohnmächtig und schwer, ungerecht behandelt, unverstanden, nicht wertgeschätzt und wehrlos. Manchmal hören sie Stimmen, die nach ihnen rufen, und sie können glauben, sie und ihre Familie müssten verhungern.

Verlangen

* Anerkennung als Frau
* Tanzen
* Nähe unter Frauen
* Reife Männer
* Ideale Beziehung
* Gehalten werden
* Gerechtigkeit
* Rückzug
* Unerreichbares
* Eiskaltes Schlafzimmer
* Sex bei Gewitter
* Ältere, starke Frauen, Domina-Sex bei Männern

Abneigungen

* Plumpe Anmache
* Ehemann, Familie
* Sex bei Frauen
* Schwangerschaft
* Anbiederung

* Ausgehen
* Baden
* Gesellschaft, oft mit Angst vor dem Alleinsein
* Anwesenheit von Fremden
* Geschäfte
* Hausarbeit, tägliches Kochen
* Männer, Sehnsucht nach Männern
* Eigene Weiblichkeit
* Mädchen- oder Frauenkleider
* Geistige Arbeit
* Störungen
* Aufstehen
* Körperkontakt

MISSEMPFINDUNGEN
* Gefühl von Wogen im Kopf, dass Wellen in der Stirn auf- und abrollen
* Gefühl einer Kugel im Inneren
* Gefühl von Schwäche, eines Klumpens im Magen
* Gefühl von innerlicher Erschlaffung
* Gefühl eines Steins in der Blase
* Als ob man auf einer Kugel (in der Prostata) sitze
* Gefühl eines Klumpens oder Pflocks im Dammbereich
* Gefühl von Verwachsungen im Bauch oder inneren Verklebungen
* Gefühl von müden Augen
* Gefühl eines Fremdkörpers im Hals
* Gefühl von Verwachsungen in der Brust
* Das Herz sei stehen geblieben
* Die inneren Organe seien geschwollen
* Als ob die Därme herausfallen
* Eine Maus laufe die Beine hinauf

SEXUALITÄT
* Gleichgültigkeit gegen das andere Geschlecht
* Schmerzhafter Beischlaf bei Frauen
* Häufiges Masturbieren und Onanieren
* Samenergüsse nach Onanieren, unbemerkte Samenergüsse

* Unvollständige oder fehlende Erektion bei sexuellem Verlangen
* Vorzeitiger Samenerguss
* Homosexuelle Beziehungen bei Frauen und Männern
* Ablehnung der eigenen Geschlechterrolle
* Sex nur unter optimalen Bedingungen: störanfällig, gute Einstimmung wichtig
* Sex ohne Genuss
* Abneigung gegen Berührung vor der Periode, im Klimakterium und bei emotionalen Problemen
* Mangel oder fehlendes sexuelles Verlangen
* Sex nur im Dunkeln

SCHLAF
* Gähnen ohne Müdigkeit
* Schlaflos bei Neumond

TRÄUME
* Angenehm
* Pferde
* Mit Schweißausbrüchen
* Ratten mit langen Schwänzen
* Kampf mit Ratten
* Urinieren
* Unwichtiges
* Vergewaltigung
* Verfolgung, rückwärts laufen müssen
* Sich im Wald verirren

FARBWAHL
* Violett
* Violett-gelb
* Gelb
* Blau mit rot
* Helle Farben
* Hellblau
* Hellgrün
* Weiß
* Zitronengelb

Abneigungen
* Dunkle Farben
* Schwarz
* Rot
* Grün

BEVORZUGTE BERUFE
* Überarbeitete Hausfrau
* Tänzerin
* Fotomodell, Mannequin
* Flugbegleiterin
* Dienstmädchen, Waschfrau
* Kurtisane
* Hexe
* Hebamme
* Heilerin
* Ordensfrau
* Allein erziehende Mutter
* Sportlerin

TYPISCHE REDENSARTEN
* »Die Würde des Menschen ist unantastbar«
* »Frauen, bildet Banden«
* »Alle Männer sind Schweine und wollen nur das eine«
* »Komm mir nicht zu nahe«
* »Angriff ist die beste Verteidigung«
* »Nähe entsteht durch Distanz«
* »In der Tinte sitzen«
* »Stell dich nicht so an«
* »Dann eben gar nicht«
* »Mein Bauch gehört mir«
* »Du gehörst an die Wand geklatscht«
* »Alle Männer sind Vergewaltiger«
* »Das (Sex) gehört eben zu der Ehe dazu«
* »Eheliche Pflichterfüllung«
* »Augen zu, die Zähne zusammenbeißen und durch«
* »Zweimal pro Woche macht 104, das schadet weder ihr noch mir«

SPORTARTEN
* Tanzen
* Selbstverteidigung
* Reiten
* Schwimmen

ÜBUNGEN
* Ausdruckstanz
* Bauchtanz
* Tantra
* Yoga
* Tai-Chi

Kieselerde

SILICEA

Kieselerde ist Bestandteil von Felsgestein. Menschen brauchen sie für kräftige, feste Zähne, Haare und Fingernägel. Zentrales Thema des Mittels ist ein Mangel an dieser Stärke und Stabilität. Daraus entstehen Schwierigkeiten, sich *abzugrenzen, Nachgiebigkeit, Zaghaftigkeit, Mangel an Lebendigkeit und an Selbstbewusstsein. Häufig dient Sturheit als Kompensation, und im kranken Zustand können Silicea-Menschen noch unsicherer werden.*

Die Substanz

NAMEN
* Kieselerde, Kieselsäure, Bergkristall, Quarz, Siliciumdioxid
* Acidum silicium
* Silicium wurde aus dem lateinischen silex, silicis = »Kiesel« gebildet.
* Paracelcus gab dem Mineral auf Grund seines Aussehens den Namen Bergkristall, dies ist vom griechischen krystallos = »Eis« abgeleitet.

CHEMISCHE FORMEL
SiO_2

DICHTE
2,65 g/cm³

AUSSEHEN
Reines Silicium bildet dunkelgraue, glänzende, harte und spröde Kristalle; in dünnen Schichten ist es durchsichtig; in fein verteilter Form bildet es ein mikrokristallines braunes Pulver.

Siliciumdioxid kommt in der Natur im Wesentlichen in folgenden Varianten vor:
> Kristallin in Form von Quarzen, wie Bergkristall, Citrin, Rauchquarz, Rosenquarz, Amethyst, Rosenquarz, Achat, Chalcedon, Holzstein und Karneol

Bezüge zwischen der Substanz und ihrer Wirkung

Die Kieselsäure bewirkt in Pflanze, Tier und Mensch Elastizität und schützt vor Austrocknung > Bei spröden Nägeln, Hauttrockenheit, innerer und äußerlicher Steifheit

Bergkristall, makellos und rein > So möchte der Silicea-Mensch sein

Bergkristalle können spontan zerspringen bei ihrer Aufgabe, negative Energien zu neutralisieren > Neigung, sich zu überfordern und zu opfern

Der Quarz besitzt eine genaue geometrische Struktur > Besitzen bereits als Kind ihre eigene Ordnung; können stundenlang Dinge ordnen

Kleinod > Kleine, zarte, zerbrechliche Menschen

Schmuckstücke > Tragen gerne gefasste Mineralien oder sammeln diese

Glas > Fühlen sich wie durch eine Glaswand abgetrennt

Fenster > Träume von Fenstern, Glas

Starr > Tendenz zu erstarren

Durchsichtig, klar > Klarheit des Geistes

Kalt > Sehnen sich nach Wärme, können diese aber nicht halten

Steinhart > Einstellung zu sich selbst

Zerbrechlich > Fühlen sich sehr zerbrechlich

Exakte Schwingung des Kristalls > Sehr exakt in ihren Arbeiten

Quarzuhr funktionieren auf die Sekunde genau > Sehr pünktliche Menschen

Silicium-Chips sind das Herz des Computers > Programmierer, Informatiker; Kopfschmerzen bei Bildschirmarbeit

> Amorph als Opal, Tigerauge
> Erdig als Kieselgur
> Feuerstein oder Flint als Gestein aus Chalcedon und Opal

Eigenschaften

Der Schmelzpunkt des Siliciums liegt bei 1410 °C.
Silicium ist ein chemisches Element der vierten Hauptgruppe des Periodensystems. Es ist nach dem Sauerstoff das zweithäufigste Element der Erdkruste.
Wie der Kohlenstoff das zentrale Element der Organismen und der organischen Chemie ist, ist Silicium dasjenige der mineralischen Welt und der anorganischen Chemie. Das Atomgitter des Siliciums hat dieselbe Struktur wie die des Diamanten. Reines Silicium kommt in der Natur nicht vor. Es verbindet sich mit zahlreichen anderen Elementen erst bei starkem Erhitzen. Es ist wenig reaktionsfähig, wird von Säuren nicht angegriffen, mit Alkalilaugen entstehen unter Wasserstoffbildung die Silikate. Silicium ist ein elektrischer Halbleiter, dessen Leitfähigkeit durch geringe Zusätze aus Elementen der dritten und fünften Hauptgruppe des Periodensystems stark erhöht wird. Geschmolzen hat es weitgehend metallische Eigenschaften und leitet Elektronen besser.

Herkunft und Vorkommen

Quarze und Silikate (Salze der Monokieselsäure (H_4SiO_4) mit Metallen, vor allem mit Aluminium) sind mit über 80 Prozent am Aufbau der Erdkruste beteiligt. Die verschiedenen Arten werden in folgenden Ländern gefunden:
> Bergkristall: Alpen, Frankreich, Elba, Russland, Brasilien, Madagaskar
> Citrin: Brasilien, USA, Madagaskar, Russland, Spanien, Tschechien
> Rauchquarz: Brasilien, USA, Mosambik, Madagaskar, Australien
> Rosenquarz: Madagaskar, Kenia, Namibia, Brasilien, Russland, Deutschland
> Amethyst: Rheinland-Pfalz, Brasilien, Uruguay, Mexiko, Namibia
> Achat: Rheinland-Pfalz, Brasilien, Uruguay, Mexiko, USA, Indien
> Opal: Australien, Brasilien, Guatemala, Honduras, Japan

Gewinnung

Silicium wird aus Quarzen gewonnen.

Geschichte

Silicium wurde 1823 von Berzelius als Element isoliert. Der Bergkristall war bereits ca. 2000 v. Chr. auf Kreta bekannt. Im alten Ägypten wurden in großer Menge geschliffene Gefäße aus Bergkristall hergestellt und mit Ranken, Tieren und Inschriften verziert.
Im antiken Griechenland schätzte man den Bergkristall wegen seiner Klarheit und Reinheit und fertigte Siegelsteine, Becher und Weinkrüge daraus.
In den abendländischen Kirchen finden sich Gefäße aus Bergkristall zur Aufbewahrung von Reliquien.

Verwendung

Quarzsand wird als Rohstoff für die Glas- und Keramikindustrie, für die Herstellung von feuerfesten Steinen, Putz- und Schleifmitteln, von Zement oder Beton und für die Gewinnung von Silikaten verwendet. Quarzkristalle dienen wegen ihrer optischen und elektrischen Eigenschaften als Bauelemente in der Optik, Elektronik und Nachrichtentechnik. Viele Formen der Quarze finden als Schmucksteine Verwendung.
Kieselgur bindet viele Stoffe an seiner Oberfläche.

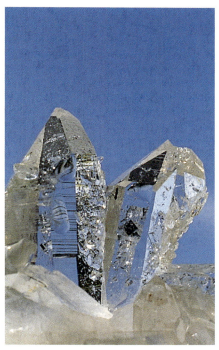

Stärke und Stabilität, die der Bergkristall symbolisiert, fehlen dem Silicea-Patienten.

Volksheilkunde

Die Tibeter benutzen den Bergkristall zur Wundheilung.
Das Auflegen eines Bergkristalls auf das Brustbein mit der Spitze zum Kopf gerichtet wird bei Magen- und Herzbeschwerden sowie bei Durchblutungsstörungen mit kalten Gliedmaßen eingesetzt. Dabei sollten Frauen einen »männlichen« (punktförmige Spitze) und Männer einen »weiblichen« (breite Spitze) Bergkristall verwenden.
Das Trinken aus Gefäßen mit Bergkristallen lindert Zahnschmerzen, ein Bergkristall im Mund hilft gegen Durst.

Homöopathische Zubereitung

Bergkristall, Kiesel oder Quarzsand werden mit Milchzucker verrieben. Silicea wurde von Hahnemann aus einem Bergkristall hergestellt und 1828 geprüft.

Das Mittel

GRUNDTHEMEN DES MITTELS
* Klarheit, Reinheit
* Sehnsucht nach Wärme
* Struktur, Ordnung
* Starre, Erstarrung
* Härte, Verhärtung
* Idealismus
* Perfektionismus
* Mangelnde Flexibilität
* Frostigkeit, Kaltherzigkeit
* Scheu, Isolation
* Unberührbarkeit
* Sturm
* Reizung
* Reisen

ÄTIOLOGIE
* Zugluft, Abkühlung
* Impfung
* Unterdrückter (Fuß-)Schweiß
* Erwartungsspannung
* Schreck
* Verletzung durch Glas, Fremdkör-
  per, Eis
* Einatmen von Steinstaub, Glas-
  wolle
* Computerarbeit
* Brutkasten
* Lernstress
* Mangel an Körperkontakt
* Geistige Arbeit
* Drüsenverletzung

LEITSYMPTOME
* Allgemeine Verschlimmerung
durch unterdrückten Schweiß, meist
durch Unterdrückung des Fuß-
schweißes
* Reichlicher und übel riechender
Fußschweiß, stärker ausgeprägt bei
Kindern, der Schweiß macht die
Füße wund und ätzt Löcher in die
Socken
* Zahnabszesse, Fisteln und Infek-
tionen des Zahnfleisches
* Chronische, trockene Nasenver-
stopfung

Vergleichsmittel

Arsenicum album, Calcium
carbonicum, Hepar sulfuris,
Staphisagria; Acidum nitricum,
Graphites, Ignatia, Kalium
carbonicum, Mercurius solubilis, Pulsatilla

* Verstopfung ohne Stuhldrang, der
Stuhl schlüpft zurück, nachdem er
fast ausgetreten ist
* Zysten der Bartholin'schen Drüsen
* Entzündete Fußballen
* Eingewachsene Zehennägel

REAKTIONEN AUF NAHRUNGSMITTEL
Verlangen
* Unverdauliches
* Eiscreme, Süßigkeiten
* Kalte Speisen
* Spiegeleier
Abneigungen
* Fett, Fleisch, Milch
* Essen beim Anblick der Speisen
  oder beim Versuch zu essen
* Gekochte Speisen, warme Speisen
* Käse, Käsefondue
Besserung
* Heiße Speisen
* Kalte Getränke
Verschlimmerung
* Milch, Muttermilch
* Kalte Speisen
* Wein, Bier
* Geräuchertes
* Honig
* Kartoffeln
* Anblick oder Geruch von Speisen

ALLGEMEINE MODALITÄTEN
Besserung
* Bettwärme, warmes Einhüllen
* Ofenwärme, Zimmerwärme
* Druck, Berührung

* Absonderungen
* Feuchtwarme Anwendungen, heiß
baden
* Liegen in Seitenlage, rechts
* Nach Trinken
* Nase schnäuzen
* Licht
* Gehalten werden
* Nasses Wetter
* Magnetisierung
Verschlimmerung
* Zugluft
* Periodisch
* Abkühlung einzelner Körperteile
* Entblößen einzelner Teile
* Berühren von Kaltem
* Nasswerden der Füße
* Erhitzung, Erwärmung
* Nach Essen
* Geistige Anstrengung
* Nach Fahren im Auto oder Zug
* Kälte, kalte Luft, im Freien, Ein-
treten in ein kaltes Zimmer
* Nebliges Wetter
* Liegen auf der schmerzhaften
  Seite, auf feuchtem Boden
* Bewegung, schnell gehen
* Im Schlaf
* Stillen (Mutter)
* Wetterwechsel, besonders von
  warm nach kalt
* Hastig trinken
* Trost, Mitleid
* Nach Sex
* Körperliche Arbeit
* Hunger
* Gespräche
* Voll- oder Neumond
* Erschütterung
* Druck, Berührung, Reiben
* Feuchtkalte Anwendungen
* Künstliches Licht
* Schneeluft
* Während Gewitter
* Zu Beginn der Periode
* Herumdrehen im Bett
* Frühling

INDIKATIONEN

Bei Kindern

Hauptindikationen

* Infektion der Tränengänge oder verstopfte Tränengänge bei Neugeborenen
* Verspätete Zahnung
* Schwieriges Zahnen mit Durchfall
* Unverträglichkeit von (Mutter-)Milch
* Schlechte Gewichtszunahme
* Schwellung, Verhärtung und gelegentlich auch Eiterung von Lymphknoten, besonders am Hals
* Akute und chronische Mittelohrentzündungen, mit lang anhaltendem Ausfluss aus den Ohren und Hörproblemen; besser beim Hinlegen, warm einpacken; schlimmer durch Kälte und Nässe, Zugluft
* Mangelhafte Ausbildung von Knochen, Wirbelsäule, Haaren, Nägeln, Zähnen durch unzureichenden Mineralstoffwechsel, Rachitis
* Akne, die Vertiefungen im Gesicht hinterlässt

Allgemeine Indikationen

* Verzögerte Entwicklung
* Spätes Gehenlernen
* Nabelvereiterung
* Polypen
* Asthma bei Kindern mit Verschlimmerung durch Anstrengung und Kälte
* Minderwuchs
* Nägelkauen
* Neurodermitis nach Impfung

Bei Erwachsenen

Hauptindikationen

* Chronische Eiterungen
* Leichtes Frösteln, sehr verfroren
* Erkältungsneigung, besonders nach Kaltwerden der Füße
* Akute oder chronische Entzündungen des Rachens und der Mandeln
* Nebenhöhlenentzündungen
* Fisteln
* Übel riechender Schweiß
* Schwäche- und Erschöpfungszustände
* Ménière'scher Drehschwindel in Zusammenhang mit chronischen Nebenhöhlenbeschwerden
* Gutartige Knochenauswüchse

* Brüchige Knochen oder Knochenerweichung
* Nagelwuchsstörungen
* Hautjucken
* Langsame Wundheilung, eiternde Wunden
* Verhärtungen
* Wuchernde Narben, Aufbrechen alter Narben

Allgemeine Indikationen

* Bindegewebsschwäche
* Langsame Heilung von Knochenbrüchen
* Haarausfall und vorzeitige Glatzenbildung
* Gerstenkörner
* Aufgesprungene Lippen
* Kopfschmerzen durch Stirnhöhlenentzündung
* Kopfschmerzen oder Migräne, welche oft im Hinterkopf beginnen und zur Stirn oder der rechten Kopfseite ausstrahlen, oft mit Schwindelgefühl und Sehstörungen; besser durch Einhüllen des Kopfes, Kopfbedeckung, Schließen der Augen; schlimmer durch Kälte, Zugluft, Licht, Lärm, Entblößen des Kopfes, geistige Anstrengung, vor oder während der Periode
* Zahnverfall oder leichtes Abbrechen der Zähne
* Probleme mit den Weisheitszähnen
* Knacken der Gelenke
* Trockener, erschöpfender Reizhusten oder Bronchitis, die den ganzen Winter anhalten
* Kropf
* Morbus Bechterew
* Zysten
* Hautausschläge um die Genitalien herum
* Frostschauer vor der Periode
* Verstopfung vor oder während der Periode
* Nachwehen mit Verschlimmerung während des Stillens
* Brustdrüsenentzündung bei stillenden Frauen
* Eingezogene Brustwarzen
* Knoten in der Brust
* Gebärmuttermyome
* Entzündung der Scheide
* Entzündung der Prostata
* Risse und Fisteln am Darmausgang
* Wunden infizieren sich leicht, Abszessbildungen
* Pilzinfektionen der Nägel und zwischen den Zehen
* Fleckförmige weiße Hautstellen

Der Mensch

PSYCHISCHE MERKMALE

Das zentrale Thema der Silicea-Menschen ist ein Mangel an Stabilität auf der körperlichen, seelischen und geistigen Ebene; es scheint an der stützenden Funktion der Kieselsäure zu mangeln. Sie besitzen die Überzeugung, sich nicht wehren zu können. Hieraus ergeben sich die typischen Hauptmerkmale: große Schwierigkeiten sich abzugrenzen, Nachgiebigkeit und mangelnde Widerstandskraft, Mangel an Lebendigkeit, Lebenskraft und Elastizität, Schüchternheit und Zaghaftigkeit, mangelndes Selbstbewusstsein, außerdem Sturheit als Kompensation.

Silicea-Kinder sind sehr empfindsam, und in den ersten Lebensjahren fordern sie viel Aufmerksamkeit. Sie nehmen sich alles, was ihnen widerfährt, sehr zu Herzen. Es sind »pflegeleichte« und stille Kinder, die nur sprechen, wenn sie etwas gefragt werden.

Wenn die Eltern die hohen Ansprüche, die die Kinder an sich selbst stellen, nicht wertschätzen, oder wenn immer weitere Erwartungen an sie gestellt werden, obwohl sie ihr Ego so stark zurücknehmen, können die Kinder recht reizbar und hartnäckig werden. Als Kindergartenkinder zeigt sich ihre Schüchternheit oftmals in der Eigenart, auf Fragen nicht selbst zu antworten, sondern der Mutter etwas zuzuflüstern, was diese dann weitergeben soll. Als Schulkinder sind sie meist ordentlich, wohlerzogen, korrekt und ernsthaft.

Erwachsene Silicea-Menschen sind zart, fein, sanftmütig, empfindsam, rücksichtsvoll und zurückhaltend. In Konfliktsituationen ordnen sie sich meist unter. Doch ihr angepasstes

Äußeres Erscheinungsbild

Bei Kindern
> Faltige Haut bei Säuglingen
> Magere Säuglinge mit großem Bauch und überproportional großem Kopf
> Schmächtig, mager
> Auffallende Blässe
> Fein strukturierte Haut
> Feine, sandfarbene Haare
> Alt wirkend

Bei Erwachsenen
> Leichter Körperbau
> Sehr dünne Gliedmaßen
> Längliches, zartes, hageres Gesicht
> Blonde, glatte, feine Haare, im Alter oft frühzeitig grau oder weiß
> Kristallklare Augen
> Spröde Lippen
> Leise Stimme
> Aufgetriebener Bauch
> Missgestaltete Nägel: gespalten, weiße Flecke, Niednägel
> Gebeugte Haltung
> Blasse, zarte, fast transparent wirkende Haut
> Durchscheinende, feine, bläuliche Venen
> Blonder Haarflaum auf der Haut
> Ordentlich, sauber, schlicht
> Adrett
> Mütze oder andere Kopfbedeckungen
> Dicke Strickjacke
> Zarte Farben
> Feiner Schmuck

Verhalten erzeugt eine innere Unzufriedenheit. Ihre Liebenswürdigkeit und Sanftheit auf der einen Seite und der Wunsch auf Selbstverwirklichung auf der anderen führen zu starken inneren Spannungen. Dann verhalten sie sich reizbar und mürrisch, ungeduldig und zornig. Partnerschaften sind für sie schwierig. Es fällt ihnen schwer, ihre Bedürfnisse klar zu äußern, sich neben einem Partner zu behaupten. Schnell fühlen sie sich manipuliert und ausgenutzt.

Silicea-Menschen sind in ihrer Feinheit sehr empfindlich. Schritte, Lärm, Schmerzen, Kälte, Kritik, Stimmen, traurige Geschichten setzen ihnen zu, bei Berührungen oder Geräuschen fahren sie leicht zusammen. Sie haben Angst zu zerfließen und vor Nadeln, Injektionen und spitzen Gegenständen, vor Sexualität und dem Eindringen beim

Geschlechtsverkehr, vor Chaos und Unordnung, Auseinandersetzungen, Verabredungen, Risiko, engem Kontakt, in der Öffentlichkeit zu stehen oder ausgelacht zu werden.

GEISTIGE MERKMALE

Gesunde Silicea-Menschen besitzen eine rasche Auffassungs- und eine ausgeprägte Beobachtungsgabe, sind gewissenhaft, geistig klar, entschlossen und meist intellektuell. Sie haben den Anspruch, alles richtig zu machen. Sie bevorzugen geistige Arbeiten, die sie akribisch und zielgerichtet bis zur Erschöpfung verfolgen. Dabei stellen sich auch Schlafstörungen ein.

Obwohl sie sich eine klare eigene Meinung bilden können, mangelt es ihnen an innerer Stärke, diese öffentlich zu vertreten. Statt auf ihrer abweichenden Meinung zu beharren, halten sie diese zurück oder pflichten anderen bei. Damit ersparen sie sich das Gefühl einer Niederlage oder einer Blöße. Sie lassen sich von anderen überreden und überzeugen, sie erröten leicht und neigen dazu, sich ständig zu entschuldigen. Wenn sie sich trauen, ihre Meinung zu äußern, können sie keinen Widerspruch ertragen, weil ihr schwaches Selbstbewusstsein einer Auseinandersetzung nicht standhalten kann.

Wenn die Krankheit die geistige Ebene erreicht, werden die Silicea-Patienten unsicher und fangen an, ihre Fähigkeiten und alles, was sie tun, in Frage zu stellen. Es fällt ihnen immer schwerer, Dinge planmäßig zu einem Abschluss zu bringen. Mit zwanghaften Tätigkeiten und Nebensächlichkeiten versuchen sie dann diese Schwäche auszugleichen. Die Ausbeute ihrer Arbeit lässt nach, ihre Unentschlossenheit wächst. Sie verlieren immer mehr den Mut, eine mögliche Fehlentscheidung, Zurechtweisung oder Niederlage zu riskieren. Mit dem Durchsetzungsvermögen schwinden Ausdauer und Standhaftigkeit, sie lassen sich mehr Fremdbestimmung gefallen, was sich auf der körperlichen Ebene durch eindringende Erreger oder bösartige Tumore zeigen kann.

VERLANGEN
* Ordnung
* Perfektion, alles richtig machen
* Exaktheit
* Magnetisierung
* Sich hinlegen
* Anerkennung
* Sauberkeit
* Wärme, Ofenwärme
* Ermutigung, Ansporn
* Tragen von Kopfbedeckungen
* Nach Sex duschen
* Berührung
* Computer

ABNEIGUNGEN
* Bewegung
* Im Mittelpunkt stehen
* Risiko, Streit
* Geistige Arbeit, denken
* Kalte Luft, Lärm
* Akupunktur
* Körpersekrete
* Berührung

MISSEMPFINDUNGEN
* Gefühl von einem Haar auf der Zunge, im Hals
* Das Knie sei bandagiert
* Gefühl von innerlicher Schwere
* Als ob ein Band das Innere zusammenschnürt
* Als ob das Gehirn nach außen herauskommt
* Als ob bei kräftigem Auftreten der Kopf geschüttelt wird
* Gefühl von etwas Lebendigem im Kopf
* Gefühl eines Fremdkörpers im Kehlkopf
* Eine Maus laufe die Gliedmaßen entlang
* Gefühl eines Klumpens im Enddarm

SEXUALITÄT
* Vermehrtes oder vermindertes sexuelles Verlangen
* Übermäßige Erregbarkeit der Genitalien
* Vermehrtes sexuelles Verlangen ohne Erektion
* Samenergüsse nach Onanieren

SCHLAF
* Schlafwandeln
* Schwitzen beim Träumen
* Schlaflos nach Sex

TRÄUME
* Lebhaft, ängstlich, schrecklich
* Längst vergangene Ereignisse
* Schnee
* Fenster, Glashaus
* Verletzungen durch Eis

* Klares Wasser
* Versagen
* Weinen
* Sand
* Reisen
* Erdbeben
* Erniedrigung
* Geschäfte
* Bahngleise
* Historisch
* Insekten im Körper
* Hunde
* Kristall
* Gespenster

FARBWAHL
* Hellblau, rosa, weiß
* Blau, dunkelbraun, hellgrün, grün

BEVORZUGTE BERUFE
* Informatiker
* Programmierer

TYPISCHE REDENSARTEN
* »Fein«
* »Haargenau«
* »Ich wollte doch alles richtig machen«
* »Vorbildlich«
* »Stille Wasser sind tief«
* »Den Rahmen sprengen«
* »Das Eis ist gebrochen«
* »Sei doch lieb!«
* »Fehlerfrei«
* »Schlechte Erfahrungen, die man gemacht hat, soll man meiden«
* »Prinzessin auf der Erbse«

SPORTARTEN
* Tennis
* Dressurreiten
* Langstreckenlauf

ÜBUNGEN
* Ballett
* Feine Nadelarbeiten
* Meditationen mit einem Bergkristall
* Scherenschnitte anfertigen
* Mineralien sammeln

Rittersporn
STAPHISAGRIA (DELPHINIUM STAPHISAGRIA)

Gefühlsmäßige Zurückweisung, Kränkungen und wiederholte Enttäuschungen in zwischenmenschlichen Beziehungen hinterlassen tiefe Spuren. Die alkaloiden Inhaltsstoffe der Staphisagaria helfen unter anderem dem Betroffenen dabei, über die körperlichen und seelischen Folgen solcher Probleme dauerhaft hinwegzukommen.

Die Substanz

NAME
* Rittersporn, Stephanskörner
* Scharfer Rittersporn, Läusekörner, Läusepfeffer (der Geruch des Samen vertreibt Läuse), Rattenpfeffer
* »Staphisagria« wurde aus den griechischen Wörtern »staphis« = getrocknete Weinrebe, Rosine, und »agrios« = wild, scharf schmeckend, gebildet, welches sich auf die Schärfe der Frucht bezieht.

FAMILIE
Ranunculaceae, Hahnenfußgewächse

HERKUNFT UND VORKOMMEN
Der scharfe Rittersporn wächst im Ödland und an Berghängen in Spanien, Griechenland und auf den Kanarischen Inseln als zweijährige Pflanze. Die Pflanze blüht im Juni und Juli.

AUSSEHEN
Die 60 bis 120 Zentimeter hohe, aufrechte Staude entspringt einer Pfahlwurzel und besitzt runde, zottig behaarte Stängel, welche sich erst in Blütennähe verzweigen. Die Stängel tragen wechselständig grundständige, handspaltige Blätter. An deren Ende entwickelt sich je eine vielblütige Traube. Jede Blüte setzt sich aus meist fünf ovalen, graublauen oder tiefvioletten Kelchblättern mit grüner Spitze zusammen, deren hinteres in einen kurzen Sporn ausläuft, welcher nach hinten gerichtet ist. Die Blumenblätter können sich in Anzahl (bis zu acht), Form und Farbe unterscheiden. Die reife Frucht setzt sich aus drei gelbbraunen, bauchigen, zugespitzten Balgkapseln zusammen. Die hochgiftigen Samen entwickeln beim Zerreiben einen scharfen, widerlichen Geruch.

GEWINNUNG UND HAUPTINHALTSSTOFFE
Der scharfe Rittersporn bildet ähnliche Alkaloide wie sein noch giftigerer »Bruder«, der Eisen- oder Sturmhut: Delphinin, Delphisin, Delphinoidin, Staphisagrin, Staphisin. Die Vergiftung durch diese Alkaloide beginnt mit Speichelfluss und einer Entzündung des Rachenraumes. Es folgen Übelkeit mit Aufstoßen und Hautjucken, Magenschmerzen sowie Harn- und Stuhldrang. Nach Atemnot und Kreislaufkollaps kann der Tod durch Herzstillstand eintreten. Außerdem enthält die Pflanze ätherische Öle.

VERWENDUNG
Griechen und Römer verwendeten den Rittersporn innerlich zur Darmentleerung oder um Erbrechen auszulösen. Mit der Salbe behandelten sie Stich- und Bissverletzungen. Im Mittelalter wurden die Samen gegen Läuse eingesetzt.
In der Volksheilkunde wurde die Pflanze zu Salben gegen neuralgische Beschwerden verarbeitet. Für eine weitere Verwendung war diese zu giftig.

HOMÖOPATHISCHE ZUBEREITUNG
Die Urtinktur wird aus den getrockneten Samen hergestellt. Staphisagria wurde 1819 von Hahnemann geprüft.
Hahnemann veröffentlichte seine Arzneimittelprüfungen von Delphinium staphisagria 1826 in der »Reinen Arzneimittellehre«.

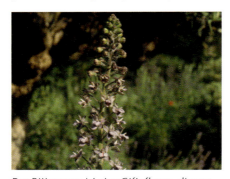

Der Rittersporn ist eine Giftpflanze, die nur noch in der Homöopathie Anwendung findet.

Zurückweisung und Enttäuschung

Bezüge zwischen der Substanz und ihrer Wirkung

Sporn > Der Sporn erinnert an einen Stachel, wie ihn viele Insekten besitzen. Die Einnahme von tiefen Potenzen wirkt vorbeugend gegen das Gestochenwerden durch Stechmücken und Moskitos.

Der Sporn erinnert an die Spitze eines spitzen Messers oder Skalpells > Staphisagria wird als Mittel bei (schlecht heilenden) Schnittwunden eingesetzt.

Sporn als Stachel > Menschen, die durch die Stacheln oder die Nadelstiche des Lebens oder Sticheleien tiefgreifend verletzt werden und sich dadurch ständig deprimiert fühlen

Sporn wie die Spitze eines Stacheldrahtes > Hilft Menschen, sich besser gegen emotionale Verletzungen abzugrenzen, indem sie lernen, sich zu wehren.

Der Sporn ist nach hinten gerichtet > Menschen, die

dieses homöopathische Mittel benötigen, richten Aggressionen gewöhnlicherweise nach hinten, d. h. gegen sich selbst.

Der Geruch der Samen vertreibt Läuse > Hilft Menschen, denen »eine Laus über die Leber gelaufen« ist, leichter mit Ärger umzugehen, diesen nicht mehr schlucken zu müssen, sich nicht mehr beleidigt zurückzuziehen.

Samen > Verschleudert seinen Samen durch häufiges Onanieren

Das Mittel

GRUNDTHEMEN DES MITTELS

* Ehre, edler Ritter
* Entrüstung
* Minne, Minnegesang
* Unerfüllbare Liebe, Liebe
* Verletzte Ehre, Empörung, Beleidigung, Enttäuschung, Satisfaktion, Genugtuung, Duell
* Idealismus, idealistisches Selbstbild, hohe Ideale
* Kavalier, Gentleman
* Schneiden, Verletzung durch scharfe Instrumente
* Kaiserschnitt
* Grenzverletzung
* Nicht wahrgenommene Verletzung, unerwartete Verletzung, Grobheit anderer, Sublimation von Gefühlen
* Unterdrückte Wut, unterdrückter Zorn, Ärger
* Tadel, Zurechtweisung in der Öffentlichkeit
* Unterdrückte Aggression
* Höflichkeit als Kompensation von Schuldgefühlen

Vergleichsmittel

Pulsatilla, Silicea; Causticum, Anacardium, Natrium muriaticum, Nux vomica

* Selbstunterdrückung
* Romantische Gefühle, romantisierte Ehre
* Rüstung. Panzerung
* Wehrhaftigkeit
* Ungelebte Sexualität, unterdrückte Sexualität, unterdrückte Triebe; Angst, bei Masturbation oder bei sexueller Betätigung überrascht/erwischt zu werden
* Masturbation, Onanie und dadurch verursachte Schuldgefühle
* Defloration, Verletzung bei Defloration, mangelnde Einfühlung bei Defloration
* Schamverletzung
* Spannen, Peepshow
* Fairness
* Ehrhaftigkeit, Ritterlichkeit

* Würde
* Schwert und Scheide
* Stichverletzung, Insektenstiche
* Verletzungsschock
* Sticheleien, lang anhaltende Schikanen, Gemeinheiten anderer
* Sorgen
* Verachtung, nicht wahrgenommen werden
* Rückzug
* Zumutung
* Lust und Schmerz
* Zügel, sich zügeln, Rücksichtnahme
* Dampfdrucktopf

ÄTIOLOGIE

* Kränkung, Demütigung mit Entrüstung, Zorn mit Entrüstung, Entwürdigung, verletzte Ehre
* Kummer, stiller Kummer
* Beschneidung, Verletzung der Genitalien, Klitoris-Entfernung/Beschneidung
* Demütigende Defloration
* Sexuelle Exzesse

Staphisagria

* Schnittverletzung, Operation, chirurgische Eingriffe, Kaiserschnitt
* Katheterisierung
* Beleidigung, Enttäuschung
* Beschneidung der Lust; Angst, bei sexueller Betätigung erwischt zu werden
* Onanie, Masturbation
* Enttäuschte Liebe, unglückliche Liebe, unerfüllbare Liebe
* Unterdrückte Wut, unterdrückter Zorn, Ärger
* Schnakenstich
* Quecksilber-Belastung
* Unterschwelliger sexueller Missbrauch
* Scham
* Sorgen
* Umerzogene Linkshändigkeit
* Lang anhaltende Schikanen
* Sticheleien
* Tadel
* Zurechtweisungen in der Öffentlichkeit
* Verachtung
* Unerwartete Verletzung
* Splitterverletzung

Leitsymptome
* Verletzter Stolz infolge Kränkung, Demütigung oder enttäuschter Liebe; die Patienten verdrängen ihren Schmerz und passen sich der problematischen Situation an (der betrogene Ehemann serviert seiner Frau und deren Liebhaber noch Tee ans Bett)
* Patienten mit vielfachem Kummer über viele Jahre hinweg
* Schweiß mit Geruch nach faulen Eiern

Reaktionen auf Nahrungsmittel
Verlangen
* Süßigkeiten
* Milch
* Trockener Reis
* Wein
* Stimulantien

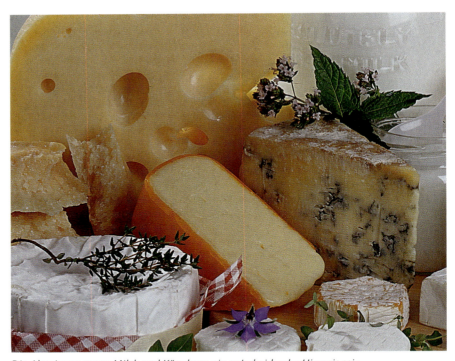

Die Abneigung gegen Milch und Käse kann ein entscheidender Hinweis sein.

Abneigung
* Milch
* Fett
* Wasser
* Tabak
* Käse
* Suppen
* Eintöpfe

Besserung
* Kalte Getränke

Verschlimmerung
* Milch
* Fleisch
* Essig
* Käse
* Gehaltvolle Speisen

Allgemeine Modalitäten
Besserung
* Nach Sex
* Wärme
* Gähnen
* Ruhe
* Licht
* Nach Frühstück
* Zähne zusammenbeißen
* Nachtschlaf
* Alleinsein

Verschlimmerung
* Nach Mittagsschlaf
* Kummer
* Beleidigung, Demütigung
* Unterdrückte Gefühle
* Streit, Zorn, Wut
* Berührung
* Körperliche und geistige Anstrengung
* Sexuelle Exzesse
* Beischlaf
* Selbstbefriedigung, Samenverlust
* Operation
* Rauchen
* Erregung
  Aufregung
* Nebliges Wetter
* Kälte
* Feuchtkalte Anwendungen
* Morgens beim Erwachen aus der Nachtruhe
* Ausatmen
* Herumdrehen im Bett
* Aufrecht sitzen

INDIKATIONEN

Bei Kindern

Hauptindikationen
* Milchunverträglichkeit
* Schwierige Zahnung
* Frühzeitiger, kariöser Zerfall der Zähne
* Zahnverfall mit schwarzen, lockeren Zähnen; die Schmerzen bessern sich durch Wärme und in der Ruhe und verschlimmern sich durch Kauen und Berührung
* Frühe sexuelle Entwicklung
* Werfen von Gegenständen bei Wut, Erregung
* Gersten- und Hagelkörner oder Knötchen an den Rändern der Augenlider

Allgemeine Indikationen
* Schlechte Zähne
* Schwammiges Zahnfleisch
* Polypenartige Wucherungen
* Warzen; Bettnässen
* Vorbeugung gegen Stechmücken oder Moskitos (»süßes Blut«, in tiefen Potenzen)

Bei Erwachsenen

Hauptindikationen
* Gewebeverletzungen und Narben nach Schnittwunden, Operationen
* Blasenentzündung bei Frauen, Prostata- oder Hodenentzündung bei Männern nach Demütigungen oder enttäuschter Liebe, nach Geschlechtsverkehr, besonders beim ersten Mal oder beim ersten Mal mit einem neuen Partner
* Blasenentzündung oder Pilz- oder Trichomonaden-Infektion der Scheide
* Reizblase jung verheirateter Frauen
* Feigwarzen an den Genitalien und am After
* Zittern der Hände oder Arme bei Wut oder Erregung, unter Umständen von Kopf bis Fuß; sprachlos vor Empörung
* Verlust des Verstandes durch zu viel Studieren oder geistige Arbeit

Allgemeine Indikationen
* Schuppenflechte am behaarten Kopf, um die Ohren, an den Händen und Oberschenkeln
* Juckende, nässende oder schuppige Ekzeme oder Schuppenflechte mit trockenem, dickem Schorf und Brennen vor allem nach dem Kratzen mit Besserung durch Wärme und Verschlimmerung bei Berührung oder durch unterdrückte Gefühle; nach dem Kratzen tritt oft der Juckreiz an einer anderen Stelle auf
* Zahnschmerzen mit Stechen im Ohr und Verschlimmerung durch kalte Getränke, bei Berührung durch die Zunge oder in der Schwangerschaft
* Zahnschmerzen mit Verschlimmerung durch Kälte, nach dem Essen, während der Periode
* Überempfindliche Zähne
* Gutartige Vergrößerung der Prostata mit nachlassendem Harnstrahl
* Verhärtung an Narben, schlecht heilende Wunden
* Schrumpfungen, Verhärtungen oder Knotenbildung in Prostata, Eierstöcken oder Gebärmutter
* Verhärtete Lymphknoten
* Hodenentzündung, meist linksseitig
* Drückende Stirnkopfschmerzen oder Taubheitsgefühle mit Schwindelanfällen nach unterdrückter Wut, Kummer, Erregung oder nach Selbstbefriedigung, die sich beim Gähnen bessern und sich durch Hinsetzen oder Hinlegen, nach geistiger Anstrengung oder Wut verschlimmern
* Kopfschmerzen infolge Quecksilberbelastung (Amalgam!)
* Kreisrunder Haarausfall nach unterdrückten Gefühlen
* Bauchschmerzen nach unterdrückter Wut, Koliken nach Ärger
* Chronischer, nervöser oder gefühlsbedingter Husten
* Kolikartige Bauchschmerzen nach Operationen
* Harnröhrenentzündungen, Bettnässen oder andere Beschwerden der Harnwege nach Operationen im Nieren-Blasen-Bereich oder nach Einsetzen eines Katheters
* Verdauungsstörungen mit Geruch der Blähungen und des Stuhles nach faulen Eiern
* Brennen der Harnröhre, auch ohne Wasserlassen
* Bläschenförmige Ausschläge an den Schamlippen
* Schmerzhafte Feigwarzen an den Genitalien
* Extreme Berührungsempfindlichkeit der äußeren Genitalien
* Lähmungen nach Schlaganfall

Der Mensch

VERLANGEN

* Fairness
* Genugtuung, Entschuldigung
* Edel, gut sein
* Werfen von Gegenständen
* Pornographie
* Schlagen; Rauchen
* Töten
* Berührt werden

ABNEIGUNGEN

* Direkte Auseinandersetzungen, Streit
* Sprechen nach dem Sex, Sprechen allgemein
* Gesellschaft, Menschen
* Geistige Arbeit
* Andere mit seinen Problemen belasten
* Berührung der kranken Partien
* Gewalt, Grausamkeit

PSYCHISCHE MERKMALE

Staphisagria-Menschen sind sehr offen; ihre Gefühle, besonders in zwischenmenschlichen Kontakten, sind sehr leicht zu erregen. Sie könnten bei jeder Gelegenheit lachen oder weinen.
Meist unfähig, sich emotional abzugrenzen, Nein zu sagen oder auch die daraus entstandene Erregung über natürliche Ventile wie Ärger oder Wut abzureagieren, entwickeln sie eine spezifische Art, ihre Gefühle zu unterdrücken, und bleiben dabei oft in für sie charakteristischer Weise mild und liebenswürdig. Alle Beschwerden auf körperlicher, seelischer und geistiger Ebene können auf das Nicht-Ausleben von Ärger/Wut, Kummer und auch romantischen Gefühlen zurückgeführt werden.
Kinder entwickeln sich zu diesem Konstitutionstyp entweder, wenn sie von einem Elternteil dessen

Äußeres Erscheinungsbild

Bei Kindern

> Ruhig, ernst, beherrscht, dabei aber überempfindlich: Jede kleinste Bemerkung wird als Vorwurf aufgefasst.
> Karies bald nach dem Erscheinen der Zähne mit Orange- oder Schwarzfärbung und bröseligem Zerfall
> Gersten- oder Hagelkörner an den Augenlidern
> Von Mückenstichen übersät
> Laute Selbstgespräche
> Kleine Jungen, die sich ständig an den Geschlechtsteilen berühren

Angst vor natürlicher Aggression übernommen haben. Oder sie haben sehr viel Strenge und autoritäres Verhalten im Elternhaus erlebt, meist vom gleichgeschlechtlichen Elternteil. Ähnliches kann auch das erzwungene Umerziehen von Linkshändern oder sexueller Missbrauch bewirken.
Die unterdrückten Gefühle, das Gefühl, nicht angenommen und geliebt zu sein, schwächen permanent und zunehmend die Lebensenergie. Krankheiten, Arbeitsunlust und Schlafstörungen stellen sich ein. Bei der Einnahme von Staphisagria muss mit Entladungen der (jahrelang) angestauten Wut gerechnet werden.

GEISTIGE MERKMALE

Auf der geistigen Ebene bewirken die unterdrückten Gefühle anfangs oft ein inneres und auch äußerliches Zittern, zum Beispiel nach Streit oder großem Kummer. Nach schwersten Kränkungen oder wenn

Bei Erwachsenen

> Kultiviert
> Nett, sanft, liebenswürdig
> Weiblich wirkende Männer
> Erotisch und schüchtern
> Geringes Selbstwertgefühl
> Tapfer
> Blasses Gesicht bei Ärger
> Latent aggressiv
> Wirft Gegenstände bei Wut
> Schreibt (Liebes-)gedichte
> Schnitzt Herzen in Bäume
> Zuckungen im Gesicht
> Leise Stimme
> Männer häufiger als Frauen, die oft eine Hand in der Hosentasche tragen, um ihre Genitalien zu berühren

diese sehr lange anhalten, können sich epileptische Anfälle oder auch ein Morbus Parkinson entwickeln. Später macht sich für die Betroffenen die gefühlsmäßige Unterdrückung als eine schnelle geistige Ermüdbarkeit und Vergesslichkeit bemerkbar. Sie wissen nicht mehr, was sie gerade gelesen oder gedacht haben. Es kann auch, zum Beispiel nach monatelanger Überforderung durch geistige Tätigkeit, zu einem teilweisen Verlust des Gedächtnisses kommen. Auch eine gewisse Zwanghaftigkeit bezüglich Ordnung und Aufräumen macht sich hier bemerkbar.
Wenn die Tendenz zu Verhärtungen nicht nur die körperliche, sondern auch die geistige Ebene erreicht, wird auch der Verstand unbeweglich und hart. Er kann dann äußere Einflüsse und neue Ideen nicht mehr richtig aufnehmen. Es entwickelt sich eine Art von seniler Demenz, bei der der Kranke nur noch dasitzt und vor sich hinstarrt.

MISSEMPFINDUNGEN

* Schutzlos, ausgeliefert zu sein
* Verletzt, gedemütigt zu werden
* Unmännlich zu sein
* Zu Dingen vergewaltigt zu werden
* Als ob eine Blei- oder Holzkugel in der Stirn oder im Hinterkopf sei
* Als hinge der Magen schlaff herab mit dem Bedürfnis, diesen zu halten
* Als würden die Därme herunterhängen
* Als fließe häufig ein Tropfen Urin durch die Harnröhre
* Als sei die Blase nie ganz leer
* Gefühl von Würmern, die auf der oder in die Haut kriechen

SEXUALITÄT

* Ständige sexuelle Gedanken, quälende sexuelle Gedanken, Lüsternheit, sexuelle Gedanken beim Anblick jeder Frau
* Sexsucht
* Häufige Selbstbefriedigung, zwanghaftes Onanieren
* Selbstbefriedigung mit Schuldgefühlen, Sexualität mit Schuldgefühlen
* Exzessives, vermindertes oder unterdrücktes sexuelles Verhalten
* Schwacher Widerstand gegenüber sexuellen Annäherungen
* Schnelle sexuelle Erregbarkeit mit Impotenz, vorzeitiger Samenerguss
* Fehlende Erektion
* Viel über Sexualität reden, ohne sie zu leben
* (Häufige) unfreiwillige Samenabgänge
* Masturbation oder Sex bis zur Schmerzgrenze
* Schmerzhafter Beischlaf bei Frauen
* Extreme sexuelle Potenz
* Häufiger Partnerwechsel
* Unbefriedigt nach Sex
* Überempfindliche Genitalien

* Langanhaltende, schmerzhafte, nächtliche Erektionen
* Spannen, Voyeurismus

SCHLAF

* Nächtliche Schlaflosigkeit mit erotischen oder sexuellen Gedanken und Verlangen zu Masturbieren, tagsüber schläfrig
* Schlaflosigkeit nach Kränkung, Beleidigung oder enttäuschter Liebe
* Schlafstörungen mit Erschöpfung und ständigem Gähnen, schlimmer nach seelischen Belastungen oder nach sexuellen Exzessen
* Kann nicht einschlafen, ohne sich zuvor selbst zu befriedigen
* Erschöpfung und Reizbarkeit nach Schlaf, besonders nach Mittagsschlaf

TRÄUME

* Mord, Kampf, Gemetzel
* Streit
* Wehrlosigkeit
* Angst machende Situationen
* Erotische Träume
* Verliebtsein
* Nacktsein
* Schnittverletzung, sich schneiden, stechen, abgeschnittene Körperteile, fehlende Glieder
* Voller Sorgen
* Empörung
* Schmerzen
* Zorn
* Schlechte Zähne
* Kastration
* Zölibat

FARBWAHL

* Verschieden Blautöne: hellblau, königsblau, dunkelblau
* Weiß

BEVORZUGTE BERUFE

* Sexualwissenschaftler
* Tantriker
* Sozialarbeiter, Therapeuten

* Pazifisten
* Lehrer
* Nonne, Priester
* Maler
* Dichter
* Musiker

TYPISCHE REDENSARTEN

* »Wie kannst du nur? Wie kann man nur so sein?«
* »Das ist unter meiner Würde, Streiten ist unter meiner Würde«
* »Auf einem hohen Roß dahergeritten kommen«
* »Sei kein Frosch«
* »Der legt alles auf die Goldwaage«
* »Die eigene Freiheit endet dort, wo die des anderen beginnt«
* »Mensch ärgere dich nicht«
* »Dem ist eine Laus über die Leber gelaufen«
* »Blass vor Wut«
* »Fair play«
* »Sich am Riemen reißen, den Mund halten, die Zähne zusammenbeißen«
* »Herzdame«
* »Spanner«
* »Coming out«
* »Dorn im Auge«
* »Kastration«
* »Armer Schlucker«
* »I can't get no satisfaction«
* »Make Love not war«
* »Sich zügeln«
* »Tadellos«
* »Spontan«

SPORTARTEN

* Kampfsportarten wie Judo, Tai Chi, Aikido
* Tanzen

ÜBUNGEN

* Bioenergetik
* Bauchtanzen
* Holz hacken
* Mittelalterlicher Minnegesang
* »Mensch ärgere Dich nicht« spielen, ohne sich zu ärgern

Schwefel

SULFUR

Schwefel wird in der Medizin zur Behandlung von Hauterkrankungen eingesetzt. Themen des Mittels sind Selbstbewusstsein, Selbstständigkeit, Unabhängigkeit, Robustheit, Führungs- *persönlichkeit, aber auch Chaos. Selbstüberschätzung zeigt sich in der Ignoranz gegenüber den eigenen Schwächen bei gleichzeitiger Kritik an den Schwächen anderer.*

Die Substanz

NAMEN
* Sulphur, Schwefel, Schwefelblüte
* Das lateinische »Sulfur« heißt übersetzt »Schwefel«.

CHEMISCHE FORMEL
S (Schwefel)

DICHTE
2,1 g/cm³

AUSSEHEN
Gediegener Schwefel besitzt eine gelbe bis bräunliche Farbe mit grünlichem Stich und fettigem Glanz.

EIGENSCHAFTEN
Schwefel ist ein Nichtmetall der sechsten Hauptgruppe des Periodensystems, nach dem Sauerstoff und vor dem Selen. Er steht in der Häufigkeit der Elemente der Erdkruste an 15. Stelle.
Gediegener Schwefel besteht überwiegend aus Kristallen in Doppelpyramidenform. Diese zerspringen bereits bei Erwärmung in der Hand. Schwefel ist das vielseitigste Element. Er ist in sehr vielen Erzen enthalten und geht mit praktisch allen Mineralien und Metallen außer den Edelmetallen Verbindungen ein. Daneben kommt er elementar in sechs verschiedenen Formen vor: Bei normaler Raumtemperatur fin-

Bezüge zwischen der Substanz und ihrer Wirkung

Vulkanausbruch, plötzlich, jäh und unvermittelt > Jähzornige Wutausbrüche

Vulkan > Furunkel mit zackigen Rändern und gelber oder rötlicher Absonderung

Grobes, recht weiches Mineral > Robuste, direkte Menschen

Gelb > Hautausschläge mit gelblichen Absonderungen

Sich fettig anfühlend > Fettige Haut

Gestank > Übel riechende Ausscheidungen

Geruch nach faulen Eiern > Stuhlgeruch nach faulen Eiern

In Autoabgasen > Fahren oft alte Autos mit schlecht eingestellten Vergasern

Trocken > Trockene, schuppige Haut

Brennt > Brennende Schmerzen

Feuer > Steigert Verbrennungsvorgänge im Körper

Feurig > Temperamentvoll, leidenschaftlich, sehr begeisterungsfähig

Strukturvielfalt > Kreativität, viele Einfälle und Ideen

Viele Erscheinungsformen > Bei fast allen Beschwerdebildern kann Sulfur das Heilmittel sein

Antibiotikum > Wichtiges Arzneimittel nach Antibiotika-Gaben zur Reinigung des Stoffwechsels

Desinfizierende Wirkung von Schwefelwasserstoff und Schwefeldioxid > Bei bakteriellen Entzündungen der Haut

Mythologisch nährt Schwefel das Höllenfeuer > Angst vor dem Fegefeuer, tief sitzende Schuldgefühle, besonders bezüglich des ausgeprägten Egoismus

den wir den beständigen, gelben, rhombisch kristallisierenden Schwefel (1), der aus ringförmigen S8-Molekülen aufgebaut ist. Bei 96 °C verwandelt sich dieser in den ebenfalls gelben monoklinen (lang gestreckte Kristalle) Schwefel (2). Bei Temperaturen über 160 °C bildet sich brauner, zähflüssiger hochmolekularer Schwefel (3). Bei weiterem Erwärmen über 400 °C liegt Schwefel als dünnflüssige, dunkelrotbraune Schmelze (4) vor. Gießt man den geschmolzenen Schwefel in kaltes Wasser ein, bildet sich plastischer Schwefel (5), eine braungelbe, zähelastische Masse. Bei Temperaturen über 700 °C entsteht Schwefeldampf. Bei dessen raschem Abkühlen erhält man ein fein verteiltes, blassgelbes Pulver, den amorphen Schwefel (6), auch sublimierten Schwefel, Schwefelblüte oder Schwefelblume genannt.

An der Luft entzündet sich Schwefel bei etwa 260 °C und verbrennt mit blauer Flamme zu Schwefeldioxid (SO_2). Mit Verbindungen, die leicht Sauerstoff abgeben können, verläuft die Verbrennung wie beim Schwarzpulver explosionsartig.

HERKUNFT UND VORKOMMEN

Gediegener Schwefel kommt in Lagern, Nestern oder Gängen vor, entweder durch Abkühlung von Schwefeldämpfen der Vulkane oder durch bakterielle Zersetzung von Schwefelverbindungen.
Die bekanntesten Fundorte befinden sich in Italien, Frankreich, Russland, USA, Kanada, Japan, Indonesien und dem Irak.

GEWINNUNG

Gediegener oder elementarer Schwefel wird im Tage- und Untertagebau gefördert. Der dabei gewonnene, verunreinigte Roh-

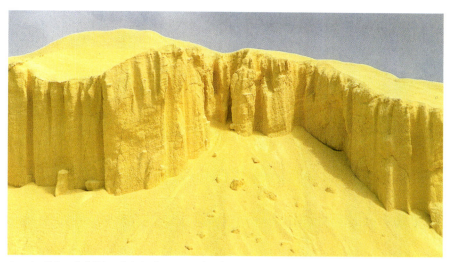

Aus der Schwefelblüte wird das homöopathische Mittel Sulfur hergestellt.

schwefel wird durch Umschmelzen und Destillieren gereinigt. Je nach den Kondensationsbedingungen fällt er als feines gelbes Pulver (sublimierter Schwefel) an oder als flüssiger Schwefel, den man in Formen erstarren lässt (Stangen-Schwefel). Heute steht die Gewinnung von Schwefel aus Schwefelwasserstoff (H_2S) im Vordergrund, der in größeren Mengen als unerwünschte Beimengung in Erd-, Kokerei- und Raffineriegasen vorkommt.

GESCHICHTE

Homer soll im 9. Jahrhundert v. Chr. sein Haus mit Schwefeldämpfen desinfiziert haben.
Plinius berichtete von Schwefel-Lagerstätten auf Sizilien und erwähnte die Verwendung von Schwefel für medizinische Zwecke. Für die Alchemisten hatte der Schwefel eine zentrale Bedeutung. Seit dem Mittelalter wurde Schwefel zur Herstellung von Schwarzpulver verwendet.

VERWENDUNG

Schwefel wird industriell benötigt zur Herstellung von Schwefelsäure, Schwefelkohlenstoff, Schwefelfarbstoffen, Sulfiten, Polysulfiden, Thiosulfaten und bei der Vulkanisierung von Kautschuk.
Schwefel besitzt fast keine physiologische Wirkung auf den Menschen. Ausnahme ist eine keratolytische (hornerweichende) Wirkung. Dabei löst er das Keratin der Hornhaut unter Bildung von Schwefelwasserstoff auf. Letzterer tötet Mikroorganismen auf der Haut ab. Fein verteilter, kolloidaler Schwefel wird deshalb in Form von Salben, Pudern und Schüttelmixturen zur Behandlung von Akne, Ekzemen, Schuppenflechte, fettiger Haut und Furunkulose eingesetzt.
Beim Schwefeln der Weinfässer wird Schwefel abgebrannt. Das dabei entstehende Schwefeldioxid ist sehr giftig, ätzend und wirkt desinfizierend.
Mit Schwefelkalkbrühe werden in der Landwirtschaft schädliche Pilzerkrankungen bekämpft.

HOMÖOPATHISCHE ZUBEREITUNG

Schwefelblüte wird mit Milchzucker verrieben und pulverisiert.
Sulfur wurde von Hahnemann geprüft.

INDIKATIONEN

Bei Kindern

Hauptindikationen

* Schwieriges Zahnen
* Nägelkauen
* Abneigung gegen Körperpflege, Luftwäsche
* Freches, aufsässiges Verhalten
* Akne, auch auf dem Rücken
* Blutarmut
* Nabelvereiterung
* Höllisch juckende Hautausschläge
* Windpocken, Masern

Allgemeine Indikationen

* Chaos verursachen, alles voll schmieren
* Bettnässen
* Bulimie
* Vorhautenge
* Mittelohrentzündungen mit Ohrenfluss, meist linksseitig
* Polypen
* Ringelflechte

Bei Erwachsenen

Hauptindikationen

* Erkältungen, Halsschmerzen und Husten mit der Tendenz, sich auf Bronchien, Lungen oder Rippenfell auszudehnen; besser in frischer Luft, durch Liegen auf der rechten Seite; schlimmer nachts, durch Zurücklehnen
* Ohnmacht
* Höhenangst, auch wenn andere sich an einem hoch gelegenen Ort befinden
* Schwächezustände bei Hunger
* Starke Geruchsüberempfindlichkeit
* Magenschleimhautentzündung und -geschwüre
* Sodbrennen
* Schmerzen in der linken Schulter
* Schwäche des Rückens, sacken im Stuhl zusammen
* Kopfschmerzen, Reizbarkeit, Schlaflosigkeit und Heißhunger auf Süßes vor der Periode; besser in frischer, trockener, warmer Luft; schlimmer in stickigen Räumen
* Schmerzhafte oder unregelmäßige Periode mit Brennen
* Scheidenpilz mit weißem oder gelbem Ausfluss

* Übel riechende Blähungen, besonders wie faule Eier
* Hämorrhoiden mit Jucken und Brennen im Enddarm; besser durch Kälte; schlimmer durch Hitze, Bettwärme, nach Stuhlgang
* Feuchtigkeit im Rektalbereich durch Heraussickern von Sekret aus dem Darmausgang
* Übel riechender Fußschweiß
* Wundrose

Allgemeine Indikationen

* Kopfschmerzen, als Bandgefühl um den Kopf oder als Brennen am Scheitel; besser durch kalte Anwendungen; schlimmer im Winter, durch Gerüche
* Vergrößerte Venen an Nase oder Wangen
* Wiederkehrende Zahninfektionen
* Netzhautblutungen
* Hautpilzerkrankungen, Fußpilz
* Unförmige und dicke Zehennägel
* Chronisch eitrige Nasenabsonderung
* Heuschnupfen
* Asthma, man fährt mit Erstickungsgefühl aus dem Schlaf hoch; schlimmer abends, durch Erkältung
* Verschleppte Krankheiten
* Lungenentzündung, besonders linksseitig
* Hautausschläge oder Schuppen am Haaransatz oder an den Augenbrauen
* Krätze
* Schuppenflechte
* Herzklopfen mit Verschlimmerung nachts
* Rücken- oder Kreuzschmerzen mit Verschlimmerung durch Bücken, langes Stehen, Sitzen, während der Periode
* Durchfall nach Biergenuss
* Übel riechender Schweiß in der Leistengegend
* Schwindelgefühl in den Wechseljahren
* Hitzewallungen mit übel riechendem Schweiß und Jucken der Scheide
* Stechende Schmerzen im Penis und Jucken in der Penisspitze
* Prostatavergrößerung oder -entzündung mit Brennen in der Harnröhre oder in der Prostata
* Herpesinfektion im Genitalbereich

Thema: Ich-Werdung

Das Mittel

GRUNDTHEMEN DES MITTELS
* Ich, Ego, Ich-Werdung
* Vulkan, Feuer
* Unordnung, schöpferisches Chaos
* Lust im Widerstreit mit Unlust
* Egoismus im Widerstreit mit Selbstlosigkeit
* Verantwortung im Widerstreit mit Verantwortungslosigkeit
* Bequemlichkeit, Faulheit
* Wille
* Säuberung, Reinigung
* Ausscheidung
* Gewissenlosigkeit
* Scham
* Neugier, Jugend
* Brüderlichkeit
* Kontakt zur Außenwelt
* Disziplinlosigkeit
* Hölle
* Grenze
* Versteck
* Geständnis

ÄTIOLOGIE
* Impfung
* Quecksilberbelastung
* Unterdrückter Schweiß
* Selbstbefriedigung
* Verlegenheit
* Schlafmangel
* Abkühlung
* Antiautoritäre Erziehung
* Selbstüberhebung
* Schlechte Nachrichten
* Kränkung
* Verlust des Ansehens
* Scharlach
* Chronische Bleivergiftung
* Langer Antibiotika-Missbrauch

LEITSYMPTOME
* Wochenendkopfschmerz
* Meist feuchte und extrem stark juckende Hautausschläge
* Folgen unterdrückter Ausschläge
* Hautausschläge mit Asthma

Vergleichsmittel

Argentum nitricum, Medorrhinum, Nux vomica, Pulsatilla; Aconitum, Antimonium crudum, Graphites, Lycopodium, Platinum, Psorinum, Tuberculinum

* Bindehautentzündung mit dem Gefühl von Sand in den Augen
* Abneigung gegen die Körpergerüche anderer Menschen, begeistert von eigenen Ausdünstungen
* Leeregefühl im Magen und Hunger, täglich um 11 Uhr
* Durchfall oder weicher Stuhl jeden Morgen, der einen gegen 5 Uhr oder gegen 6 Uhr morgens aus dem Bett treibt; mehrere Stuhlentleerungen am Morgen
* Sehr übel riechender Stuhl; die ganze Familie weiß, wenn man auf der Toilette war
* Nachts brennend heiße Füße

REAKTIONEN AUF NAHRUNGSMITTEL
Empfindungen
* Alkohol wird gut vertragen
Verlangen
* Süßigkeiten, vor der Periode
* Alkohol
* Pizza
* Eiskalte Getränke, Speiseeis
* Gewürzte Speisen
* Fleisch, Fett, Pommes frites
* Gemüse, Gurken
* Mehlspeisen
* Hamburger, Currywurst
* Kalk
* Ketchup, Spagetti Bolognese
Abneigungen
* Oliven
* Fleisch, Leber
* Eier, vor allem weiche Eidotter

* Süßigkeiten, Brot
* Fett
* Kaffee, Bier
Besserung
* Kalte Getränke
Verschlimmerung
* Milch
* Zucker
* Alkohol, Bier
* Kartoffeln, Kohl

ALLGEMEINE MODALITÄTEN
Besserung
* Gehen, Bewegung
* Schwitzen
* Kleidung lockern
Verschlimmerung
* 11 Uhr
* Links
* Kalt oder heiß baden
* Liegen, stehen, sitzen
* Durch unterdrückte Hautausschläge oder Absonderungen
* Winter
* Hunger
* Körperliche Anstrengung
* Laufen, schnell gehen
* Vor oder während der Periode
* Vor oder nach Schlaf
* Beim Erwachen
* Vollmond, Neumond
* Zimmerwärme
* Feuchte Anwendungen
* Wetterwechsel von kalt nach warm
* Zugluft
* Reiben, Berührung
* Haare schneiden
* Nach dem Essen
* Erbrechen
* Federbett
* Frühling
* Schneeluft
* Hoch gelegene Orte
* Sonnenlicht
* Unsauberkeit
* Gerufen werden

Der Mensch

PSYCHISCHE MERKMALE

Sulfur ist ein Mittel, das überwiegend bei Männern vorkommt. Sulfur-Menschen sind in ihrem Wesen sehr vielseitig und vielschichtig. Das zentrale Merkmal ist ihr Egoismus. Sie sind sich selbst am nächsten und brauchen wenig Freunde. Sie haben ihren eigenen Vorteil im Sinn, plagen sich aber oft unterschwellig mit Schuldgefühlen. Es gibt zwei Sulfur-Typen: Der erste Typ ist robust, hat eine kräftige Statur und ist materiell eingestellt. Der zweite ist der intellektuelle Typ, mit schlaksigem, hagerem Körper und philosophisch ausgerichtet.

Chaotische Kinder

Sulfur-Kinder sind extrovertiert, freundlich und aufgeschlossen. Sie sind robust und willensstark. Den Dingen, die sie interessieren, können sie sich mit großer Hingabe und Ausdauer widmen. Ansonsten sind sie sprunghaft und bereits als Kleinkinder für das Chaos bekannt, das sie anrichten, wenn man sie einen Augenblick unbeaufsichtigt lässt. Zu anderen Menschen, wie auch den eigenen Eltern, besteht nur eine geringe Verbundenheit. Dadurch leiden sie nur wenig oder gar nicht unter Zurückweisungen oder Strafen. Das Familienleben gehört zum notwendigen Alltag. Beziehungen stützen sich auf gemeinsame Interessen und praktische Zielsetzungen und sollen ihren Stolz stärken. Sie möchten immer die Ersten sein, und dazu gehört auch, dass sie im Mittelpunkt stehen wollen. Sie konkurrieren mit älteren Geschwistern und möchten diese übertrumpfen. Wenn andere in den Mittelpunkt treten, können sie sehr eifersüchtig und wütend werden.

Äußeres Erscheinungsbild

Bei Kindern
> Rötliche oder rote Haare
> Struppige, wilde Haare
> Rote Lippen
> Gelbliche Hautfarbe
> Nägelkauen
> Nasebohren, essen die Popel oder schnippsen sie in der Gegend herum
> Selbstsicher, cool, Fassade von Stärke
> Lümmeliges Dasitzen, Füße auf dem Tisch oder Sofa
> Volle Hosentaschen

Bei Erwachsenen
> Zwei Typen
>> Kräftig, robust, hochgeschossen, wohlgenährt, feste, dicke Haare, gut durchblutete, rötliche Haut, behäbig
>> Hager, mager, schnell erschöpft, schlechte Haltung, eingefallene Brust, dünne Haare, blasse Haut mit roten Flecken, vor Ideen überquellend
> Großer Kopf
> Ungekämmte, abstehende oder fettige Haare

> Dichte, buschige Augenbrauen
> Die Augenbrauen kräuseln sich an beiden Außenseiten nach oben oder auf der einen Seite nach oben, auf der anderen nach unten
> Blond oder rothaarig mit blauen, grauen oder grünen Augen oder schwarze Haare mit blauen oder grauen Augen
> Ausgeprägte Nase, oft auch Hakennase
> Schmutzige Fingernägel
> Kauzige Mimik
> Lautes Niesen und Rülpsen
> Trockene, schuppige Haut
> Unangenehmer Geruch
> Tragen Jacken und Jacketts, die vorne offenstehen
> Flecken auf der Kleidung
> Gammelig, verdreckt
> Mangel an Eleganz
> Parka, Felljacken
> Geschmacklos bei der Wahl der Kleider
> Eigenwillige Kleidung
> Unterschiedliche Socken
> Sandalen, speziell wenn auch im Winter getragen
> Geld und andere »Schätze« in den Hosentaschen

Im positiven Fall sind sie sehr beliebt in der Schule und übernehmen Führungsrollen in der Gruppe oder als Klassensprecher. Sie sind mutig und fürchten sich nicht vor den Lehrern. Im negativen Fall entwickeln sie sich zu Raufbolden, werden Schulverweigerer und zeigen Verhaltensstörungen. Feinere oder wohl behütete Sulfur-Kinder sind sehr offen und unschuldig. Sie suchen den Kontakt zu

Erwachsenen und möchten die gleichen Rechte haben. Sie finden es unfair, ins Bett geschickt zu werden, während die Eltern noch aufbleiben dürfen, oder dass sie im Gegensatz zu diesen alleine ins Bett gehen müssen. Überhaupt sind sie abends sehr aktiv.
Erwachsene robuste Sulfur-Menschen haben ein großes Geltungsbedürfnis und spielen sich auch in ihrer näheren Umgebung gerne als

Führer auf. Sie neigen zur Genusssucht: bei Essen, Alkohol, Süßigkeiten und Sex. Sie können sehr großzügig sein und haben oft starke Ängste um ihre Gesundheit und um ihre Familie.
Intellektuelle Sulfur-Menschen leben vor allem in der Welt ihrer Gedanken und lassen sich gefühlsmäßig nur selten tief berühren.

Erwachsene Einzelgänger

Sulfur-Menschen sind ungeduldige, reizbare, unzufriedene, etwas berechnende Einzelgänger. Sie können aber ebenso naive, humorvolle und gesellige Menschen sein, die gerne lachen und Spaß machen, offenherzig und freigebig mit ihrer Zeit und ihrem Geld umgehen. Sie sind Choleriker. Ihr Ärger entzündet sich so schnell, wie er verfliegt.
Um von ihren eigenen Fehlern abzulenken, wenden sie sich den Unzulänglichkeiten in ihrer Umgebung zu. Es zeigt sich in verschiedenen Bereichen, wie sie die eigenen Schwächen auf andere projizieren: Selbst oft schlampig und chaotisch, fordern sie eine klare Ordnung von ihren Angehörigen. Selbst nachlässig bezüglich ihrer eigenen Hygiene, erwarten sie peinlichste Sauberkeit von ihrer Umgebung. Einerseits sind sie überempfindlich bezüglich der Toilettengerüche anderer, andererseits können sie in ihrem eigenen Stuhlgeruch stundenlang auf der Toilette sitzen und lesen.
Sulfur-Menschen mit einem guten Selbstvertrauen neigen zur Selbstüberschätzung. Diese führt zu Kritikverhalten und zu einer Art von Arroganz. In ihrem Stolz auf ihre Tatkraft und ihre geistigen Fähigkeiten finden sie die meisten Menschen langweilig; dies umso mehr, je weniger die anderen von ihnen fasziniert sind. Gleichzeitig tendieren sie dazu, jeden zu duzen.

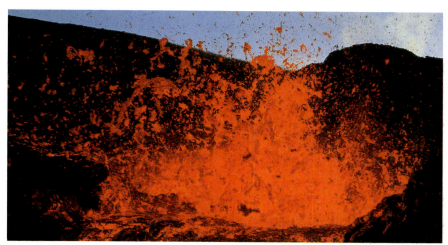

Robust und explosiv wie ein Vulkan können Sulfur-Menschen sein.

Menschen, die Sulfur brauchen, neigen auch zu Verantwortungslosigkeit. Diese betrifft ihren Umgang mit sich selbst ebenso wie den mit ihrer Familie. Dazu gehört neben ihrer leicht schmuddeligen oder chaotischen Kleidung, den unregelmäßigen Mahlzeiten oder den nicht bezahlten Rechnungen auch das Vergessen von Geburtstagen oder Verabredungen. Sie geben gerne anderen die Schuld und können unglaublich einfallsreich beim Ausdenken von Ausreden sein. Typisch ist auch ihr Verhalten, sowohl körperliche Beschwerden wie auch persönliche Probleme möglichst unter den Teppich zu kehren. Auf die Einnahme von Sulfur hin kann es dann brodeln und stinken, wenn der Teppich gelüftet wird.
Sulfur-Menschen sind faul. Sie versuchen sich um alle Aufgaben, zu denen sie keine Lust haben, herumzumogeln und suchen sich gerne Partner, die diesen Teil übernehmen. Zudem erwarten sie, von ihrem Partner gut versorgt zu werden. Sie setzen ihren Intellekt dafür ein, mit möglichst wenig Aufwand möglichst viel zu erreichen.
Charakteristische Ängste sind die Angst um ihr Seelenheil, Gewissensängste, um Familienangehörige und Freunde, die Angst erwischt zu werden, die Furcht vor Fehlern und Kontrollverlust, vor Nähe, Gespenstern, vor schrecklichen Träumen, vor der Arbeit, vor ansteckenden Krankheiten oder zu ersticken.

GEISTIGE MERKMALE

Die robusten Sulfur-Typen sind bereits als Kind sehr materiell. Dieses Interesse zeigt sich meist schon im zweiten Lebenshalbjahr in der Tatsache, dass ein gefüllter Geldbeutel eines ihrer Lieblingsspielzeuge darstellt. Später erfassen sie sehr schnell den Wert des Geldes, sind stets über den Wert der Dinge, die sie interessieren, auf dem Laufenden. Ihre Sachen oder ihre Interessen haben für sie einen höheren Stellenwert als Freundschaften.
Es stellt für sie auch kein Problem dar, sich für Wohlverhalten materiell entlohnen zu lassen. Mit den Errungenschaften der Eltern anzugeben, ist ihnen wichtig, ihr Selbstwert ist bereits als Kind sehr fest mit materiellen Werten verknüpft.
Diese Sulfur-Typen sind praktisch interessiert und besitzen einen ausgeprägten Sinn für mechanische Zusammenhänge. Bereits als Kind

erfassen sie leicht, wie technische Dinge funktionieren, und können oft neue Geräte ohne Gebrauchsanweisung bedienen.

Für die hageren Sulfur-Typen hingegen stehen bereits als Kind Bewusstseinsprozesse und Lebensphilosphien im Vordergrund. Sie sind intellektuell und interessieren sich für naturwissenschaftliche ebenso sehr wie für philosophische Fragen, wo z.B. Gott wohnt oder was beim Sterben passiert.

Sie bewundern Bücher, gehen aber schlampig mit ihren Schulbüchern um. Sie sind Leseratten und lieben es, sich in Problemstellungen zu vertiefen, sie untersuchen die verschiedensten Aspekte einer Sache, machen immer wieder neue Entdeckungen. Auf eine Antwort kommen mindestens drei neue Fragen. Dabei kommen sie bereits als Kind vom Hundertsten ins Tausendste, verzetteln sich und neigen dazu, das Begonnene nicht zu Ende zu bringen. Ihr Zimmer oder Arbeitsplatz kann ein ungeheures Durcheinander aufweisen.

Als Erwachsene können sie den Ehrgeiz entwickeln, großartige Erfindungen oder Entdeckungen zu machen und damit als Genie Anerkennung zu finden. Später wenden sie sich meist philosophischen oder religiösen Themen zu. Sie neigen zur Besserwisserei und möchten gerne spirituelle Führer sein.

Ihr vielseitiges Interesse und ihr Geltungsdrang beflügeln sie, ihr Wissen laufend zu erweitern. Ihr Ziel ist die Anerkennung. Sie möchten besonders produktiv sein, indem sie mehrere Dinge auf einmal tun. Damit verzetteln sie sich noch leichter. Sie sind oft geistesabwesend, auf Fragen fällt es ihnen dann schwer zu antworten, und die Antworten haben oft nichts mit der Frage zu tun.

Je mehr sie sich überfordern und Raubbau an ihren geistigen Kräften treiben, umso ruheloser und nervöser werden sie. Ihr Schlaf erfolgt nur noch in kurzen Intervallen. Ihr Gedächtnis kann derart nachlassen, dass sie ihren eigenen Namen vergessen. Infolge großer Müdigkeit kommt es zu Schwäche- und Ohnmachtsanfällen. Wenn sie beruflich auf Schwierigkeiten stoßen, wenden sie sich neuen Aufgaben zu oder werden apathisch und depressiv. Die Verwirrung macht sie orientierungslos und verschlimmert sich bei geistiger Anstrengung.

Sulfur-Menschen können phantastische Delirien entwickeln, dann bekommen sie beim Augenschließen Visionen. Nach unterdrückten Hautausschlägen, im Wochenbett oder im Klimakterium können schöne und erotische Wahnideen auftreten, aber auch lächerliche und groteske bis hin zu dem Wahn, seinen Kot essen zu können.

VERLANGEN
* Vergnügen
* Aufenthalt im Freien, frische Luft
* Tod
* Verbotenes tun
* Lob
* Aktivität
* Freiheit
* Spucken
* Autorität
* Allein gelassen und nicht angesprochen werden
* Alles herausfinden
* Dinge ausleihen und nicht zurückgeben

ABNEIGUNGEN
* Sich waschen, baden
* Verbindlichkeit, Verpflichtungen, Termine
* Sich entschuldigen
* Sprechen
* Bewegung

* Langeweile
* Geistige Arbeit
* Putzen
* Farbe bekennen
* Verantwortung, Pflicht
* Rauchen
* Schwäche
* Aufstehen
* Autorität
* Sich anziehen, wenn traurig
* Menschen, Vergnügen
* Sich zeigen
* Eigene Dinge verleihen
* Erziehung der Kinder

MISSEMPFINDUNGEN
* Gefühl der Erschlaffung
* Innerliches Völlegefühl
* Das Herz sei geschwollen
* Gefühl von innerlichem Ameisenlaufen
* Eine Maus laufe die Beine, den Arm, den Rücken hinauf
* Gefühl von Gluckern im Kopf
* Gefühl eines Brettes oder Balkens vor dem Kopf
* Gefühl, an den Haaren gezogen zu werden
* Als ob bei Kopfschmerzen Haare ausgerissen werden
* Als ob die Augen zusammengezogen werden
* Gefühl von Wasser im Ohr
* Die Zähne seien locker
* Gefühl eines Haares oder einer Schwellung im Hals
* Gefühl einer Verwachsung in der Brust
* Gefühl einer Flaumfeder in der Halsgrube, die Hustenreiz auslöst
* Die Faust eines Embryos im Unterleib zu spüren

SEXUALITÄT
* Ausbleibende oder unvollständige Erektion
* Unwillkürliche Samenabgänge
* Vorzeitiger Samenerguss, nach kurzer Erektion, beim Einführen in die Scheide

* Übermäßige Erregbarkeit der Genitalien
* Starker Sexualtrieb beim untersetzten, kräftigen Typus
* Untergeordnete Bedeutung der Sexualität oder Bewertung als Geschmacklosigkeit beim schlaksigen, intellektuellen Typen
* Schmerzhafter Beischlaf bei Frauen
* Neigung zur Masturbation
* Fehlendes sexuelles Verlangen
* Sex ohne Genuss

SCHLAF
* Häufiges Gähnen
* Drei bis vier Stunden lang guter Schlaf, dann aufwachen und den Rest der Nacht vor sich hin dösen
* Katzenschlaf
* Bevorzugt auf der linken Seite
* Schreien, Lachen im Schlaf
* Erwachen durch Träume, wie durch einen Schreck, mit Reden
* Hört alles im Halbschlaf
* Schlafwandeln
* Schweißausbrüche beim Träumen

TRÄUME
* Viele Träume
* Lebhaft, unangenehm, ängstlich
* Schamvoll
* Wecken auf
* Sperrmüll
* Vulkane
* Albträume, meist wenn man auf dem Rücken schläft
* Viele Ausreden
* Erwischt werden
* Renovierung
* Prophetisch
* Unwichtiges
* Komisch, lächerlich
* Loch, Schacht
* Feuer kommt vom Himmel herab
* Manipulieren, überall mitmischen
* Von einer Höhe herabfallen
* Trödelladen
* Aufräumen
* Toiletten, Toiletten säubern
* Putzen, Waschen

* Voller Sorgen
* Schmutz, Schlamm
* Häuser, groß, brennend, vergammelt, Ruinen
* Wohngemeinschaft
* Etwas verlieren
* Zigeuner
* Sich verstecken
* Vertuschen
* Nichts zugeben
* Keller, Kellertreppe, Treppen
* Alte Angelegenheiten, zukünftige Ereignisse
* Gitarre
* Klauen
* Kneipe
* Verfolgt werden
* Zerquetscht werden
* Der Tod stehe nahe bevor
* Kälte
* Hunde, Hundekot auf der Straße, von Hunden gebissen werden
* Gespenster
* Defekt
* Jugend
* Fahrrad
* Bekifft, betrunken

FARBWAHL
* Gelb
* Farbig
* Weiß

BEVORZUGTE BERUFE
* Philosoph (in Lumpen)
* Erfinder
* Chaotischer Wissenschaftler
* Guter Verkäufer
* Ewiger Student
* Besitzer eines Secondhand-Ladens
* Trödelhändler
* Soziale Berufe
* Helfer der Menschheit
* Kneipenwirt
* Hippie, Gammler
* Schnorrer
* Forscher
* Schmied
* Schlosser

* Bauarbeiter
* Putzfrau

TYPISCHE REDENSARTEN
* »Scheiße, scheißegal«
* »Schwamm drüber«
* »Schmutz ist Schutz«
* »Die Dinge unter den Teppich kehren«
* »Arsch, Arschloch«
* »Das geht mir am Arsch vorbei«
* »Mit mir bin ich immer in bester Gesellschaft«
* »Ich bin der Größte – we are the champions«
* »Ich zuerst, erst ich«
* »Ich will, ich hätte gern«
* »Ich war es nicht«
* »Stinker, Stinktier«
* »Mir stinkt das«
* »Alles bleibt offen«
* »Lügen haben kurze Beine«
* »Außen hui, innen pfui«
* »Schlampig«
* »Schmuddelig«
* »Sauber«
* »Make love not war«
* »Liebe mich am meisten, wenn ich es am wenigsten verdient habe«
* »Funken sprühen«
* »Das brennt wie der Teufel«
* »Höllisch«
* »Das juckt mich nicht«
* »Aus der Haut fahren«
* »Verdrießlich«
* »Jemandem auf der Nase herumtanzen«
* »Mist bauen«
* Ständige Warum-Fragen bei Kindern

SPORTARTEN
* Viel Sport
* Fußball
* Wrestling

ÜBUNGEN
* Die eigene Ordnung herstellen
* Aufräumen
* Feuerlauf

Die Lues-Nosode

SYPHILINUM

Eine andere Bezeichnung für die Nosode Syphilinum ist »Luesinum«. Diese Nosode gehört zu dem Miasma Syphilinie, das Hahnemann in der Krankheit Syphilis erkannt hat. Zentrale Themen der Substanz sind Destrukti- *vität, Zerfall, Zerstörung, Beschäftigung mit dem Tod. Die Ängste davor äußern sich sehr häufig in zwanghaften Handlungen, insbesondere in einem Waschzwang, der in der Angst begründet ist, sich zu infizieren.*

Die Substanz

NAMEN
* Harter-Schanker-Nosode, Syphilis-Nosode, Lues-Nosode
* Die Bezeichnung Syphilis entstammt dem Lehrgedicht »Syphilis sive de morbo gallico« von G. Fracastoro (1530), in dem von einem Hirten namens Syphilus erzählt wird, der an dieser Krankheit litt.

HERKUNFT UND VORKOMMEN
Die Geschlechtskrankheit Syphilis wird durch das Bakterium Treponema pallidum hervorgerufen. Die Infektion erfolgt meist beim Geschlechtsverkehr über geringfügige Abschürfungen der Haut oder Schleimhaut im Genitalbereich. Weitaus seltener kann man sich durch anderen Intimkontakt, Berührung offener Geschwüre, Blutkontakt, Transfusionen, infizierte Gegenstände oder Kanülen bei Drogensüchtigen infizieren.
Die erworbene Syphilis verläuft ohne Behandlung in drei Stadien: Im ersten Stadium, Lues I genannt, entsteht nach einer Inkubationszeit von etwa drei Wochen an der Infektionsstelle ein kleines, hartes, gerötetes Knötchen, welches nach einer Woche in ein schmerzloses, pfenniggroßes, dunkelrotes, hochinfek-

tiöses Geschwür (harter Schanker) übergeht.
Nach Abklingen der Primärerscheinungen in der neunten Woche geht die Syphilis in das zweite Stadium, Lues II, über. Es entstehen fleckförmige, rote Hautausschläge (Roseolen) und derbe, bräunlich- oder kupferrote, nicht juckende Knötchen (Papeln), die sich an aufeinander liegenden und sich reibenden Hautstellen zu hoch infektiösen, breiten Kondylomen (Feigwarzen) entwickeln.
Nach einer symptomenfreien, teilweise von Hautausschlägen unterbrochenen Übergangsphase kommt es meist nach Monaten oder Jahren zum dritten Stadium, Lues III. An Haut, Knochen oder inneren Organen wie Leber und Lunge bilden sich knötchenförmige Geschwulste, bei deren Zerfall (Gummen) es zu Organschädigungen und Knochenzerstörung, besonders an der knöchernen Nase, an Schädel und Brustbein kommt. Infektionen der Gelenke bewirken hartnäckige Gelenkentzündungen, Infektionen des Nervensystems und Gehirns fortschreitende Lähmungen. Lungenentzündungen, Erkrankungen des Herzens oder platzende Ausbuchtungen der Hauptschlagader

Bezüge zwischen der Substanz und ihrer Wirkung

Schanker > Harte Geschwüre auf der Hautoberfläche

Eitriges Sekret > Chronisch eitrige Absonderungen

Unsichtbares Bakterium > Angst vor Bazillen, sich zu infizieren

Versteckte, gefährliche Krankheit, meldepflichtig > Menschen mit schweren Geheimnissen, die sie keinesfalls preisgeben möchten

Die Syphilis kann mit vielen, anderen Krankheiten verwechselt werden, wird dann lange Zeit übersehen > Das syphilitische Miasma steckt in vielen Menschen und wird oft auch von den Homöopathen nicht wahrgenommen

führen schließlich oft zum Tode. Die angeborene Syphilis als Ansteckung des Fötus während der Schwangerschaft führt in den ersten fünf Monaten meist zum Absterben

Verstecktes Miasma

der Frucht, danach häufig zu Fehl- oder Frühgeburten.
Bei Erkrankungen im späteren Kindesalter sind typisch: Hornhautentzündung mit Schwerhörigkeit und halbmondförmigen Einbuchtungen an den Schneidezähnen, Verkrümmung der Schienbeine und Ausbildung einer Sattelnase.

Aussehen
Treponema pallidum ist eine Bakterienart, die sich durch ihre spiralig gewundene, flexible Gestalt und eine besondere Art der Fortbewegung von allen anderen Bakterien unterscheidet: Diese Bakterien können auf zähen Flüssigkeiten schwimmen und auf festen Oberflächen gleiten.

Geschichte
Die Syphilis tauchte erstmals im 15. Jahrhundert in Europa auf und soll von den spanischen Eroberern aus Südamerika eingeschleppt worden sein. Paracelsus gelang es mit alchemistischen Zubereitungen von Quecksilber- und Arsen-Verbindungen, diese Krankheit zu heilen. Bis zur Entdeckung des Penicillins versuchte die Medizin, der Syphilis mit hoch dosierten Quecksilber- oder Arsen-Kuren Herr zu werden, was die betroffenen Kranken und deren Nachfahren schwer schädigte.
Die Syphilis prägte die Mode des Barock und Rokoko mit ihren gepuderten Perücken und ausladenden Halskrausen. Beide Elemente dienten dazu, Haarausfall und Narben zu verdecken, die durch die Ausschläge der Syphilis verursacht wurden.

Homöopathische Zubereitung
Das Sekret von syphilitischen Geschwüren wird sterilisiert, in gereinigtem Wasser gelöst, verdünnt und verschüttelt. Syphilinum wurde von Swan geprüft und in Allens »Materia Medica of Nosodes« (1880–1890) veröffentlicht.

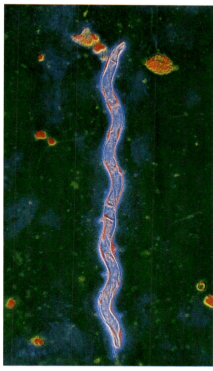

Der Erreger der Syphilis unter dem Elektronenmikroskop. Syphilinum soll das syphilitische Miasma zur Ausheilung bringen, das in vielen Menschen verborgen ist.

Das Mittel

Grundthemen des Mittels
* Verwüstung, Zerstörung
* Hoffnungslosigkeit, Not
* »Siff«, nicht mehr zu säubern
* Unbeständigkeit
* Verdrängung
* Hässliches, Schreckliches
* Bombe
* Eldorado
* Herrscher und Unterdrückte
* Chaos
* Perversion
* Schmierig, stinkig
* Rokoko

Ätiologie
* Syphilis der Vorfahren
* Drogenabhängige Eltern

Vergleichsmittel
Aurum, Platinum; Arsenicum album, Medorrhinum, Mercurius solubilis

* Alkoholismus der Eltern
* Sexueller Missbrauch

Leitsymptome
* Handwaschzwang

Reaktionen auf Nahrungsmittel
Verlangen /Besserung
* Alkohol

Allgemeine Modalitäten
Besserung
* Langsame, fortgesetzte Bewegung; langsames Gehen
* Gebirge
* Sonnenaufgang
* Tagsüber

Verschlimmerung
* Abends
* Nachts
* Feuchtwarmes Wetter
* Trost
* Dämmerung
* Dunkelheit
* Extreme Hitze und Kälte
* Offenes Feuer
* Aufenthalt am Meer
* Vor und während Gewitter

INDIKATIONEN

Bei Kindern

Hauptindikationen

* Angeborene Organdefekte
* Organdeformationen bei Neugeborenen
* Sehr schwache Frühgeborene
* Verfrühte Zahnung
* Früh Karies, direkt unterhalb des Zahnfleisches
* Minderwuchs

Allgemeine Indikationen

* Angeborene Missbildungen am Herzen
* Verzögerte Entwicklung
* Auffällige Anomalitäten der Zähne und des Kiefers
* Gaumenspalte
* Frühgeburt
* Kurzsichtigkeit
* Verschluss des Afters
* Wachstumsschmerzen

Bei Erwachsenen

Hauptindikationen

* Angeborene Organdefekte, wie z. B. eine fehlende Niere
* Unregelmäßige Zahnreihe mit Lücken
* Schielen
* Kopfschmerzen in den Schädelknochen mit Verschlimmerung nachts
* Familiäre Häufung von Alkoholikern, Drogensüchtigen oder Selbstmördern

Allgemeine Indikationen

* Aids
* Zunge mit tiefen Rissen
* Mundgeschwüre mit übermäßigem Speichelfluss
* Ekelhafter Körpergeruch
* Starke morgendliche Erschöpfung beim Erwachen
* Asthma mit Pfeifen und trockenem Husten; besser im Gebirge; schlimmer nachts, im Sommer, bei Gewitter, im Liegen
* Epileptische Anfälle mit fauligem Geschmack im Mund zuvor
* Schleichender Hörverlust
* Knochenschmerzen, besonders der langen Röhrenknochen; besser durch kalte Anwendungen; schlimmer nachts, durch Bettwärme
* Nasen- oder Mundkrebs
* Haarausfall
* Wiederkehrende Furunkel und Abszesse
* Chronische, eitrige, fast schmerzlose Geschwüre in der Leiste
* Chronische Verstopfung mit Krämpfen im Enddarm und der Empfindung, dass der Darmausgang zu eng für den Stuhlgang sei
* Schmerzhafte Periode mit geringer, übel riechender Blutung
* Große Mengen oft grünlichen Ausflusses
* Fehlgeburten
* Dusch- und Umziehzwang, wenn jemand zu nahe kommt oder bei Berührung

Der Mensch

PSYCHISCHE MERKMALE

Das zentrale Thema bei Menschen, die Syphilinum als homöopathisches Mittel benötigen, ist eine Destruktivität, bei der man von innen heraus zerfressen wird. Die Folgen davon sind Verminderung, Verfall, Zersetzung und Zerstörung. Das Morbide oder der Tod hat oft bereits für die Kinder eine große Faszination.

Auf der Gefühlsebene sind Syphilinum-Menschen ihrer Umgebung und sich selbst gegenüber negativ eingestellt. Sie fühlen sich oft in Endzeit-Stimmung. In ihrem Gefühlsleben sind sie oft sehr gehemmt und eingeschränkt. Dies macht es ihnen schwer, auf andere einzugehen und deren Gefühle wahrnehmen oder gar zu verstehen. Syphilinum-Patienten weisen eine

zwanghafte Besessenheit auf, am charakteristischsten zeigt sich dies im Handwaschzwang. Sie spüren, dass sie den Geist der Syphilis-Erkrankung in sich tragen, der jederzeit durchbrechen und sie zerstören kann. Diesen Zustand projizieren sie nach außen, und sie entwickeln eine große Angst vor Bakterien, ansteckenden Krankheiten wie Tuberkulose und Aids oder vor

Chemikalien, welche sie verseuchen könnten. Diese Ängste bewirken eine tief sitzende Abneigung gegen Schmutz oder gegen das Berühren von schmutzigen Dingen, was sich nur durch peinliche Sauberkeit und zigmaliges Händewaschen unter Kontrolle halten lässt. Diese Zwanghaftigkeit bleibt oft für die Betroffenen und ihre Umgebung unbemerkt, wenn sie Berufe wählen, welche häufiges Händewaschen erfordern.

Der Handwaschzwang gilt in der Psychologie als Hinweis auf sexuellen Missbrauch in der Kindheit oder auf eine Vergewaltigung. Diese Erlebnisse finden sich in der Vorgeschichte vieler Syphilinum-Patienten und bewirkten bereits bei deren ebenso traumatisierten Eltern die Tendenz zu Alkohol- und Drogensucht.

Syphilinum-Frauen besitzen oft eine zwanghafte Neigung, sich mit schönen Dingen zu umgeben, und sammeln daher schöne Gegenstände, die sie in einer bestimmten Ordnung aufstellen.

Viele Syphilinum-Menschen besitzen bereits im gesunden Zustand ausgeprägte mediale Fähigkeiten und neigen zu Hellsichtigkeit, außerkörperlichen Erfahrungen und Halluzinationen.

Durch die Angst, infiziert oder verseucht zu sein, sind sie hin und her gerissen zwischen der Hoffnung auf Genesung und dem Gefühl der Resignation. Sie flehen dann zwar um Hilfe, können diese aber ebenso wenig wie Trost und Mitleid annehmen.

Bei fortschreitender Verzweiflung könnten sie sich jeden Tag umbringen. Sich selbst Schmerzen zuzufügen oder Alkohol zu trinken, hilft ihnen, die innere Spannung abzubauen, und verschafft ihnen ein Gefühl der Ruhe.

Äußeres Erscheinungsbild

> Dünne, knochige Gestalt
> Unterschiedlich große Augen
> Verschieden hohe Augen
> Unterschiedliche Färbung beider Iris
> Sattelnase
> Lückenhaftes Gebiss
> Spitze oder tonnenförmige Zähne, Sägezähne, Mäusezähne
> Asymmetrisches Gesicht
> Stechender Blick
> Hässlichkeit
> Ekelhafter Geruch

GEISTIGE MERKMALE

Die geistige Ebene des Syphilinum-Patienten ist vor allem geprägt durch die Ablehnung bestehender Glaubenssätze und einer Wertordnung, es fehlen Ideale.

Syphilinum-Patienten sind entweder geistig blockiert und tun sich dann sehr schwer mit Algebra und Geometrie, oder sie sind einseitig hoch begabt, oft in Mathematik. Aber selbst dann zeigt sich ihre Tendenz zu Starrsinn und Engstirnigkeit. Entweder verstehen sie ein Problem sofort oder nie. Sie finden zwar blitzschnelle Lösungen, können aber nicht erklären, wieso und warum.

Sie sind sehr auf Vergangenes konzentriert und glauben nur Dinge, die in ihr Schema passen. Alles andere, sowohl die Meinungen als auch die Vorschläge anderer Personen, ziehen sie in ihrem Argwohn und Misstrauen grundsätzlich in Zweifel. Ergreift der Prozess der Zerstörung auch die geistige Ebene, treten geistige Benommenheit, Gedächtnisschwäche bis Gedächtnisverlust, Reaktions- und Konzentrationsman-

gel sowie Verwirrungszustände auf. Bricht die geistige Ebene zusammen, werden die Betroffenen wahnsinnig: Sie fühlen sich ständig schmutzig und meinen, es werde in ihnen gesägt.

VERLANGEN
* Lagewechsel
* Sterben wegen unerträglicher Schmerzen

ABNEIGUNGEN
* Blickkontakt

MISSEMPFINDUNGEN
* Gefühl, dass die Knochen durchgesägt werden
* Bei Kopfschmerzen hebe die Schädeldecke ab
* Gefühl von etwas Lebendigem in den Zähnen

SEXUALITÄT
* Harter Sex

SCHLAF
* Lang anhaltende Schlaflosigkeit
* Schlaflos zwischen Mitternacht und 6 Uhr früh
* Häufiges Erwachen zwischen 2 und 4 Uhr früh

TRÄUME
* Aussichtslosigkeit
* Eigene Krankheit
* Rechnen
* Jemanden erschießen oder erschossen werden
* Skelette
* Totenschädel
* Reisen in andere Welten, in denen man mit spirituellen Wesen spricht oder mit Dämonen kämpft

TYPISCHE REDENSARTEN
* »Apfelbäumchen pflanzen«

ÜBUNGEN
* Tai-Chi

Lebensbaum
THUJA OCCIDENTALIS L.

Extrakte aus den immergrünen Thujen wurden früher zur Abtreibung verwendet. Themen der Thuja sind Geheimnisse, sich verbergen, Schuldgefühle, Hässlichkeit, Hinterhältigkeit.

Wichtig ist eine gut gepflegte Fassade, die all dies verbirgt, denn die Angst, dass die abstoßende Hässlichkeit dahinter zum Vorschein kommt, ist groß.

Die Substanz

NAMEN
* Abendländischer Lebensbaum
* Amerikanischer Lebensbaum, Atlantischer Lebensbaum, Nordlebensbaum, Sumpfzeder, Totenbaum, weiße Zeder
* Der Gattungsname »Thuja« wurde von dem griechischen Wort thyo = »opfern« abgeleitet und weist darauf hin, dass das wohlriechende Holz dieser Pflanzen früher bei Opferritualen verbrannt wurde. Der Beiname stammt aus dem Lateinischen, occidentalis = »untergehend«. Dies bezeichnet die westliche Hemisphäre, wo die Sonne untergeht: das Abendland.
* Die deutsche Bezeichnung »Lebensbaum« bringt die immense Lebenskraft dieser zähen und immergrünen Pflanze zum Ausdruck.

FAMILIE
Cupressaceae, Zypressengewächse

VORKOMMEN
Die Thuja occidentalis wächst in den ausgedehnten Sumpfgebieten Nordamerikas.

AUSSEHEN
Die Thuja occidentalis ist ein immergrüner, bis zu 20 Meter hoher Baum mit einem Stammdurchmesser von bis zu 120 Zentimetern und einer pyramidenförmigen Krone. Die Rinde ist rötlich-braun gefärbt und meist in schmale Streifen gespalten. Die horizontal verlaufenden Äste sind stark verzweigt, flach und zusammengedrückt, auf ihrer Oberseite dunkelgrün, auf der Unterseite blassgrün.
Die Haupttriebe tragen bis zu vier Millimeter lange, zugespitzte, schuppenförmige Blätter, welche weit voneinander wegstehen; die Seitentriebe tragen etwa zwei Millimeter lange, stumpf-eirunde Blätter dicht nebeneinander. Auf der Rückseite besitzen die Flächenblätter ovale Drüsen.
Die Thuja bringt im April und Mai männliche, kugelige und weibliche, eiförmige Blüten hervor. Die etwa acht Millimeter langen weiblichen Blüten stehen anfangs in grüner Farbe aufrecht, später sind sie hellbraun und nickend, im Verlauf des Jahres bilden sich schuppige, hellgrüne, später zimthellbraune, dachziegelartige Zapfen mit einem kleinen spitzen Fortsatz.

HAUPTINHALTSSTOFFE
Ätherisches Öl mit Thujon, Pinen und Fenchon; Gerbstoffe; Harze; Glykoside wie Pinipikrin; giftige Verbindungen wie Thujin und Thujugin

GESCHICHTE
Der Abendländische Lebensbaum wurde 1550 in Europa als arbor vitae = »Lebensbaum« eingeführt. Unter Friedrich Wilhelm I. von Preußen wurde der Lebensbaum weitgehend ausgerottet, weil er häufig als Abtreibungsmittel verwendet wurde. Dabei kam es immer wieder zu schweren Vergiftungen, zuweilen mit tödlichem Ausgang: erhöhter Blutdruck, Durchfall, Einlagerung von Wasser in die Lungen, Krämpfe, schwerste Nieren- und Leberschädi-

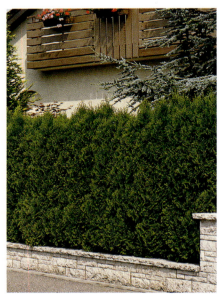

Die Thuja als Hecke verbreitet eine dunkle und distanzierte Atmosphäre.

Bezüge zwischen der Substanz und ihrer Wirkung

In feuchten Sümpfen zu Hause > Viele Beschwerden und Hautprobleme zeigen sich dort, wo es feucht und dunkel ist: Schleimhäute, Genitalbereich

Wächst wie ein Obelisk pfeilgerade in den Himmel > Anschein der Geradlinigkeit und Aufrichtigkeit

Steht wie ein Ausrufezeichen in der Landschaft > Thuja-Menschen sprechen oft sehr laut

Lässt sich in jede Form schneiden > Der Thuja-Kranke kann sich in vielerlei Gestalt zeigen

Immergrüne Farbe > Trägt gerne Loden und Trachten

Der Stamm verzweigt sich oft in etwa 50 Zentimeter Höhe zu einer Gabel, ähnlich einer Wünschelrute > Menschen, die sehr viel mit der Wünschelrute oder dem Pendel arbeiten

Rinde mit Längsrissen > Fingernägel sind längsgerillt

Gefurchte Rinde, wächst auf Friedhöfen > Alte, vertrocknet aussehende Menschen, die oft auf Friedhöfe gehen

Das Holz wurde früher bei Opferritualen verbrannt > Menschen, die sich mit Okkultismus und Opferritualen beschäftigen

Weich und kraftstrotzend, wächst nach dem Zurückschneiden immer wieder weiter > Ähnlich wie die Warzen allen Behandlungen trotzen und meist größer oder zahlreicher wieder erscheinen

Zapfen mit warzenförmigen Erhebungen > Feigwarzen, Polypen und andere Warzen mit zerklüfteter, blumenkohlartiger Oberfläche

Thuja als immergrüner, blickdichter Gartenzaun > Niemand soll hinter die wohl behütete Fassade der Bewohner schauen dürfen

Thuja als Hecke verbreitet eine dunkle und distanzierte Atmosphäre > Zurückhaltung, starke Abwehr, Distanz und Ablehnung

Thuja auf Friedhöfen und an Feldkreuzen > Schwelle zwischen dem Diesseits und dem Jenseits, zwischen der irdischen Vergangenheit und der himmlischen Zukunft

Über Jahrhunderte als Abtreibungsmittel eingesetzt > Frauen, die das homöopathische wohl behütete Thuja brauchen, haben oft Abtreibungen hinter sich

Der Duft ist balsamisch-herb, streng und etwas aufdringlich > Erster Eindruck von vielen Thuja-Patienten: kühl, berechnend, aufdringlich

---

gungen, Magenblutungen, Störungen der Zentralnervensystems.

VERWENDUNG

Die nordamerikanischen Indianer verwendeten das robuste Holz des Lebensbaumes zum Bau von Kanus und als Abdeckmaterial für Dächer.

VOLKSHEILKUNDE

Die Indianer Nordamerikas benutzten Salben aus den jungen Zweigspitzen zur Behandlung von Gelenkschmerzen und Hexenschuss. Innerlich verwendeten sie Zubereitungen des Lebensbaums als schweißhemmendes, wassertreibendes und wurmförderndes Mittel, außerdem bei Malaria, Menstruationsstörungen, Husten, Gicht und Rheuma. Mit dem Verbrennen des Holzes versuchten sie böse Geister abzuwehren.

In der europäischen Volksheilkunde stellte man aus dem Triebspitzen Einreibungen gegen Rheuma und Tee zum Entwässern her. Die Tinktur wird vorsichtig dosiert zur Steigerung des Immunsystems, zur Behandlung von Infektionskrankheiten und Fieberbläschen eingesetzt. Die alkoholische Tinktur verwendet man äußerlich bei den verschiedensten Warzenformen. Die Aromatherapie empfiehlt das ätherische Öl bei Haarausfall und Akne.

BLÜTEZEIT

April bis Mai

HOMÖOPATHISCHE ZUBEREITUNG

Die Urtinktur wird aus den frischen Blättern und Zweigspitzen gewonnen.

Thuja wurde von Hahnemann geprüft.

Das Mittel

GRUNDTHEMEN DES MITTELS

* Spaltung, Abspaltung
* Nebel
* Fremdeinfluss, Besessenheit von etwas Fremdem, okkulte Macht, verborgene Macht, schwarze Magie, Unheimliches, Spuk, Unglaubliches
* Wucherung
* Geheimnis, Heimlichkeit, Verheimlichung, Vernebelung, Verborgenheit, Verschleierung, Maske
* Verborgenes Hässliches
* Scheinheiligkeit
* Sumpf
* Morbidität
* Übertreibung
* Poltergeist
* Unklarheit
* Verschlossenheit
* Muff von tausend Jahren
* Exorzismus, Vampirismus
* Geheimbund
* Der »schwarze Mann«
* Aberglaube
* Prostitution
* St. Pauli
* Sex-Sauna
* Whirlpool
* Marionette
* Scham
* Tabu
* Sichtschutz
* Verdoppelung
* Wucher
* Beschneidung
* Grauen
* Üppigkeit
* Unterwerfung
* Doppelgänger
* Geisterfahrer
* Grufti
* Mastersfiguren, klebrige Gummitiere
* Schlüpfrig, schmuddelig, schwammig, triefend
* Vorhang, Gardine

Vergleichsmittel

Lycopodium, Silicea, Staphisagria; Acidum nitricum, Anacardium, Arsenicum album, Medorrhinum, Phosphorus

ÄTIOLOGIE

* Impfung, Impfreaktionen
* Fremdeinfluss, Glaube an fremde Übermacht
* Pendeln, Wünschelruten
* Heimliche Abtreibung
* Akuter oder unterdrückter Tripper, Tripper in der Familie
* Künstliche Befruchtung
* Beschneidung
* Bluttransfusion
* Desensibilisierung
* Abtreibung
* Wurzeltote Zähne
* Warzenentfernung
* Unterdrückter Fußschweiß

LEITSYMPTOME

* Akute und Spätfolgen von Pocken- und anderen Impfungen, Impfreaktionen oder ausbleibende Impfreaktionen
* Sehr lautes Sprechen
* Beim Sprechen werden die letzten Worte eines Satzes nur noch gemurmelt oder ganz weggelassen
* Fettiger Schweiß mit einem süßlichen oder üblen Geruch
* Allgemeine Besserung chronischer Beschwerden während einer Erkältung
* Dünne Augenbrauen, welche allmählich außen ausfallen
* Schnupfen während des Stuhlganges
* Harnstrahl geteilt oder wie aus einer Gießkanne
* Periodischer Sexualtrieb bei Männern

REAKTIONEN AUF NAHRUNGSMITTEL

Unverträglichkeit
* Zwiebeln
* Kartoffeln
* Tee

Verlangen
* Rohe Zwiebeln, Knoblauch
* Saure Speisen und Salz
* Kalte Speisen
* Süßigkeiten

Abneigungen
* Zwiebeln, Knoblauch
* Frisches Fleisch

Verschlimmerung
* Obst
* Wässrige Speisen
* Bier

ALLGEMEINE MODALITÄTEN

Besserung
* Berührung, vorsichtiges Streicheln
* Beugen der erkrankten Gliedmaßen
* Beichten, aussprechen
* Schnupfen
* Bohren in Ohr oder Nase
* Beten, Musik
* Heiß baden
* Ausfluss
* Liegen auf der rechten Seite
* Licht, Sonne
* Während Schwitzen

Verschlimmerung
* Nebel, Feuchtigkeit, feuchte Kälte
* Nachmittags, nach Mitternacht
* Strecken leidender Teile, sich strecken
* Vor Stuhlgang
* Nässe, Wasser
* Feuchtes Zimmer
* Abkühlung der Gliedmaßen
* Entblößen einzelner Teile
* Erhitzung, Erwärmung
* Tabak
* Anwesenheit von Fremden
* Zunehmender Mond

Doppelleben und Geheimnisse

INDIKATIONEN

Bei Kindern

Hauptindikationen
* Karies bald nach dem Zahnen, bevorzugt am Zahnfleischrand
* Schwere Akne mit Narbenbildung
* Wachstumshemmung nach Impfung
* Bettnässen bei starkem Warzenbefall der Hände

Allgemeine Indikationen
* Warzen an Händen, Fingern, Fußsohlen
* Brüchige oder verkrüppelte Fingernägel (Querrillen)
* Hodenhochstand links

Bei Erwachsenen

Hauptindikationen
* Alles ist unklar in der Anamnese
* Feigwarzen an den Genitalien, leicht blutend, oft nach Käse oder Fischlake riechend
* Scheinschwangerschaften mit dem Gefühl, ein Fötus bewege sich im Bauch
* Linksseitige Stirn- und Schläfenkopfschmerzen, als würde ein Nagel hineingetrieben
* Warzen oder kleine, oft behaarte Hautwucherungen in der linken Gesichtshälfte, auf den Augenlidern, unter dem Auge, an der Nase
* Chronische Nebenhöhlenentzündung mit dicken Absonderungen, Schorf und Krusten an der Nasenscheidewand
* Herpes im Genitalbereich
* Asthma mit Verschlimmerung bei kaltem, feuchtem Wetter

Allgemeine Indikationen
* Schweiß an unbedeckten Körperstellen
* Fettige Gesichtshaut
* Besenreiser
* Linksseitige Beschwerden
* Versteckte Herde, okkulte Zahnwurzelentzündung
* Kopfschmerzen nach Stress, Überanstrengung oder zu viel Aufregung, oft in Zusammenhang mit entzündetem Zahnfleisch, Karies oder Nasennebenhöhlenentzündung; besser durch Neigen des Kopfes nach hinten; schlimmer nach Sex, schwarzem Tee
* Große, gestielte, blumenkohlartige, rissige, fleischig-weiche Warzen
* Braune Flecken, häufig auf dem Handrücken
* Fehlgeburt im dritten Monat
* Harnröhrenentzündung mit grünlichem Ausfluss aus der Harnröhre
* Prostatavergrößerung oder -entzündung
* Verfrühte oder zu schwache Periode mit Schmerzen oberhalb des linken Eierstocks; besser durch Anziehen der Beine an den Körper, Liegen auf der schmerzhaften Seite oder auf dem Rücken
* Gebärmutterpolypen
* Eierstockszysten, meist linksseitig
* Schmerzhafte Regel oder Myom nach Abtreibung
* Hautausschläge zwischen den Zehen
* Reichlicher und übel riechender Fußschweiß
* Heimlicher Alkoholismus

Der Mensch

PSYCHISCHE MERKMALE

Thuja-Patienten stammen oft aus einer Familie, in der es Geheimnisse gab: Doppelleben, Abtreibungen, uneheliche Kinder, Tripper-Erkrankungen, Verfehlungen, Intrigen, Missbrauch. Geheimnisse geben ihren Trägern auf der einen Seite das Gefühl, etwas Besonderes zu sein, auf der anderen die Last des Wissens, Unsicherheit und die ständige Angst vor Entlarvung. Sich zu öffnen, bedeutet für viele unterbewusst, ein Verräter zu sein. Sie erleben dadurch eine bestimmte Art von Sprach- und Kontaktlosigkeit, die in ihnen einen ausgeprägten Mangel an Selbstvertrauen bewirkt.

Aus dieser Verunsicherung heraus verwenden die Thuja-Patienten viel Zeit und Energie für den Aufbau einer ansprechenden Selbstdarstellung. Sie geben sich große Mühe, gepflegt und hübsch, gesund und natürlich auszusehen. Aus einem Mangel an Vertrauen, Glauben und Idealen konzentrieren sie sich auf materielle Werte und deren Vermehrung. Sie besitzen kaum geistige Werte und füllen ihre innere Leere mit Prestige-Pflege, Vergnügungssucht und einer Überbewertung der Sexualität.

Thuja-Menschen besitzen meist starke sexuelle Schuldgefühle. Es fällt ihnen schwer, gefühlsmäßig und sexuell mit derselben Person intim zu sein. So können sie entweder die Sexualität kaum genießen, oder sie führen ein Doppelleben. Sie brauchen einen Menschen zum Gefühlskontakt, einen anderen für den sexuellen.

Wenn ihre Mühen nicht gewürdigt werden, sind sie gereizt, ziehen sich niedergeschlagen zurück und vernachlässigen ihr Äußeres sowie ihre Aktivitäten. Sie neigen dann zu Heimlichkeiten und Depressionen. Je weniger ihre Ziele erreichbar werden, umso mehr ziehen sie sich in eine zukünftige, bessere Vorstellungswelt zurück. Mit eingeübter Liebenswürdigkeit spielen sie sich selbst und ihrer Umgebung eine heile Welt vor. Dies wird immer anstrengender, es fällt ihnen immer schwerer, vor anderen ungezwungen und ausgeglichen zu erscheinen. Deshalb meiden sie nun Gesellschaft, weil ihnen ihre Maske wichtiger ist. Sie fürchten sich vor der Zukunft. In vertrauter, menschlicher Umgebung können sie ihre Zurückhaltung aufgeben, dann treten Unzufriedenheit, Reizbarkeit und Streitsucht zutage.

Sie neigen dazu, ihre Mitmenschen zu manipulieren, um das eigene Gesicht zu wahren. Dennoch erscheinen sie immer wieder hart, berechnend und skrupellos.

Besonders typisch ist nun, dass sie aus ihrer Verwirrung und Unsicherheit heraus eine abwartende und prüfende Haltung einnehmen. Selbst misstrauisch, kommt es zu Missver-

Äußeres Erscheinungsbild

> Trockene, gespaltene Haare, schlecht kämmbar
> Wässrige Augen
> Fettige Gesichtshaut, Akne
> Besenreiser auf den Wangen oder Nasenflügeln
> Ausgeprägte Gesichtsfalten
> Oberlippenbart bei Frauen
> »Biber«-Mund: gespitzter Mund mit gefälteten Lippen
> Bläuliche Lippen mit weißem Querrand, als ob Milch getrunken
> Dicke, blaue Unterzungenvenen
> Verlängerte Brustwarzen
> Orangenhaut
> Fettige, glänzende, grobporige Haut
> Warzenähnliche Hautflecke

> Eine große Warze in Nasennähe, meist linksseitig
> Erhabene Muttermale
> Feuchtkalte Fischhände
> Längsgerillte, brüchige oder gespaltene Fingernägel, Tüpfelnägel
> Süßlicher Schweiß
> Ausweichender Blick
> Perücke, Toupet
> Stark geschminkt
> Sprechen hinter vorgehaltener Hand
> Laut
> Düster, hexenartig, unheimlich
> Schlüpfrig, schmierig
> Grüne Kleidung, Loden, Trachten
> Gummimantel, Plastikkleidung
> Schwarze Kleidung

ständnissen mit den anderen. Als Patienten und in ihren sozialen Kontakten locken sie den anderen aus der Reserve und beobachten ihn genau, möglichst ohne etwas von sich preiszugeben. Dann können sie hinterlistig, scheinheilig, heimtückisch, verlogen oder betrügerisch wirken, meistens brauchen sie jedoch nur ein ausreichendes Sicherheitsgefühl, um sich etwas öffnen zu können. Je mehr Geheimnisse sie sich selbst geschaffen haben, desto schwieriger wird dies für sie. Sie fürchten dann jede Annäherung. Das Verschwiegene, allgemeine Tabu-Themen, wie auch ihre eigenen Schwächen erscheinen ihnen hässlich; äußerlich wie auch in ihrer Art passen sie sich diesem Gefühl an.

Ihre Isoliertheit, ihre Gewissensspaltung, die Ängste um ihr Seelenheil bewirken eine zunehmende Abscheu vor dem Leben.

Geistige Merkmale

Wenn sich die Thuja-Patienten durch ihre Haltung, den wachsenden Unterschied zwischen den Tatsachen und ihren Vorstellungen, immer mehr in Frage gestellt sehen, werden sie unsicher und verwirrt, zweifeln an allem. Ihr altes Weltbild droht zusammenzubrechen. Sie entwickeln fixe Ideen und pessimistische Vorahnungen. Ihr Gedächtnis lässt sie öfter im Stich. Verwirrt benutzen sie die falschen Worte beim Sprechen. Beim Schreiben lassen sie Buchstaben, Silben oder ganze Worte aus.

Je mehr die Unsicherheit fortschreitet, desto schwerer finden sie sich im Kontakt mit anderen Menschen zurecht. Sie werden wortkarg und schweigsam; wenn sie reden, werden sie zum Satzende immer leiser oder verschlucken ganze Wörter. Es stellen sich dann auch Wahnvorstellungen ein.

VERLANGEN
* Ordentliche Fassade
* Schwarze Magie
* Schummriges Licht
* Schminken
* Alles berühren
* Immer weinen
* Seine Gedanken für sich behalten

ABNEIGUNGEN
* Berührung
* Fremdeinfluss
* Kirche
* Gesellschaft nach der Entbindung
* Anwesenheit von Fremden
* Angesehen werden
* Sprechen
* Geistige Arbeit
* Aufstehen

MISSEMPFINDUNGEN
* Bei Kopfschmerzen Gefühl eines Nagels über dem linken Auge
* Gefühl von etwas Lebendigem im Bauch
* Gefühl der Faust eines Fötus im Unterleib
* Beim Wasserlassen Gefühl von Stacheldraht in der Harnröhre
* Gefühl eines Schleiers vor den Augen
* Kalte Luft wehe ins Auge
* Alles falle aus der Stirn heraus
* Die Augenlider seien geschwollen
* Gefühl eines Fremdkörpers im Kehlkopf
* Die Lunge sei mit der Brust verwachsen
* Brennende Tropfen laufen nach dem Wasserlassen die Harnröhre entlang
* Die Beine oder die Gliedmaßen seien zerbrechlich wie aus Glas
* Das Fleisch sei abgelöst von den Gliedmaßen

SEXUALITÄT
* Zucken des Gliedes
* Süßlicher, öliger Genitalschweiß
* Anhaltende, schmerzhafte Erektion
* Fehlende Erektion durch akuten oder unterdrückten Tripper
* Scheidenkrämpfe
* Schmerzhafter Geschlechtsverkehr bei Frauen
* Sexueller Missbrauch von Kindern

SCHLAF
* Auf der linken Seite
* Reden im Schlaf
* Erwachen um 3 Uhr mit angstvollen Gedanken über die Gesundheit
* Schlaflos durch schmerzhafte Erektionen
* Schlaflos durch Visionen oder Sehen von Geistern beim Augenschließen
* Schlaflos durch Traurigkeit
* Schlaflos nach Impfung

TRÄUME
* Fallen
* Fliegen
* Heimliche Sexualität
* Fremde im Haus, Eindringlinge in der Wohnung
* Nebel
* Ruine
* Sumpf
* Verstorbene, Tote
* Leichen begraben
* Wucherungen
* Unheimlich, bedrohlich, schamvoll, peinlich
* Glassarg
* Friedhof, Gräber, die sich öffnen
* Bordell
* Abwasserkanal
* Hervorragende geistige Arbeit
* Toter Baum
* Die Zähne brechen ab
* Verbote
* Auf dunkler Straße fahren, vom Weg abkommen
* Geisterfahrer
* Gespenster
* Gardine, Vorhang, Schleier
* Kondom
* Verfolgung

FARBWAHL
* Grün, Lodengrün, Jägergrün, dunkles Grün, Braun-grün
* Schwarz

BEVORZUGTE BERUFE
* Proktologe
* Wünschelrutengänger, Pendler
* Pathologe
* Totengräber
* Warzenbesprecher
* Theologe, Priester
* Politiker
* Hautarzt
* Zuhälter
* Geheimdienstmitarbeiter, -agent
* Wahrsager
* Prostituierte

TYPISCHE REDENSARTEN
* »Einimpfen«
* »Oben hui, unten pfui; außen hui, innen pfui«
* »Hecken zum Verstecken«
* »So tun als ob«
* »Ulkig, komisch«
* »Unheimlich«
* »Undurchsichtig«
* »Unkoscher«
* »Die Geister, die man rief, nicht mehr loswerden«
* »Pferde kotzen sehen«
* »Igitt«
* »Grufti«
* »Der Fanatiker ist ein Zweifler, der eine Entscheidung getroffen hat«
* »Darüber spricht man nicht«
* »Hinters Licht führen«
* »Im Dunkeln ist gut munkeln«
* »Schleimer«
* »Falscher Hund«
* »Unter den Talaren der Muff von tausend Jahren«
* »Nicht unter jedem Häubchen ist ein Täubchen«

ÜBUNGEN
* Geisteraustreibung
* Arabischer Schleiertanz
* Schattenarbeit

Die Tuberkulose-Nosode

TUBERCULINUM BOVINUM

Tuberculinum bovinum wird aus Tuberkelbazillen gewonnen, also den Krankheitserregern, die beim Rind Tuberkulose auslösen. Es ist die Nosode zu dem Miasma Tuberkulinie und wird vor allem bei Atemwegserkrankun-

gen eingesetzt. Wichtigste Themen des Mittels sind unerfüllte Wünsche, Sehnsucht, sich abgelehnt fühlen. Daraus entstehen Unruhe, Unberechenbarkeit, Freiheitsdrang und das Bedürfnis nach ständiger Abwechslung.

Die Substanz

NAMEN

* Rindertuberkulose-Nosode
* Tuberculinum bovinum wurde von den lateinischen Worten tuberculum = »Höckerchen« und bovinus = »vom Rind stammend« abgeleitet.

HERKUNFT UND VORKOMMEN

Die Tuberkulose (Tbc,Tb) ist eine weltweit verbreitete, von Tuberkelbakterien hervorgerufene Infektionskrankheit. Sie kommt bei Menschen, Haustieren und vielen wild lebenden Tieren vor.

Die Übertragung der Erreger vollzieht sich fast ausschließlich durch Tröpfcheninfektion über die Atemwege, selten durch Eindringen über Hautverletzungen oder über die Verdauungswege durch Milch und Milchprodukte infizierter Rinder. Bei Schwangeren ist eine Infektion des Kindes auf dem Blutweg oder über das Fruchtwasser bei der Geburt möglich.

Die Tuberkelbazillen führen am Ort der Erstinfektion zu einer unspezifischen Entzündung, bei weiterer Ausbreitung oder späterem Aufflackern entstehen körnige Geschwulstherde (Tuberkel), und es kommt zu fortschreitenden Gewebszerstörungen. Werden die Organe

Bezüge zwischen der Substanz und ihrer Wirkung

Milch als Infektionsquelle > Verlangen, seltener Abneigung gegen Milch; Allergie gegen Milch

Unberechenbare Krankheit > Unberechenbare Menschen

Ansteckend > Enthusiasmus und Abenteuerlust wirken auf etwas entfernter stehende Menschen sehr ansteckend

Einschmelzung von Geweben und Organen > Ähnliche Erkrankungen treten ohne eine Infektion mit Tuberkelbazillen auf

Lebensbedrohliche Krankheit > Bevorzugen lebensgefährliche Sportarten

Gesteigertes sexuelles Verlangen von Tuberkulosekranken > Lieben schnelle sexuelle Abenteuer ohne Vorsichtsmaßnahmen, daher entstehen meist uneheliche Kinder und Komplikationen im Privatleben

Auszehrung, Siechtum, Verfall > Drohende Zustände, wenn der Tuberculinum-Mensch blockiert wird oder nicht zu innerer Einsicht gelangt

Drohender Tod > Einen möglichen drohenden Tod spürend, leben Tuberculinum-Menschen auf der »Überholspur« in vollen Zügen und mit hoher Risikobereitschaft

Besserung der Tuberkulose im Hochgebirge > Besserung vieler Beschwerden in Höhenluft

befallen, ist ein zunehmender, im Endstadium tödlicher Funktionsausfall die Folge.

Der Verlauf der Tuberkulose ist von der Anzahl der eingedrungenen Keime und der Abwehrkraft des Betroffenen abhängig.

Die Erstinfektion betrifft fast immer die Lunge; werden die Erreger aus der Nahrung aufgenommen, ist der Darm zuerst betroffen. In 95 bis 98 Prozent der Fälle kommt es ohne wesentliche Symptome zu einer spontanen und dauerhaften Aushei-

Das Mittel bei Atemwegserkrankungen | **307**

lung unter Abkapselung der Erreger, die aber im Ruhezustand jahrelang infektiös bleiben können.
Durch Streuung der Erreger in die Blutbahn können andere Organe befallen werden, zunächst Lymphknoten und Kehlkopf, auch Bauchfell, Leber, Milz und Gehirn. Bei der Miliartuberkulose verbreiten sich die Bazillen auf dem Blutweg in mehrere Organe.
Die Gelenk-, Knochen-, Haut- oder Nieren-Tuberkulose tritt meist erst nach einigen Jahren auf. Letztere geht häufig über Harnleiter und Harnblase auf die Geschlechtsorgane über und bewirkt bei doppelseitigem Befall Sterilität.

AUSSEHEN
Der Tuberkelbazillus, Mycobacterium tuberculosis, ist ein unregelmäßig geformtes, leicht verzweigtes, unbewegliches Stäbchen. Auf Grund des hohen Gehaltes an Mycolsäuren in der Zellwand ist es grampositiv und säurefest, wachsartig und stark wasserabweisend. Es wächst bei 37 °C am besten.

GESCHICHTE
Der Erreger der Tuberkulose beim Menschen ist das 1882 von Robert Koch entdeckte Bakterium Mycobacterium tuberculosis.
Das Alt-Tuberkulin oder Tuberculinum Koch alt bestand aus Stoffwechselprodukten und Bakterienextrakten von Mycobacterium tuberculosis, das Neu-Tuberkulin besteht aus einer Aufschwemmung pulverisierter Bazillen. Das gereinigte Tuberkulin, oder Tuberkulin GT bzw. PPD, ist eine durch Fällung und Ultrafiltration der Stoffwechselprodukte gewonnene Proteinfraktion.
Das Mycobacterium avis ist der Erreger der Geflügeltuberkulose. Auch von diesen werden Nosoden in der Homöopathie hergestellt und eingesetzt.

VERWENDUNG
Die Tuberkuline enthalten Antigene und werden zum Nachweis von Tuberkulose-Antikörpern verwendet. Deren Vorhandensein weist auf eine erfolgreiche Impfung, eine überstandene oder eine noch bestehende Infektion hin.
Beim so genannten Tuberkulin-Test (auch: Moro-Probe) werden kleinste Mengen Tuberkulin in Salbenform in die Haut eingerieben, injiziert oder eingeritzt.

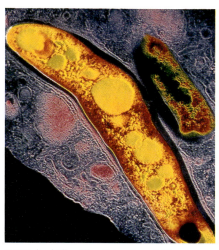

Der Tuberkelbazillus (hier eine elektronenmikroskopische Aufnahme) wurde 1882 von Robert Koch entdeckt.

HOMÖOPATHISCHE ZUBEREITUNG
Die Tuberkelbazillen aus infiziertem Lymphdrüsengewebe von Rindern werden sterilisiert, in gereinigtem Wasser aufgelöst, verdünnt und verschüttelt.
Der britische Arzt und Homöopath Burnett führte zwischen 1885 und 1890 eine Reihe von Tests mit dem Lungengewebe Tuberkulosekranker durch. Er prüfte das Tuberculinum Burnett 1890 und empfahl es vor allem bei Atemwegsbeschwerden.

Das Mittel

GRUNDTHEMEN DES MITTELS
* Freiheitsdrang, Weite
* Entwurzelung, Heimatlosigkeit, Vertriebene, Flucht
* Wanderschaft, wandern, Ortswechsel, Reiselust, Kosmopolit
* Luft, Wind
* Flugzeug, Flughafen, Startbahn
* Suche nach Befriedigung
* Erlebnishunger, Abenteuer
* Suche, Sehnsucht, Sucht, Spielsucht

Vergleichsmittel
Medorrhinum, Phosphorus; Carcinosinum, Platinum, Pulsatilla, Rhus toxicodendron, Sepia, Sulfur, Veratrum album

* Rausch, Rauschgift, Trip, Joint, LSD, Ecstasy
* Freizeitgesellschaft
* Vaterlosigkeit
* Milch
* Wolf
* Motorrad, Chopper
* Drachenfliegen
* Flatterhaftigkeit, Haltlosigkeit
* Ausgebrannt, die Kerze an beiden Enden anzünden
* Vandalen
* Cowboy
* Seifenblase
* Ausbruch aus Festgefahrenem
* Unerwünschtheit
* Unzufriedenheit

Tuberculinum bovinum

- Bösartigkeit, Selbstzerstörung
- Zerstörungslust
- Blutrausch
- Risiko
- Verbotenes
- Ruhelosigkeit, Bewegungsdrang
- Cabriolet
- Wohnmobil
- Delikatessen
- Strohfeuer
- Traumtänzer, Luftschlösser
- Rockmusik
- Lockerheit
- Kreditkarte
- Geschwindigkeit

Ätiologie
- Scheidung der Eltern, zerrüttete Ehe, unharmonische Ehe der Eltern
- Geistige Arbeit
- Vaterlosigkeit
- Gefühlserregung
- Uneheliche Zeugung
- Keuchhusten
- Armut
- Alte Tuberkulose
- Emotionale Unordnung
- Heißhunger mit Abmagerung

Leitsymptome
- Erstes oder wichtigstes Wort bei Kleinkindern ist »nein«
- Katzen- und Tierhaarallergie
- Furcht oder Abscheu vor Katzen, Hunden und anderen Pelztieren
- Allergie gegen Milch
- Astigmatismus, ungleiche Hornhautkrümmung
- Beschwerden, die von einer Körperseite zur anderen wandern oder abrupt beginnen und wieder verschwinden

Reaktionen auf Nahrungsmittel
Empfindungen
- Viel ans Essen denken

Verlangen
- Geräuchertes Fleisch, Salami

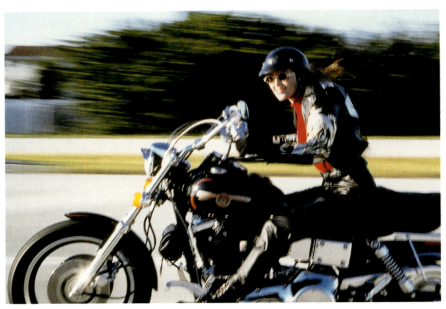

Leben »auf der Überholspur« ist die Leidenschaft des Tuberculinum-Patienten.

- Leckerbissen, Delikatessen
- Äpfel
- Schweinefleisch
- Fetter Schinken, Speck
- Rindersteaks
- Eis, besonders Schokoladeneis
- Eiskalte oder kalte Getränke
- Erfrischendes
- Erdnussbutter
- Kalte Milch
- Launenhafte Gelüste
- Butterbrot
- Salz
- Parmesan

Abneigungen
- Essen trotz Hunger
- Obst
- Fleisch
- Kalte Milch

Verschlimmerung
- Geruch von Kaffee

Allgemeine Modalitäten
Besserung
- Gebirge, Hochgebirge, Höhenluft
- Wald, Nadelwald, vor allem Kiefernwald
- Bettwärme
- In der frischen Luft
- Schnelles Gehen
- Reisen
- Meeresluft
- Fahren in kaltem Wind
- Cabrio-Fahren
- Warmes und trockenes Wetter
- Singen
- Ruhe
- Sonne

Verschlimmerung
- Morgens
- Kalt baden, nass werden
- Nasskaltes Wetter, feuchtes Wetter
- Feuchtigkeit
- Wetterwechsel, besonders von kalt nach warm
- Geistige Anstrengung
- Periodisch alle drei Wochen
- Aufwachen, aufstehen
- Beengung
- Annäherung von Gewitter
- Aufenthalt am Meer
- Eintreten in einen kalten Raum
- Geschlossene Räume, schlechte Luft
- Stille
- Druck des Gürtels
- Aufrecht stehen
- Geräusche

INDIKATIONEN

Bei Kindern

Hauptindikationen

* Eltern schlagen oder tyrannisieren
* Absichtliche Bösartigkeit, wie kleine Teufel
* Zerstörungslust, Zerstörungssucht
* Bettnässen
* Nächtliches Zähneknirschen
* Zwanghaftes oder wütendes Schlagen mit dem Kopf gegen Wand oder Boden
* Herumtrödeln bei den Hausaufgaben, Schulschwierigkeiten
* Immer nein sagen, immer etwas anderes wollen
* Erkältungsneigung mit Schwerpunkt Bronchien
* Harte Lymphknotenschwellung an Kopf und Hals
* Trichterbrust
* Ekzeme, oft schon von Geburt an

Allgemeine Indikationen

* Abmagerung trotz gutem Appetit
* Neigung zu Bronchialinfekten
* Allergien
* Heuschnupfen mit ständigem Niesen, laufender oder verstopfter Nase, wässrigem Schleim und tränenden Augen; besser in frischer Luft, in kühler, trockener Umgebung; schlimmer durch Kälte, körperliche Anstrengung
* HNO-Krankheiten
* Zahnfehlstellungen
* Gezackte Zahnschneiden
* Verfrühte erste, verzögerte zweite Zahnung
* Knochendeformierung, Skoliose-Neigung
* Behaarung entlang des Rückgrats
* Nabelbruch
* Mittelohrentzündungen
* Ausreißer, auf dem Schulweg bummeln
* Hyperaktivität: unruhig, laut, launisch, benötigen sehr viel Aufmerksamkeit
* Magersucht
* Nasenbluten
* Verbogene Mittellinie, voneinander abweichende Körperhälften
* Wolfsrachen
* Minderwuchs
* Geistige Entwicklungsstörungen oder Autismus mit rituellen Verhaltensweisen und Kopfschlagen

Bei Erwachsenen

Hauptindikationen

* Akute Atemwegsinfekte mit zähem, gelbem Schleim, tränenden Augen, leichtem Fieber, Hals- und Muskelschmerzen; besser durch frische Luft, kühlen Wind; schlimmer in stickiger Umgebung, bei Schwüle und Feuchtigkeit, durch körperliche Anstrengung
* Wiederkehrende Infekte des Brustraumes, Bronchitis oder Lungenentzündungen mit starken Schmerzen im oberen linken Lungenflügel und vergrößerten Halslymphknoten, auch mit Kurzatmigkeit und pfeifenden Atemgeräuschen
* Ständiger, trockener, kurzer, flacher Husten
* Blutarmut während der Schwangerschaft
* Nachtschweiß, Schwitzen auf der Nase
* Hitzewallungen
* Drogensucht
* Haarausfall, auch im Bartbereich
* Hautflechten
* Gelenkentzündungen

Allgemeine Indikationen

* Tuberkulose in der Familiengeschichte
* Schwächendes Schwitzen
* Zahlreiche, ständig wechselnde Symptome
* Asthma mit Besserung im Freien
* Chronische Bronchitis
* Aids
* Kopfschmerzen; schlimmer bei Hunger
* Wiederkehrende Pilzerkrankungen
* Fußpilz, Fußschweiß
* Ruhelosigkeit der Beine
* Langsame Wundheilung
* Kropf
* Allergien
* Bindegewebserkrankungen
* Rheumatische Beschwerden
* Schwellung und Empfindlichkeit der Brüste, vor allem vor der Periode
* Ausbleibende Periode
* Milchfluss beim Stillen an der Brust, an der der Säugling gerade nicht trinkt
* Hautjucken mit Besserung in der Hitze
* Ständige Müdigkeit mit Besserung durch frische, trockene Luft, besonders Bergluft

Der Mensch

PSYCHISCHE MERKMALE

Das zentrale Thema der Tuberculinum-Menschen sind ihre unerfüllbaren Wünsche. Ihnen scheint von Geburt an etwas zu fehlen – das uneingeschränkte Ja zu ihrer Existenz.

Wenn Wünsche in ihnen entstehen, versuchen sie diese mit ungeheurer Energie zur Erfüllung zu bringen. Mit Ideenreichtum, vielen unterschiedlichen Fähigkeiten, Entschlossenheit und Charme versuchen sie auf unkonventionelle Weise, ihre Impulse umzusetzen. Sie besitzen ein romantisches, zu Sehnsüchten neigendes Wesen.

Wird ihr Wille blockiert oder zwingt man ihnen einen fremden Willen auf, werden sie ausgehend vom Kopf von einer großen Schwäche mit völliger Kraftlosigkeit überwältigt. Dann sind sie leicht beleidigt, stöhnen, fluchen, drohen, schreien, toben, fluchen, werden bösartig und zerstören die Lieblingsgegenstände der Menschen, die sie gerade einschränken. Je nach Ausmaß der Frustration neigen sie auch zur Selbstzerstörung: Sie schlagen den Kopf gegen Wand oder Boden, entwickeln eine lebensgefährliche Erkrankung in Form einer Lungenentzündung oder geraten in eine lebensbedrohliche Situation in Form eines Arbeits- oder Autounfalls.

Die Frustration bewirkt eine große Unzufriedenheit, die sie oft gar nicht wahrnehmen und sich nicht erklären können. Daraus ergibt sich ein ständiges Bedürfnis nach Veränderung. Jede Routine im Leben empfinden sie als quälende Langeweile, was ihre Unzufriedenheit steigert und sie ständig zu etwas Neuem antreibt. Sie möchten ihr Leben in vollen Zügen auskosten.

Äußeres Erscheinungsbild

Bei Kindern

> Dunkler oder langer Haarflaum auf dem Rücken
> Flache oder eingefallene Brust, Trichterbrust
> Blaue Lederhaut
> Lange Wimpern
> Blass
> Widerborstige Haare
> Lang gewachsen

Bei Erwachsenen

> Erotisch
> Dünn
> Relativ muskulös
> Schlaksig, lässig, cool
> Gebeugte Haltung
> Durchscheinende Haut mit gut sichtbaren Adern
> Eingefallene Wangen
> Feine, glatte Haare
> Sommersprossen im Gesicht und am Körper

Typisch für die Lebensgeschichte von Tuberculinum-Menschen sind die häufigen Veränderungen: verschiedene Berufe oder Wechsel der Arbeitsstätten; berufliche Auslandsaufenthalte; viele Beziehungen, oft auch nebeneinander; Beziehungen zu Menschen anderer Nationalitäten und Kulturkreise; zahlreiche Umzüge; wenn sie sesshaft sind, müssen sie alle paar Monate ihre Wohnung umräumen. Auch das Bedürfnis nach Individualreisen ist ein Ausdruck hiervon.

Stabile Partnerschaften empfinden sie als starke Einschränkung ihres Lebensraumes und ihrer Freiheit. Dabei sehnen sie sich sehr nach einer idyllischen Familie und nach einer Heimat, nach Orten und Menschen, wo sie sich zugehörig fühlen. Die Grundtendenz im Verhalten der Tuberculinum-Menschen ist die Flucht, der Wunsch bei Schwierigkeiten zu verschwinden, sich durch Weglaufen Problemen zu entziehen. Die Sehnsucht nach der Weite oder nach (erotischen) Abenteuern ist ebenfalls oft eine Variante der Flucht.

Um ihr Leben aufregender zu gestalten, müssen sie aus dem Alltäglichen ausbrechen, gegen Verhaltensregeln verstoßen, Konventionen durchbrechen. Bereits als kleines Kind zeigt sich dies schon in der Eigenart, auszureißen und auf Entdeckungstour zu gehen, wenn einmal die Haustür offen steht. Auffallend ist, dass diesen Kindern bei ihren abenteuerlichen Spielen, die objektiv oft recht gefährlich wirken, in der Regel nichts passiert. Meist kommt es erst zu Stürzen und Unfällen, wenn die Eltern mit Ermahnungen, Schimpfen und Verboten eingreifen.

Gefährliche Sportarten und Drogen ziehen Tuberculinum-Menschen magisch an. Schon das Rauchen verspricht ja »den Duft der großen, weiten Welt«. Gesundheitliche Appelle und Aufklärung über mögliche Gesundheitsschäden erreichen sie darum überhaupt nicht. Auch bei Enttäuschungen, wenn sich ihre Wünsche und Ziele als Illusionen erweisen, erlangen Alkohol und Drogen eine große Bedeutung. Tuberculinum-Menschen müssen geradezu mit Auflehnung reagieren, wenn sie ihren Freiraum eingeschränkt sehen. Dadurch provozieren sie ihre Umgebung immer wieder heftig. Zurechtweisungen und Strafen scheinen sie vollkommen gleichgültig zu lassen. Sie empfinden es als boshaft, dass Erwartungen und Forderungen ihr Leben unerträglich schwer machen, und werden dann kaltblütig, bösartig, skrupellos und bekämpfen ihre Umgebung, was gelegentlich in einer Familientragödie enden kann. Sie sind weitgehend furchtlos. Zuweilen haben sie Lampenfieber, Angst vor dem Zahnarzt oder Angst, etwas im Leben zu verpassen. Charakteristisch ist die Furcht vor Katzen, zuweilen auch vor Hunden. Diese kann sich abgeschwächt als Abneigung oder als Allergie gegen diese Tiere zeigen.

GEISTIGE MERKMALE

In ihrem Egoismus neigen Tuberculinum-Menschen zum Schmarotzertum und leben gerne auf Kosten anderer. Dies in Verbindung mit ihrer Abenteuerlust macht sie oft zu notorischen Schwarzfahrern.
Sie besitzen eine sehr schnelle Auffassungsgabe und zeigen bei fortschreitender Erkrankung nur wenig Symptome auf der geistigen Ebene. Ihre Tendenz zu Ausreden und Schwindeleien kann sich schließlich dahingehend verdichten, dass sie an die eigenen Lügen glauben.

VERLANGEN
* Nervenkitzel
* Wind, Sturm, frische Luft
* Rausch, Drogen
* Reisen, Ortswechsel
* Fliegen
* Wandern, schnelle Bewegung
* Abwechslung
* Befriedigung
* Extreme, Erlebnissteigerung
* Intensiv leben, Lebensgefahr
* Prickeln
* Abenteuer, aus festen Verhältnissen ausbrechen, Verbotenes tun
* Flirten, Liebesabenteuer
* Freiheit
* Jung erscheinen

* Familienidylle
* Licht
* Selbstzerstörung, Dinge zerbrechen

ABNEIGUNGEN
* Langeweile
* Routine
* Angesehen werden
* Arbeit, Anstrengungen des Alltags
* Safer Sex
* Abschiede
* Mützen
* Pelze, Pelzmäntel
* Gleichmäßigkeit

MISSEMPFINDUNGEN
* Dass Hirn rolle von einer Seite auf die andere
* Gefühl eines eisernen Ringes um den Kopf bei Kopfschmerzen

SEXUALITÄT
* Frühe Sexualität
* One-night-Stands, erotische Abenteuer, viele Sexualpartner
* Socken anbehalten beim Sex
* Häufige, leichte Erektionen
* Häufiges Masturbieren
* Sexuell aktiv trotz Kraftlosigkeit

SCHLAF
* In Rückenlage mit Händen über dem Kopf
* Erwachen wie durch einen Schreck
* Das Bett nachts zerwühlen
* Zähneknirschen im Schlaf
* Schnarchen

TRÄUME
* Flucht
* Reisen
* Fliegen, Flughafen, beim Fliegen abstürzen
* Messer, Messerstecherei
* Aufgefressen werden
* Tiere, von Tieren verfolgt werden
* Verfolgt werden
* Urinieren, dabei Einnässen ins Bett

FARBWAHL
* Rot
* Hellblau
* Hellgrün
* Weiß

BEVORZUGTE BERUFE
* Fernfahrer
* Roadie
* Flugbegleiter, Pilot
* Barkeeper
* Umzugsspediteur
* Heiratsschwindler
* Reiseleiter
* Schausteller
* Taxifahrer
* Straßenmusikant
* Künstler
* Mitarbeiter in der Filmbranche

TYPISCHE REDENSARTEN
* »Nein«
* »Irre, toll«
* »Heute hier, morgen dort«
* »Das Glück ist immer woanders«
* »Vielleicht«
* »Hans Dampf in allen Gassen«
* »Eher umziehen als die Fenster putzen«
* »Vor die Hunde kommen«
* »Das Leben ausspucken«
* »Galoppierend«
* »Der Duft der großen, weiten Welt«
* »Mit offenen Augen ins Verderben rennen«
* »Der Weg ist das Ziel«

SPORTARTEN
* Drachenfliegen, Fliegen
* Motorradsport, Chopper
* Segeln
* Windsurfen, Wellenreiten
* Fallschirmspringen
* Funboard
* Mountainbike fahren
* Gefährliche Akrobatik

ÜBUNGEN
* Ja-Sagen lernen
* Sich halten lassen

Weißer Nieswurz

VERATRUM ALBUM L.

Die Wirkstoffe des Weißen Nießwurz bestehen aus hochgiftigen Alkaloiden und Glycosiden, die beispielsweise als Pfeilgifte verwendet wurden. Bereits die Volksheilkunde schätzte seine *blutdrucksenkenden Fähigkeiten. In der Homöopathie kommt das Mittel auch bei depressiven Verstimmungen und chronischen Psychosen zum Einsatz.*

Die Substanz

NAME
* »Veratrum« soll von dem lat. Wort »vertere« = wenden abgeleitet sein, weil der Genuss der Pflanze wahnsinnig machen kann. Das lat. Wort »album« = weiß beschreibt die Blütenfarbe.
* Weißer Germer, weißer Nieswurz
* Brechwurz, Chäferworzel, Gärwere, Germander, Germel(e), Germerwurzel, Görbela, Hemmer, Hammerwurz, Hematwurzen, Lauswurz, Läusekraut
* »Nieswurz« weist auf die frühere Verwendung als Schnupftabak hin.

FAMILIE
Liliaceae, Liliengewächse

HERKUNFT UND VORKOMMEN
Feuchte Wiesen der europäischen Alpen und des Jura in Höhenlagen zwischen 1000 und 2700 m; Nordasien. Blüht im Juli und August.

AUSSEHEN
Ein daumendicker, kurzer, graubrauner Wurzelstock mit weißlichem Inneren, von dem zahlreiche, bis zu 20 Zentimeter lange, dünne Wurzeln ausgehen, bringt einen aufrechten Stängel von bis zu 120 Zentimeter Größe hervor, der von wechselständig ineinander geschobenen Blattscheiden gebildet wird. Die Blätter entwickeln sich ganzrandig, stängelumfassend und tief längsgefaltet bis zu einer Länge von 30 Zentimetern. Im unteren Teil der Pflanze sind diese von breitovaler, nach oben zu von lanzettlicher Form, je drei auf einem Stängelumfang. Während die Oberseite kahl ist, zeigt die Unterseite eine flaumige Behaarung. Im Sommer entwickelt sich am Ende des Stängels eine 30 bis 40 Zentimeter lange Blütenrispe mit grünlichweißen, sternförmigen Blüten.

HAUPTINHALTSSTOFFE
Die hochgiftigen Alkaloide Protoveratrin, Veratridin, Jervin und Germerin nehmen in ihrer Konzentration mit zunehmender Höhe des Standortes ab. Die Pflanze enthält außerdem Glycoside und organische Säuren sowie Bitterstoffe.

GESCHICHTE
Samuel Hahnemann wies darauf hin, dass durch den Zusatz von Nieswurz im Schnupftabak »oft zwar kein Niesen, aber eine Beraubung der Sinne erfolgt«. Er beschrieb die Wirkung 1820 in seiner Habilitationsschrift »Dissertatio historico medica de Helleborismo viterum« und verwendete diese bei Cholera und Wahnsinn.

Bezüge zwischen der Substanz und ihrer Wirkung

Entzieht dem Boden sehr viel Feuchtigkeit > Bei Krankheiten, die dem Organismus die Lebenssäfte und Lebenskraft entziehen. Für Menschen, die andere aussaugen, indem sie diese übermäßig für sich in Anspruch nehmen.

Hat keinen eigenen Stängel, dieser wird aus den Blattscheiden gebildet > Hat keine eigene Mitte

VERWENDUNG
Bis ins 18. Jahrhundert galt der Germer als Heilmittel gegen Wahnsinn, manische und depressive Zustände. Wurzelextrakte fanden auch Verwendung als Pfeilgifte.
In der Volksheilkunde wurden die Wurzelstöcke wegen ihrer blutdrucksenkenden Wirkung früher bei Herz- und Kreislauf-Erkrankungen eingesetzt.

HOMÖOPATHISCHE ZUBEREITUNG
Samuel Hahnemann prüfte Veratrum album in den Jahren zwischen 1826 und 1830 auf seine Wirksamkeit.

Psychose und Depression **313**

Das Mittel

GRUNDTHEMEN DES MITTELS

* Kollaps
* Spirale
* Strudel
* Höhere Werte
* Abgehoben, über den Wolken sein
* Sendungsbewusstsein
* Höhere Mächte
* Unglück bis über den Tod hinaus

Vergleichsmittel

Arsenicum album; Tuberculinum, Medorrhinum, Platinum

INDIKATIONEN

Bei Kindern

Hauptindikationen
* Nägelkauen
* Hyperaktivität mit sehr lebhaftem Auffassungsvermögen und Besserung durch Herumtragen, das Kind malt, singt und spielt ohne Unterlass

Allgemeine Indikationen
* Verhaltensstörungen nach Geburtstraumata
* Eifersucht
* Laufen als kleine Kinder von zu Hause weg
* Täuschen Krankheiten vor
* Nasenbluten im Schlaf
* Durchfall nach Birnen, Gurken, Kartoffeln oder kalten Getränken im Sommer
* Keuchhusten mit ausgeprägter Schwäche, kaltem Schweiß und geringem Fieber

Bei Erwachsenen

Hauptindikationen
* Chronische Psychosen mit dem Wahn, als Werkzeug Gottes berufen zu sein, die Welt zu retten
* Cholera mit Erbrechen und Durchfall
* Ohnmacht nach Angst, Schreck, Schock oder Erregung, beim Anblick von Blut, durch kleine Wunden, bei starken Schmerzen, Zahnschmerzen, während der Wehen, in der Schwangerschaft, während des Stuhlganges oder bei Durchfall, infolge heftiger Schmerzen während der Periode, Völlerei oder Hitzschlag mit Besserung durch Liegen und Zudecken sowie Verschlimmerung nachts, durch Berührung, kalte Getränke und Darmtätigkeit
* Fleisch- und Fischvergiftungen
* Unmäßiges Beten

Allgemeine Indikationen
* Alkoholismus mit Zerstörungswut
* Kreislaufkollaps bei Infektionskrankheiten,

Angina pectoris, Herzinfarkt, Schlaganfall oder Bluthochdruck
* Schwäche, den Kopf zu halten, während Stuhlgang, in der Schwangerschaft
* Ohnmachtartige Schwäche
* Schweißausbrüche während der Periode
* Schwitzen und Kälteschauer während des Stuhlgangs
* Sonnenstich
* Schwindel mit Erbrechen und kaltem Schweiß
* Schwindel beim Überqueren von fließenden Gewässern
* Starke Kopfschmerzen mit eisigem Kältegefühl, besonders im Bereich des Scheitels, oftmals mit Erbrechen
* Demenz
* Kälte von Händen und Füßen, Morbus Raynaud
* Verstopfung mit großem, hartem, schwarzem Stuhl, Schwitzen, zuweilen auch Ohnmacht beim Pressen
* Ohrgeräusche während der Periode
* Extreme Schwäche während der Periode, kann tagelang kaum stehen
* Depressionen mit verzweifelter Stimmung vor der Periode
* Depressionen während der Schwangerschaft, Wochenbettpsychosen
* Schwangerschaftserbrechen mit großem Durst auf kaltes Wasser, welches aber schlecht vertragen wird
* Zu reichliche Körperabsonderungen: Schweiß, Speichel, Schnupfen, Urin, Menstruation, Durchfall, Erbrechen
* Rückenschmerzen nach geringster Zugluft
* Schwere neuralgische oder rheumatische Schmerzen der Gliedmaßen, die den Patienten zum Wahnsinn treiben

314 *Veratrum album L.*

ÄTIOLOGIE
* Unverständnis anderer
* Verletzungsschock
* Lange Zeit der Selbstvorwürfe
* Willkürliche Unterdrückung, Willkür
* Abkühlung
* Geldverlust, Misserfolg
* Arsenvergiftung
* Erschütterung
* Verletzung

LEITSYMPTOME
* Kreislaufkollaps mit kalter, bläulicher Haut, kaltem (Stirn-)Schweiß und kaltem Atem, beschleunigtem Puls, Muskelkrämpfen oder Muskelzucken und extremem Durst mit Verschlimmerung nachts, bei nasskaltem Wetter und nach dem Verzehr von Obst
* Brechdurchfälle, mit heftiger Übelkeit, anfallsartigen Krämpfen und Kreislaufkollaps mit kaltem Schweiß, kaltem Gefühl im Bauch und salzigem Speichelgeschmack, wässrigen grünen oder farblosen Stühlen; dabei oft Heißhunger mit Verlangen nach kaltem Wasser, Eis-

würfeln, Eis, Saurem und Salz; Besserung durch Hinlegen, heiße Getränke, warmes Essen und Milch; Verschlimmerung nachts, durch kalte Getränke, Berührung und Bewegung
* Akute Psychose mit Größenwahn, irrationale Angst, Opfer eines Unglücks zu werden, mit Gewalttätigkeit oder dem Ausgeben großer Geldmengen
* Erbrechen und Durchfall während der Periode mit starken Menstruationsbeschwerden, besonders mit krampfartigen Schmerzen

REAKTIONEN AUF NAHRUNGSMITTEL
Verlangen
* Eis
* Kalte Getränke, kalte Speisen
* Erfrischendes
* Saures Obst, Gurken
* Saure Speisen und Salz
* Sardinen, Hering, Sardellen
Abneigung
* Obst
* Warme Speisen
* Kalte Getränke

Besserung
* Fleisch, heiße Speisen
* Bier
Verschlimmerung
* Obst, Birnen
* Brot, Gebäck
* Kartoffeln

ALLGEMEINE MODALITÄTEN
Besserung
* Schwitzen
* Geistige Anstrengung
* Flach liegen, Liegen mit angezogenen Beinen
* Entblößen
Verschlimmerung
* Vor der Periode
* Vor dem Stuhlgang
* Wetterwechsel von kalt nach warm
* Winter, Sonnenwende
* Erst rechts, dann links
* Schwitzen, weinen
* Feucht-warmes Wetter
* Körperliche Arbeit
* Vor Fieber
* Erbrechen
* Abwärtsbewegung (bücken, Fahrstuhl)

Der Mensch

PSYCHISCHE MERKMALE
Menschen, die diesem Konstitutionstypus angehören, zeigen nur selten ihre Gefühle. Sie sind sehr kopflastig und haben kaum gefühlsmäßige Bindungen an ihre Mitmenschen. Sie zeigen eine ausgeprägte Reizbarkeit, wenn sie trotz ihrer extremen Unruhe still sitzen sollen, wenn sie in ihren unablässigen Beschäftigungen wie Spielen, Singen und Malen unterbrochen werden oder wenn ihnen etwas nicht gelingt.
Ihre Eifersucht den Geschwistern gegenüber zeigen sie deutlich hand-

Äußeres Erscheinungsbild

Bei Kindern
> Frühreife Jugendliche
> Rasante geistige Entwicklung
> Extreme Unruhe mit sinnlosen, sich wiederholenden Handlungen (Dinge stapeln oder in kleinste Teile zu schneiden/zerreißen)
> Beißen, treten, anderen ins Gesicht spucken, Fluchen
> Albernes, krampfhaftes, oft anhaltendes Gelächter

Bei Erwachsenen
> Ängstlicher Gesichtsausdruck
> Grünliche oder bläuliche Gesichtsfarbe wie ein Toter
> Oft sehr spitzes, knochiges Gesicht
> Kräftige, gerade Nase
> Durchdringender, fast stechender Blick
> Drahtiger Körperbau
> Geldzählbewegungen der Hände
> Sinnlose Wiederholung bestimmter Tätigkeiten

Kopfgesteuert und gefühlsarm

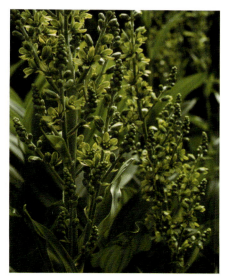

Die höchste Konzentration der Wirkstoffe des Weißen Nießwurz findet sich im Wurzelstock.

greiflich, aber nicht emotional, mit Schubsen, Bein stellen, treten, spucken. Ihre Gefühllosigkeit zeigt sich am deutlichsten bei Zurechtweisungen oder Strafen.

Als Erwachsene zeigt sich die gefühlsmäßige Erstarrung in dem dogmatischen geistigen Verhalten. Ihre meist sehr selbstbewusste Art basiert auf ihrer Gefühllosigkeit. Gegenüber ihren Partnern und Kindern bleiben sie in der Regel verhalten und abweisend bei gleichzeitiger großer Eifersucht. Ihr Verhalten gegenüber Vorgesetzten ist meist freundlich und durch (zu) großen Respekt geprägt, gegenüber Untergebenen verhalten sie sich oft arrogant und hart.

Geistige Merkmale

Eines der ersten auffälligen Merkmale ist ihre ständige Aktivität. Etwas in ihrem Inneren scheint sie mit beträchtlicher Energie zu ständigem Tun zu zwingen. Dies kann vollkommen ziellos sein.

Sie können auch sehr ehrgeizig und voller Tatendrang sein. Mit großer Ausdauer, gegebenenfalls auch mit Rücksichtslosigkeit und Härte, setzen sie alles in Bewegung, um ans Ziel zu kommen. Um ihre soziale oder gesellschaftliche Position aufzubauen und zu festigen, schrecken sie auch vor Tricks und Manipulationen nicht zurück.

Die emotionale Erstarrung wird oft an ihrem Verhalten sichtbar, dem es an einer der Situation angemessenen Natürlichkeit mangelt. Sie sprechen abgehackt oder unangemessen laut, sie lachen zu laut oder an den falschen Stellen, sprechen überzogen selbstsicher und unterbrechen andere oft herrisch oder tadelnd in unangemessener Weise. Sie gelten unter Kollegen oft als diktatorisch und intolerant, besserwisserisch, selbstgerecht, arrogant, wenig kooperativ und bei Konflikten zu keinem Kompromiss fähig. Es soll möglichst immer alles nach ihren Vorstellungen gehen.

Daneben zeigen sie oft zwanghafte Verhaltensweisen. Sie können von Pünktlichkeit besessen sein, erledigen bestimmte Tätigkeiten immer genau zur selben Stunde oder in exakt der gleichen Zeitspanne. Sie kümmern sich auch pedantisch um Kleinigkeiten. Bei Verstößen dagegen reagieren sie reizbar bis wütend.

Verlangen
* Alle Menschen zu küssen
* Aktivität
* Arbeit, geistige Anstrengung
* Weglaufen, fliehen, wandern in der Schwangerschaft
* Beißen
* Spucken

Abneigungen
* Sprechen
* Ehemann und eigene Kinder

Missempfindungen
* Von elektrischen Schlägen
* Von eisiger Kälte
* Als fließe Eiswasser in den Blutgefässen
* Dass die Nase länger sei
* Eines Eisklumpens auf dem Scheitel bei Kopfschmerzen
* Dass Rachen oder Zungenspitze verbrannt seien
* Als laufe ein Tropfen an der Schläfe herunter
* Als würde Wasser auf den Kopf tropfen
* Als würde ständig kalte und warme Luft aus den Ohren strömen
* Als würde etwas Lebendiges vom Magen in den Hals aufsteigen
* Ständiges Leeregefühl im Magen mit Hunger, der sogar nach reichlichem Essen auftritt

Sexualität
* Vermehrtes sexuelles Verlangen bei Frauen nach enttäuschter Liebe
* Nymphomanie
* Anfallsweise gesteigertes sexuelles Verlangen bei Männern

Schlaf
* Heftiges Gähnen
* Schläft vor Schwäche während des Sprechens ein
* Seufzen im Schlaf

Träume
* Von wilden Tieren oder Hunden verfolgt oder gebissen zu werden
* Katzen, Jagd
* Von ertrinkenden Menschen

Bevorzugte Berufe
* Prediger, Präsidenten, Könige
* Diktatoren

Typische Redensarten
* »Voller Elan«
* »Volldampf voraus«
* »Auf Draht sein«
* »Knallhart«
* »Bin ich Jesus?«

Zink

ZINCUM METALLICUM

Zink wird in der Industrie unter anderem als Rostschutz verwendet, in der Medizin wird es bei Hauterkrankungen und zur Stärkung des Immunsystems eingesetzt. Themen des Mittels sind Einschränkung, Abgrenzung, Unterdrü- *ckung durch sich selbst und durch andere. Jegliche Entwicklung ist blockiert, was zu großer Unzufriedenheit und innerer Spannung führt, die sich in Reizbarkeit, Krämpfen, Jammern oder Triebhaftigkeit entlädt.*

Die Substanz

NAMEN
* Zink
* Zink stammt wahrscheinlich von dem mittelhochdeutschen Zinke, Zinken = »Zacken, Spitze«. Das Destillat des Metalls setzt sich an den Wänden des Schmelzofens in Form von Zacken ab.

CHEMISCHE FORMEL
Zn (Zink)

DICHTE
7,14 g/cm³

AUSSEHEN
Zink ist ein bläulich weißes sprödes Metall, das an frischen Oberflächen stark glänzt.
Zinkblende oder Sphalerit (ZnS) ist ein kubisches, durchsichtiges bis durchscheinendes, diamanten bis metallisch glänzendes Mineral, meist mit Kadmium-, Eisen- und Mangan-Beimengungen: als Honigblende gelb, als Rubinblende rot, als Marmatit oder Christophit grün oder dunkelbraun bis schwarz.
Zinkspat oder Smithsonit (ZnCO₃) ist ein weißes oder graues, braunes, grünes, blaues, rosafarbenes, selten farbloses Mineral mit Glas- bis Perlmuttglanz, durchscheinend bis undurchsichtig.

Kieselzinkerz oder Hemimorphit (Zn₄[(OH)₂|Si₂O₇] . H₂O) ist ein weißes, grünes, gelbes, braunes oder auch farbloses Mineral mit glasigem, an Spaltflächen perlmuttartigem Glanz, durchscheinend bis durchsichtig.

EIGENSCHAFTEN
Zink ist ein chemisches Element der zweiten Nebengruppe des Periodensystems, vor Kadmium und Quecksilber.
Bei etwa 120 °C wird es walz- und dehnbar, bei 419,6 °C hat es seinen Schmelzpunkt, bei etwa 500 °C verbrennt es an der Luft mit grünlich blauer Flamme zu Zinkoxid (ZnO). An der Luft ist Zink recht beständig, weil es sich bald mit einer Schutzschicht von Zinkoxid und basischem Zinkcarbonat (ZnCO₃) überzieht. Gegen Wasser ist kompaktes Zink relativ beständig, wohingegen Zinkstaub bereits mit Wasser reagiert. In Säuren und Basen wird es unter Wasserstoffentwicklung gelöst. Zink besitzt eine gute Legierbarkeit mit vielen Metallen, besonders mit Kupfer, Silber, Gold, Quecksilber, Magnesium, Eisen, Aluminium, Kobalt und Nickel. Mit Blei, Chrom, Wismut und Zinn lässt es sich nicht legieren.

Bezüge zwischen der Substanz und ihrer Wirkung

Abdecken der Haut gegen äußere Einwirkungen > Dadurch wird aber auch die Entgiftung über die Haut blockiert mit der Folge andersartiger Beschwerden

Schutz, Schutzschicht > Fühlt sich schutzlos ohne das Elternhaus

Rostschutz, Korrosionsschutz: isolierend, hemmt Veränderungen > Menschen mit blockierter Persönlichkeitsentwicklung

Sich genau ausformen, scharfe Formen > Eine genaue, scharfe Ausformung der Persönlichkeit fehlt dem Zincum-metallicum-Patienten

Ummantelung von Drähten > Den Nerven fehlt die stabilisierende Schutzschicht

Hohe Konzentration in den Inselzellen der Bauchspeicheldrüse > Mittel bei Diabetes

Das Diabetes-Mittel

HERKUNFT UND VORKOMMEN
Reines, gediegenes Zink kommt in der Natur nicht vor.
> Zinkblende: Westfalen, Bayern, Österreich, Serbien, Russland, USA, Mexiko
> Zinkspat: Wiesloch (Baden-Württemberg), Österreich, Italien, Griechenland, Nordspanien, Mexiko, Namibia, USA, Australien
> Kieselzinkerz: Aachen, Österreich, Russland, Mexiko, USA

GEWINNUNG
Zink steht in der Häufigkeit der Elemente der Erdkruste an 25. Stelle und kommt in Erzen als Sulfid, Karbonat und Silikat vor.
Das wichtigste Mineral für die Zinkgewinnung ist die Zinkblende, in der Zink neben Blei, Eisen, Kupfer, Kadmium, Indium und Thallium in Konzentrationen von 4 bis 20 Prozent enthalten ist.
Durch Flotation und Abrösten entsteht Zinkoxid, aus dem durch thermische Reduktion reines Zink gewonnen wird.

GESCHICHTE
Messing, die Legierung von Zink und Kupfer, fand bereits im 3. Jahrtausend v. Chr. in Babylonien und Assyrien Verwendung. Im Römischen Reich erlangte es große Bedeutung als Gebrauchsmetall. Verfahren zu seiner Gewinnung wurden vor dem 14. Jahrhundert in Persien, Indien und China entwickelt.
In Europa finden sich erste Angaben über Zink im 16. und 17. Jahrhundert bei Paracelsus, G. Agricola und dem Goslarer Hüttenmeister Georg Engelhard von Löhneyss (1552–1625), der auch erstmals den Namen Zink benutzte.
Reines Zink wurde in Europa erst im 18. Jahrhundert gewonnen.

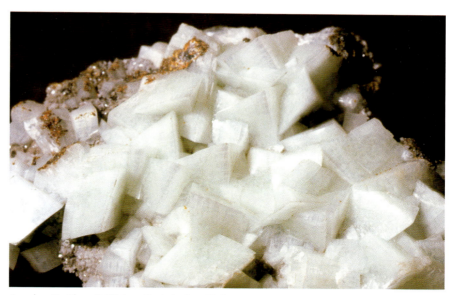

Aus dem Smithsonit (Zinkspat) wird reines Zink gewonnen.

VERWENDUNG
Da sich Zink bei Temperaturen zwischen 100 und 150 °C leicht walzen und ziehen lässt, wird es zu Drähten, Blechen und Rohren verarbeitet. Zinklegierungen werden für Gebrauchsgegenstände, aber vor allem als Werk- und Baustoffe verwendet.
Eisen und andere korrosionsgefährdete Metalle werden verzinkt.
Zinkstaub oder Zinkgrau finden als Rostschutzpigment sowie als Reduktionsmittel Verwendung.
Aus Zink werden auch Trockenbatterien hergestellt.
Zink ist für den menschlichen Organismus ein wichtiges Spurenelement, welches mehrere Enzyme aktiviert. Es spielt in der Bauchspeicheldrüse, der Netzhaut des Auges und im Hautstoffwechsel eine besondere Rolle.
Zink steigert die Abwehrkräfte durch Schutz vor schädlichen Umwelteinflüssen, es wirkt antiallergisch, entzündungshemmend und wundheilungsfördernd, es fördert das Wachstum und die Widerstandsfähigkeit von Haaren und Nägeln.
Zink wird innerlich als Aspartat, Orotat, Sulfat oder Histidinat in Tablettenform eingesetzt zur ergänzenden Behandlung bei Nervenschmerzen, Krampfanfällen, Wundstarrkrampf und hysterischen Zuständen, äußerlich als Zinkoxid oder Zinksulfat in Form von Salben, Pasten, Schüttelmixturen und Pudern. Zinkleim ist eine Mischung aus Zinkoxid, Glycerin, Leim und Wasser. Er wird bei verschiedenen Haut- und Venenerkrankungen warm auf Mullbinden aufgetragen, verfestigt sich beim Erkalten und bildet eine luftundurchlässige Schicht auf der Haut.
Überdosierungen führen zu Vergiftungserscheinungen mit metallischem Geschmack auf der Zunge, Kopfschmerzen, Erbrechen, Durchfall und Entzündungen der Verdauungsorgane.

HOMÖOPATHISCHE ZUBEREITUNG
Reines Zink wird erhitzt, pulverisiert und mit Milchzucker verrieben. Zincum metallicum wurde 1828 von Hahnemann geprüft.

Das Mittel

Grundthemen des Mittels
* Abdeckung, Schutz durch Abdeckung
* Freiheit, Gleichheit, Brüderlichkeit
* Individuum im Widerstreit mit der Gesellschaft
* Verlust der Eigenart, Gleichschaltung
* Träger Geist im Widerstreit mit überwachem Körper
* Anpassung, Einordnung
* Unterdrückung, Unterwerfung
* Kastration, Entmannung
* Blitz aus heiterem Himmel, Atomblitz
* Rostschutzmittel
* Klonen
* Totalitäres Regime, Diktatur
* Revolution
* Auflehnung
* Geheimniskrämerei, Geheimnis
* Verborgenes
* Haltbarkeit
* Mangel an Häutung
* Psychiatrie
* Wassermannzeitalter
* Gezinkte Karten

Ätiologie
* Unterdrückung
* Unterdrückung von Äußerungen
* Überwachung
* Unterdrückter Fußschweiß
* Impfungen gegen Kinderkrankheiten: Polio, Masern
* Unterdrückung von Beschwerden durch Psychopharmaka
* Unterdrückung des Hustens durch Hustenblocker
* Erzwungene Unterwerfung
* Zwang
* Plötzliches Unheil
* Stress
* Schlafmangel
* Stromschlag
* Gehirnerschütterung

Vergleichsmittel

Cuprum metallicum, Nux vomica, Rhus toxicodendron; Agaricus, Causticum, Ignatia, Lachesis

* Kopfverletzung
* Bergsteigen
* Abkühlung
* Einnahme von Eisenpräparaten
* Alkoholismus
* Chronische Bleivergiftung
* Sterilisation bei Männern
* Unterdrückung von Hautausschlägen durch Zinksalbe

Leitsymptome
Ruhelosigkeit der Beine, ständiges Bewegen der Beine und Füße, vor allem nachts, was den Patienten am Schlaf hindert

Reaktionen auf Nahrungsmittel
Unverträglichkeit
* Kleinste Weinmengen
* Alkohol

Verlangen
* Bier abends

Abneigungen
* Wein
* Fisch
* Kalbfleisch
* Essen, wenn man daran denkt
* Süßigkeiten, Zucker

Verschlimmerung
* Wein
* Alkohol
* Wird schnell betrunken
* Milch
* Brot
* Kalbfleisch
* Stärkungsmittel
* Zucker
* Gewürze

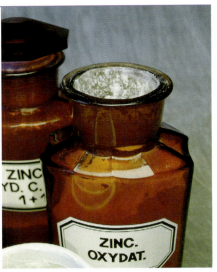

Zinkoxid wird in Form von Salben und Pudern als schützendes, abdeckendes Mittel verwendet.

Allgemeine Modalitäten
Besserung
Beim Essen
* Natürliche Absonderungen wie Urin, Stuhl, Periodenblut
* Vermehrte Schleimabsonderung, Durchfall, Samenabgang
* Bewegung
* Gedanken an den Tod
* Während der Periode

Verschlimmerung
* 11 Uhr
* Unterdrückte Hautausschläge
* Unterdrückte Periode
* Im Schlaf
* Nach dem Essen, nach dem Frühstück
* Vor, während der Periode
* Sitzen
* Entblößen
* Feuchtkalte Anwendungen
* Im Meer baden
* Erhitzung, Erwärmung
* Ofenwärme, Feuerschein
* Hunger
* Berührung der Haare
* Sprechen anderer Personen

INDIKATIONEN

Bei Kindern

Hauptindikationen

* Virusbedingte Kinderkrankheiten wie Windpocken, Masern und Röteln, wenn der Ausschlag nur langsam erscheint, begleitet von geistiger und körperlicher Schwäche des Kindes und unwillkürlichen Zuckungen
* Religiöse Gemütsstörungen
* Gesteigertes sexuelles Verlangen

Allgemeine Indikationen

* Husten mit Atemnot, Bandgefühl und Greifen an die Genitalien wegen Hodenschwellung; besser durch Abhusten; schlimmer durch Süßigkeiten, tiefe Atmung, in der Ruhe
* Schielen
* Entzündungen von Hirnhaut und Gehirn mit Kopfrollen, Aufschreien, Bewusstseinstrübung, Krämpfen und Reaktionslosigkeit auf Außenreize

Bei Erwachsenen

Hauptindikationen

* Kollaps durch Überarbeitung, Stress oder Übererregtheit mit geistiger und körperlicher Schwäche, Gliederzittern, ruhelosen Füßen und schmerzenden Fußsohlen
* Nervöse Zuckungen, Rucken in den Muskeln, unwillkürliche Bewegungen
* Schwere Krampfanfälle, oft mit völligem Kontrollverlust über die Blase
* Hautauschläge mit roten, juckenden, nässenden oder verkrusteten Stellen, bevorzugt an der Innenseite der Gelenke
* Hautausschläge, die nicht richtig herauskommen
* Klopfender, hämmernder, oft einseitiger Kopfschmerz in Hinterkopf, Stirn oder Schläfen infolge von Überarbeitung oder nervöser Erschöpfung; besser in frischer Luft, kaltes Abwaschen, Druck an der Nasenwurzel, durch Bewegung; schlimmer durch Alkohol, besonders Weißwein, geistige Anstrengung, nach dem Mittagessen, durch Lärm
* Sonnenbrand
* Allgemeiner Reaktionsmangel
* Müdigkeit und Erregung gleichzeitig

Allgemeine Indikationen

* Muskelzuckungen an wechselnden Stellen
* Parkinson-Syndrom mit ausgeprägtem Zittern, Lähmungen und geistiger Stumpfheit
* Harnentleerungsstörungen; die Patienten können nur im Sitzen, beim Hinsetzen oder Zurücklehnen Wasser lassen
* Asthma nach unterdrückter Periode
* Lockerung der Zähne
* Ausfallen der Zähne
* Reichliche Blutung kleiner Wunden
* Hirnhautentzündung
* Kopf an der Stirn kalt und am Hinterkopf warm
* Brennende Schmerzen in der Wirbelsäule; schlimmer im Sitzen
* Taubheitsgefühl in den Gliedmaßen, besonders den Füßen
* Brennen in den Gliedmaßen, besonders den Füßen
* Fersenschmerzen besonders nach Weingenuss
* Blutende Hämorrhoiden
* Krampfadern in der Schwangerschaft
* Krampfadern an den Beinen und den äußeren Genitalien
* Kolikartige Bauchschmerzen mit Verschlimmerung durch Essen, Lärm, Führen von Gesprächen
* Verstopfung nach Weingenuss
* Durchfall nach Weingenuss
* Einnässen unter Stress bei Erschütterung, Husten und Niesen
* Unwillkürliche Bewegungen in der Ruhe, durch Schreck
* Haarausfall der Genitalien
* Absonderung von Samen bei der Stuhlentleerung
* Knochenauswüchse
* Diabetes mellitus
* Ekzeme und andere Hautausschläge lassen sich leicht unterdrücken
* Bewusstlosigkeit durch unterdrückte Hautausschläge, unterbrochen durch Schreie
* Schwäche durch Hunger
* Müdigkeit mit starker Unruhe
* Zittern nach Gemütserregung
* Zittern vor Zorn

Der Mensch

PSYCHISCHE MERKMALE

Das Wesen der Zincum-metallicum-Menschen ist geprägt von Unfreiheit und mangelnder Selbstverwirklichung. Sie leben in einem ständigen Konflikt zwischen dem dominierenden Bedürfnis nach Sicherheit und dem Wunsch nach Freiheit. Sie finden die Sicherheit nicht in ihrem Inneren, sondern suchen sie im Außen mit dem Preis der Einengung und Erstarrung.

Dies kann die Folge eines Elternhauses sein, in dem die Ängste der Eltern vor Entwicklungs- und Reifungsprozessen auf das Kind übertragen wurden. Mit dem Einimpfen von schlechtem Gewissen und Schuldgefühlen wurden dem Kind bereits frühzeitig seine natürlichen Impulse der Abnabelung vergällt. Eine ähnliche Problematik findet sich auch bei Menschen, die in totalitären Regimen, wie denen des Ostblocks, aufgewachsen sind. Die Kinder fühlen sich dann ohne die Eltern oder das System schutzlos und unsicher, sind froh, dass es diese Eltern oder diesen Staat gibt und kommen auch als Erwachsene von diesen nicht oder nur sehr schwer los.

Menschen, die Zincum metallicum brauchen, hemmen sich selbst und lassen sich auch von anderen Menschen einschränken. Sie sind »abgedichtet« gegen ihre Entwicklungsimpulse und wagen es nicht, ihren eigenen Weg zu gehen. Ein Übriges tun ihre Ängste, die sich bevorzugt beim Alleinsein oder nachts beim Erwachen einstellen. Sie haben Angst, dass anderen etwas passieren könnte und sie schuld daran seien. Sie fürchten sich davor, angegriffen zu werden oder vor einem Schlaganfall.

Äußeres Erscheinungsbild

> Dicke Lippen
> Aufgesprungene Lippen, besonders in den Mundwinkeln
> Ungesunde, graue Hautfarbe
> Welke, faltige Haut
> Ältlich, unlebendig
> Augenrollen
> Zucken im Gesicht, Tics, Grimassen

Regeln, Verbote und Gebote nehmen sie derart genau, dass diese ihnen jeglichen Freiraum und Beweglichkeit nehmen. Auf der einen Seite fühlen sie sich durch die Einengung überfordert, auf der anderen Seite können sie diesen hohen Ansprüchen nicht gerecht werden, und so verstricken sie sich in schwere Schuldgefühle.

Durch die Hemmung in der persönlichen Entwicklung und die angestaute Energie im Bewegungs- wie Erregungsablauf wächst die innere Spannung. Diese führt zu einer Überreizung des Nervensystems. Die Betroffenen leiden an einer ungeheuren inneren Unruhe mit reizbarer Schwäche, sie sind sehr bedrückt und unzufrieden mit sich und ihrem Leben.

Nervosität und Empfindlichkeit können sich derart steigern, dass sie sich nicht mehr auf normale Weise abreagieren können. Stattdessen stellen sich Kribbeln, Ameisenlaufen und Taubheitsgefühle in den Gliedmaßen oder unwillkürliche, endlose Bewegungen der Beine, auch rhythmisches Bewegen der Hände oder Rollen des Kopfes ein. Später kommen Zittern, Tics und Muskelzu-

ckungen dazu schließlich Krampfanfälle oder Beschwerdebilder des Morbus Parkinson. Weil die Patienten derart aufgeladen sind, kann auch ihr Benehmen außer Kontrolle geraten. Ihre Stimmungen sind sehr unbeständig: Sie können sich ungestüm und heftig, hitzig und zornig verhalten, dann aber auch wieder fröhlich und vergnügt, voller Ideen. Eine andere Art sich abzureagieren besteht in einem unnatürlichen, unangemessenen oder krampfhaften, oft anhaltenden Lachen der Patienten. Später können sie zu einem unaufhörlichen Gejammer über ihre Beschwerden übergehen. Dieses ist derart unangenehm, dass es kein Mensch in seiner Umgebung längere Zeit ertragen kann. Eine weitere Möglichkeit, Spannungen abzubauen, finden sie in plötzlich aufflammenden sexuellen Begierden. Es kann sie derart heftig und spontan zur sexuellen Entladung drängen, dass sich ungewollte Schwangerschaften einstellen.

In der Depression denken sie an Selbstmord, besitzen aber nicht den Mut, die Gedanken in die Tat umzusetzen. Stattdessen entwickeln sie meist einen starken Glauben, weil sie sich nur in der Religion eine Erlösung und Vergebung ihrer Schuld vorstellen können.

GEISTIGE MERKMALE

Zincum metallicum kann ein Mittel für arbeitssüchtige Männer und Frauen sein, die nicht mehr abschalten können, weil sie sich durch ein zu großes Verantwortungsgefühl ständig unter Stress setzen. Unterdrückte Gemütsbewegungen bewirken häufig nächtliche Unruhe mit gelegentlichem Schlafwandeln. Besonders Kinder, aber auch

Erwachsene können im Schlaf oder beim Erwachen gellend schreien oder kreischen. Nach derartigen Nächten sind Zincum-metallicum-Kranke am folgenden Morgen außerordentlich müde und erschöpft. Sie sind verwirrt, vor Müdigkeit wie in Trance und brauchen einige Zeit, um sich im Alltagsleben wieder zurechtzufinden. Im Laufe des Tages nehmen ihre Beschwerden, die geistige Trägheit wie auch die Reizbarkeit zu und erreichen am späten Abend meist ihren Höhepunkt. Gegenüber Geräuschen und Gesprächen sind sie dann sehr empfindlich. Ihre Gedanken verlieren den Zusammenhang, geistesabwesend wiederholen sie Fragen, die an sie gerichtet wurden, um diese dann langsam zu begreifen.
Schließlich stellen sich eine zunehmende Bewusstseinstrübung ein und eine geistige Stumpfheit mit Mangel an Ideen.
Aus den großen Gewissensängsten heraus können sich nach Unterdrückung von Hautausschlägen, Kummer oder Zorn zahlreiche Wahnideen entwickeln. Sie glauben sich verfolgt oder angeklagt, befürchten auf Grund irgendeines Vergehens von der Polizei eingesperrt zu werden, sehen Diebe, Gespenster oder den Teufel.

VERLANGEN
* Ruhig sein
* Fliehen

ABNEIGUNGEN
* Sprechen
* Gehen
* Bindung
* Routine
* Berührung, weil kitzelig

MISSEMPFINDUNGEN
* Gefühl von müden Augen

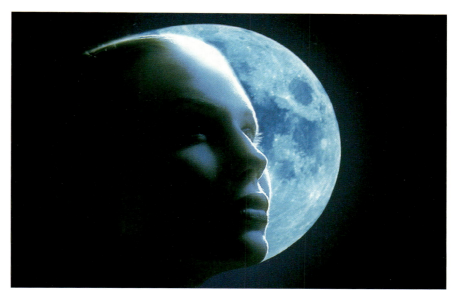

Zincum-metallicum-Patienten reagieren auf Druck mit Schlafstörungen und Schlafwandeln.

* Ein Fremdkörper steige aus der Brust in den Hals hinauf
* Blut sickere aus dem Hals
* Gefühl von Leere im Magen

SEXUALITÄT
* Wollüstiges Jucken der weiblichen Genitalien treibt zur Masturbation
* Exzessives sexuelles Verlangen
* Vorzeitiger Samenerguss
* Schwieriger oder zu später Samenerguss
* Heimliche Sexualität
* Häufiger Partnerwechsel
* Mit den Genitalien spielen
* Unterdrücktes oder unersättliches sexuelles Verlangen bei Frauen
* Vermehrtes sexuelles Verlangen in der Schwangerschaft

SCHLAF
* Schreien im Schlaf
* Erwachen wie durch einen Schreck mit einem Aufschrei
* Schlafwandeln nach dem Verschwinden alter Hautausschläge oder nach unterdrückten Gemütsbewegungen
* Schlaflosigkeit durch Unruhe

TRÄUME
* Eingeschlossen sein
* Verfolgt werden
* Räuber
* Schmerzen
* Erschöpfend
* Der Weg ist frei, aber man kann ihn nicht gehen
* Von Gänsen gebissen werden

FARBWAHL
* Grau
* Weiß
* Rosa

BEVORZUGTE BERUFE
* Drucker

TYPISCHE REDENSARTEN
* »Keines anderen sei, wer ein Selbst sein kann«
* »Aus seiner Haut nicht herauskönnen«
* »Nicht über den Schatten springen können«
* »Un-«
* »So viel Gemeinschaft wie nötig, so viel Individualität wie möglich«
* »Ich bin ein Esel, ein Kamel«
* »Mit gezinkten Karten«

GLOSSAR

Das folgende Glossar soll wichtige Fachbegriffe der Homöopathie näher erläutern und nützliche Zusatzinformationen zur homöopathischen Arbeits- und Denkweise geben.

ÄHNLICHKEITSGESETZ

Das Wort Homöopathie ist aus zwei altgriechischen Wörtern zusammengesetzt, nämlich homoion = »Ähnliches« und pathos = »Leiden«. Ein homöopathisches Mittel wird aus einer Substanz gewonnen, die beim gesunden Menschen die gleichen Symptome hervorrufen würde, die das homöopathische Mittel beim kranken Menschen heilen soll. »Ähnliches werde mit Ähnlichem geheilt, similia similibus curantur«, lautet denn auch der grundlegende Lehrsatz, den Samuel Hahnemann aufgestellt hat und auf den sich die Homöopathie, im Gegensatz zur → Allopathie bis heute beruft.

ALLOPATHIE

Der Begriff der Allopathie wurde von Hahnemann eingeführt, um die herkömmliche Behandlungsweise der Schulmedizin von seiner homöopathischen Behandlungsweise abzugrenzen. Die Allopathie baut im Gegensatz zur Homöopathie auf Arzneimittel, die den Krankheitssymptomen entgegenwirken, und einen der Krankheit entgegengesetzten (allos = griechisch für »anders«) Zustand herbeiführen.

ANAMNESE

Die Behandlung durch einen Homöopathen beginnt mit einem ausführlichen Gespräch. Dabei beobachtet der homöopathisch arbeitende Arzt oder Heilpraktiker die Krankheit, die Symptome und den ganzen Patienten sehr genau und fragt auch nach der → Vorgeschichte des Patienten und seiner Familie. Es geht dabei nie um isolierte Teilbereiche. Die psychischen Reaktionen, das Lebensumfeld des Patienten und die genauen Umstände, unter denen eine Krankheit auftritt, werden genau betrachtet. Sie sind für das

Befinden des Patienten von großer Bedeutung und spielen eine wichtige Rolle bei der Wahl des richtigen Mittels. Sinn jeder homöopathischen Behandlung ist die Stärkung der Selbstheilungskräfte.

ERSTVERSCHLIMMERUNG

Bei der Einnahme homöopathischer Arzneimittel kann es gelegentlich zunächst zu einer Verschlimmerung der Symptome kommen. Diese so genannte Erstverschlimmerung wurde bereits von Hahnemann beobachtet. Sie gilt als gutes Zeichen, beweist sie doch, dass das Mittel beginnt, seine Wirkung zu entfalten. Normalerweise lässt die Erstverschlimmerung schnell wieder nach. Wenn sie eintritt, sollte man mit der Einnahme des Mittels für eine Weile aussetzen.

GIFTIGKEIT

Viele Grundsubstanzen, die in der Homöopathie eingesetzt werden, sind in reiner Form giftig. Dies gilt sowohl für manche pflanzlichen Stoffe (z. B. Belladonna, Ignatia amara, Nux vomica), aber auch für einige Mineralien (z. B. Arsenicum album). Die homöopathische Zubereitung der Grundsubstanzen mit ihrer starken Verdünnung und Potenzierung macht es möglich, solche zunächst giftigen Stoffe einzusetzen, ohne den Patienten einer Gefahr auszusetzen. Das homöopathische Arzneimittel enthält nur noch die Information und die Energie des ehemals giftigen Stoffes, nicht aber den giftigen Stoff selbst.

GLOBULI

Eine Darreichungsform der homöopathischen Arzneimittel sind Kügelchen, die Globuli genannt werden. Hier ist die Urtinktur bis zum Erreichen der gewünschten → Potenz mit Alkohol gemischt worden, und die potenzierte Lösung wird über Kügelchen aus Milchzucker verteilt. Auf die gleiche Weise werden im Prinzip auch Tabletten und Pulver hergestellt.

Homöopathische Arzneimittel heilen auf grundsätzlich andere Weise als die Medikamente der Schulmedizin. Ihre Wirkung ist mit herkömmlichen naturwissenschaftlichen Methoden bis heute nicht erklärbar.

HERSTELLUNG

Zu Hahnemanns Zeiten wurden homöopathische Arzneimittel – wie auch viele andere Medikamente – zum Teil noch von den Ärzten selbst hergestellt. Dies ist heute nicht mehr erlaubt. So sind heute Ärzte und Patienten darauf angewiesen, die Arzneimittel anzuwenden, die von verschiedenen Labors und Arzneimittelfirmen hergestellt und über die Apotheken vertrieben werden. Dabei gibt es allerdings erhebliche Unterschiede, was den Herstellungsvorgang und die Qualität der Arzneimittel angeht. Auch heute noch werden die meisten homöopathischen Arzneimittel aber von Hand verschüttelt.

KINDERHEILKUNDE

Die Homöopathie ist eine sanfte Behandlungsweise, die gerade für Kinder ausgezeichnet geeignet ist. Die Arzneimittel unterdrücken die Krankheit nicht, sondern stärken und aktivieren die Selbstheilungskräfte des kindlichen Körpers. Die Erfahrung zeigt, dass homöopathisch behandelte Kinder seltener krank werden als andere Kinder gleichen Alters. Da die homöopathischen Mittel auch auf die Psyche einwirken, sind sie sowohl bei unruhigen Säuglingen als auch bei gestressten Schulkindern gut geeignet. Bereits das ungeborene Kind im Mutterleib kann homöopathisch behandelt werden, um seine Konstitution zu stärken und schädliche Faktoren auszuschalten.
Ernsthafte oder immer wiederkehrende Erkrankungen sollten Eltern jedoch nicht selbst behandeln, sondern den Rat eines erfahrenen Kinder-Homöopathen suchen.

KOMPLEXMITTEL

Homöopathische Arzneimittel bestehen in aller Regel aus einer Grundsubstanz. Die Verwendung von so genannten Monosubstanzen entspricht der ursprünglichen Lehre Hahnemanns, die nach wie vor von den meisten klassischen Homöopathen vertreten wird. Daneben gibt es in Apotheken aber auch so genannte Komplexmittel zu kaufen, die gerade für die Selbstbehandlung oft verwendet werden. Hier wurden mehrere für eine bestimmte Krankheit in Frage kommen-

de Arzneimittel gemischt. Man verspricht sich davon eine Zeitersparnis, da nicht mehr nach den genauen Symptomen gesucht werden muss. Von der klassischen Homöopathie werden diese Komplexmittel aber abgelehnt.

KONSTITUTIONSBEHANDLUNG

Homöopathische Arzneimittel können bei vielen Krankheiten schnelle und dauerhafte Hilfe bringen. Sie sind preiswert und in der Regel in jeder Apotheke rezeptfrei erhältlich. Nicht zuletzt deshalb sind homöopathische Mittel heute ein fester Bestandteil der Haus- und Reiseapotheke. In vielen Haushalten finden sich Arnica montana als Mittel bei Verletzungen, Apis und Ledum zur schnellen Hilfe bei Insektenstichen, Rhus toxicodendron bei Muskelkater, Aconitum zur Behandlung fiebriger Infektionskrankheiten usw. Die Behandlung mit so genannten Konstitutionsmitteln jedoch geht weiter und tiefer. Bei der Konstitutionsbehandlung wird durch eine intensive Befragung des Patienten die Krankheit herausgefiltert, die hinter seinen Einzelbeschwerden steht und die er in der Regel gar nicht kennt. Diese Grunderkrankung wird dann behandelt. Patienten, die immer wieder unter bestimmten Beschwerden leiden, können damit eine grundlegende Besserung ihres Zustandes und sogar eine vollständige, dauerhafte Heilung erreichen. Allerdings gehört die Konstitutionsbehandlung in die Hand eines erfahrenen Homöopathen. Für die Selbstbehandlung kommt sie nicht in Frage. Viele der in diesem Buch vorgestellten Mittel sind auch für eine Konstitutionsbehandlung gut geeignet.

KÜGELCHEN
→ Globuli

LEBENSKRAFT

Hahnemann vermutete, dass eine bestimmte Ebene im Körper auf die Informationen des homöopathischen Arzneimittels reagierte. Diese Ebene, auf der sich Krankheit und Gesundheit des Körpers entscheidet, nannte er Lebenskraft oder Vitalkraft. Dabei stellte sich Hahnemann diese Kraft als elektromagnetisches Kraftfeld vor, das auf Störungen emp-

Eine Konstitutionsbehandlung kann – je nach individuellem Krankheitsbild – ein langwieriger Prozess sein. Geduld und gute Zusammenarbeit zwischen Therapeut und Patient sind dafür unerlässlich.

324 *Glossar*

findlich reagiert. Nach seiner Vorstellung, wird die Lebenskraft durch starke Reize aufgehoben. Mittlere Reize hemmen sie, während schwache Reize (wie sie durch das homöopathische Mittel gegeben werden) sie entfachen.

NEBENWIRKUNGEN

Schädliche Nebenwirkungen sind bei homöopathischen Arzneimitteln so gut wie unbekannt, ebenso die Gefahr einer körperlichen Abhängigkeit. Allerdings sollte man die Behandlungsdauer genau im Auge behalten: Das Mittel sollte – in Absprache mit dem Homöopathen – nur so lange eingenommen werden, bis eine Wirkung eintritt. Dann sollte es abgesetzt werden und erst dann wieder eingenommen werden, wenn die Besserung nachlässt oder Symptome wieder auftreten.

MIASMA

Samuel Hahnemann hatte die Erfahrung gemacht, dass bei homöopathischen Behandlungen gelegentlich Rückfälle auftraten oder die Mittel nicht wirkten, obwohl sie allem Ermessen nach gut gewählt waren. Er führte dies auf eine chronische Schwächung des Patienten zurück, die er Miasma nannte. Das Miasma (= »Verunreinigung«) kann vom Patienten selbst erworben sein, es kann aber auch seit Generationen in seiner Familie weitergegeben werden. Hahnemann erkannte drei Grund-Miasmen, die später auf fünf erweitert wurden. Miasmen werden durch homöopathische → Nosoden geheilt. Letztlich hat jede → Konstitutionsbehandlung zum Ziel, das Miasma des jeweiligen Patienten allmählich frei zu legen, zu aktivieren und in einen positiven Zustand umzuwandeln.

NOSODE

Nosoden sind homöopathische Arzneimittel, die aus erkrankten Geweben, Krankheitsstoffen von Menschen oder Tieren und Giften oder Chemikalien hergestellt werden. Dabei werden die Grundsubstanzen ebenso aufbereitet wie andere homöopathische Heilmittel, sie sind also in dem Arzneimittel in stofflicher Form nicht mehr vorhanden.

Homöopathische Arzneimittel sind mit wenigen Ausnahmen rezeptfrei in der Apotheke erhältlich. Die gesetzlichen Krankenkassen tragen in bestimmten Fällen die Kosten, in der Regel müssen die Mittel jedoch vom Patienten selbst bezahlt werden.

OFFICINALIS

Einige Pflanzen, die nicht nur in der Homöopathie, sondern auch in der allgemeinen Heilkunde als Heilmittel verwendet werden, tragen in ihrem lateinischen Namen die Bezeichnung »officinalis«. Damit wird gesagt, dass die entsprechende Pflanze als Heilpflanze anerkannt und in ein Arzneimittelbuch (»Officium«) aufgenommen wurde.

PLACEBO-EFFEKT

Von Skeptikern wird gelegentlich behauptet, die heilende Wirkung homöopathischer Arzneimittel sei auf den so genannten Placebo-Effekt zurückzuführen. Gemeint ist damit die Wirkung eigentlich inhaltloser Medikamente allein durch den Glauben des Patienten, dass geholfen wird. Studien zeigen jedoch, dass die Wirkung von Placebos sich nach kurzer Zeit erschöpft, während die Wirkung homöopathischer Mittel mit der Zeit stärker wird.

POTENZIERUNG

Die Grundsubstanz eines homöopathischen Arzneimittels wird während ihrer Zubereitung nicht nur mehr oder weniger stark verdünnt, sondern auch umgewandelt. Am Ende dieses Vorgangs ist die Grundsubstanz mit herkömmlichen naturwissenschaftlichen Methoden kaum noch oder gar nicht mehr in dem Arzneimittel nachweisbar. Die Verdünnung ist zum Beispiel bei der gebräuchlichen Potenz D12 so stark, dass ein Tropfen der → Urtinktur mit 1 Million mal 1 Million Tropfen des Verdünnungsmittels vermischt wird. Oder, um es mit Hilfe eines beliebten Beispiels ein wenig anschaulicher zu machen: Die Verdünnung ist so stark, als habe man ein Fläschchen der Urtinktur mit der gesamten Wassermenge des Bodensees vermischt und die Mischung dann wieder abgefüllt.

Verdünnung allein bringt aber nicht das homöopathische Arzneimittel hervor. Die Potenzierung geht beim Beispiel D12 wie folgt vor sich: Ein Tropfen der Urtinktur wird mit neun Tropfen Alkohol gemischt. Diese Mischung wird mit zehn Schlägen verschüttelt. Das Ergebnis ist die Potenz D1. Ein

Tropfen dieser Mischung wird wiederum mit 9 Tropfen Alkohol vermischt, wiederum mit 10 Schlägen verschüttelt, sodass die Potenz D2 entsteht. Dieser Vorgang wird so oft wiederholt, bis die Potenz D12 entstanden ist. Soll das homöopathische Mittel in fester Form hergestellt werden, als Tabletten, Pulver oder Kügelchen (→ Globuli), so verreibt man ein Teil der Urtinktur mit neun Teilen Milchzucker im Mörser, führt dieses Verreiben eine bestimmte Zeit lang fort und wiederholt diesen Vorgang, bis die gewünschte Potenz erreicht ist. Bei D-Potenzen ist das Mischungsverhältnis bei jedem Potenzierungsvorgang 1:9, und es werden jeweils zehn Schüttelschläge gebraucht. Bei C-Potenzen ist das Mischungsverhältnis 1:99 bei 100 Schüttelschlägen. Bei den besonders wirksamen Q- oder LM-Potenzen ist das Mischungsverhältnis 1:50000.

Bis vor kurzem waren in Deutschland vor allem die D-Potenzen gebräuchlich; inzwischen setzen sich hier wie auch in anderen Ländern vermehrt die C-Potenzen durch, die schon Hahnemann herstellte. Generell gilt: Je höher der Verdünnungsgrad, also die Potenz des Mittels, desto wirksamer ist es. C-Potenzen wirken relativ rasch, D-Potenzen können relativ oft eingesetzt werden, und bei Q- oder LM-Potenzen ist die Wirkung sanfter, aber nachhaltiger. Allerdings ist die Wirkung homöopathischer Mittel sehr individuell.

PRÄVENTION

Auch wenn die Homöopathie vorwiegend zur Heilung von Krankheiten eingesetzt wird, ist ihre vorbeugende Wirkung nicht zu unterschätzen. Während allopathische Medikamente das Immunsystem allzu oft geschwächt zurücklassen, stärken homöopathische Mittel die Abwehrkraft von Körper, Geist und Seele. Der Körper kann dann auf Krankheiten bereits reagieren, bevor sie sich ausgebreitet haben. Gerade in der → Konstitutionsbehandlung geht es vor allem darum, den erneuten Ausbruch von Krankheiten zu verhindern bzw. bestimmten Krankheitsneigungen entgegenzuwirken, bevor sie sich als Krankheit auswirken.

PRÜFUNG DER ARZNEIMITTEL

In der Geschichte der Homöopathie wurden zunächst von Samuel Hahnemann, später von seinen Nachfolgern, zahlreiche Substanzen daraufhin geprüft, welche Symptome sie zu heilen im Stande waren. Hatte Hahnemann den ersten Versuch mit einer → Urtinktur aus Chinarinde (aus der das Mittel China gewonnen wird) noch an sich selbst durchgeführt, so stellten sich im Laufe der Zeit Familienangehörige und Bekannte als freiwillige Versuchspersonen zur Verfügung. Sie mussten körperlich und geistig gesund sein, einen regelmäßigen Lebenswandel führen und unterwarfen sich während der Prüfung strengen Regeln, was Essen und Trinken betraf. Die Symptome, die die Versuchspersonen nach Einnahme der Urtinktur entwickelten, wurden genau beobachtet und notiert. So entstand das Arzneimittelbild. Erst nach der Prüfung der Grundsubstanz am gesunden Menschen wurden die daraus hergestellten homöopathischen Mittel dann an Kranken erprobt. Bei der Befragung der Patienten wurde darauf geachtet, ein Mittel zu finden, dessen Arzneimittelbild möglichst genau mit ihrem Krankheitsbild übereinstimmte. Diese Praxis hat sich bis heute erhalten (→ Anamnese, Vorgeschichte). In diesem Buch ist bei jeder Substanz angegeben, wann und von wem sie auf ihre Verwendbarkeit hin geprüft wurde.

SELBSTBEHANDLUNG

Wer sich selbst und seine Symptome gut beobachtet, eine gute Portion Selbstkritik mitbringt und bereit ist, sich intensiv mit dem eigenen Körper und dem eigenen Gefühlsleben zu beschäftigen, kann bei einer Selbstbehandlung mit homöopathischen Mitteln gute Erfolge erzielen. Allerdings sollte sich die Selbstbehandlung auf akute Erkrankungen beschränken, und wenn nicht nach kurzer Zeit eine Besserung eintritt, muss ein Arzt oder Heilpraktiker zu Rate gezogen werden. Notwendige Operationen oder andere, möglicherweise lebensrettende Maßnahmen dürfen nicht versäumt oder verzögert werden. Und schwere oder gar chronische Erkrankungen müssen in

Eine sinnvoll zusammengestellte homöopathische Haus- und Reiseapotheke hilft bei der Selbstbehandlung vieler alltäglicher Beschwerden. Im Literaturabschnitt »Zum Weiterlesen« (→ Seite 314) finden Sie Bücher, die bei der Zusammenstellung helfen können.

Die Auswahl eines Homöopathen erfordert besondere Sorgfalt. Therapeut und Patient müssen gut zusammenarbeiten können, um einen Heilerfolg zu erzielen. Wer bezüglich der Arbeitsweise seines Homöopathen Bedenken hat, sollte nicht zögern, den Therapeuten zu wechseln.

jedem Fall mit Hilfe eines erfahrenen Homöopathen behandelt werden. Unter Umständen ist in solchen Fällen eine → Konstitutionsbehandlung notwendig, um dauerhafte Heilung zu bringen.

SIMILE
Der Begriff »Simile« ergibt sich aus dem von Samuel Hahnemann aufgestellten → Ähnlichkeitsgesetz. Er bezeichnet das homöopathische Arzneimittel, das bei einem bestimmten Beschwerdebild die → Lebenskraft am wirkungsvollsten entfacht.

TIERMEDIZIN
Auch in der Behandlung kranker Haustiere hat sich die Homöopathie bewährt. Viele Tierärzte greifen heute auf homöopathische Mittel zurück.

TROPFEN
Eine Darreichungsform der homöopathischen Arzneimittel sind Tropfen. Hier ist die Urtinktur bis zum Erreichen der gewünschten → Potenz mit Alkohol gemischt und verschüttelt worden.

URTINKTUR
Die Urtinktur wird aus der Grundsubstanz hergestellt. In diesem Buch finden sie bei jeder einzelnen Grundsubstanz Auskunft darüber, welche Teile für die Herstellung der Urtinktur verwendet werden. Die Urtinktur ist die Grundlage des homöopathischen Arzneimittels, sie wird durch Verdünnung in die gewünschte → Potenz überführt.

VORGESCHICHTE
Beim Beratungsgespräch mit dem Homöopathen fragt dieser nach der Vorgeschichte der Krankheit. Dazu gehören frühere Krankheiten, früheres Auftreten derselben Symptome, Operationen, Unfälle, aber auch bestimmte Krankheitsneigungen oder andere Belastungen, die möglicherweise in der Familie des Patienten vorhanden sind.

WIRKUNGSNACHWEIS
Lange Zeit beschränkte man sich darauf, die Homöopathie unter dem Schlagwort »Wer heilt, hat Recht« der so genannten Erfahrungsheilkunde zuzuordnen: Die Heilerfolge waren da, auch wenn man sie mit herkömmlichen naturwissenschaftlichen Methoden nicht erklären konnte. Die Reformen im Gesundheitswesen haben es aber mit sich gebracht, dass heute auch von der Erfahrungsmedizin ein wissenschaftlicher Nachweis ihrer Wirksamkeit verlangt wird. Dieser orientiert sich noch stark an den Vorgaben der Schulmedizin. Sie sieht naturwissenschaftliche und/oder klinische Wirkungsnachweise vor. Dies stellt die Homöopathie vor große Probleme: Da die naturwissenschaftliche Chemie die energetischen Inhalte homöopathischer Arzneimittel nicht erfassen kann, ist sie als Nachweismethode ungeeignet. Klassische klinische Studien nach dem Doppelblindverfahren sind ebenfalls problematisch: Eine größere Zahl von Patienten, bei denen das gleiche Medikament in gleicher Dosis und bei gleicher Zeitabfolge die gleichen Wirkungen erzielen könnte, widerspricht der individuellen Herangehensweise der Homöopathie an jeden einzelnen Patienten. So steht ein Wirkungsnachweis, den auch die Schulmedizin anerkennen würde, bis heute aus.

WIRKUNGSWEISE
Die Wirkungsweise homöopathischer Arzneimittel ist mit der herkömmlicher Medikamente – auch solcher aus der Naturheilkunde – nicht vergleichbar. Hier wirkt nicht der Stoff als solcher auf den Menschen und seine Krankheitssymptome ein, sondern die Energie und der Informationsgehalt der Grundsubstanz. Bei der Potenzierung (→ Potenz) wird ein Teil des Wesens der Grundsubstanz auf den Verdünnungsstoff (Alkohol oder Milchzucker) übertragen. Nicht die Materie, sondern die Energie der Grundsubstanz entfaltet ihre Wirkung. So heilen homöopathische Mittel, gleich ob sie aus pflanzlichen, tierischen oder mineralischen Grundsubstanzen hergestellt wurden, auf einer anderen Ebene als die Grundsubstanzen selbst. Diese Ebene nennt man »feinstofflich« im Gegensatz zur »grobstofflichen« Ebene der eigentlichen materiellen Substanz.

WICHTIGE ADRESSEN

Deutscher Zentralverein homöopathischer Ärzte
Adressbuch der Ärzte
Herrn Ch. Trapp
Am Hofgarten 5
53113 Bonn
Telefon: 0228/639230
Internet: www.homoeopathy.de
E-Mail: dzvhae@aol.com
Der Zentralverein vermittelt Adressen von homöopathisch arbeitenden Ärzten. Die Homepage bietet auch allgemeine Informationen, Literaturhinweise und Links.

Homöopathie Seminare & Vertrieb
Peter Irl
Neuriederstr. 4
82131 Buchendorf/Gauting bei München
Versandzentrale und Ex-Libris Literaturcafé
Telefon: 089/8935630
Hier gibt es die wohl umfangreichste Sammlung homöopathischer Literatur und ebenso die PC-Software »Radar«, mit deren Hilfe auch Laien per Mausklick den Weg zum richtigen homöopathischen Mittel finden. Einführungsschulungen werden nach Vereinbarung angeboten. Außerdem kann fast jedes Buch aus der homöopathischen Literatur besorgt und zugesandt werden.

Praxis für klassische Homöopathie
Theodor-Heuss-Str. 34
78467 Konstanz
Telefon: 0041/79/4674063 (Schweiz)
01212/5/35017504 (Deutschland)
Internet: www.sulphur.de
Homepage: hallo@sulphur.de
Die Praxis für klassische Homöopathie bietet besonders ausführliche Beratung für werdende Eltern an.

Da das Thema Impfungen in diesem Zusammenhang eine wichtige Rolle spielt, wurden unter der Internetadresse www.impfschaden.info allgemeine Informationen über Impfungen zusammengestellt.

Deutsche Gesellschaft für klassische Homöopathie
Edelweißstr. 11
81541 München
Telefon: 089/6200 1305
Internet:
www.dgkh-homoeopathie.de
Die Gesellschaft bietet allgemeine Informationen und Adressen von Homöopathen an.

Homöopathie-Forum
Organisation klassisch homöopathisch arbeitender Heilpraktiker e.V.
Grubmühlerfeldstr. 14a,
Postfach 1460
82119 Gauting bei München
Telefon: 089/89355765
Internet:
www.homoeopathie-forum.de
Das Homöopathie-Forum vermittelt Adressen homöopathisch arbeitender Heilpraktiker. Die Homepage bietet allgemeine Informationen rund um das Thema Homöopathie, Literaturhinweise, Links, Seminarangebote und vieles mehr.

Bundesverband Patienten für Homöopathie e.V.
Burgstr. 20
37181 Hardegen
Telefon: 05505/1070
Internet: www.bph-online.de
Der BPH hat sich zum Ziel gesetzt, die Interessen homöopathisch behandelter Patienten bei Verbänden, Krankenkassen und Politikern zu vertreten. Er vermittelt Adressen,

und die Homepage bietet allgemeine Informationen, Service, Literaturhinweise und Links.

Österreichische Gesellschaft für homöopathische Medizin
Telefon: 0043/1/52 67 575
Internet: www.homoeopathie.at
E-Mail: sekretariat@
homoeopathie.at
Patienten in Österreich können über diese Gesellschaft Adressen homöopathisch arbeitender Ärzte und Heilpraktiker erhalten. Die Homepage bietet allgemeine Informationen und Service rund um das Thema Homöopathie.

Schweizerische Homöopathie Gesellschaft
Postfach 1050
CH-8134 Adliswil
Internet: www.homoeopathie.org
Über die Schweizerische Gesellschaft können Patienten in der Schweiz gegen einen frankierten Rückumschlag Adressen von Homöopathen erhalten. Die Homepage bietet neben allgemeinen Informationen auch Hinweise zur Aus- und Fortbildung.

www.bunkahle.com/homoeo pathie/homoeopathie.htm
Unter dieser Internetadresse findet man eine Linksammlung zu allen Themenbereichen der Homöopathie mit Literaturlisten, Adressen, Angeboten von Schulen und Seminaren.

www.homoeopathie.com
Diese Homepage wendet sich an alle Nutzer der Homöopathie und bietet neben allgemeinen Informationen zahlreiche Literaturhinweise, Adressen und Links.

ZUM WEITERLESEN

Achtzehn, Hans-Jürgen: Homöopathische Einblicke. © Verlag Medizinisches Forum. Berlin 1990–1994

Bailey, Philip M.: Psychologische Homöopathie. © Delphi bei Droemer. München 1995

Boericke, William: Homöopathische Mittel und ihre Wirkungen. © Verlag Grundlagen und Praxis. Leer 1973

Bomhardt, Martin: Symbolische Materia Medica. © Verlag Homöopathie + Symbol. Berlin 1999

Coulter, Catherine R.: Portraits homöopathischer Arzneimittel. 2 Bände. © Haug-Verlag. Heidelberg 1988

Deiser, Rudolf: Mittelbezogenes Repertorium der Speisen- und Getränke-Symptomatik. © Johannes Sonntag Verlagsbuchhandlung. Stuttgart 1999

Duda, Rudolf und Rejl, Lubos: Der Kosmos Edelsteinführer. © Franckh-Kosmos Verlags-GmbH. Stuttgart 1997

Friedrich, E. und P.: Charaktere homöopathischer Arzneimittel. © Traupe Verlag. Höhenkirchen 1991

Hering, Constantin: Constantin Hering's Homöopathischer Hausarzt – (Faksimile-Nachdruck). © Bernd von der Lieth Verlag. Hamburg 1995

Helfferich, Michael und Hohenester, Walther: Homöopathische Hausapotheke. © Südwest-Verlag. München 1997

Helfferich, Michael: Erkältungskrankheiten homöopathisch behandeln. © Südwest-Verlag. München 1999

Herscu, Paul: Die homöopathische Behandlung der Kinder. © Kai Kröger Verlag für homöopathische Literatur. Groß Wittensee 1993

Hohenester, Walther und Helfferich, Michael: Ganzheitlich heilen durch Homöopathie. © Südwest-Verlag. München 1996

Kents Arzneimittelbilder. © Haug-Verlag. Heidelberg 1990

Künzli von Fimmelsberg, Jost und Barthel, Michael: Kent's Repertorium Generale. © O-Verlag. Berg 1986

Lockie, Andrew und Geddes, Nicola: Homöopathie. © BLV Verlagsgesellschaft. München 1999

Lockie, Andrew: Das große Lexikon der Homöopathie. © Dorling Kindersley Verlag. Stuttgart/München 2000

Mandl, Elisabeth: Tiere, Minerale und andere Heilmittel in der Homöopathie. © Verlag Wilhelm Maudrich. Wien-München-Bern 1992

Mezger, Julius: Gesichtete Homöopathische Arzneimittellehre. © Haug-Verlag. Heidelberg 1985

Morrison, Roger: Handbuch der homöopathischen Leitsymptome und Bestätigungssymptome.

Murphy, Robin: Homoeopathic Medical Repertory. © Indian Books. New Dehli 1994

Pahlow, Mannfried: Das große Buch der Heilpflanzen. © Gräfe und Unzer. München 1979

Scholten, Jan: Homöopathie und Minerale. © Stichting Alonnissos. Utrecht 1994

Schroyens, Frederik: Arzneimittelbilder der Gemüts- und Traumsymptome. © Hahnemann Institut für homöopathische Dokumentation. Greifenberg 1996

Schumann, Walter: Mineralien, Gesteine. © BLV Verlagsgesellschaft. München 2000

Schweiger, Anita: Praxishandbuch Homöopathie. © Verlagsgruppe Weltbild. Augsburg 1999

Vermeulen, Frans: Kindertypen in der Homöopathie. © Johannes Sonntag Verlagsbuchhandlung. Regensburg 1988

Vithoulkas, Georgos: Essenzen homöopathischer Arzneimittel. © Sylvia Faust-Verlag. Höhr-Grenzhausen 1998

Vithoulkas, Georgos: Materia Medica viva. Band 1 bis 6. © Burgdorf-Verlag. Göttingen 1995

Voegeli, Adolf: Leit- und wahlanzeigende Symptome der Homöopathie. © Haug-Verlag. Heidelberg 1986

Vonarburg, Bruno: Homöotanik Band 1–4. © Haug-Verlag. Heidelberg 1996–2001

Zittlau, Jörg und Helfferich, Michael: Heilpflanzen unserer Heimat. © Ludwig-Verlag. München. 1997

DANKSAGUNG DES AUTORS

Dieses Buch zu verfassen, ist für mich eine wundervolle Aufgabe, eine Gnade, aber auch eine schwere Bürde gewesen, die mich immer wieder zu erdrücken schien. Ich hoffe, Ihnen und der Homöopathie damit einen guten Dienst zu leisten. Ich möchte Ihnen, Ihrem Verstand wie Ihrem Herzen, die Homöopathie ein Stück näher bringen.

Ein Mensch in dieser Welt zu sein, ist ein wunderbares Geschenk. Oftmals fühlen wir uns zu schwach, verwirrt oder gelähmt, uns der Herausforderung zu stellen, die es bedeutet, uns unser Leben im positiven Sinne zu »nehmen«. Manchen Menschen gelingt dies nur selten, oder sie sind versucht, dies im negativen Sinne zu tun. Gerade diese Menschen, aber auch jeden anderen um uns, unsere Kindern und selbst unsere Tiere kann die Homöopathie bei dieser schwierigen Aufgabe unterstützen. Ich danke meiner Familie, meinen Freunden und meinen Patienten für ihr Vertrauen. Sie haben mich durch ihre Gefühle und das Teilhaben an ihrem Leben so reich mit Erfahrungen und Wissen beschenkt, dass ich davon in meiner Praxis, in meinen Seminaren und auch in diesem Buch einiges weitergeben kann.

Ich danke meinen Eltern für ihre Liebe und ihr Vertrauen in mich, für ihre Menschlichkeit und Fairness, ihre Würde und ihr Taktgefühl.

Ich danke meinem Freund Friedrich Wiest, der mich – neben vielen anderen, für mich wichtigen Dingen – in Kontakt mit der Homöopathie gebracht hat.

Ich danke meinem Schöpfer, dass er mir die Kraft und den Glauben geschenkt hat, immer wieder seinen Herausforderungen nachkommen zu können, wie auch für die Achtsamkeit und das Vertrauen, in Phasen der Unsicherheit und Verzweiflung meine innere Stimme wahrzunehmen.

Ich danke einer großen Anzahl von Homöopathen, von Hahnemann über Kent bis hin zu Georgios Vithoulkas, dass sie ihr Lebenswerk zum Wohle der Menschen weitergegeben haben.

Ich danke meinen persönlichen homöopathischen Lehrern für alles Wissen, vor allem aber für die Inspiration und die Begeisterung, die sie mir zuteil werden ließen.

Ich danke dem Weltbild Buchverlag und seinem Leiter, Herrn Josef K. Pöllath, für das Vertrauen, mir das Verfassen dieses Buch zu übertragen, und meiner Lektorin, Frau Dr. Ulrike Strerath-Bolz, für ihr persönliches Interesse und ihre Anregungen, die mich angespornt haben.

Ich danke Theresia Schweiger für ihre Unterstützung bei der Literatur-Recherche aus der Apotheke.

In besonderer Dankbarkeit und Liebe ist dieses Buch meiner Frau Christine und meinen beiden Kindern Mirjam und Konstantin gewidmet.

ÜBER DIESES BUCH

Der Autor

Michael Helfferich, Jahrgang 1956, ist ausgebildeter Apotheker und Heilpraktiker. Er betreibt seit vielen Jahren eine eigene homöopathische Praxis im bayerischen Markt Indersdorf. Daneben ist er in der Fortbildung von Apothekern und Apotheken-Mitarbeitern tätig und hat mehrere sehr erfolgreiche Bücher über Homöopathie verfasst, die in verschiedene Sprachen übersetzt wurden.

Bildnachweis

Bildarchiv Preußischer Kulturbesitz, Berlin: 265; dpa, Frankfurt: 12; Ernst, Beat, Basel: 31, 223, 224, 228; FOCUS Photo- und Presseagentur GmbH, Hamburg: 7/262 (Lepus), 123 SPL, 145 SPL (Svensson), 147 SPL (Fisher), 152 SPL (A. & H. M. Michler), 160 SPL (Pasieka), 201 SPL (Berger), 208 SPL (Pasieka), 281 (Bourseiller), 232 (Fraser), 301 SPL (Land); Frank Hecker NATURFOTOGRAFIE, Panten-Hammer: 57 (Sauer), 81 (Sauer), 109 (Sauer), 149 (Sauer), 182 (König), 188 (Hecker), 217 (König), 231 (Sauer); idime Inge Melzer, Friedrichshafen: 177; Image Bank Bildagentur GmbH, München: 17 (Mori), 63 (Lockyer), 78 (SV & B Productions), 87 (Murray), 99 (Altair), 127 (de Lossy), 202 (Tongue-disco), 212 (Piers), 235 (Krongard), 246 (Daussin), 257 (Lewin); Institut für Geschichte der Medizin der Robert Bosch Stiftung, Stuttgart: 10; Jens Kron, Augsburg: 23, 33, 93, 153, 237; Lavendelfoto Pflanzenarchiv, Hamburg: 2 (Palma), 15, 41, 263, 282, 315 (Höfer) ; Mauritius Die Bildagentur GmbH, Mittenwald: 5/117 (Leblond), 8 (O'Brian), 13 (Jiri), 14 (Powerstock), 38 (Hackenberg), 40 (Benelux Press), 43 (Gilsdorf), 44 (Mac Carthy), 51 (THFW), 85 (fm), 91 (AGE), 111 (Glamour International), 119 (AGE), 129 (Grasser), 131 (Reinhard), 133 (AGE), 148 (Köhler), 157 (Steimer), 167 (Mahrholz), 170 (THFW), 175 (Stuewer), 190 (AGE), 197 (Gilsdorf), 242 (AGE), 251 (Phototake), 254 (Beck), 271 (Dengler), 277 (Eastep), 285 (Phototake), 296 (AGE), 305 (ACE); Inge Melzer/idime, Friedrichshafen: 177; Bildarchiv OKAPIA KG, Berlin: 9 (Kage), 19 (Winters), 61 (CNRI), 73 (Stamme), 101 (Friedrichs), 244 (J & L. Weber), 295 (CNRI); PhotoPress Bildagentur GmbH, Stockdorf/München: 68 (Rose),76 (Hapf), 124 (Schöfmann), 288 (Geduldig), 302 (Frame); Reinhard-Tierfoto, Heiligkreuzsteinach: 6/254, 27, 39, 55, 67, 71, 83, 96, 103, 113, 115, 135, 137, 139, 162, 179; Stadt- und Waagenmuseum Oschatz: 11; Kurt Stein, Moosrain: 4/35, 30, 32; ullstein bild, Berlin: 48, 209 (AP).

Haftungsausschluss

Die Inhalte dieses Buches sind sorgfältig recherchiert und erarbeitet worden. Dennoch kann weder der Autor noch der Verlag für die Angaben in diesem Buch eine Haftung übernehmen.

Impressum

Es ist nicht gestattet, Abbildungen und Texte dieses Buches zu digitalisieren, auf PCs oder CDs zu speichern oder auf PCs/Computern zu verändern oder einzeln oder zusammen mit anderen Bildvorlagen/Texten zu manipulieren, es sei denn mit schriftlicher Genehmigung des Verlages.

Weltbild Buchverlag –Originalausgaben–
Copyright © 2002 Verlagsgruppe Weltbild GmbH, Steinerne Furt 67, 86167 Augsburg
7., überarbeitete und erweiterte Auflage 2006

Alle Rechte vorbehalten

Projektleitung: Dr. Ulrike Strerath-Bolz
Redaktion: Annette Gillich
Umschlag: Hauptmann & Kompanie Werbeagentur GmbH, München – Zürich
Layout: X-Design, München; Catherine Avak, München
DTP-Produktion: avak Publikationsdesign, München
Reproduktion: Typework Layoutsatz & Grafik GmbH, Augsburg
Druck und Bindung: aprinta Druck GmbH & Co. KG, Wemding
Gedruckt auf chlorfrei gebleichtem Papier

Printed in Germany

ISBN 978-3-89897-482-0

REGISTER DER KRANKHEITEN UND SYMPTOME

A

Aberglaube 62
Ablenkbarkeit 32
Abmagerung 20, 24, 52, 62, 89, 118, 126, 141, 191, 198, 218, 239, 252, 309
Abneigung gegen Kinder 247
Absonderungen, übel riechend 75
Abstillen 176
Abstumpfung 45
Abszess 83, 161, 210, 218, 272, 278f., 298
Abwehrschwäche 151
Afterverschluss bei Neugeborenen 298
Aggression 37, 47, 49, 58, 84, 90, 137, 176, 178, 204, 212, 225, 234, 247
Aids 210, 298, 309
Akne 121, 161, 210, 252, 272f., 290, 303
Albinismus 239
Albtraum 32, 69, 105, 146
Alkoholismus 23, 36, 37, 89, 114, 126, 181, 183–185, 202, 204, 220, 241, 299, 303
Alkoholismus, familiäre Häufung 298
Allergie 57, 104, 226, 252, 258, 308f.
– gegen Acetylsalicylsäure 104
– gegen Bienenstiche 57
– gegen Erdbeeren 98
– gegen Katzenhaare 308
– gegen Pferdehaare 272
– gegen Wespenstiche 57
Altern, vorzeitig 44, 89, 93, 146, 171, 183
Altersverfall 62, 191
Alzheimer-Krankheit 44, 47, 93
Ameisenlaufen 165, 304
Amenorrhoe 24, 165, 218, 309
Anämie → Blutarmut
Anamnese vollkommen unklar 303
Anaphylaktischer Schock 57
Angina 114, 136, 151, 176, 182, 191
Angina pectoris 28, 69, 203
Angst
– auf Brücken 63
– bei Herzbeschwerden 29
– beim Autofahren 29
– beim Erwachen 63
– beim Schwimmen 63
– im Keller 260
– in der Kirche 260

– in Fahrstühlen 29, 63
– in Gewölben 260
– in Skiliften 63
– in Tunnels 29, 63
– in Zügen 63
– um andere Menschen 29
– um das Seelenheil 90, 260, 281
– um die Familie 241, 281
– um die Gesundheit 19, 37, 45, 49, 63, 75, 78, 90, 106, 119, 123, 128, 177, 212, 242, 253, 293, 298, 320
– vor Abhängigkeit 274
– vor Aids 63, 212
– vor Albträumen 293
– vor Alleinsein 63, 241, 260
– vor ansteckenden Krankheiten 293, 298
– vor Arbeit 293
– vor Armut 106, 253, 274
– vor Arzneimitteln 49
– vor ärztlichen Untersuchungen 28
– vor Berührung 29, 70, 71, 84
– vor Bettlern 212
– vor Blamage 37, 106, 280
– vor Chaos 77, 280
– vor Chemikalien 298
– vor dem anderen Geschlecht 260
– vor dem Autofahren 63
– vor dem Fliegen 29, 63
– vor dem Glücklichsein 220
– vor dem Tod 27, 29, 84, 242, 248, 253, 274
– vor dem Verhungern 168, 248, 274
– vor dem Versagen 253
– vor dem Zahnarzt 28
– vor der Dunkelheit 29, 32, 105, 106, 119, 128, 148, 220, 241, 260
– vor der Entbindung 29
– vor der Hölle 248
– vor der Zukunft 25, 49, 242, 253
– vor Dieben 212, 220
– vor Einbrechern 242
– vor Enge 268
– vor Fehlern 123, 281
– vor Fremden 93, 94, 119, 146, 148
– vor Gesellschaft 29
– vor Gespenstern 29, 119, 242, 248, 260, 293
– vor Gewitter 212, 220, 241, 274
– vor Herzerkrankungen 63, 90
– vor Hunden 84, 128, 260, 308
– vor Katastrophen 128, 242

– vor Katzen 308
– vor Konflikten 115, 280
– vor Kontakt 153, 280
– vor Kontrollverlust 148, 248, 293
– vor Krankenhäusern 63
– vor Krankheiten 37, 119, 177, 242
– vor Krebs 37, 63, 123, 253
– vor Kritik 115
– vor Männern 220, 248, 260
– vor Menschen 93, 148, 177, 220
– vor Messern 43
– vor Misserfolg 123, 177
– vor Nadeln 45, 280
– vor Nähe 153, 293
– vor Neuem 146
– vor Niederlagen 123, 153, 177
– vor Ohnmacht 63, 248
– vor Prüfungen 32, 37, 47, 62, 63, 189, 193
– vor Ratten 274
– vor Schlaganfall 320
– vor Schmerzen 29, 41
– vor Sexualität 280
– vor Spritzen 280
– vor Terminen 45, 63
– vor tiefem Wasser 148
– vor Tieren 84, 106, 128, 166, 177, 220, 242, 260, 274, 308
– vor Unfällen 119
– vor Unheil 253
– vor Verabredungen 63, 220, 280
– vor Veränderung 146
– vor Wohlstand 253
– während der Schwangerschaft 29
–, zu fallen 148
–, ermordet zu werden 248
–, verlassen zu werden 248
–, verrückt zu werden 41, 45, 63, 106, 107, 242, 248, 260
–, zu spät zu kommen 63
Angstträume 132
Anorexie → Magersucht
Aphthe 75, 118, 210, 252
Appetitlosigkeit 242
Appetitmangel 151
Arbeitssucht 89, 223, 320
Arbeitswut 111, 223, 268
Arroganz 189, 246, 247, 293
Arteriosklerose 69, 89, 93, 105, 146
Arthrose 203
Arzneimittelmissbrauch 223
Asthma 28, 56, 75, 118, 121, 127, 135, 141, 147, 156, 162, 165, 171, 182, 183, 203, 217, 225, 226, 233, 252, 258, 279, 290f., 298, 303, 309, 319

Astigmatismus 308
Atembeschwerden 75, 89, 105, 117, 118, 136, 146, 258, 309, 315
Atemnot 75, 89, 105, 117, 118, 136, 258, 309, 319
Atemrhythmus, gestört 118, 146
Atemwegsinfekte 239, 309
Aufsässigkeit 290
Aufstoßen 52, 62, 117, 136, 141, 151, 161, 191
Augenentzündung 28, 75, 161
Augenlider, hängend 126
Augenschwäche 239
Augentränen 217, 256, 309
Augentrockenheit 218
Augenzwinkern 36
Ausfluss 141, 176, 210, 298
Austrocknung 31
Autismus 93, 309
Autoimmunkrankheiten 241

B

Bartwuchs bei Frauen 258
Basedow'sche Krankheit 83
Bauchfellentzündung 57
Bauchgeräusche 141
Bauchkrämpfe 146
Bauchschmerzen 110, 121, 132, 135, 136, 141, 198, 225, 319
Bauchwassersucht 57
Behaarung am Rückgrat 309
Beißen 166, 183
Beklemmung 27, 136, 141, 183
Benommenheit 24, 35, 100, 118, 299
Berührungsempfindlichkeit 56
Besenreiser 303
Bettnässen 36, 69, 93, 105, 126, 151, 218, 274, 290, 303, 309
Beule 69
Bewusstlosigkeit 57, 69, 70, 110, 218, 319
Bewusstseinstrübung 321
Bindegewebserkrankungen 279, 309
Bindegewebsschwäche 279
Bindehautentzündung 57, 62, 132, 156, 258, 291
Bisswunde 57, 69, 126, 183
Blackout 37, 47
Blähungen 36, 62, 117, 118, 132, 140, 141, 189, 191, 290
Blasenentzündung 28, 109, 110, 126, 161, 203, 223, 258
Blasenschwäche 126
Blässe 75

Blaue Flecke 69, 118, 239
Blaufärbung von Neugeborenen
    146
Bleichsucht 247
Bleistiftstuhl 240
Blinddarmentzündung 83, 98
Blindheit, angeboren 203
Blutarmut 20, 24, 105, 118, 141,
    151, 156, 171, 183, 203, 210,
    218, 226, 239, 240, 247, 290,
    309
Bluterguss 68, 69, 118, 239
Bluthochdruck 69, 83, 89, 182,
    218, 233, 234
Blutung 24, 69, 118, 141, 151,
    176, 183, 226, 240, 319
Blutungsneigung 141, 239,
    240
Blutwallungen 132
Borderline-Erkrankung 52, 176
Bösartigkeit von Kindern 308f.
Brandstiftung 162
Brennen zwischen den Schulter-
    blättern 240
Bronchitis 75, 93, 98, 118, 151,
    161, 239, 240, 279, 290,
    309
Brustdrüsenentzündung 98, 258,
    273
Brustkrebs 75, 126, 156
Brustwarzen, eingezogen 279
Brustwarzen, entzündet 132
Brustwarzen, rissig 20, 156
Brustwarzen, wund 132
Bulimie 105, 118, 141, 165, 191,
    210, 218, 220, 247, 290

C

Chemotherapie, Folgen 272
Cholera 146
Cholesterinwerte, erhöht 198

D

Delirium 82, 100, 110, 183
Delirium tremens 36
Demenz 47, 93
Depressionen 29, 32, 45, 49, 53,
    62, 69, 75, 88, 89, 114, 126,
    137, 176, 242, 247, 253, 260,
    304
Diabetes mellitus 121, 240, 241,
    319
Dickdarmentzündung 62, 75
Diphtherie 176, 210
Doppeltsehen 69, 83
Down-Syndrom 93, 126
Drei-Monats-Kolik 191, 198
Drogensucht 23, 36, 37, 89, 183,
    184, 202, 204, 220, 241, 299,
    309f.
Drogensucht, familiäre Häufung
    298
Drüsenschwellung 210
Dunkelangst 119, 128
Durchblutungsstörungen 118,
    151, 240, 272

Durchfall 23, 25, 28, 31, 52,
    62–64, 75, 83, 98, 105, 110,
    114, 132, 136, 141, 146, 147,
    161, 171, 183, 198 210, 226,
    233, 252, 272, 279, 290f.,
    319
Durst 27, 75, 110, 113, 140,
    151, 238
Durstlosigkeit 57, 256

E

Ehrgeiz, übersteigert 225
Eierstockentzündung 110, 141,
    183, 247
Eierstockkrebs 75, 156, 247
Eifersucht 58, 93, 171, 182–184,
    203, 218, 225, 247, 258
Eigensinn 252
Einnässen 258, 272, 319
Eiterflechte 52
Eiterung 20, 69, 83, 118, 132,
    141, 161, 183, 210, 252, 258,
    279
Ekzem 75, 191, 203, 232, 233,
    258, 309
Elektrostatische Aufladung
    239
Elephantiasis 47, 156
Empfindlichkeit der Fuß-
    sohlen 202
– der Genitalien 176
– der Knochen 258
– der Kopfhaut 233
– gegen Kälte 232
– gegen Zugluft 172
Empfindungslosigkeit der
    Scheide 240
Endometriose 258
Entwicklungsstörungen 36, 93,
    94, 105, 198, 279, 298, 309
Entzündungen 58, 68, 82, 98,
    191, 218, 272
– an Haut-Schleimhaut-Über-
    gängen 20
– der Augenlider 57
– der Kniegelenke 203
– der Mundschleimhaut 210
– der Tränengänge 279
– des Dickdarms 210
– des Sehnervs 240
–, einseitig 175
–, linksseitig 182, 183
–, versteckt 303
Epilepsie 31, 62, 146, 147, 165,
    183, 298
Erbrechen 31, 32, 52, 75, 146,
    151, 226, 232, 233, 239, 258,
    272
– in der Schwangerschaft 47
– von Muttermilch 225
Erfrierungen 35, 258
Erkältung 40, 44, 75, 83, 93,
    98, 105, 114, 121, 122, 132,
    161, 171, 218, 239, 290,
    302
Erkältungsneigung 20, 105, 121,
    132, 161, 171, 191, 203, 210,
    218, 225, 252, 274, 279, 309

Erschöpfung 23, 24, 37, 52, 69,
    71, 105, 118, 133, 143, 147,
    151, 198, 199, 225, 272, 279,
    298
Erstickungsgefühl 182, 290
Essensverweigerung 24
Esssucht 52, 287
Euphorie 37

F

Faulheit 287
Fehlgeburt 165, 171, 274f., 298,
    303
–, drohend 28, 69, 132, 258
–, Folgen 28, 132
Feigwarzen 20, 161, 203, 291
Fersenschmerzen 319
Fettleibigkeit 52, 89, 105, 114,
    171
Fettsucht 155
Fieber 27, 57, 69, 75, 82–84,
    132, 140, 183, 210, 224, 225,
    258, 309
Fieberkrampf 83, 146
Fingernägel, brüchig oder
    verkrüppelt 303
Fissur 156, 218, 279
Fistel 105, 126, 161, 191, 240,
    278f.
Fixe Ideen 62, 65, 304
Fluchen 48, 234
Flugangst 28, 29, 63
Fontanellenschluss, verzögert 105
Frechheit 290
Fremdeln 93, 258
Fressanfälle 176
Fresssucht 52, 293
Frostbeulen 35, 233, 258
Frösteln 279
Frühgeburt 298
Frühreife 126
Furunkel 83, 105, 121, 161, 298
Fußballen, entzündet 105, 278
Fußpilz 279, 290, 309
Fußschweiß 93, 105, 191, 309
– , übel riechend 278, 290, 303

G

Gähnen 36
Gallenbeschwerden 98, 132, 136,
    137, 141, 171
Gallenblasenentzündung 98, 141
Gallenkolik 132, 136, 141, 171
Gallensteine 136
Gastritis → Magenschleimhaut-
    entzündung
Gaumenentzündung 218
Gaumenspalte 298
Gebärmutterentzündung 110, 132
Gebärmutterhalskrebs 62
Gebärmutterkrämpfe 247
Gebärmutterkrebs 75, 156, 247
Gebärmutterpolypen 303
Gebärmuttersenkung 272
Gebärmuttervorfall 89, 218, 258,
    272

Geburtsschmerzen 132
Geburtsstillstand 171
Gedächtnisschwäche 47, 49, 65,
    119, 128, 163, 178, 193, 212,
    299, 304
Gedächtnisverlust 69, 299
Gehenlernen, verspätet 24, 36,
    93, 218, 239, 279
Gehirnentzündung 110, 319
Gehirnerschütterung 69, 70
Gehörgangsentzündung 233
Gehörverlust 69, 156, 191
Geisteskrankheiten 36, 249
Geistesschwäche 36, 44, 53, 94
Geistige Abwesenheit 218, 239
Gelbsucht 28, 98, 136, 183, 240
Gelenkdeformation 171
Gelenkentzündung 69, 98, 105,
    171, 203, 309
Gelenkschmerzen 141, 258
Gemütsstörungen, religiös 303
Gerstenkorn 156, 252, 279
Geruchsverlust 258
Geschmacksverlust 258
Geschwätzigkeit 182
Geschwür am Penis 210
– am Zahnfleisch 218
– an den Genitalien 20, 183
– an der Zunge 218
– im Mund 20, 114, 210, 218,
    298
– im Rachen 20, 210
– in der Leiste 298
Gesichtslähmung 40, 247
Gesichtsschmerzen 83
Gewichtsabnahme 171
Gewichtszunahme 156
Gicht 52, 69, 98, 191
Gleichgültigkeit 23, 119
Gonorrhoe 110, 203
Grausamkeit 47, 49, 90, 163
Grippale Infekte 75, 98, 153
Grippe 98, 225
Grüner Star 240
Gürtelrose 110, 183, 233

H

Haarausfall 20, 24, 93, 161, 165,
    172, 183, 191, 218, 272, 279,
    298, 302, 309, 319
Haarwuchs, verstärkt 274
Halluzinationen 36, 82, 85, 299
Halsenge 218
Halsschmerzen 62, 93, 110, 114,
    161, 176, 183, 191, 210, 290,
    309
Hämangiom 240
Hämorrhoiden 20, 48, 114, 151,
    156, 161, 165, 171, 183, 191,
    218, 226, 240, 290, 319
Harnentleerungsstörungen 28, 57,
    69, 110, 233, 319
Harnröhrenentzündung 110, 114,
    203, 303
Harntröpfeln 69, 110, 233
Harnverhaltung 28, 57
Hass 20, 21, 49, 90, 204, 220
Hausstaubmilbenallergie 252

Register der Krankheiten und Symptome

Hautabschälungen an den Fingerspitzen 218
Hautausschlag 20, 31, 47, 52, 58, 70, 75, 105, 122, 147, 155, 156, 158. 210, 218, 233, 251–253, 274, 279, 290, 291, 319
Hautflechten 309
Hautgeschwür 210
Hautrisse 156, 161, 189, 272
Hautunreinheiten 11
Hautverfärbung im Gesicht 182
Hautverfärbung, bläulich 118
Heimweh 25, 105, 113, 114, 165, 258
Heiserkeit 40, 62, 69, 114, 126, 161, 240
Heißhunger 47, 126, 141, 191, 198, 218, 233, 239, 290
Hepatitis → Gelbsucht
Herderkrankungen 303
Herpes 47, 75, 156, 203, 217, 218, 232, 233, 252, 272, 290, 303
Herzattacken 114
Herzbeschwerden 62, 89, 90, 118, 136, 171
Herzbeutelentzündung 58
Herzenge 239
Herzinfarkt 28, 69, 89, 198
Herzklopfen 27, 28, 62, 89, 106, 136, 151, 176, 182, 191, 210, 218, 226, 240, 252, 258, 290
Herzmuskelschwäche 118, 171
Herzrhythmusstörungen 62, 89
Herzschwäche 118, 171
Herzstechen 136, 171
Herzstillstand des Kindes bei der Geburt 28
Heuschnupfen 36, 40, 75, 105, 126, 217, 225, 240, 252, 256, 290, 309
Hexenschuss 225
Hirnhautentzündung 57, 58, 83, 98, 110, 319
Hitzewallungen 57, 165, 171, 183, 191, 258, 239, 247, 274, 290, 309
Hitzschlag 117
HNO-Krankheiten 309
Hochbegabung, einseitig 299
Hochmut 189, 246, 247, 293
Hodenatrophie 89
Hodenentzündung 57, 89, 203, 258
Hodenhochstand 89, 258, 303
Hodenkrebs 75, 247
Hodenschmerzen 171
Hodenschwellung 258, 319
Höhenangst 28, 63, 106, 123, 290
Höhenkrankheit 28, 118, 183, 218
Hornhautentzündung 89
Hornhautgeschwür 62
Hörverlust 298
Hospitalismus 198
Hühneraugen 52
Hungerattacken 233, 239
Hungerstreik 209

Husten 24, 40, 52, 70, 75, 83, 93, 98, 114, 118, 121, 126, 141, 146, 151, 161, 162, 165, 166, 171, 176, 191, 203, 218, 233, 239, 258, 272, 290, 298f., 319
Hyperaktivität 36, 83, 225, 309
Hyperventilation 165
Hysterie 133, 168, 220

I

Impetigo (Eiterflechte) 52
Impfreaktion 132, 279, 302f.
Impfschäden 57, 302f.
Insektenstich 58, 69, 110
Introvertiertheit 218
Inzest 203, 287
Ischiasbeschwerden 35, 98, 141, 172, 176, 183, 191, 225

J

Jammern 260
Juckreiz 35, 36, 47, 52, 75, 105, 121, 151, 156, 198, 210, 219, 233, 247, 252, 253, 258, 272, 279, 290, 309

K

Kälteempfindlichkeit 114, 232, 251
Kälteschauer 258
Karies 24, 52, 298, 303
Karpaltunnel-Syndrom 36
Kater 225
Katzenhaarallergie 308
Kauen an den Fußnägeln 202
Kaufsucht 184
Kehlkopfentzündung 40, 62, 165
Keuchhusten 69, 83, 118, 121, 146, 225
Kieferentzündung 240
Kinderkrankheiten 28, 52, 57, 75, 83, 93, 105, 131, 132, 151, 176, 203, 258, 272, 290, 297–299, 319
Kinderkrankheiten bei Erwachsenen 121
Knacken der Gelenke 218, 279
– der Kiefer 279
Knochen, brüchig 105, 210, 279
Knochenauswüchse 20, 89, 210, 239, 258, 279, 319
Knochenbruch 24, 69, 105, 183
–, verzögerte Heilung 233, 258, 279
Knochendeformation 309
Knochenerweichung 20, 151, 161, 176, 252, 272, 279
Knochenschmerzen 89, 240, 298
Knorpelschwund 126
Knoten in der weiblichen Brust 175, 258, 279
Kolik 40, 62, 83, 132, 136, 141, 146, 171, 198, 226, 319

Kollaps 23, 118, 143, 151, 225, 272, 319
Koma 183
Kontaktschwierigkeiten 21, 32, 100, 247, 280, 304
Kontrollverlust 84, 168, 172
Konzentrationsschwäche 31, 32, 36, 47, 49, 95, 119, 128, 153, 156, 228, 299
Kopfschlagen 309
Kopfschmerzen 24, 40, 47, 52, 57, 62, 75, 82, 83, 89, 93, 98, 105, 114, 118, 136, 141, 151, 156, 165, 176, 183. 210, 216, 218, 225, 232, 233, 240, 247, 258, 272, 279, 290f., 303, 308
Körperbehaarung, übermäßig 165
Körpergeruch, übel riechend 298
–, Abneigung 291
Körperpflege, Abneigung 290
Körpertemperatur, vermindert 121
Krampfadern 69, 105, 118, 183, 191, 226, 258, 319
Krämpfe 36, 105, 128, 146–148, 165, 218, 225, 298, 319f.
Krampfhusten 118, 171
Krätze 290
Krebserkrankungen 62, 121, 122, 126, 156, 240, 247, 298
Kreislaufstörungen 118, 183, 225
Kribbeln 27
Kropf 89, 105, 126, 156, 161, 183, 191, 218, 272, 279, 309
Krusten auf der Kopfhaut 218
Kurzsichtigkeit 183, 239, 298

L

Lähmungen 36, 44, 57, 62, 93, 126–128, 183, 226, 240, 303
Lampenfieber 62, 189
Landkartenzunge 218
Längenwachstum, beschleunigt 24, 239
Lärmempfindlichkeit 165
Lebensmittelvergiftung 75
Leberentzündung 141, 183, 226
Lebererkrankungen 136, 141, 161, 183, 191, 198, 226
Leberflecke 183, 191, 303
Lebervergrößerung 141
Leberzirrhose 141, 161
Leeregefühl im Magen 264, 291
Legasthenie 176, 191
Leistenbruch 191, 225
Lernschwierigkeiten (siehe auch »Konzentrationsschwäche«) 93
Leukämie 105, 141, 218
Lichtempfindlichkeit 40, 75, 151, 156
Liebeskummer 24, 216
Lipom 93
Lippen, aufgesprungen 114, 272, 279
–, rissig 20

Lungenentzündung 75, 98, 121, 136, 151, 161, 171, 191, 239, 290, 309f.
Lungenfellentzündung 58
Lymphatische Diathese 93
Lymphdrüsenschwellung 105, 161, 198, 210, 279, 309
Lymphknoten, verhärtet 156

M

Magenbeschwerden 64, 117, 258
Magengeschwür 47, 52, 75, 156, 203, 218, 226, 239, 290
Magenschleimhautentzündung 47, 75, 151, 239, 290
Magenschmerzen 47, 52, 53, 75, 225
Magersucht 75, 165, 220, 309
Malaria 140, 141, 218
Mandelentzündung 57, 83, 93, 94, 105, 132, 161, 176, 183, 198, 210, 279
Manisch-depressive Zustände 89
Masern 28, 57, 75, 83, 290, 319
Melancholie 41, 53, 113, 128, 158, 177, 212
Melanom 183
Ménièrescher Drehschwindel 279
Meningitis 57, 58, 83, 98, 110, 319
Menstruation, verstärkt 104, 203, 225
–, verzögert 183
Menstruationsbeschwerden 57, 62, 132, 258, 272, 290, 298, 303
Menstruationsstörungen 198
Menstruationszyklus, unregelmäßig 156. 218, 225, 256, 272, 290, 303, 309
–, verkürzt 151
Migräne 83, 105, 176, 183, 216, 225, 258, 272, 279
Milchallergie 308
Milchfluss 176, 258, 309
Milchschorf 105
Milchunverträglichkeit 20, 31, 52, 105, 141, 198, 210, 272, 279, 308
Minderwuchs 36, 93, 105, 191, 203, 279, 298
Missbildungen 126, 298
Mittelohrentzündung 28, 83, 105, 113, 132, 151, 161, 183, 191, 198, 203, 210, 233, 256, 258, 279, 290, 309
Morbus Bechterew 279
Morbus Crohn 151
Morbus Hodgkin 28, 218
Mordgelüste 248
Morgenmuffel 21
Müdigkeit 43, 44, 121, 141, 191, 198, 272, 309, 319
Multiple Sklerose 36, 44, 62, 89, 171, 218, 240, 241
Mumps 28, 83. 93
Mundgeruch 20, 136, 161, 210, 218, 233

Mundkrebs 298
Mundtrockenheit 256
Mundwinkel, rissig 20
Muskelerkrankungen 44, 121, 141, 198, 218, 272
Muskelkater 69, 198
Muskelkrämpfe 226
Muskelschmerzen 70, 141, 225, 309
Muskelschwäche 121, 141, 198, 218, 272
Muskelverhärtung 165
Muttermale 121
Muttermilch, plötzliches Versiegen 132
Myom 89, 105, 238, 279, 303

N

Nabelbruch 225, 309
Nabelkolik 225
Nabelvereiterung 161, 252, 258, 279, 290
Nachtblindheit 141
Nachtschweiß 141, 210, 239, 309
Nachwehen 279
Nackenschmerzen 191
Nackensteife 151
Nagelbettentzündung 40, 162
Nägelkauen 28, 93, 121, 191, 198, 202, 203, 218, 220, 279, 290
Nagelwuchsstörungen 279
Narben 126, 156, 183, 218, 279
Narkosefolgen 240
Nasenbluten 19, 24, 69, 70, 141, 151, 183, 238, 239, 309
Nasenkrebs 298
Nebenhodenentzündung 203, 258
Nebenhöhlenentzündung 83, 89, 121, 161, 203, 210, 258, 279, 303
Neid 182, 225
Nervenentzündung 36, 141
Nervenerkrankungen 36
Nervenschmerzen 36, 126, 132, 141, 198, 247
Nervenzusammenbruch 165, 168, 225
Nesselsucht 57, 98
Netzhautablösung 240
Netzhautblutung 183, 240, 290
Neuralgie 40, 218
Neurodermitis 52, 75, 121, 126, 128, 156, 272, 279
Neurologische Schäden 69
Nierenbeckenentzündung 110, 161, 183, 226
Nierenentzündung 57, 218
Nierenkolik 226
Nierensteine 191
Nierenversagen 57, 58, 110
Niesen 126, 161, 203, 224, 226, 256, 309
Nihilismus 21
Nostalgie 21, 113, 114
Nymphomanie 248

O

Ödem 57, 58, 141, 171
Offenes Bein 118
Ohnmacht 20, 24, 28, 35, 37, 43, 47, 57, 62, 75, 93, 98, 105, 117, 118, 132, 141, 161, 165, 168, 176, 183, 203, 210, 225, 240, 247, 258, 272, 290
Ohrenschmerzen 24, 40, 57, 161, 183, 210, 258
Ohrgeräusche 141, 151, 156, 166
Organdefekte, angeboren 126, 298
Orientierungsverlust 43

P

Panik 27, 63, 64, 123
– beim Einschlafen 29
– in engen Räumen 29
– in Menschenmengen 29
Panikattacke 27, 63, 74
Panzerherz 89
Paradontose 210
Paradoxe Symptome 166, 168
Parkinson-Krankheit 36, 44, 319f.
Pendelhoden 93
Periodisch auftretende Beschwerden 140
Pfeiffer'sches Drüsenfieber 23, 93, 121
Phantomschmerzen 40
Pilzinfektion 75, 105, 247, 279, 290, 309
Platzangst 28, 63, 106
Polypen 105, 126, 161, 210, 239, 252, 279, 290
Prämenstruelles Syndrom 31, 104, 121, 176, 177, 183, 225, 272, 279, 290, 309
Prostataentzündung 110, 191, 203, 258, 272, 279, 303
Prostatavergrößerung 93, 191, 203, 258, 290, 303
Prüfungsangst 32, 37, 47, 62, 63, 189, 193
Pseudokrupp 28, 57, 83, 161
Pupillen, erweitert 27
Putzwut 78, 274

Q

Quecksilber-Belastung 141
Quetschung 69

R

Rachenentzündung 162, 176, 183, 210, 279
Rachitis 20, 24, 83, 105, 161, 191, 210, 239, 252, 258, 279
Raucherbein 36
Rauschzustände 35
Räuspern 126, 202

Reaktionsmangel 24, 299, 319
Reiseübelkeit 232
Reiter-Syndrom 203
Reizbarkeit 20, 84, 100, 110, 111, 115, 119, 128, 133, 137, 183, 191, 220, 225, 234, 290, 304, 321
Reizdarm 252
Reizhusten 121, 141, 166, 226, 239, 279
Rekonvaleszenz, verzögert 141
Rektumkarzinom 20
Rheumatische Erkrankungen 47, 57, 58, 69, 89, 98, 126, 151, 176, 309
Rheumatisches Fieber 57
Ringflechte 272, 290
Rippenfellentzündung 57, 98, 151, 161, 290
Risse am Darmausgang 156, 218, 279
Risse in den Mundwinkeln 272
Rivalität 218
Röteln 28, 319
Rötungen im Gesicht 35, 114
Rückenmarksschwindsucht 36
Rückenmuskulatur, verspannt 151
Rückenschmerzen 35, 62, 105, 151, 172, 176, 191, 198, 203, 217, 223, 225, 240, 258, 272, 290, 319
Rückenschwäche 290
Ruhelosigkeit der Beine 309, 318f.
Ruhr 118

S

Sadismus 111
Sadomasochismus 111
Salmonellenvergiftung 75
Sauberkeitswahn 78
Scharlach 57, 83
Scheidenentzündung 203, 266, 273
Scheinschwangerschaft 258, 303
Scheintod 118
Schiefhals bei Säuglingen 191
Schielen 126, 298, 319
Schilddrüsenüberfunktion 272
Schilddrüsenunterfunktion 156, 272
Schizophrenie 45, 47
Schlaflosigkeit 226, 290
Schläfrigkeit 31
Schlafstörungen 28, 31, 107, 121, 132, 140, 171, 226, 238, 242, 290, 319
Schlafwandeln 31, 319
Schlagadern, erweitert 191
Schlaganfall 28, 47, 62, 69, 83, 89, 93, 183, 240, 272
Schlangenbiss 57, 83
Schleimbeutelentzündung 62, 151
Schluckauf 165, 226
Schluckbeschwerden 161
Schluckstörung 176, 183

Schmerzen an den Füßen 52
– der Eierstöcke 176
– der Gebärmutter 176
– der Knochenhaut 141
– in der Harnröhre 233
– in der Schulter 290
– nach Zahnbehandlung 69
– während der Entbindung 69
–, brennend 35, 40, 56, 74, 109, 110, 114, 121, 126, 240, 290, 319
–, drückend 258
–, hämmernd 105
–, kolikartig 225, 319
–, krampfartig 141, 146
–, plötzlich 56
–, pulsierend 161, 258
–, rechtsseitig 126, 135, 136, 151
–, splittartig 19, 20, 62, 161, 162, 183
–, stechend 19, 20, 56, 98, 105, 110, 114, 161, 162, 165, 225, 258
–, wandernd 258
Schmerzlosigkeit 24, 28, 247
Schmerzunempfindlichkeit 126, 191
Schnittwunde 20, 69, 118, 183
Schnupfen 20, 39, 49, 41, 75, 89, 93, 105, 176, 203, 210, 218, 224–226, 233, 258, 290, 302
Schock 69, 118
Schreck 27, 84
Schreikinder 131, 132
Schrunden 52, 155, 233, 272
Schüchternheit 258, 280
Schulschwierigkeiten 156, 309
Schuppenflechte 156, 191, 233, 290
Schusswunde 20, 69
Schüttelfrost 140, 224, 225
Schwächezustand 20, 24, 25, 31, 43, 47, 52, 62, 69, 105, 110, 118, 141, 151, 161, 165, 191, 210, 218, 225, 233, 240, 247, 252, 272, 279, 290, 319
Schwangerschaft, Aufblühen 256
Schwangerschaftsbeschwerden 225, 226, 252, 258, 264, 272, 273
Schwangerschaftsübelkeit 258, 272
Schweiß, übel riechend 20, 69, 105, 161, 210, 233, 279, 290, 302
Schweißausbruch 62, 140, 272
Schwellung der Augen 39, 171
– der Fußgelenke 203
– der Gliedmaßen 44, 62
Schwerhörigkeit 105, 151, 191, 233, 258, 279
Schwermut → Melancholie
Schwielen 155
Schwindel 155, 36, 44, 62, 83, 98, 105, 118, 121, 136, 156, 161, 176, 218, 233, 240, 258, 272, 279, 290
Schwitzen 25, 151, 239, 303, 309
–, einseitig 258

Register der Krankheiten und Symptome

Sehnenscheidenentzündung 98, 203
Sehnenverhärtung 126
Sehnenverletzung 47
Sehstörungen 136, 141, 216, 239, 279
– nach Stromschlag 239
Sehverlust 69
Sehvermögen, nachlassend 24
Sehvermögen, vermindert 136, 141
Sektionswunden 57
Selbstbewusstsein, geschwächt 24, 48, 100, 189, 191, 280
Selbstgespräche 32
Selbstmord 209
–, familiäre Häufung 298
Selbstmordgedanken bei Kindern 121
Selbstmordneigung 88, 113, 121, 298
Senile Geistesschwäche 94
Seufzen 23, 166
Sexsucht 183, 204, 248, 293
Skoliose 309
Skorbut 118
Sodbrennen 114, 126, 191, 290
Sommerdurchfall 98
Sommersprossen 156
Sonnenallergie 217
Sonnenbrand 83, 110, 114, 239, 247, 258, 319
Sonnenbrandneigung 239
Sonnenstich 28, 47, 52, 69, 83, 118, 183
Soor 210
Spastische Erkrankungen 126
Speichelfluss 31, 141, 209, 210
Speikinder 225
Speiseröhre, verkrampft 146
Sprachentwicklung, verzögert 36, 218
Sprunghaftigkeit 32
Sterilität 89, 151, 218, 240, 247, 258
Stichwunde 40, 57, 240
Stillbeschwerden 176
Stimmbänder, belegt 121
Stimmungsschwankungen 45, 90, 128, 148, 165, 204, 248
Stimmverlust 126, 161, 239
Stirnhöhlenentzündung 279
Stoffwechselträgheit 252
Stolpern 36
Stottern 126, 210
Streitsucht 225, 304
Stuhl, sehr übel riechend 291
Stumpfe Zähne 240
Syphilis 89, 161, 210

T

Taubheitsgefühl 121, 247
– der Finger 240
– der Genitalien 247
– der Gliedmaßen 27, 141, 218, 319f.
– der Lippen 218
– im Gesicht 218

– im Kopf 247
– in der Wirbelsäule 36
Teilnahmslosigkeit 23, 24
Tennisellbogen 98
Tetanus-Prophylaxe 69
Thrombose 57
Thrombozytenmangel 20
Tic 36, 226, 320
Tierhaarallergie 308
Tierliebe, übertrieben 31
Tierquälerei 203
Tollwut 83, 110, 183
Trägheit 136
Traurigkeit 156
– in der Pubertät 218
Trichterbrust 309
Trigeminusneuralgie 28, 198
Trockenheit der Haut 156, 232, 233
– der Scheide 218
– der Schleimhäute 44, 218
– im Hals 44
– im Mund 44
Tuberkulose 121, 151, 240, 309
Tumore der Eierstöcke 183, 191, 239

U

Übelkeit 52, 75, 105, 118, 121, 146, 172, 218, 225, 226, 233, 239, 258, 272
Überanstrengung der Augen 24
Überarbeitung 319
Überbein 105
Überempfindlichkeit 161, 163, 280
– der Genitalien 210, 218, 246, 247, 272
– der Gliedmaßen 176
– der Kopfhaut 141
– der Lippen 218
– des Halses 182
– gegen Gerüche 290
– gegen Medikamente 166, 258
– gegen Schmerzen 131
– gegen Sinneseindrücke 21, 25, 84
– in der Pubertät 28
Überforderung als Mutter 270
Übergewicht 105, 156
Übersäuerung 105, 191, 198, 225
Übertragene Schwangerschaft 258
Unempfindlichkeit der Genitalien 272
Unfallschock 28
Unfruchtbarkeit → Sterilität
Ungeduld 131, 223
Ungeschicklichkeit 115
Unterfunktion, allgemein 252
Urin, übel riechend 19, 20

V

Venen, vergrößert, im Gesicht 290
Venöse Stauungen 191

Verätzung der Augen 126
Verbrennung 110, 126
Verbrühung 110
Verdauungsstörungen 31, 44, 47, 52, 62, 64, 83, 98, 105, 117, 118, 121, 136, 141, 151, 156, 165, 171, 198, 223–226, 258, 272, 278f., 298, 319
Verdauungsträgheit 225
Verdickung der Haut 266
Verfärbung äußerer Körperteile 146
Verfärbung der Augen 121
– der Haut 183, 210, 272, 279
– der Zähne 141, 191
Vergesslichkeit 24, 25, 107, 158, 242
Vergewaltigung, Nachwirkungen 299
Vergiftung durch Kohlenmonoxid 118
Verkleinerung der Geschlechtsorgane 94, 165, 191
Verletzungen, akut 68, 69
–, blutend 69
–, offen 69, 258
Verrenkung 69, 233, 239
Verrenkungsneigung 233
Versagensängste 253
Verstauchung 69, 105
Verstopfung 44, 47, 62, 83, 98, 105, 121, 136, 151, 156, 165, 171, 198, 223–226, 272, 278f.298, 319
Verwahrlosung 25, 281
Verwirrtheit 25, 32, 41, 45, 100, 128, 158, 228, 299, 304
Virusinfektionen 319
Völlegefühl 141
Vorhautverengung 20, 69, 105, 110, 161, 191, 210, 290

W

Wachstum, beschleunigt 239
Wachstumshemmung 303
Wachstumsschmerzen 24, 298
Wachstumsverzögerung 94
Wadenkrampf 148
Wanderhoden 89
Wandernde Schmerzen 308
Warzen 20, 47, 52, 62, 126, 161, 176, 203, 272, 303
Waschzwang 176, 203, 297–299
Wasserkopf 57
Wechselkopf 141
Wechseljahrebeschwerden 272, 290
Wechselnde Symptome 176, 246, 247, 258, 309
Wehen, vorzeitig 198
Weinen 126, 256, 260, 270
Weisheitszähne 279
Weiße Flecken am Hodensack 210
Windeldermatitis 105, 132, 203
Windpocken 28, 52, 290, 319

Wirbelsäulenverkrümmung 105
Wochenbettdepression 247
Wohlbefinden am Tag vor Ausbrechen einer Krankheit 251
Wolfsrachen 309
Wolle-Unverträglichkeit 252
Workoholic 58, 89
Wunden, Wiederaufbrechen 118
Wundheilung, schmerzhaft 40
–, verzögert 20, 40, 93, 105, 118, 132, 156, 161, 183, 210, 233, 279, 309
Wundheit nach Mandeloperation 151
Wundinfektion 279
Wundliegen 69
Wundrose 290
Wut 21, 32, 37, 58, 83, 84, 90, 110, 111, 133, 172, 177, 220

Z

Zahnanomalitäten 298
Zahnausfall 210, 319
Zähne, Fehlstellungen 309
–, leicht abbrechend 240, 279
–, Lockerung 319
Zahneindrücke am Zungenrand 209
Zähneknirschen 84, 309
Zahnfleischbluten 20, 210, 240
Zahnfleischentzündung 114, 210, 218, 278, 303
Zahninfektionen 290
Zahnschmerzen 40, 52, 132, 141, 198, 210, 225, 258
Zahnschneiden, gezackt 309
Zahnung, verfrüht 298, 309
Zahnungsbeschwerden 28, 31, 62, 83, 105, 131, 132, 146, 161, 198, 210, 252, 272, 279, 290
Zahnverfall 279
Zahnwurzelabszess 210
Zahnwurzelentzündung 303
Zehennägel, eingewachsen 278
–, unförmig oder verdickt 278
Zerstörungswut 309
Zittern 36, 104, 141, 183, 210, 226, 247, 319f.
Zorn 58, 119, 131, 137, 319
Zuckerkrankheit → Diabetes
Zuckungen 35, 36, 121, 126, 128, 165, 171, 226, 272, 319f.
Zunge mit tiefen Rissen 298
Zungenbelag 52, 210
Zungenbrennen 75
Zwangshandlungen 62, 63, 78, 127, 176, 203, 297–299
Zwischenblutung 176
Zwölffingerdarmgeschwür 47
Zysten 57, 83, 121, 183, 191, 239, 247, 278f., 303

PERSONEN- UND SACHREGISTER

A

Abenteuer 308, 309
Abhängigkeit 64, 78, 172, 236,
    254, 259, 260, 273
Abtreibung 273, 303
Achtzehn, Hans-Jürgen 12
Aggression 24, 35, 58, 84, 94,
    137, 163, 178, 199, 204, 211,
    226, 228, 234
Alkohol und Drogen 45, 158,
    184, 204, 220, 227, 228, 234,
    299, 310
Allen, H.C. 12
Allen, Timothy F. 11
Alter 45
Aluminium 42
Amoklauf 228
Ängste 16
Anpassung 260, 280, 281
Anregung 25
Antimonit 50
Argentinien 12
Arnika 66
Arroganz 244, 247, 248, 293
Arsen 72
Arzneimittelkunde 13, 14
Ätiologie 14, 15
Aufopferung 58, 59
Ausnahmezustände 28
Auster 102
Autofahren 226, 234
Autorität 48, 128, 260

B

Bariumkarbonat 92
Bärlapp 186
Bauxit 42
Becker, Jürgen 12
Belladonna 80, 81
Bergkristall 270, 271
Berufe 14, 17
Beschwerdebilder 15
Biene 54, 55
Bitterkeit 219
Blackout 60
Blockade 158, 316, 320
Bönninghausen, Clemens von 12
Brechnuss 222
Brieffreundschaft 220
Buschmeisterschlange 180

C

Carcinosinum 13, 120
Causticum 124

Chaos 292–294
Charette, Gilbert 12
Charisma 89
Chinarinde 10, 11, 138
Chronische Schwächen 13
Clarke, J.H. 11
Coulter, Catherine 12
Creasy, Sheilagh 11
Cullen, William 10

D

D'Hervilly, Melanie 11
Degenerationserscheinungen 13
Depressionen 16
Destruktivität 298
Deutschland 8, 12
»Die chronischen Krankheiten«
    (1828) 11
Doping 228
Doppelleben 303, 304
Dorcsi, Mathias 11
Dummheit 36, 94
Durchsetzungskraft 158, 275, 148

E

Effektivität 234
Egoismus 77, 292, 311
Ehrgeiz 226, 228, 234
Ehrlichkeit 211
Eichelberger, Otto 12
Einsamkeit 178, 220
Eisenhut 26, 27
Eisenphosphat 150
Elefantenlaus, ostindische 46
Elefant 157
Entscheidungen 45, 48, 84, 95,
    119, 226
Erdöl 230, 234
Erdölprodukte 234
Erinnerungen, negative 21, 70,
    133, 199, 220, 273
Erinnerungen, positive 21, 53
Erscheinungsbild des Patienten
    15
Extreme 204, 248
Extrovertiertheit 29, 64, 128, 192,
    236, 241

F

Familiäre Belastungen 13, 89,
    128, 157, 177, 299, 303
Farbwahl 14, 17
Faulheit 281

Feigheit 188, 192
Feminismus 274
Fliegenpilz 34
Flucht 298
Frankreich 11, 12
Freiheit 186, 192, 193, 211, 227,
    268, 273, 274, 310, 320
Fremdsprachen 95
Fröhlichkeit 32, 58, 122

G

Gallavardin, J.P. 12
Gawlik, Willibald 12
Geborgenheit 45, 64, 106, 260
Geburtstrauma 64, 94, 184
Gedichte 53
Gefahr 310
Geheimnis 303, 304
Geistesabwesenheit 16
Geisteskrankheiten 12
Geistesverwirrung 16
Geistige Merkmale 16
Gemeinschaftssinn 54, 55,
    58, 128
Geschichte der Homöopathie
    10–12
Geschwister 184, 219, 259, 292
Gespräche 143
Geukens, Alfons 12
Gewaltbereitschaft 211, 248
Ghegas, Vassili 12
Gold 86, 87
Gonorrhoe 200
Graphit 154
Grenzen 240, 242, 276, 280,
    316
Griechenland 12
Großbritannien 11
Grundthemen des Mittels 14
»Grundthesen« 11
Guernsey, H.M. 12

H

Haessler, Johanna Leopoldine
    Henriette 10
Hahnemann Medical College and
    Hospital 11
Hahnemann, Christian Friedrich
    Samuel 8, 10, 11, 13, 14, 138,
    139
Heimatlosigkeit 53
Hering, Constantin 11
Herscu, Paul 12
Hochmut 244, 247, 248
Holzkohle 116

Honigberger, John M. 12
Hundemilch 174
Hundspetersilie 30

I

Identität 150, 153, 240
Ignatiusbohne 164
Imhäuser, H. 12
Immunsystem 122
Indien 12
Indikationen 15
Individualität 58, 178
Intelligenz 79, 84, 90, 128, 153,
    168, 184, 193, 212, 228, 242,
    280, 299
Introvertiertheit 24, 32, 128, 192

J

Jahr, G.H.G. 12
Journal der practischen Arznei-
    kunde 11
Jugendbanden 212
Jung, Carl Gustav 12
Jus, Mohinder Singh 12

K

Kaliumcarbonat 170
Kalk 106
Kalkschwefelleber 160
Kalziumkarbonat 102
Kamille 130
Kent, James Tyler 12
Kieselerde 270
Kinderheilkunde 14, 15
Kindheitserfahrungen 16, 21, 36,
    89, 106, 114, 122, 142, 157,
    158, 174, 177, 184, 192, 199,
    204, 211, 219, 226, 240, 247,
    252, 259, 273, 280, 292, 303,
    320
Kochsalz 192, 214
Konflikte, geistig 9, 153, 157
Konflikte, seelisch 9, 118, 122,
    153, 320
Konkurrenz 234
Konstitutionsbehandlung 13
Konstitutionsmittel 13, 15
Konstitutionstypen 12
Kontrolle 77, 148, 168, 170, 172,
    173, 248, 304
Kontrollmechanismen 28, 29
Krankheitsneigungen 13, 16
Krätze 250

Personen- und Sachregister

Kreativität 128, 142, 241
Krebserkrankungen 13, 120
Krebs-Miasma 13
Krüger, Andreas 12
Küchenschelle 254
Küchenzwiebel 38
Künzli von Fimmelsberg, Jost 12
Kupfer 144

L

Labilität 211
Lachen 64, 128, 148, 157, 168, 192, 220, 248
Lang, Gerhardus 12
Lebensfreude 29, 84, 118, 184, 227, 252, 253, 273
Lebensthemen 14, 16
Leichtsinn 70
Leistungsdruck 89, 153, 222, 226, 228, 273
Leitbilder 122, 123, 260
Leitsymptome 15
Lesen 122, 123, 282
Liebe 94, 158, 168, 220, 254, 259, 260, 273
Lockie, Andrew 11
Luesinum 284
Lutze, Arthur 12

M

Magnesiumkarbonat 196
Malaria 10, 11
Männertümelei 178
Maßlosigkeit 244
»Materia medica« (1790) 10
Medorrhinum 13, 200
Mexiko 12
Mezger, Julius 12
Miasmen 13, 200, 250, 296, 306
Miasmen-Lehre 13
Miasmen-Modell 12
Missempfindungen 14, 16
Missouri Homoeopathic Medical College 12
Misstrauen 78, 211
Mitleid 163, 242, 260
Mitteleuropa 192, 219
Modalitäten 14, 15, 16
Morrison, Roger 11, 12
Musik 158, 227

N

Nahrungsmittel 14, 15, 16
Niederlande 12
Normen 168
Nosoden 13, 296, 306

O

Oberflächlichkeit 28, 39, 41, 193
Opferrolle 220, 241, 260
Ordnung 77, 95, 172, 219, 252, 280, 293

»Organon der rationellen Heilkunde« (1810) 11
Ortega, P.S. 12

P

Paracelsus 14
Pessimismus 53, 90, 142, 158, 205, 212
Pfeffer, spanischer 112
Pflichtbewusstsein 58, 90, 107, 118, 154, 177, 219, 227, 252
Phosphor 236
Phosphorsäure 22
Planung 128
Platin 244
Prägungen 16
Projektion 21, 122, 293
Psora 13, 250
Psychische Merkmale 16
Psychosomatische Erkrankungen 9

Q

Quecksilber 206
Quin, Foster Hervey 11

R

Rakow, M. 12
Redensarten 14, 17
Regeln 148, 168, 172, 193, 252, 310, 320
»Reine Arzneimittellehre« (1811–1821) 11
Reisen 122
Reizbarkeit 16
Risch, G. 12
Rohöl 230, 231
Rose, Barry 11
Roy, Ravi 12
Rückfall 13

S

Salpeter 18, 19
Sankaran, Rajan 12
Schicksalsschläge 24, 49, 199
Schlaf 14, 16
Schlafstörungen 16
Schmidt, Pierre 12
Schock 28, 118
Schöllkraut 134
Scholten, Jan 12
Schuldgefühle 122, 136, 178, 253, 274, 300, 304, 320
Schulmedizin 8, 9, 193
Schutzbedürfnis 45, 132
Schwäche, geistige 64, 65
Schwefel 288
Schweiz 12
Sehnsucht 21, 53, 114, 154
Selbstbeobachtung 9
Selbsthass 177
Selbstmordbereitschaft 16

Sexualität 14, 16
Sicherheit 58, 64, 77, 100, 106, 107, 157, 260, 320
Signaturenlehre 14
Silbernitrat 60
Sinnestäuschungen 16
Sorgen 25
Spanische Fliege 108
Spanischer Pfeffer 112
Sportarten 14, 17
Sprachbegabung 95
Stabilisierung 13
Stabilität 280
Stolz 247, 248, 292
Stress 45, 64, 70, 132, 143, 168, 196, 204, 320
Strychnin 164, 222
Sykosis 13, 200
Symbole 14
Symptomenlehre 14
Symptomensprache 9
Syphilinie 13
Syphilinum 13, 296
Syphilis 296, 298

T

Tabu 304
Terrorismus 209
Thematik des Mittels 9
Thuje 300
Tiere als Partner 32
Tiermedizin 12
Tintenfisch 268
Tod der Eltern 142
Todesnähe 28
Tollkirsche 80, 81
Tollpatschigkeit 36
Trägheit 154
Träume 13, 14, 17
Trauminhalte 17
Traumthemen 12
Trennung von der Mutter 21
Tuberculinum 13, 306
Tuberkulinie 13
Tuberkulose 306
Typenlehre 12

U

Überforderung 13, 94, 196, 273
Überfunktionen 13
Übungen 14, 17
Unfallfolgen 118
Ungeschicklichkeit 36
Unordnung 292–294
Unzufriedenheit 16
USA 11, 12

V

Veränderung 298
Veranlagungen 13
Verantwortung 58, 107, 118, 153, 228, 252, 293, 320
Verdrängung 28, 49, 241, 242
Vererbung 13, 157

Vergesslichkeit 16
Vergleichsmittel 17
Verkrampfung 144, 148
Verlangen und Abneigungen 14–16
Verletzung 21
Verletzungen, körperlich 70, 132
Verletzungen, seelisch 49, 70, 132, 142, 220, 273
Vernachlässigung 174, 199
Vertrauen 71, 77, 142, 211, 240
Vitalität 28
Vithoulkas, Georgios 12
Voegeli, Adolf 12
Vorsicht 128

W

Wahnvorstellungen 16
Wahrhaftigkeit 211
Weinen 58, 64, 128, 133, 148, 157, 158, 168, 177, 204, 220, 248, 260, 273
Weise Frauen 268
Weiße Zaunrübe 96
Wertvorstellungen 14
Wiener Schule 11
Wolff, Hans Günter 12
Workoholic 58
Wünsche 310

Z

Zaren, Ananda 12
Zaunrübe, weiße 96
Zerstreutheit 16
Zink 300
zur Lippe, A. 12
Zwangshandlungen 78, 172, 274, 298, 299
Zweifel 25, 205
Zwiebel 38
Zwiespalt 280